Zum Titelbild: Das Bild zeigt die Entbindung einer Indianerin vom Stamm der Irokesen.
Entnommen der Arbeit von G.J.Engelmann, 1882 „Die Geburt bei primitiven Völkern"

Programm der IV. Internationalen Fachkonferenz Ethnomedizin in Göttingen 8. – 10. 12. 1978

Freitag, den 8. 12. 1978

10.30 h Begrüßung durch
Dr. Hans-Karl Galle, Direktor des IWF
Dr. Hodler, Ministerialdirektor am Ministerium für Wissenschaft und Kunst und Professor Dr. med. Kettler, Dekan der med. Fakultät der Universität Göttingen
Adress to the participants by
Dr. Wulf Schiefenhövel,
Vorsitzender der Arbeitsgemeinschaft Ethnomedizin

11.00 h *Kirchhoff:* Die gebärende Frau – ein historischer Überblick (Festvortrag)

11.45 h *Sich:* Plazentabeseitigung und Hwangto/Sekkichul-Tabu: Zwei Bräuche nach der Geburt eines Kindes im ländlichen Korea

12.15 h *Hoppal:* Birthgiving in the Hungarian Folklore – an ethnosemiotic approach to belief systems (mit Film)
Diskussionsleitung am Vormittag: *Schlesier*

15.00 h *Huber:* Traditionelle Hausgeburt in Äthiopien

15.30 h *Kroeger/Blessin:* Quantitative Daten zur Geburtshilfe in vier Indianergesellschaften Ecuadors

16.00 h *Fischer:* Birth on Ponape: Myth and Reality

17.00 h *Kuntner:* Über die Lage und Stellung der Frau während der Geburt bei verschiedenen Völkern

17.30 h *Schiefenhövel:* Geburt und Infantizid bei den Eipo, Irian Jaya (mit Film)

18.00 h *Odent:* Alternative obstetrical positions and counter culture
Diskussionsleitung am Nachmittag: *Kirchhoff*

19.00 h *Höfling:* (Film) Hat sich die Kenntnis von Ethnogeburten auf die Leitung einer normalen Klinikgeburt ausgewirkt?

21.00 h *Naaktgeboren:* Hausgeburt in den Niederlanden (Film)
Diskussionsleitung: *Stöcklin*

Fortsetzung auf der 3. Umschlagseite

Die Geburt aus ethnomedizinischer Sicht

Beiträge und Nachträge zur IV. Internationalen Fachtagung der Arbeitsgemeinschaft Ethnomedizin über traditionelle Geburtshilfe und Gynäkologie

in Göttingen 8.–10.12.1978

mit einem Vorwort von Heinz Kirchhoff

Herausgegeben von
Wulf Schiefenhövel
Dorothea Sich

Friedr. Vieweg & Sohn Braunschweig/Wiesbaden

ISBN 978-3-528-07916-1 ISBN 978-3-322-88779-5 (eBook)
DOI 10.1007/978-3-322-88779-5

Inhalt

Vorwort von *Heinz Kirchhoff* 5

Einführung von *Dorothea Sich* 7

Brigitte Jordan
Die Geburt aus der Sicht der Ethnologie 13

Dorothea Sich
Geburtshilfliche Pathologie im Schnittpunkt des tradionellen und modernen geburtshilflichen Systems in Korea 21

Wulf Schiefenhövel
Geburten bei den Eipo 41

Michael Odent
Stellungen bei der Geburt und Gegenkultur 57

Cornelius Naaktgeboren
Über die Hausgeburt in den Niederlanden 65

Peter Dunn
Die Geburt als physiologischer Prozeß, eine pädiatrische Sichtweise der Perinatalzeit 71

Carlos Mendez-Bauer, J. Arrayo, R. Roberts
Vorteile und Nachteile verschiedener mütterlicher Stellungen während der Geburt 77

Lieselotte Kuntner
Die Gebärhaltung der Frau 81

Heinz Kirchhoff
Die Geburt in senkrechter Körperhaltung – kulturhistorische Anmerkungen und mögliche geburtshilfliche Vorteile 93

Reimar Hartge
Zur Geburtshilfe und Säuglingsfürsorge im Spiegel der Geschichte Afrikas 95

Nicolae Dunăre
Rumänische ethnomedizinische Tradition bei der Geburt 109

Balázs Gémes
Die Abtreibung im Mittelalter in Ungarn 113

George Devereux
Baubo – die personifizierte Vulva 117

Werner Bonin
Ethnologische und anthropologische Betrachtungen zur Couvade 121

Florence Weiss
Schwangerschaft, Geburt und die Zeit danach – die Iatmul in Papua Neuginea 127

Gunter und Ursula Konrad
Perinatalzeit einer Erstgebärenden in Bime/Irian Jaya 131

Horst Jüptner
Geburtshilflich-gynäkologische Beobachtungen bei den Trobriandern 137

Wulf Schiefenhövel
Weitere Informationen zur Geburt auf den Trobriand-Inseln 143

Erhard Schlesier
Me'udana (Südost-Neuguinea) – Die Empfängstheorie und ihre Auswirkungen 151

J. L. Fischer
Birth on Ponape: Myth and Reality 159
John Pearn
Research Studies on Pregnancy Superstitions to explain Human Congenital Malformations in two Contemporary Societies 173
Lotte Schomerus-Gernböck
Die traditionelle Geburt bei den Madegassen 181
Luitgart Fleischer
Prävention in der traditionellen Frauenheilkunde der Hausa 191
Helmtraut Sheikh-Dilthey
Schwangerschaft und Geburt bei den indo-arabischen Gruppen der Swahili-Küste 197
Barbara Blessin, Axel Kroeger
Quantitative Daten zur Schwangerschaft und Geburt in vier Indianergesellschaften Ecuadors 201
Tekil Sevil Hüseyin, Gerhard Astor
Die Ausbildung staatlicher und traditioneller Hebammen in der Türkei 207
Helga und Boris Velimirovic
Die Rolle traditioneller Geburtshelfer im öffentlichen Gesundheitswesen von Entwicklungsländern 215
Alfons Huber
Entstehung und Problematik der geburtshilflichen Scheidenfistel in Äthiopien 221
Wilhelm Föllmer
Geburtshilfe in Libyen 225
Rüdiger Großpietzsch et al.
Einfluß des Nahrungsmittels Palmöl auf die niedrige Atemnotsyndromrate bei Frühgeborenen in Westafrika 229
Ilter Kayankaya
Vorstellungen und Konzepte türkischer Frauen für den Bereich der Gynäkologie und Geburtshilfe 235

Nachwort – Der ethnomedizinische Beitrag zur Diskussion um die optimale Geburtshilfe 241
Wulf Schiefenhövel

Anhang – redaktionelle Bemerkung 247

Die Autoren dieses Sonderbandes 248

Es haben mitdiskutiert 252

Resolution zum Gesetzesentwurf zur Neuregelung des Hebammengesetzes, verabschiedet von der IV. Internationalen Fachkonferenz der Arbeitsgemeinschaft Ethnomedizin e.V. am 10.12.1978 253

Filmographie zum Thema Geburt aus ethnomedizinischer Sicht 255
Wulf Schiefenhövel

Selektiert annotierte Bibliographie zum Thema Geburt aus ethnomedizinischer Sicht 256
Dorothea Sich

Vorwort

Aussageberechtigte und richtungsweisende Publikationen zur Geburt aus ethnomedizinischer Sicht sind bisher leider nur spärlich vorhanden. Hinzukommt, daß diese Veröffentlichungen an den verschiedensten Stellen erschienen und daher für die Interessenten wegen der Unübersehbarkeit meist unbekannt oder unauffindbar blieben. Es ist daher sehr zu begrüßen, daß den Herausgebern der keineswegs leicht realisierbare Plan gelang, die auf der "IV. Internationalen Fachtagung der Arbeitsgemeinschaft Ethnomedizin über traditionelle Geburtshilfe und Gynäkologie" gehaltenen Referate und Vorträge für eine interdisziplinäre Leserschaft zusammenzustellen und in Buchform herauszugeben.

Aus der Vielzahl der Beobachtungen und Überlegungen der einzelnen Autoren wird der interessierte Leser - das ist keineswegs nur der Gynäkologe, sondern eine breitgefächerte Gemeinde - gravierende Gesichtspunkte als Diskussionsbasis für das Problem "Die Geburt in unserer Gesellschaft" finden, und zwar vornehmlich im Sinne eines kulturellen Systems.

Man darf ohne Zwang feststellen, daß auch die Geburtshilfe in jeder Kultur historisch geformt und überliefert wurde und daher nicht aus rein naturwissenschaftlichen-medizinischen, sondern mit gleicher Gewichtigkeit aus kultur-anthropologischen Aspekten zu analysieren und zu verstehen ist.

Bedingt durch die Tatsache, daß trotz vielseitiger Bemühungen der klinischen Geburtshelfer in der westlichen Welt optimale Ergebnisse für Mutter und Kind noch nicht erreicht wurden, entstanden aufgrund genialer Konzeptionen und Überwindungen bisheriger Tabus technische Veränderungen und Entdeckungen von ungeahntem Ausmaß. Diese, mit dem Sammelbegriff "Perinatologie" überschriebene geburtshilfliche Richtung, verlangte unvermeidbar die Einführung einer ungewöhnlich grossen Zahl von Technizismen. Die Begeisterung über die Leistungsfähigkeit der Apparate verschiedenster Art führte neben der sterilen, einer Intensivstation entsprechenden Atmosphäre des Kreißsaales zu einer bedauerlichen Überbewertung der Technik und damit zu einer mangelhaften Kommunikation seitens der Ärzte und Hebammen mit der Gebärenden.

Trotz der unleugbaren Verbesserung der Geburtsergebnisse durch diese, heute nicht mehr zu entbehrenden technischen Überwachungsmethoden, entstand im letzten Jahrzehnt eine intensive Gegenbewegung gegen die sog. "familienfeindliche Geburtshilfe". Durch Publikationen wie "Der sanfte Weg ins Leben" und vornehmlich durch überschwängliche Darstellungen der Massenmedien, im Vordergrund die Fernsehsendung zu diesem Thema, wurde diese zu erwartende Tendenzwendung ausgelöst bzw. stimuliert.

Obgleich beide Richtungen bereits von einander gelernt haben und man von einer gewissen Annäherung sprechen darf, stehen sich letztlich immer noch zwei extreme Haltungen zur Geburtshilfe gegenüber.

Friedr. Vieweg & Sohn, Braunschweig/Wiesbaden

Den gewünschten und notwendigen *goldenen Mittelweg* als *Vermittler* zwischen diesem scharfen Kontrast bietet unleugbar und ungezwungen und mit großem Gewinn das Studium der *Ethnomedizinischen Forschung* und dessen Konsequenzen, d.h. also auch, daß Sicheinfühlen in die *"traditionelle Geburt"*!

In traditionellen Kulturen gelten zwar die gesundheitlichen Gefahren während der Geburt seit Menschengedenken als normales Schicksal, von Frauen klaglos ertragen und bald nach der Geburt vergessen, so daß die Ethnologen wenig davon erfuhren. Hört und liest man aber die Berichte der ethnologischen Arbeiten der Mediziner, und sieht die in diesen Ländern aufgenommenen Filme der Geburt, dann überrascht es, daß man in vielen traditionellen Kulturen Schicksalsgemeinschaften - besonders von Frauen um die Gebärende herum - findet, die sie mit warmer, emotionaler Fürsorge und mit magischen Identifikationen durch ihre schwere Stunde begleiten. Diese emotionsgebundene Schicksalsgemeinschaft um die Gebärende als Zentrum ging bei uns zugunsten der sie umgebenden Technologien und der durch äußere Umstände ausgelösten Verlegung der Geburt aus dem häuslichen Milieu in die Klinik verloren.

Die Schulmedizin mit ihrer berechtigten Forderung nach Sicherheit für Mutter und Kind darf und kann sich nicht, so liest man aus den in diesem Buch vorliegenden sachlich begründeten Referaten heraus, der Forderung nach Sinnerfahrung, so wie sie sich jetzt von einem Teil unserer Gesellschaft erhoben hat, auf die Dauer verschließen.

Der Leser sollte sich durch die bunte Fülle der dargelegten Gesichtspunkte nicht verwirren lassen. Es lohnt sich, aus jedem Beitrag wahrzunehmen, was über die Erfahrung und kulturelle Verarbeitung menschlicher Fortpflanzung und vor allem der Geburt ausgesagt wird. Er kann am Ende eine Ahnung davon gewinnen, wie wichtig es für den an diesen Fragen Interessierten ist, davon zu wissen, was Geburt und Gebären in der Menschheit bedeutet, wie wenig wir davon kennen und wie wenig bisher unsere mehr naturwissenschaftlich-technisch orientierte Geburtshilfe hierdurch angeregt wurde. Die dem Buch beigefügte Bibliographie könnte zu einer noch weitergehenden Orientierung verhelfen. Vielleicht ist es wirklich wünschenswert und auch möglich, wie die Herausgeber andeuten, daß unsere Fachrichtung durch eine mehr kultur-anthropologische Ausrichtung eine geänderte, d.h. erweiterte Einstellung zur Geburt und zum Gebären gewinnt.

Göttingen, im Dezember 1982

Heinz Kirchhoff

Einführung

Vom 8. - 12. Dezember 1978 fand in Göttingen die IV. Internationale Fachkonferenz der Arbeitsgemeinschaft Ethnomedizin unter dem Titel "Traditionelle Gynäkologie und Geburtshilfe" statt.
An der von der Deutschen Forschungsgmeinschaft und vom Niedersächsischen Ministerium für Wissenschaft und Kunst geförderten Tagung, die mit Unterstützung des Instituts für den Wissenschaftlichen Film und unter der Schirmherrschaft von Professor Dr. Heinz Kirchhoff, Göttingen, durchgeführt wurde, nahmen 45 eingeladene Wissenschaftlerinnen und Wissenschaftler sowie einige Gäste teil. Von 37 Referentinnen und Referenten aus aller Welt wurden 34 Vorträge gehalten und ausführlich diskutiert. Ein Besuch der von H. Kirchhoff mit Sachkenntnis und Engagement im Laufe vieler Jahre angelegten Sammlung "Muttergottheiten, weibliche Fruchtbarkeitsidole, Mutterschaft", die dem Städtischen Museum angegliedert ist und einer der Gründe für die Wahl Göttingen als Tagungsort gewesen war, ergänzte die Konferenz. Die Tagung bot erstmalig in Europa die Gelegenheit, die durch die Themenstellung eröffneten Bereiche und Fragen in einem interdisziplinär zusammengesetzten Kreis von Fachleuten aus verschiedenen Ländern zu behandeln.

An dieser Stelle sei erinnert, daß die Arbeitsgemeinschaft Ethnomedizin auf ihrer 1. Tagung 1973 in München durch die gerade erstellten Filmdokumente H.UHLIGs über die Geburt im Knien bei den Zulu das Thema dieses Bandes erstmals der Öffentlichkeit zur Diskussion stellte. Auf ihrer 2. Fachtagung in Heidelberg im Jahre darauf wurde mit weiteren Materialien H.UHLIGs und dem fachmännischen Kommentar H.KIRCHHOFFs dazu das Thema weiter entwickelt.

Angesichts der Diskussion, die in den inzwischen vergangenen Jahren um die moderne Geburtshilfe in der Öffentlichkeit entstanden ist, hat sich die Arbeitsgemeinschaft Ethnomedizin jetzt zu einer Veröffentlichung von "Beiträgen und Nachträgen" zu dieser Fachtagung entschieden, die in diesem Sonderband zu ihrer Fachzeitschrift 'CURARE' vorgelegt werden. Die Autoren wurden gebeten, ihre Beiträge auf den neuesten Stand der Diskussion zu bringen, und viele haben dieser Aufforderung entsprochen. Eine Reihe der Arbeiten hat für die Herausgabe redaktionelle Bearbeitung erfahren. Ein Aufsatz der führenden amerikanischen Anthropologin für 'childbearing', Brigitte JORDAN, wurde zusätzlich aufgenommen, da aus ihm das Konzept der Geburtshilfe als kulturellem System deutlich wird.

Die jüngere Ethnomedizin betrachtet Medizin als kulturelles System, so wie Religion, Sprache, Familie, Kunst etc. kulturelle Systeme sind. Die Geburt ist ein Sonderfall in der Medizin. Sie wird nur in hochindustrialisierten modernen Kulturen als medizinisches Ereignis betrachtet. Die amerikanische Ethnologin deutschen Ursprungs, Brigitte JORDAN, hat dies herausgearbeitet. Sie hat in ihren Untersuchungen belegt, daß auch Gebären ein kulturell strukturierter Vorgang ist, der ein überliefertes, in sich kohärentes, mit der übrigen kulturellen Struktur der betreffenden Ethnie innig verbundenes System bildet, das stabil ist, von den darin Handelnden mit *technischen* und moralischen Argumenten verteidigt wird und nur durch In-

Friedr. Vieweg & Sohn, Braunschweig /Wiesbaden

fragestellung von außen erschüttert werden kann.* Sie wendet diese Sicht auch auf die moderne Geburtshilfe an. Dadurch entsteht eine Grundlage für den transkulturellen Vergleich geburtshilflicher Systeme, die die Diskussion um die moderne Geburtshilfe bereichert. Der provozierende Aufsatz B. JORDANs leitet die Beiträge zu diesem Band ein, weil er einerseits diesen Systemansatz deutlich demonstriert und andererseits für die Sicht vieler, vor allem weiblicher, amerikanischer Ethnologen bezeichnend ist, die sich mit dem Problemkreis der Geburt in traditionellen Gesellschaften und der modernen Geburtshilfe beschäftigen.

Diese Art der ethnomedizinischen Systembetrachtung der Geburt steht in ihren Anfängen. Die Methodik ist noch verhältnismäßig undifferenziert, nicht zuletzt deshalb, weil die Schulgeburtshilfe bisher kaum einen Beitrag zu ihrer Entwicklung geleistet hat. Schwächen im schulgeburtshilflich begründeten Urteil ethnomedizinischer Analysen sind oft Schwächen ethnomedizinischer Beiträge zur Geburt überhaupt. Das wird auch in dem einen oder anderen Beitrag zu diesem Band deutlich, und könnte erfahrungsgemäß kritische Reaktionen in den Reihen der Schulgeburtshelfer auslösen. Es sollte diese Schwäche jedoch gerade Schulgeburtshelfer nicht über die Stärke und das Entwicklungspotential des ethnomedizinischen Paradigmas von der Geburt als kulturellem System für eine objektivere Einschätzung ihrer eigenen Leistung im kulturellen Kontext hinwegtäuschen. Die Schwäche liegt keineswegs im wissenschaftlichen Konzept der Ethnomedizin, sondern in seiner Verkennung. Wenn man einen Gedanken des Medizinsoziologen Christian von Ferber auf dieses Problem überträgt, dann ist es die prämature Entwicklung der naturwissenschaftlichen Betrachtung gegenüber der verhaltens- und sozialwissenschaftlichen Betrachtungsweise, die das Strukturproblem der wissenschaftlichen Betrachtung der Geburt auch in der Schulgeburtshilfe begründet. Die Methodenentwicklung der Naturwissenschaften in der Medizin geht dem der mit heuristischen Interpretationsmethoden arbeitenden Wissenschaften 150 Jahre voraus und erschwert eine ganzheitliche wissenschaftliche Bearbeitung des Phänomens Geburt wie sie die Ethnomedizin anstrebt.

Einige der Autoren dieses Bandes haben bereits ein solches Systemkonzept mehr oder weniger bewußt, als Grundlage ihrer Betrachtungen gewählt. Der Beitrag von D. SICH ist ein durch Feldforschungsergebnisse in Korea untermauerter Versuch, die Sinnhaftigkeit der Systembetrachtung für die moderne Geburtshilfe zu demonstrieren. Sie zeigt, daß, zumindest für Korea, die medizinisch nicht kompetent betreute Geburt mit einem höheren Grad an Pathologie behaftet ist, als die Ergebnisse rein ethnologischer Feldforschung bisher vermuten lassen. Dennoch unterstützt sie dringend die Warnung moderner Ethnologen vor der unterschiedlosen Überfremdung traditioneller Gebärsysteme mit "wildwuchernder", kulturell nicht adaptierter moderner Geburtshilfe. W.SCHIEFENHÖVEL, nach zwei Jahren Feldaufenthalt mit Beobachtung und Filmdokumentation von Geburten bei einer Pygmäengruppe auf neusteinzeitlicher Kulturstufe in Neuguinea, fragt als Arzt und Humanethnologe, ob nicht die normale Geburt ein Netzwerk physiologischer Vorgänge und Feinsteuerungen darstellt, das wir noch nicht bis ins Letzte aufgedeckt haben, aber durch Eingriffe moderner Geburtshilfe empfindlich stören. M. ODENT und C. NAAKTGEBOREN greifen auf dem sehr unterschiedlichen Hintergrund ihrer Fachgebiete (ODENT ist Frau-

* Bei der Betrachtung eines solchen kulturellen geburtshilflichen Systems muß die kulturelle Strukturierung der Gesamtheit von Schwangerschaft, Geburt, Wochenbett, Neugeborenenbehandlung und Stillperiode im familiären und sozialen Kontext einbezogen werden.

enarzt, NAAKTGEBOREN ist Zoologe) die Frage nach dem Verhältnis zur Psychophysiologie der Geburt und der modernen technologisierten Geburtshilfe auf. Diese beiden Beiträge verdeutlichen wohl am besten, wie unbekannt die sozio-psycho-physiologischen Zusammenhänge der Geburt noch sind, und welch breites, interdisziplinäres Forschungsgebiet sich hier eröffnet hat. Die These beider, daß es einer Frau unter der Geburt erlaubt sein muß zu regredieren, um sich auf die Vorgänge in ihrem Körper harmonisch einstellen zu können, wird einleuchtend vertreten. Daß die Frau dazu vor allem eines absoluten Vertrauens in sich selber und in ihre Umgebung bedarf, unabhängig davon, ob diese ein neusteinzeitliches Geburtshaus, ein niederländischer Privathaushalt oder ein deutscher Kreissaal ist, ist einsichtig. Dies ist insofern von besonderem Interesse, als in vielen traditionellen Ethnien, wie die Beiträge aus Neuguinea, Yukatan, den Karolinischen Inseln, Korea, Madagaskar, Ungarn etc. zeigen, diese Vertrauenshaltung und diese Regression der Gebärenden durch die Umgebung systematisch gefördert wird. Die vermuteten Zusammenhänge zu 'Bonding' und Stillfähigkeit sind bedenkenswert. Um diese Zusammenhänge und ihre Wirkungen auch in bezug auf die sozio-psychosomatische Physiologie und Pathologie der Geburt zu verstehen und transkulturell vergleichend beurteilen zu können, bedarf es in der Tat des Konzepts der Geburtshilfe als kulturellem System.

Die Artikel zur Gebärhaltung in der modernen Geburtshilfe, die M.ODENT, P.DUNN, C.MENDEZ-BAUER und L.KUNTNER beisteuern, erörtern einen für das moderne geburtshilfliche System charakteristischen Aspekt der inzwischen fragwürdig geworden ist, nämlich die Geburt in Rückenlage. In fast allen Beiträgen zur Geburt in diesem Band, insbesondere zur Geburt in traditionellen Gesellschaften finden sich Hinweise darauf, daß die in ihrer Haltung während der Geburt von außen unbeeinflußte Frau vorwiegend in hockender, kniender, jedenfalls nicht horizontaler Lage niederkommt. Auch diese vier Autoren setzen sich mit emotionalen Aspekten des Gebärens auseinander, und sie bringen historische Quellen, die belegen, daß die obligat liegende Gebärhaltung der Frau eine Einführung der modernen Geburtshilfe ist. C.MENDEZ-BAUER legt sogar als kritischen Zeitpunkt das Erscheinen des Geburtshilflichen Lehrbuches von MAURICEAU im Jahre 1738 fest, mit dem die obligate liegende Gebärhaltung für die offizielle Geburtshilfe gerechtfertigt wurde. Den umfassendsten kulturhistorischen Beitrag zum Thema stellte auf der Tagung H.KIRCHHOFFs historische Sammlung von Skulpturen zur Mutterschaft dar. Auf eine ausgiebige Darstellung dieses wichtigen Beitrags muß hier verzichtet werden, da er inzwischen in zahlreichen anderen Publikationen erschienen ist. H.KIRCHHOFF zeigt jedoch die möglichen Vorteile der senkrechten Körperhaltung während der Geburt gegenüber der Horizontalen in einer Tabelle, der man Eingang in die modernen geburtshilflichen Lehrbücher wünschte.

Weitere, aus kulturhistorischem Ansatz entstandene Arbeiten über die Geburt und die menschliche Fortpflanzung überhaupt, werden von R.HARTGE aus Afrika und von N.DUNARE und B.GEMEZ aus Rumänien und Ungarn beigesteuert. Hierher gehören auch G.DEVEREUXs verschmitzte Betrachtung über die Baubo als personifizierte Vulva, W. BONINs ethnologische und anthropologische Überlegungen zur Couvade und der Film von FUCHS über das Pubertätsritual der Klitorisexzision bei den Omar-Arabern. Solche Arbeiten muten wie Flecken auf der Landkarte eines großen unbekannten Gebietes an, das der Erschließung harrt und große Schätze zur Bereicherung unseres Wissens um Geburt und Prokreationsverhalten bereitzuhalten scheint.

Die folgenden Beiträge sind vorwiegend ethnographische Beobachtungen über Geburtspraktiken und menschliche Sexualität in verschiedenen Kulturen. Diese Beobachtungen bereichern unser Wissen über die Vielfalt der kulturellen Variationen von geburtshilflichen Systemen und Vorstellungen und Bräuchen zur menschlichen Sexualität. Hierzu gehören eine Reihe von Beiträgen aus Papua Neuguinea und den pazifischen Inseln mit einem Bericht von Florence WEISS über Schwangerschaft, Geburt und Wochenbett bei den Iatmul auf Papua Neuguinea, H.JÜPTNERs geburtshilflich-gynäkologische Beobachtungen auf den Trobriand Inseln und W.SCHIEFENHÖVELs Transkription von Tonbandinterviews zur Geburt, ebenfalls bei den Trobriandern. E.SCHLESIER nimmt seine Dokumentationen bei den Me'udana in Südost Neuguinea und die Tatsache, daß der Zusammenhang zwischen Kohabitation und Konzeption in der 'ethnologischen Gegenwart' in allen Kulturbereichen bekannt ist, zum Anlaß für Reflektionen über verschiedene Empfängnistheorien. J.L. FISCHER untersucht Gebärverhalten auf Ponape und setzt es ins Verhältnis zur Mythologie dieser mikronesischen Kultur. J.PEARN findet abergläubische Vorstellungen über Einwirkungen in der Schwangerschaft auf Mißbildungen bei Neugeborenen bei einem Drittel des westlichen Klientels eines modernen australischen Großstadt-Krankenhauses. Seine Untersuchungen auf der Mornington Insel im Golf von Carpentaria zeigen, daß verwandte Vorstellungen auch bei der australischen Urbevölkerung existieren, und Lotte SCHOMERUS-GERNBÖCK berichtet über die traditionelle Geburt bei den Madegassen als Teil ihrer umfangreichen ethnographischen Studien auf dieser Insel. Schließlich tragen Luitgart FLEISCHER und Helmtraut SHEIKH-DILTHEY ihre Feldbeobachtungen bei den Hausa und an der Swahili-Küste des afrikanischen Kontinents bei.

Es sind aber vor allem auch die Filme zu nennen, die von H.UHLIG über die Geburt und Geburtsbräuche bei den Zulu in Natal, Südafrika und von U.& G. KONRAD sowie von G. & W. SCHIEFENHÖVEL bei der Geburt im Hochland von West-Neuguinea gedreht wurden. Zusammen mit den Filmen von C.NAAKTGEBOREN über die Geburt in Holland und dem von HÖFLING vorgestellten Film über die 'normale Geburt' in Deutschland verdeutlichen sie audiovisuell anschaulich die Spannung, die zwischen der 'Ethnogeburt' und der 'modernen' Geburt auf der Tagung entstanden war und die Diskussion belebte. In den Filmen zum traditionellen Gebärverhalten konnte sich auch der moderne Betrachter der emotionalen Beteiligung nicht entziehen. Das Geschehen forderte menschliche Teilnahme, Identifikation und, um mit Jung zu reden, magische Partizipation der Beistehenden heraus. Im Panorama der vielseitigen in Filmen, Bildern und Vorträgen vorgestellten traditionellen Gebärpraktiken fremder Kulturen wirkte dann der Film über die 'moderne' Geburt auf die Betrachter wie ein Schock. Der Film demonstrierte medizinische Sicherheit und technische Effizienz als die in unserem geburtshilflichen System vorherrschenden Komponenten. Es war deutlich, daß die Gebärende diesem System vertraute und durch die Hebamme eine sie durch das Geburtsereignis leitende menschliche Zuwendung erfuhr. Die Schockwirkung rührte aber daher, daß dieser Film, neben dem großen Fortschritt im medizinischen Bereich, unbeabsichtigt gleichzeitig im Vergleich zur 'Ethnogeburt' die Abhängigkeit der Gebärenden in unserer Gesellschaft vom medizinischen System demonstrierte, dessen technischen Erfordernissen sie sich mit ihren Körperfunktionen unterordnen muß. Die zentrale Rolle der Gebärenden bei der traditionellen Geburt ist einer zentralen Rolle der Technik gewichen.

Einige Autoren beschäftigten sich mit der Einführung moderner Geburtshilfe in traditionelle Kulturen. B.BLESSIN und A.KROEGER untersuchten in einer Umfrage bei vier Indianerstämmen in Ecuador die Inanspruchnahme des modernen geburtshilflichen Fürsorgeangebotes. Das Referat von G.ASTOR und T.S.HÜSEYIN über die Einführung eines adaptierten modernen Hebammenwesens in ländliche türkische Gegenden ist ein Streiflicht auf die Entwicklungen in einer bestimmten Kultur. Auf der einen Seite steht ein traditionelles Hebammenwesen, das einerseits hier nicht als Teil eines kulturellen Systems, und andererseits als 'überholt' betrachtet wird. In ihm gebären die Frauen noch in Hockstellung. Trotz verschiedener Gesetze, die zu seiner Eindämmung erlassen wurden, ist es noch weit verbreitet. Ihm gegenüber wird ein sorgfältig konzipiertes Konzept staatlicher ländlicher Fürsorge durch moderne Hebammen dargestellt, das diesen traditionellen Gegebenheiten und Verhaltensweisen entgegensteuern soll. Hier scheint möglicherweise trotz der ausgezeichneten modernen Komponente ein kultureller Konflikt vorprogrammiert zu sein, der in einem Vergleichsreferat aus Niger, wo traditionelle Hebammen von vornherein zum Motor der Entwicklung wurden, als möglicherweise vermeidbar dargestellt werden sollte. Der Vergleich kann hier bedauerlicherweise deshalb nicht gezogen werden, weil das Referat aus Niger für die Veröffentlichung nicht verfügbar wurde. Helga und Boris VELIMIROVIC geben einen Überblick über die von der WHO geförderten Bemühungen, 'traditional birth attendants' (TBA , d.h. traditionelle Hebammen) nach einer Grundausbildung in moderner Medizin im Gesundheitswesen der Entwicklungsländer einzusetzen. Sie betonen, daß es noch keine objektiven Bewertungsmaßstäbe für den Erfolg dieser Bemühungen gibt, und die Diskussion machte deutlich, daß hier möglicherweise auch negative Begleiterscheinungen der modernen Geburtshilfe global verbreitet werden. Beispielsweise ist wohl das Erste und sicher Eindrucksvollste, daß mit einer solchen Laienausbildung in alle Welt vermittelt wird, daß man, um moderne Geburtshilfe zu betreiben, eine Frau zur Geburt auf den Rücken legen muß. Dies aber, so hatten Beiträge anderer Referenten ja gezeigt, dauert länger, ist schmerzhafter und hat vermeidbare pathologische Begleiterscheinungen, wie z.B. das Vena-cava-Syndrom und häufigere Dammverletzungen.

Schließlich wurden einige klinisch-medizinische Referate mit unterschiedlicher Themenstellung gehalten. HUBER berichtete über die Entstehung der geburtshilflichen Scheidenfistel bei der Hausgeburt in Äthiopien. FÖLLMER brachte seine geburtshilflichen Erfahrungen in Libyen. Beide Beiträge lassen die Spannung zwischen modernem medizinischen Fürsorgepotential und einem kulturellen Gebärverhalten, das nicht in erster Linie an medizinischer Sicherheit interessiert ist, durchscheinen. GROSSPIETZSCH und OKOH gehen einer rein biomedizinischen, aber transkulturell vergleichend interessanten Fragestellung bezüglich des Atemnotsyndroms bei Frühgeborenen in Westafrika nach.

Der letzte Beitrag zu diesem Band wurde von einer türkischen Frauenärztin beigesteuert, die in der Bundesrepublik praktiziert und vorwiegend türkische Patienten hat. Er erinnert daran, daß die Auswirkungen der Geburtshilfe als kulturellem System nicht zuletzt auch durch die Gastarbeiter in unsere eigene Gesellschaft Eingang gefunden haben.

Aus dem Spektrum der in dieser Fachtagung vorgetragenen bunten Fakten und Gesichtspunkte zeichnete sich ab, daß trotz der Vielfalt traditioneller Gebärsysteme in der Welt die moderne Geburtshilfe bereits fast allgegenwärtig ist und damit eine große Verantwortung hat: Sie muß die kulturanthropologische Bedeutung der Geburt im Kontext ihrer Umwelt wahrnehmen und respektieren - dessen ist sie sich bisher noch nicht genügend bewußt geworden. Es muß aber Geburtsfachleuten zu denken geben, daß z.B. die Einführung der obligaten Rückenlage bei der Geburt mit Entwicklungen in Europa vor 300 Jahren zusammenhängt, in denen die Geburt in unserem Kulturkreis zu einem medizinisch definierten Ereignis wurde und dadurch in eigentümlich verfremdeten Gegensatz zur traditionellen Geburt geriet. Für diagnostische und geburtshilfliche Maßnahmen des Arztes ist die Rückenlage der Gebärenden in Arbeitshöhe unzweifelhaft günstiger als die Hockstellung. Für die bei nicht normal verlaufenden Geburten unbestreitbaren Vorteile der schnellen Eingriffsmöglichkeit nehmen aber die Frauen in westlichen Ländern seit 300 Jahren einen verlängerten, schmerzhafteren Geburtsverlauf in Kauf und haben die Möglichkeit zu individuellem Gebärverhalten aufgegeben. Ist es tatsächlich so, daß in Analogie zu Tierstudien auch beim Menschen ein Instinkt dazu drängt, sich während der Geburt im eigenen Territorium zu verkriechen, dem die 'traditionelle' Umgebung insofern noch entspricht, als die Kreißende in wohlbekannter Umwelt von intimen Freunden umgeben ist? Was bewirkt demgegenüber das fremde Territorium des Krankenhauses, das Stigma der 'Patientin', die auf Apparaturen anstatt auf den Menschen zentrierte Aufmerksamkeit, und der oft häufige Personalwechsel, für den komplikationslosen Ablauf der Geburt? Was bedeuten die Vorgänge in solcher Umgebung um und nach der Geburt für Auftreten einer Dystokie, für Still- und Bindungsfähigkeit? Angesichts der Diskussion, die in westlichen Gesellschaften um die moderne Geburtshilfe entstanden ist, angesichts der globalen Verbreitung dieser modernen Geburtshilfe und angesichts der erschütternden Situation, in der sich Frauen wiederfinden können, die bei uns in der Hausgeburt eine Alternative anstrebten und sich mit einem kranken oder toten Kind wiederfinden, weil es, anders als in Holland, keine ausreichend sichere Alternative mehr gibt, ist es an der Zeit, daß wir uns innerhalb unseres eigenen geburtshilflichen Systems solche Fragen stellen. Das bedeutet kein 'zurück zur Natur' und kein Aufgeben der Errungenschaften der letzten 300 Jahre. Es bedeutet eine nüchterne Besinnung auf den 'Sinn' der Geburt in unserer Gesellschaft, in unseren Familien, für unsere Frauen und für unsere Kinder, auf das Verhältnis der modernen geburtshilflichen 'Dienste' zu diesem Sinn und den Aufgaben, die daraus erwachsen. Tagungen wie die, über die hier berichtet wurde, können dazu beitragen, daß bei Fachleuten und gesundheitspolitisch Verantwortlichen Fehlentwicklungen erkannt und bekämpft werden. Darauf will dieser Band hinweisen, und durch Verbreitung des Inhalts beitragen. Eine selektiert annotierte Bibliographie soll dem interessierten Leser weiteren Zugang zum selbständigen Studium der Problematik erleichtern.

Heidelberg im Dezember 1982 Dorothea Sich

Die Übersetzungen der Beiträge von C.MENDEZ-BAUER und P.DUNN ins Deutsche und von H.KIRCHHOFF ins Englische wurden von den Herausgebern vorgenommen, die Übertragung des Referats von M.ODENT ins Deutsche wurde von Sigrid Austen und Walter Siegfried besorgt. Die summaries wurden zumeist von D.SICH angefertigt.
Die Schreibarbeiten wurden von Charlotte Dengler ausgeführt, wofür besonders gedankt sei.

curare Sonderband 1/83 13–20

Die Geburt aus der Sicht der Ethnologie*

Brigitte Jordan

In den letzten Jahren hat sich in USA und anderswo eine Unterdisziplin der medizinischen Anthropologie (Ethnomedizin) entwickelt, die man die Anthropologie der Geburt nennen kann. Sie beschäftigt sich mit den Arten und Weisen, mit denen dieser allgemein menschliche physiologische Prozeß der Geburt kulturell geformt und in unterschiedlichen Gesellschaften unterschiedlich organisiert wird. Für eine Untersuchung kulturspezifischer Geburtsideologien und -praktiken sind sowohl transkulturell vergleichende wie auch evolutionäre Überlegungen wichtig.

Eigentlich sollte man annehmen, daß unsere Vorfahren irgendwann im Laufe des Evolutionskampfes die optimale Methode entwickelt haben, mit dem Geburtsvorgang fertigzuwerden, und sich diese Methode bei allen menschlichen Gruppen durchgesetzt hätte. Dies ist nicht der Fall. Es existiert in unterschiedlichen Kulturen eine Vielfalt von Geburtsmethoden.

Interessanterweise trifft man solche Unterschiede nicht nur dort an, wo man sie erwarten würde, etwa im Vergleich von "primitiven", nicht-technologischen Gesellschaften und fortgeschrittenen Industriestaaten. Man findet sie auch bei einem Vergleich von Geburtspraktiken in Gesellschaften, die sich auf demselben Entwicklungs-Niveau befinden, wie etwa die USA, Holland und Schweden.

Eigentlich ist es verwunderlich, daß angesichts dieser Vielfalt in den Erscheinungsformen eines so zentralen Ereignisses bisher nur so wenige kulturvergleichende Daten zusammengetragen wurden, ganz besonders über die Geburtspraktiken traditioneller Gesellschaften. Dies liegt wahrscheinlich sowohl an ideologischen wie an rein praktischen Gründen. Die Anthropologie beginnt erst jetzt allmählich die Auswirkungen eines überall verbreiteteten männlichen Vorurteils in der eigenen Wissenschaft zu erkennen, die in der Vergangenheit zu einer Überbetonung "männlicher" Themen im Vergleich zu "weiblichen" (zu denen auch die Geburt gehört) geführt hat.

Was die praktische Seite angeht, entscheiden jeweils unterschiedliche kulturelle Regeln, wer bei der Geburt anwesend sein darf und wer nicht. Und seit die Geburt fast überall als eine reine Frauenangelegenheit angesehen wird (mit Ausnahme einiger ärzte-dominierter, medizinisch ausgerichteter Geburts-Systeme im Westen, beispielsweise in den USA), ist die kategorische Verbannung von Männern aus dem Gebär-Raum extrem verbreitet.

Gegenwärtig beginnt sich dieses Informationsdefizit abzubauen. Denn zum einen gibt es inzwischen eine größere Zahl von Anthropolo*ginnen*, die einen leichteren Zugang zu dieser besonderen Beobachtungs-Situation haben als ihre männlichen Kollegen. Gleichzeitig haben "weibliche The-

---

* Dieser Artikel wurde in adaptierter Form mit freundlicher Genehmigung des Verlags Julius Beltz GmbH, aus der Zeitschrift 'Psychologie Heute' (März 82) übernommen.

Friedr. Vieweg & Sohn Verlag, Braunschweig/Wiesbaden

men" durch die Verbreitung der Frauenbewegung und das Entstehen von Frauenforschungs-Programmen und -Zentren an den Universitäten eine neue Legitimität erhalten. Und schließlich interessieren sich die internationalen Planungskommissionen für Gesundheitsfürsorge zunehmend für traditionelle Geburtspraktiken - und das sind die Methoden, mit denen immerhin noch überall auf der Welt 80 Prozent der Babys geboren werden. Dieses Interesse hat sich einerseits aus einem Bedürfnis danach entwickelt, die Arbeit der Hebammen "aufzuwerten", um die Sterblichkeitsrate bei Mutter und Kind zu senken. Am stärksten aber wurde es durch die Erkenntnis motiviert, daß die Gemeinde-Hebamme das Vertrauen und den Respekt traditionsgebundener Frauen genießt und daher eine entscheidende Position innehat, um Methoden der Familienplanung in den Entwicklungsländern außerhalb der Städte populär zu machen.

In den USA gibt es noch eine zusätzliche Dynamik, die das in jüngerer Zeit entstandene Interesse an Beobachtungen und Forschungen zum Thema Geburt erklärt: Die medizinische Geburtstechnologie wird zunehmend angegriffen. Denn was Krankheiten und Sterbefälle bei Mutter und Kind angeht, nehmen die USA in der Statistik sogar einen schlechteren Platz ein als ein Dutzend anderer Industriestaaten.

Die Bundesrepublik hat die zweithöchste Säuglingssterblichkeit in Europa. Die Gründe sind weitgehend unbekannt. Es ist aber zu vermuten, daß das höhere Durchschnittsalter bei Erstgeburten, die Pille- und eben die Geburtstechnologie eine große Rolle dabei spielen(1).

Zwei Lösungsvorschläge für dieses Problem sind im Gespräch. Der erste: Weiterentwicklung und *vermehrter* Einsatz medizinischer Geburtstechnologie. Diese Lösung wird vor allem vom medizinischen Establishment befürwortet. Die zweite Lösung wird vor allem von Frauen- und Patienten-Gruppen vorgeschlagen: Abbau der medizinischen Technologie; das bedeutet weniger Medikamente, weniger Kaiserschnitte, weniger Maschinerie, weniger Interventionen - kurz, eine Rückkehr zu einer, ihrer Ansicht nach, physiologischeren und "natürlicheren" Geburt. In den USA stellen diese Gruppen inzwischen eine mächtige Minderheit dar, deren Einfluß man aus der Popularität der verschiedenen Arten von "natürlicher Geburt" ablesen kann; dazu gehören Hausgeburten, die Leboyer-Methode der "sanften" Geburt, der - praktizierte, aber oft noch gesetzlich behinderte - Einsatz von Laien und Krankenschwestern als Hebammen, die Einrichtung von "heimeligen" Kreißsälen, Rooming-in und ähnliches. Diese alternativen Geburts-Ideologien sind - obwohl sie in Kalifornien als ein Phänomen der weißen Mittelklasse entstanden - inzwischen in den USA und einigen europäischen Staaten weit verbreitet.

Wenn ich an dieses Thema kulturvergleichend herangegangen bin und meine Schlußfolgerungen auf teilnehmende Beobachtung stütze, dann aus folgenden Gründen: Ich wollte nicht nur herausfinden, welche Prozeduren in den einzelnen Ländern während der Geburt ablaufen, sondern auch, welche Bedeutung die Beteiligten dem Geburtsvorgang beimessen, wie sie darüber reden, dabei selektiv einige Aspekte vernachlässigen, andere betonen, wieder andere ritualisieren, dafür Verhaltenskriterien aufstellen und auf andere Art und Weise jeweils unterschiedlich damit fertig werden. Dabei hat es sich allerdings als erschwerend herausgestellt, daß nicht immer ideale Beobachtungsmöglichkeiten bestanden. In Yucatan beispielsweise gelang es mir, sozusagen der "Lehrling" einer indianischen Hebamme zu werden, zusammen mit meiner Mitarbeiterin in einer Eingeborenen-Hütte zu leben und den ganzen Tag an den Aktivitäten der Frauen teilzunehmen. Als ich dagegen in den USA und Europa Geburten beobachtete, war meine aktive Beteiligung sehr viel reduzierter. Ich wurde stärker zu einer reinen Beobachterin, folgte den Menschen auf Schritt und Tritt und hielt die Vorgänge bei der Geburt mit Notizbuch, Kassettenrekorder und Kamera fest.

Wenn man den Geburtsvorgang aus einer anthropologischen Perspektive beobachtet, fällt einem sofort eine interessante Tatsache auf: Die Geburt ist nirgendwo nur "natürlich". Es gibt keinen Ort auf der Welt, es gibt keinen Stamm, wie immer "primitiv" er auch sein mag, wo die Geburt von den beteiligten Personen als eine ausschließlich physiologische Angelegenheit betrachtet wird. Und um Mißverständnisse auszuschließen: was inzwischen als "natürliche Geburt" und als die "psychoprophylaktische Methode" bezeichnet wird, ist nicht notwendigerweise auch eine Rückkehr zu einer natürlicheren Art der Geburt. Sie wird durch formale Instruktionen gelernt und hängt auf sehr komplizierte Weise mit der sozialen Ordnung und den Ideologien der gesellschaftlichen Gruppen, in denen sie praktiziert wird, zusammen(2). Genau aus diesem Grund brauchen wir eine ganzheitliche Sicht dieses Vorgangs, einen Ansatz, der bio-sozial ist in dem Sinn, daß er den kulturspezifischen sozialen Prozessen nachgeht, in denen sich die biologischen Prozesse abspielen.

Überall auf der Welt vollzieht sich die Geburt nach bestimmten Regeln. Dies hängt nicht nur mit der Tatsache zusammen, daß sie als außergewöhnliches Ereignis im Leben eines Menschen und als entscheidend für die Existenz und das Gedeihen von Familien und Gemeinschaften begriffen wird, sondern auch mit der Tatsache, daß sie überall mit gewissen Gefahren verbunden ist.

Die Wahrnehmung dieser Gefahren allerdings variiert von einer Kultur und Gesellschaft zur anderen beträchtlich und hat auch in den westlichen Gesellschaften ganz unterschiedliche Äußerungsformen. In den USA und anderen biomedizinisch orientierten Gesellschaften wird die Gefahr ausschließlich als eine *körperliche Bedrohung* für Mutter und Kind wahrgenommen. Als eine Konsequenz daraus entstand ein ganzes Arsenal von Interventionsmethoden, die mit der pathologischen Seite der Geburtsprozesse fertig werden sollen. Betrachtet man es jedoch historisch, so stellt man fest, daß es im Westen eine Zeit gab, als die größte Gefahr während der Geburt in der Möglichkeit gesehen wurde, daß das ungeborene Kind ohne Taufe sterben könnte. Und so wurde im Mittelalter eine, speziell für diese Situation konstruierte, Technologie geschaffen. Wie Spezial-Spritzen für die Taufe im Uterus.

In traditionellen Gesellschaften wird die Gefahr der Geburt häufig wahrgenommen, als habe sie ihren Ursprung in der übernatürlichen Welt. Die Menschen glauben oft, daß der Geburtsprozeß eine empfindliche Zeit für Mutter und Kind ist, die sie, und möglicherweise die gesamte Familie oder Gemeinde, dem Einfluß potentiell schädlicher übernatürlicher Kräfte aussetzt. Bei den Beriba in Benin (West-Afrika) beispielsweise hält man es für möglich, das Neugeborene könne "verhext" sein, und erwartungsgemäß konnte man feststellen, daß die Beriba sozial akzeptierte Methoden entwickelt haben, dieses Problem zu bewältigen. Bei den traditionell orientierten Beriba-Frauen besteht eine ungewöhnliche Vorliebe dafür, sich bei der Geburt ihres Kindes allein zurückzuziehen. Diese Situation ermöglicht es ihnen, selbst zu bestimmen, ob ihr Kind ein wirkliches oder ein "verhextes" Baby ist; im schlimmsten Fall können sie das Wohlergehen der Gemeinde dadurch schützen, daß sie das Neugeborene töten. Maya-Indianer in Yucatan glauben, daß Mutter und Neugeborenes ganz besonders empfänglich sind für die Einflüsse der "aire" (kalte Luft, Geister aus dem Busch), so daß der Zutritt zu einem Haus, in dem eine Frau gerade ihr Kind bekommt, für Fremde verboten ist, und zwar deshalb, weil sie durch ihre Reise durch den Busch "infiziert" sein könnten.

Die Regeln, wie man eine "richtige" Geburt durchführt, existieren nicht im luftleeren Raum, sondern stimmen überein mit der jeweiligen Weltsicht der Menschen, mit ihrer Geschichte, Ökologie, mit ihren sozialen Beziehungen, ihrer technologischen Entwicklung, mit Vorstellungen über das Übernatürliche, den Rollen von Männern und Frauen. Dieser soziale Konsens, der von einem Ort zum anderen, von einer Gesellschaft zur anderen verschieden sein kann, läßt jeweils die Geburtspraktiken an einem Ort relativ systematisch, standardisiert, ritualisiert, ja sogar als moralisch geforderte Routine erscheinen, von der es wenig Abweichung gibt. Ich spreche daher von *Geburtssystemen* (6).

Man kann nicht einen spezifischen Aspekt eines solchen Systems verändern, ohne gleichzeitig wesentliche Änderungen in anderen Bestandteilen vorzunehmen oder hervorzurufen. Ein Beispiel: In den Vereinigten Staaten gehört es zu den umstrittensten gynäkologischen Praktiken, daß während der Geburt routinemäßig Episiotomien (Dammschnitte) als prophylaktische Maßnahme vorgenommen werden. Bei 95 bis 98 Prozent der amerikanischen Frauen wird während der Geburt ein Dammschnitt vorgenommen; damit stehen die USA weltweit an der Spitze. Doch es ist sinnlos zu verlangen, daß diese Praxis aufgegeben wird, ohne Veränderungen in anderen Teilen des Geburtssystems vorzunehmen. Warum? Zu diesem Geburtssystem gehört die Erwartung, daß sich Komplikationen einstellen werden und die Notwendigkeit, daß der Gynäkologe ein übersichtliches Gesichtsfeld und einen ungehinderten Zugang zum sterilen Geburts-Gebiet hat. Deshalb liegt die Frau in der Rückenlage, die Beine breit auseinandergespreizt.

Diese Position bedeutet, daß auf den Damm ein verstärkter Druck ausgeübt wird, so daß ein Dammschnitt fast immer indiziert ist, um einen tiefen Riß beim Durchtritt des Kopfes zu verhindern. Die Rückenlage selbst ist jedoch notwendig in einem Geburtssystem, wo die Frau entbunden wird, statt zu gebären, wo sie das zu behandelnde Objekt darstellt, statt das handelnde Subjekt zu sein. Ironischerweise trägt diese Position, in der die Frau liegen muß, zu genau den Problemen bei, die zu ihrer Rechtfertigung genannt werden. Forschungen haben ergeben, daß in dieser Position beispielsweise das mütterliche und kindliche Blut weniger gut mit Sauerstoff angereichert werden und sich der Beckenboden schlechter dehnt. Außerdem ist die Stärke der Gebärmutterkontraktionen vermindert, während gleichzeitig die Fähigkeit der Frau behindert wird, das Baby herauszupressen(3). Und psychologisch gesehen wird die Frau durch die sterile Barriere über ihren Knien von dem unteren Teil ihres Körpers getrennt und daran gehindert zu sehen, was vor sich geht, aktiv teilzunehmen, zu gebären. Unter diesen Bedingungen ist es sehr wahrscheinlich, daß eine Intervention von außen in den Geburtsprozeß notwendig wird.

Es ist klar, daß die verschiedenen Bestandteile des Systems so miteinander verwoben sind, daß es keinen Sinn ergibt, nur eine zu ändern, den Rest aber beizubehalten. Denn würde in einem solchen Geburtssystem ausschließlich die Zahl der Dammschnitte verändert, würden sich weitere Probleme - eine höhere Anzahl von Dammrissen bei der Mutter und Schwierigkeiten beim Kind ergeben.

Es gibt noch eine zweite wichtige Überlegung, die aus der Tatsache folgt, daß es sich um ein Geburts-*System* handelt. Solche Systeme neigen dazu, ein anderes - ähnlich ausgeklügeltes - System, nämlich Rechtfertigungen ihrer Existenz, hervorzurufen, die in medizinisch-orientierten Gesellschaften immer statistische und klinische Argumente einschließen. Ich habe bereits darauf hingewiesen, daß es bei den Gynäkologen wie bei jeder gesellschaftlichen Gruppe einen sozialen Konsens gibt, das heißt ein Gefühl, angemessen zu handeln, ja sogar moralisch zu bestimmten Handlungen aufgefordert zu sein. Dieser Konsens wird normalerweise von allen geteilt, die an der Geburt teilnehmen und schließt die werdende Mutter, ihre Familie und andere Beteiligte ein. Deshalb ergeben diese Geburtspraktiken für den jeweils daran beteiligten einen Sinn, nicht jedoch notwendigerweise für den Außenstehenden. Und tatsächlich sind die Mitglieder jedes beliebigen Systems immer in der Lage zu beweisen, daß ihre eigenen Praktiken denen anderer überlegen sind. Solche Argumente werden interessanterweise im allgemeinen sowohl auf moralischer wie auf technischer Grundlage gemacht.

Auch hier ein Beispiel: In Yucatan findet eine normale Geburt mit der Unterstützung einer Hebamme, des Mannes und der Familie statt. Die Maya-Frauen haben von Geburten in Krankenhäusern gehört, sie könnten theoretisch auch dort entbinden. Aber sie haben nicht den Eindruck, daß ihre Methode in irgendeiner Weise der modernen Medizin unterlegen sei. Im Gegenteil, ihrer Ansicht nach handelt das Krankenhaus-Personal nach gefährlichen und pervertierten Praktiken. Eine der moralischen Begründungen dafür, warum sie nicht ins Krankenhaus gehen wollen, ist, daß das medizinische Personal nicht auf ihre "verguenza" achtet, auf das Schamgefühl der Frau. Sie argumentieren, moralisch entrüstet, im Hospital "schicken sie deine Mutter und deinen Mann raus, legen dich auf den Tisch, und dann gucken sie dir zwischen die Beine."

Überraschenderweise jedoch halten sie ihre eigenen Geburtspraktiken auch für *technisch* überlegen. Indianische Hebammen beschuldigen die Ärzte, die Membranen des Kindes zu zerreißen und dadurch Infektionen hervorzurufen: sie weisen daraufhin, daß weniger Babys an (Hirn-)Krämpfen sterben, wenn die traditionelle Methode angewendet wird, den Rest der Nabelschnur mit einer Kerzenflamme abzubrennen, statt ihn nur mit einem Desinfektionsmittel zu behandeln, wie es das medizinische Personal macht. Insbesondere haben sie das Gefühl, technisch den Medizinern überlegen zu sein, weil ihre Hebammen in der Lage sind, von außen ein Baby in Steißlage umzudrehen, in Krankenhäusern ein solches Baby aber meist entweder trotz Steißlage geboren oder mit Kaiserschnitt "geholt" wird.

Mir ist dieses Gefühl moralischen Entrüstens über "barbarische" Praktiken eines anderen Geburtssystems häufig begegnet. Holländische Hebammen haben mich beispielsweise mit einem Ausdruck ungläubigen Erstaunens gefragt: "Ist es wirklich wahr, daß man in den Vereinigten Staaten routinemäßig Dammschnitte vornimmt?" Im chirurgie-freundlichen Amerika dagegen ist das gar keine Frage, es gibt eine ganze Reihe von Rechtfertigungen, die dort für den Dammschnitt vorgebracht werden. Dazu gehört, daß der Beckenboden angeblich dadurch vor Schäden bewahrt wird, daß der Druck auf den Kopf des Kindes vermindert wird bis hin zu verbesserten sexuellen Funktionen bei der Frau. Im Vergleich dazu geht das holländische System davon aus, daß man in den natürlichen Prozeß möglichst wenig eingreift; entsprechend gibt es eine ganze Reihe von technischen Gründen *gegen* routinemäßig durchgeführte Dammschnitte. Es wird beispielsweise argumentiert, daß "prophylaktische" Episiotomien sinnlos sind, da die meisten Frauen während der Geburt *keinen* Dammriß bekommen, und interessanterweise behaupten sie auch, daß sie mit ihrer Methode eine bessere sexuelle Funktionstüchtigkeit der Vagina aufrechterhalten. Tatsächlich gibt es keine aussagekräftigen Daten über die Auswirkungen von Dammschnitten, obwohl die meisten Ärzte davon überzeugt sind, daß sie existieren. Allerdings ist völlig klar: ob eine Frau episiotomiert wird oder nicht, hat wenig mit dem "objektiven" Ergebnis zu tun, sondern mit der inneren Logik und den funktionalen Erfordernissen der jeweiligen gynäkologischen Tradition. Von daher sind die Geburtssysteme auch unfähig zu einer radikalen Selbstkritik.

Es scheint zwar so zu sein, daß es in jeder Gesellschaft einige Frauen gibt, die ohne Schmerzerlebnis gebären. Dennoch ist es ziemlich sicher, daß Schmerz ein generelles Kennzeichen der Geburtssituation ist. Ganz sicher ist die Vorstellung falsch, daß eine "primitive" Geburt einfacher sei als eine "zivilisierte"(4). Es geht hier jedoch nicht darum, ob Frauen Schmerz empfinden oder nicht, sondern darum, zu welchem "Objekt" der Schmerz in den verschiedenen Systemen wird.

In der amerikanischen und in einer Reihe von anderen westlichen Kulturen fällt die Geburt in die medizinische Domäne. (Das gleiche gilt für eine Reihe von Entwicklungsländern, die zunehmend das medizinische Modell der Geburt vorher existierenden ethno-gynäkologischen Traditionen aufzwingen). Eine medizinische Definition der Geburt ist nur die konsequente Folge der Tatsache, daß in vielen westlichen Ländern der physiologische Prozeß generell als rein medizinisches Problem betrachtet wird. Essen, Schlafen, Sex, Trinken, Gewalt, Drogenkonsum, Lernschwierigkeiten, Sterben - und viele andere Arten von "Devianz" - werden als medizinische Anwendungsbereiche betrachtet. Die Interaktionen in der medizinischen Sphäre beinhalten einen "sozialen Vertrag", der die eine Partei (der Arzt) und die andere Partei (der Patient) definiert. Das heißt, wenn eine Frau ins Krankenhaus geht, um ihr Kind zu bekommen, findet eine Statusveränderung statt. Sie wird Patientin, das bedeutet: die die Entscheidungen treffende Macht und die Verantwortlichkeit für ihren Zustand gehen von ihr zum Krankenhauspersonal und diensthabenden Arzt über.

Interessanterweise aber zeigen amerikanische Frauen, für die von professionellen Experten mit einer ausgeklügelten Technologie zur Schmerzverringerung gesorgt wird, stärkere Schmerzreaktionen als Frauen in nicht medizinisch behandelten Systemen. Warum ist das so? Sorgfältige Bebachtungen zeigen, daß die medizinische Definition des Ereignisses, die von den Frauen und ihren Fürsorge-Personen geteilt wird, eine eigene Dynamik hervorbringt. In der biomedizinischen Gynäkologie liegt die Schmerzerleichterung in der Verantwortlichkeit des Arztes und ist sein Privileg. Da es nicht möglich ist, die Stärke des Schmerzes objektiv festzustellen, wird es die Aufgabe der Frau, das Personal davon zu überzeugen, daß sie in der Tat Erleichterung und Medikamente braucht. Da weiterhin das Personal durch die schädlichen Effekte der Medikamentenbehandlung gezwungen ist, diese Medikamente so lange wie möglich zurückzuhalten, hat das System die fatale Eigenschaft, sowohl die Frau wie das medizinische Personal besonders auf den Schmerz aufmerksam zu machen. Infolgedessen beschäftigen sich die Frauen oft ängstlich schon mit der Möglichkeit, Schmerz zu empfinden, registrieren genau, wenn der Schmerz beginnt, und beobachten ihn, geben ständig darüber Auskunft. Die Interaktion mit Ärzten und Schwestern wird so zu einer Verhandlung über Schmerz und Schmerzerleichterung. Nicht selten befindet sich die Frau dadurch in einer schrecklichen Position: Sie muß den Arzt von ihrem verzweifelten Zustand überzeugen, und dies trägt nicht nur zu dem ohnehin sehr hohen Geräuschpegel und der allgemeinen Hysterie in amerikanischen Kreißsälen bei, sondern bedeutet auch eine starke körperliche Rückmeldung, die notwendigerweise die subjektive Schmerzerfahrung steigern muß.

In anderen Geburtssystemen, in denen weniger Wert auf die Schmerzerleichterung gelegt wird, ist auch die Schmerzerfahrung eine andere. Holländische Frauen, die Medikamente weder erwarten noch bekommen, konzentrieren sich darauf, die Wehen zu überstehen und wissen, daß sie mit Schmerzen rechnen müssen. Ähnlich ergeht es den Maya-Frauen, die Schmerz als normalen Aspekt der Geburt betrachten, genauso wie sie ihn in ihrem übrigen Leben als Bestandteil hinnehmen. Sie betrachten die Wehen vor allem als Arbeit, harte Arbeit, sehr harte Arbeit, die eine Frau durchführen muß. Wenn eine Gebärende sich über Schmerzen beklagen sollte, wird sie wahrscheinlich unterbrochen, sie solle diesen Unsinn lassen und wieder zur Arbeit zurückkehren. Häufig erzählen sich die Frauen in dieser Situation gegenseitig Geschichten, in denen sie auf ihre früheren schmerzvollen Geburten eingehen. Dadurch weiß die gebärende Frau, daß ihre Schmerzen sich nicht von denen anderer Frauen unterscheiden, daß ihr Leid einen Sinn hat und enden wird. Schmerz wird als normal und nötig angesehen, tatsächlich sogar als ein Zeichen des Fortschritts. Und die Frauen sagen, daß das Baby "genau im Zentrum des Schmerzes" geboren wird. Für sie bedeutet es einen Teil der Leistung, die eine Frau während der Geburt erbringen muß, daß sie durch den Schmerz hindurchgeht, ihn stoisch hinnimmt und es anderen überläßt, ihren Schmerz zu bemerken.

Im Geburtssystem von Yukatan ist der Schmerz "normalisiert": Während der Geburt werden keine Heilmittel verabreicht, es gibt lediglich emotionale und körperliche Unterstützung (Festhalten, Streicheln, Positionsveränderung). Wo aber die Geburt als medizinisches Ereignis definiert wird, ist der Schmerz mehr als nur eine normale Begleiterscheinung eines streßreichen physiologischen Prozesses. Er wird zu einem Interaktions-"Objekt"; spezielle schmerzerleichternde Prozeduren des Systems werden in Zusammenarbeit mobilisiert, ausgeteilt, zur Schau gestellt und gerechtfertigt.

Auch bei anderen Begleiterscheinungen der Geburt ist es sinnvoll, die kulturelle Definition des Ereignisses zu berücksichtigen. So variiert beispielsweise die Zahl der Kaiserschnitte beträchtlich zwischen einzelnen Ländern, die den gleichen Zugang zur medizinischen Technologie haben. In den USA hat sich der Prozentsatz der Babys, die durch Kaiserschnitt auf die Welt gekommen sind zwischen 1978 und 1979 von 5,5 auf 15,2 Prozent gesteigert. Heute sind es bereits fast 25 Prozent, und in einem Krankenhaus der amerikanischen Stadt, in der ich lebe, spricht man von ungefähr 50 Prozent. Da sich die Kaiserschnitt-Rate in weniger als einem Jahrzehnt fast verdreifacht hat, ist es schwer zu glauben, daß dies aufgrund einer vergleichsweise drastischen Verschlechterung des Gesundheitszustandes von Müttern und Ungeborenen geschehen ist. Vielmehr kann man annehmen, daß dem eine "liberalere" Einstellung zum Kaiserschnitt zugrundeliegt. Beispielsweise werden Kinder in Steißlage grundsätzlich per Kaiserschnitt entbunden; ein zweiter Grundsatz heißt: "einmal Kaiserschnitt, immer Kaiserschnitt". Keine dieser Bedingungen (Steißlage oder vorhergehender Kaiserschnitt) gilt in Ländern wie Holland oder Schweden als automatische Indikation für einen Kaiserschnitt. Dort gibt es insgesamt eine geringere Kaiserschnitt-Rate und wesentlich bessere Statistiken über den Geburtsverlauf als in den USA. Es liegt also nahe anzunehmen, daß die Vorliebe für eine chirurgische Lösung des "Problems Geburt" weniger eine biologische Notwendigkeit, als vielmehr eine kulturelle Erscheinung ist.

Diese Vermutung trifft wohl nicht nur auf die Zahl der Kaiserschnitte zu. Das gleiche gilt für die Rückenlage der Frau während der Wehen, die routinemäßig durchgeführten Dammschnitte und die Monitor-Beobachtungen des Fötus, als Standardmaßnahme bei normalen Geburten. Für keine davon gibt es eine angemessene wissenschaftliche Begründung, die die Schlußfolgerung zulassen würde, daß sie "objektiv" gerechtfertigt sind(5). Vielmehr hängt ihre Rechtfertigung und Nützlichkeit von der kulturellen Definition der Geburt als medizinisch, als pathologisch und demnach als durch medizinische Technologie, Chirurgie und Pharmakologie zu bewältigen, ab.

Es ist interessant zu spekulieren, wie die Zukunft dieser biomedizinisch ausgerichteten Gynäkologie aussehen könnte. Die Geburts-Statistiken sind schlecht. Zusätzlich fordern immer mehr Gruppen eine größere Autonomie der Patienten und eine stärkere Beteiligung der schwangeren Frauen bei der Entscheidungsfindung. In den USA gibt es eine wachsende Minderheit, die argumentiert: Wenn man die Geburt eines Kindes als medizinisch-technologisches Unternehmen behandelt, nimmt man damit nicht nur eine durch ärztliche Intervention entstandene Gefahr in Kauf, sondern auch Geburten, die von einer beträchtlichen Anzahl von Frauen als entfremdend und erniedrigend erlebt werden.

Wir sind in den USA Zeugen einer wachsenden moralischen Entrüstung und einer Technologie-Kritik, die signalisieren, daß ein Teil der Gesellschaft nicht länger die allgemeine medizinische Definition des "Ereignisses Geburt" hinnimmt. Durch die Frauenbewegung haben viele werdende Mütter an Selbstbewußtsein gewonnen; sie wollen die Kontrolle über ihren Körper und die Verantwortung für ihre Erfahrung behalten. Diese Frauen haben sich als politisch handlungs- und durchsetzungsfähig erwiesen, und sie sind nicht länger bereit, diese Fähigkeiten aufzugeben, wenn sie ein Kind zur Welt bringen. Mit anderen Worten: sie wollen nicht länger als "Patientinnen" behandelt werden, als Objekte, die von einem Kind "entbunden" werden. Als Konsequenz dieser Entwicklung werden in USA wieder viel mehr Kinder zu Hause geboren und es gibt eine Renaissance des Hebammenwesens. Außerdem zeichnet sich eine Koalition von professionellen Geburtshelfern, Krankenschwestern, Ärzten und Laien ab, die Wahlmöglichkeiten und Alternativen zur "Standard-Geburt" fördert. Dennoch ist die medizinische Definition der Geburt stark in der westlichen Kultur verwurzelt und dies wird durch politische und ökonomische Kontrolle der medizinischen Standesvertreter noch unterstützt. Es bleibt abzuwarten, wie sich die geburtshilfliche Betreuung von Frauen in der westlichen Gesellschaft entwickeln wird.

ZUSAMMENFASSUNG: In diesem Artikel wird der Gedanke der Geburt als kulturelles System aufgegriffen und anhand der Situation der Maya-Indianer in Yukatan und den USA exemplifiziert. Diese beiden kulturellen Systeme werden zueinander ins Verhältnis gesetzt; schließlich werden Vermutungen über die Trendentwicklung der modernen Geburtshilfe in den USA angestellt.

SUMMARY: This article suggests the idea of birthing as a cultural system. It is exemplified by the conditions surrounding birth among the Maya Indians in Yucatan and as we find them in the US. Both cultural systems are discussed in relation to to each other. Finally the author presents some speculations on future developments in modern obstetrics in USA.

LITERATUR

(1) WESTHOF Justin (1979): *Das Risiko geboren zu werden.* Kiepenheuer & Witsch.

(2) FORD Clellan Stearns (1964): *A Comparative Study of Human Reproduction.* New Haven: HRAF Press.
HART Donn V.; RAJADHON Phya Anuman und Richard J. COUGHLIN: *Southeast Asian Birth Customs.* New Haven: HRAF Press.
MEAD, Margaret und Niles NEWTON (1967): *Cultural Patterning of Perinatal Behavior.* In: RICHARDSON UND GUTTMACHER (Hrsg.): Childbearing - Its Social and Psychological Aspects. Baltimore: Williams and Wilkins.

(3) HAIRE Doris (1972): *The Cultural Warping of Childbirth.* Milwaukee: International Childbirth Education Association.

(4) FREEDMAN Lawrence Z. und Verna Masius FERGUSON (1950): Question of "Painless Childbirth" in Primitive Cultures. In: *American Journal of Orthopsychiatry,* Vol. 20, 2, 363-372.

(5) BANTA H. David und Stephen B. THACKER (1979): *Costs and Benefits of Electronic Fetal Monitoring: A Review of the Literature.* Department of Health, Education and Welfare Publication Nr. (PHS) 79-91. NCHSR Research Report, National Center for Health Research, Hyattsville.
COGAN Rosemary and Evelyn P. EDMUNDS (1978): The Unkindest Cut? In: *Journal of Nurse-Midwifery,* Vol. 23, 17-21.

(6) JORDAN, Brigitte (1978): *Birth in four Cultures.* Vermont o5478, St. Albans, Bos 51: Eden Press.

curare Sonderband 1/83 21–40

Geburtshilfliche Pathologie im Schnittpunkt des traditionellen und modernen geburtshilflichen Systems in Korea

Dorothea Sich

EINLEITUNG

Die Mutterschaft, hier als die Gesamtheit der Beziehung der Mutter-Kind-Dyade und der Abläufe um sie in Schwangerschaft, Geburt, Wochenbett und Laktation definiert, ist mit Gesundheitsrisiken für Mutter und Kind verbunden. Diese Risiken sind zwar dergestalt, daß sie im Verlauf der Menschheitsgeschichte das Überleben der Spezies Homo sapiens nicht beeinträchtigt haben, sie sind aber eine erhebliche Belastung für das betroffene Individuum und seine Umgebung. Verschiedene Kulturen verarbeiten diese Belastung auf unterschiedliche Weise. Während in vielen traditionellen Kulturen diese Risiken, z.B. etwa ein totes Kind, starke Blutungen, Geburtskanalverletzungen, Fieber etc., von den Beteiligten noch als 'normale' Begleiterscheinung der Mutterschaft klaglos in Kauf genommen werden, hat sich in westlichen Gesellschaften die moderne Geburtshilfe als ein Fachgebiet innerhalb der modernen Medizin entwickelt, das diese Risiken bekämpft. Sie ist inzwischen ein hochspezialisiertes und technologisiertes, medizinisches Spezialgebiet, das physische Komplikationen der Mutterschaft weitgehend verhüten oder erfolgreich behandeln kann. In vielen traditionellen Gesellschaften werden diese Risiken nicht mit Aufmerksamkeit bedacht, und die Mutterschaft hat keine medizinische Bedeutung, sondern sie ist in erster Linie eine Funktion in der Strukturierung des Lebenszyklus der Frau, der Familie und des Gemeinwesens. Die Rolle der Gebärenden wird nicht mit Krankenrolle und Patientendasein definiert wie in der modernen Geburtshilfe.

Da aber moderne Geburtshilfe in die meisten traditionellen Kulturen Eingang fand, ist eine Grauzone zwischen dem modernen und dem traditionellen System der Mutterschaftsfürsorge entstanden. Zur selben Zeit beobachten wir in westlichen Industrienationen eine ähnliche Erscheinung, die dadurch zustande kommt, daß bestimmte Aktionsgruppen, insbesondere aus der Frauenbewegung, einer zunehmenden Technologisierung dieser Geburtshilfe und der vergleichsweise untergeordneten Rolle der Gebärenden und ihrer Familie durch Propagierung der Hausgeburt und alternativer Geburtspraktiken entegegenzusteuern suchen(1)(2)(3). Gleichzeitig entdekken Ethnologen in fremden Kulturen mit zunehmendem Interesse traditionelle Gebärpraktiken, die vergleichsweise 'sanft' zu sein scheinen, die die zentrale Rolle der Gebärenden in ihrer Umwelt betonen und die die Geburt nicht als medizinisches Ereignis, sondern als sich regelmäßig wiederholender Höhepunkt im Leben von Familie und Gemeinwesen auf andere Weise kulturell strukturiert haben. Sie weisen darauf hin, daß traditionelle Gebärsysteme Teil des Netzwerks einer ganzen Kultur sind, und daß die auf das Individuum gerichteten Handlungsweisen moderner technologisierter Geburtshilfe u.U. mehr Schaden als Nutzen bringen können(4)(5)(6). Auch viele Beiträge in diesem Band bringen das zum Ausdruck.

Es hat eine zunehmend sich erhitzende Diskussion begonnen, die zur Versachlichung nicht nur einseitig ethnologischer oder einseitig geburtshilflicher, sondern integrierter geburtshilflicher und ethnologischer Betrachtungsweise bedürfte. Die von den Ethnologen hervorgehobene Problematik spiegelt sich jedoch bisher kaum in der geburtshilflichen Fachliteratur wider und umgekehrt, die von klinischen Geburtshelfern an traditionellen Praktiken problematisierten Gesundheitsaspekte werden in der ethnologischen Fachliteratur nicht ausreichend verarbeitet. Die

Friedr. Vieweg & Sohn, Braunschweig /Wiesbaden

moderne Geburtshilfe rechtfertigt ihren biomedizinischen, auf das Individuum konzentrierten Ansatz allein mit seinen potentiellen Leistungen, die aber da versagen, wo die Frauen mit ihm nicht kooperieren, wie das bei Frauen in Entwicklungsländern oder bei den Hausgeburtsadvokaten der modernen Frauenbewegung der Fall ist. Wo keine Alternative zu diesem biomedizinischen Ansatz zur Verfügung steht, sind es die Frauen selbst, die durch das Nichtwahrnehmen dieses Fürsorgeangebots, die negativen Begleiterscheinungen der nicht kompetent betreuten Hausgeburt auf sich herabbeschwören. Denn der biomedizinische Ansatz setzt sich nicht mit den soziokulturellen Bedingungen auseinander, die zur Hausgeburt führen und sucht nicht nach Wegen, wie die moderne Geburtshilfe ihm entgegenkommen kann. Daß bei entsprechender Selektion und dem Vorhandensein eines entsprechend adaptierten modernen Fürsorgesystems die Hausgeburt problemlos ist, hat NAAKTGEBOREN in diesem Band hervorgehoben(7). Die Diskussion über den Hintergrund der geburtshilflichen Kontroverse ist bisher weitgehend der Öffentlichkeit überlassen worden. Einschlägige Untersuchungen wurden bisher ausschließlich von Ethnologen und Ethnomedizinern betrieben, während sich die geburtshilfliche Fachdisziplin bisher als Basis für kulturanthropologische Untersuchungen über die Geburt und über die Rolle der Geburtshilfe versagt hat. Es ist ihr deshalb bisher nicht gelungen, sich von dem biomedizinischen Fehler zu befreien und auf die neutrale Ebene zu begeben, von der aus sie mit ihrem Fachwissen zur Versachlichung der Diskussion um die sozio-kulturellen Aspekte der Geburt beitragen könnte.

Moderne Geburtshilfe hat sich in den letzten Jahrzehnten schnell in fast jedem Land der Welt verbreitet. In fast jeder Gesellschaft gibt es jetzt an den Universitäten große Ausbildungskrankenhäuser mit moderner geburtshilflicher Technologie: Ultraschallgeräte, Cardiotokografen, Amnioskope etc.. Forschung, Lehre und Praxis folgen in diesen Institutionen dem biomedizinischen Trend. So stieg z.B. die Kaiserschnittrate in den letzten Jahren auch in verschiedenen Entwicklungsländern mit der Begründung der fetalen Indikation erheblich (8)(9). Doch die dort ausgebildeten jungen Geburtshelfer werden von einer Technologie und von Interventionspraktiken abhängig gemacht, die für die geburtshilfliche Situation der Mehrzahl der Frauen ihrer Länder nicht angemessen ist, während so einfache geburtshilfliche Praktiken wie klassische Steißlagenentbindung nach Bracht, Veit-Smellie oder mit Armlösung oder die Wendung eines Kindes in Querlage auf den Fuß etc. für sie oft unbekannte Techniken bleiben. Im klassischen amerikanischen Lehrbuch der Geburtshilfe 'WILLIAM'S OBSTETRICS' wird in der Definition der Geburtshilfe betont, daß sie jeder Mutter und jedem Neugeborenen zugute kommen solle(10). Wie die Dinge liegen, profitiert von dieser modernen Geburtshilfe aber nur ein Bruchteil der Mütter in Entwicklungsländern, insbesondere nur wenige von denen, die ihrer am dringendsten bedürfen. Die tatsächlichen Gefahren der geburtshilflich nicht kompetent betreuten Geburt sind dabei noch weitgehend unbekannt. Sie könnten nur von jemandem dokumentiert werden, der ausreichend in moderner Geburtshilfe ausgebildet wurde, um sie zu erkennen. Doch die Anwesenheit einer solchen Person würde das Untersuchungsergebnis bereits verfälschen, denn es ist undenkbar und unethisch, eine sich anbahnende geburtshilfliche Katastrophe zu erkennen und nicht zu versuchen, ihr vorzubeugen.

Dieser Beitrag möchte Material für die kontroverse Diskussion und die moderne Geburtshilfe von einem neuen Gesichtspunkt her beitragen. Er betrachtet am Beispiel Korea die Situation der Mutterschaft im Schnittpunkt eines traditionellen und eines modernen geburtshilflichen Systems. Er tut dies aus der Perspektive der in einer prospektiven Untersuchung an 30 Frauen aufgetretenen geburtshilflichen Pathologie, die durch Laien dokumentiert und durch eine geburtshilflich ausgebildete Fachkraft (Autorin) ausgewertet wurde.

Friedr. Vieweg & Sohn, Braunschweig /Wiesbaden

ZUR METHODOLOGIE

Das hier vorgelegte Material entstammt einer umfassenden Studie über medizinische Betreuung von Mutterschaft und Geburt im Kulturwandel in Korea(11). Es basiert auf einer longitudinalen ethnographischen Untersuchung an 30 schwangeren Frauen und ihren Familien, die in der Region des 'Kang Wha Community Health Projects' lebten, das vom Yonsei Medical College im ländlichen Korea durchgeführt wurde(12). Die Untersuchung hatte einen dreifachen Zweck: 1) Sie sollte einem besseren Verständnis traditionellen koreanischen Gebärverhaltens dienen; 2) sie sollte Einsicht in den Einfluß der modernen Mutterschaftsfürsorge auf die koreanische Landfrau bringen; 3) sie sollte eine Schätzung der tatsächlichen geburtshilflichen Pathologie in dieser noch immer geburtshilflich unterversorgten ländlichen Region erlauben. Die Untersuchung wurde 1978 durchgeführt. Sie schloß alle Frauen ein, die zwischen dem 30.9. und 31.12.1977 schwanger geworden und bis zum 31.3.1978 im Projekt, das eine Bevölkerung von 14.000 versorgte, registriert worden waren. Sie umfaßte schließlich 30 Frauen, und damit ca. 50% aller Frauen, die in dem entsprechenden Zeitraum schwanger geworden waren. Da das Registrieren von Dorfhelferinnen bei Hausbesuchen erfolgte, gab es keinen durch Selbstregistrierung verursachten Fehler. Die Effizienz des Registrierens hing von der Sorgfalt der Dorfhelferinnen bei der Erfüllung ihrer Aufgabe ab. Es handelt sich bei der Untersuchung um eine prospektive Studie, die Schwangerschaft, Geburt und Wochenbett einschloß, die auf häufigen, tonbandregistrierten Gesprächen mit der Klientin, der ganzen Familie und der Nachbarschaft und auf begleitender Beobachtung basierte. Die Assistentinnen, die diese Daten aufnahmen, waren hochqualifizierte, gut ausgebildete und gut supervidierte Mitarbeiterinnen des Forschungsprojektes. Die dokumentierte Pathologie (s.Tafel, S. 38) wurde aus Laienberichten abstrahiert und wo verfügbar, aus Hebammen- und Arztberichten und aus der Mütterkartei ergänzt. Sie wurde dann, wie erwähnt, mit geburtshilflichem Sachverstand ausgewertet. Dabei überraschte das Ausmaß an pathologischen Schwangerschaften und Geburtsverläufen.

ERGEBNISSE

Hier sollen einige Ergebnisse der Untersuchung berichtet werden: 1) Es soll das traditionelle koreanische geburtshilfliche System, so wie es sich aus der ethnographischen Untersuchung ableiten läßt, dargestellt werden. 2) Es soll das moderne geburtshilfliche System kurz skizziert werden. 3) Es soll einer der 30 Fälle beispielhaft dargestellt werden, um ein Gefühl des kulturellen Klimas um die Mutterschaft zu vermitteln. 4) Es sollen Art und Ausmaß der dokumentierten geburtshilflichen Pathologie kurz dargestellt und im Zusammenhang mit dem kulturellen Hintergrund und der Akkulturationssituation diskutiert werden.

Das traditionelle koreanische geburtshilfliche System

Charakter und Bedeutung des traditionellen koreanischen geburtshilflichen Systems lassen sich am besten demonstrieren, wenn man den Lebensweg eines kleinen Mädchens verfolgt, das wir 'Sunja' nennen wollen. Nach ihrer Geburt werden ihre Mutter 'Sunja Mutter', ihr Vater 'Sunja Vater', ihre Großmutter und ihr Großvater 'Sunjas Großeltern' genannt, und alle Verwandten bis ins 3. und 4. Glied erhalten gemäß ihres Verwandtschaftsgrades auf Sunja bezogene Bezeichnungen. Im Dorf redet man von 'Sunjas Haus' und 'Sunjas Familie'. Die heranwachsende Sunja lernt sich so zunächst als das Zentrum ihrer Welt kennen, in der alles auf sie bezogen ist. Sie redet von sich selbst in der ersten Person. Das ist insofern bemerkenswert, als die koreanische Sprache das Personalpronomen 'Ich' wohl kennt, aber wenig verwendet. Der Ausdruck 'zur Schule gehen' kann alles bedeuten: Ich, du, er, wir, ihr, sie geht oder gehen zur Schule. Es ist eine Aktivität, die in der Gruppe geschieht und wer der Akteur ist, bleibt unwesentlich. Vielleicht bekommt Sunja aber mit 3 Jahren einen kleinen Bruder, der Sunhi heißt, und plötzlich hat sich für Sunja alles geändert. Mutter und Vater sind 'Sunhis Eltern'geworden, die Großeltern sind 'Sunhis Großeltern', alle Verwandten sind 'Sunhis Verwandte' und im Dorf redet man von 'Sunhis' Haus und Familie. Sunja aber wurde zu 'Sunhis älterer Schwester'. Das Baby nimmt den Platz ein, der ihr bisher zukam. Die Familie hat ihr eine Nische zuerkannt, die ihr im Familiengefüge gehört. Sie muß jetzt lernen, daß nicht ihre Individualität, sondern ihre Gruppenzugehörigkeit zur Familie wesentlich ist. Ihre Identität und Befriedigung kann sie von nun an nur als Teil dieser Gruppe und in entsprechendem Verhalten finden. Wenn Sunja heiratet, wird es noch einmal eine solche Identitätskrise geben. Dann wird sie Schwiegertochter im Hause einer ihr fremden Familie in einem entfernten Dorf. Sie verliert alle Freundschafts- und Familienbande. Unter Schwiegermutters Anleitung beginnt sie ihr Dasein als verheiratete Frau, in dem sie wieder um Identität und Akzeptanz ringen muß. Das Wohlwollen ihres Ehemanns ist sekundär. Sie muß das Wohlwollen ihrer Schwiegereltern erringen. Dieses erste, härteste Stadium des Ehelebens dauert bis zur Geburt des ersten Kindes.

Die erste Schwangerschaft wird von der ganzen Familie und ganz besonders von der Schwiegermutter mit Begeisterung begrüßt. Sie führt die junge Frau, zunächst ganz unauffällig, in das traditionelle geburtshilfliche System ein. Die junge Mutter muß sich wohlfühlen, gut essen und froh sein. Für die intrauterine Erziehung (*T'aegyo*) des neuen Familienmitglieds ist es wichtig, daß sie sich nur schönen Dingen hingibt und gute Gedanken hat. Deshalb wird sie verwöhnt. Später wandelt sich das allmählich. Der Leib schwillt, sie fühlt sich dadurch beschämt, insbesondere vor den älteren Familienmitgliedern und vor Fremden. Traditionelle koreanischen Frauen scheinen es nicht zu mögen, mit 'dickem Bauch und Händen unter der Schürze' herumlaufen zu müssen. Die Familie ihres Mannes bietet ihr nun Zuflucht und Trost. Jetzt aber beginnen die 'Alten' ihre Erfahrungen über das Gebären zum besten zu geben. Sunja hört von Schmerzen und Gefahr. Insbesondere aber hört sie, wie Schwiegermutter ihre Kinder gebar, wie vorbildlich sie sich verhielt und wie ihr ihrerseits ihre Schwiegermutter beigestanden hat. Es ist aber Sunjas eigener Mann, über dessen Geburt in der Familie ständig als beispielhaft geredet wird. Während die Schwiegermutter sozusagen einen Heiligenschein gewinnt, wird das junge Paar in ein regrediertes Verhalten gedrängt: kleine Kinder, die nichts zu sagen haben. Der jungen Frau wird deutlich, daß es jetzt auf sie ankommt, sich wie die Schwiegermutter durch Gehorsam, Geduld und Erleiden ihres Schicksals ihre Position in dieser Familie zu erobern. Ihre Schwiegermutter ist bereit, ihr dabei zu helfen. Sie wird freundlicher, wärmer, aufmerksamer und lehrt sie viele Dinge. Die Frauen kommen sich emotional näher. Gegen Ende der Schwangerschaft ändert sich wieder alles. Man redet nicht von Schwangerschaft, Geburt und Kind. Nach außen wird der Zustand ignoriert. Die junge Frau arbeitet, als wäre sie nicht schwanger. Man erwartet das von ihr. Es heißt, dann könne sie leichter gebären. Alle Emotionen sind verborgen. Es herrscht Stille vor dem Sturm.

In unserer Untersuchung an 30 Frauen legten viele, selbst solche, die schon Kinder hatten, eine derartige Haltung der Verdrängung an den Tag, daß sie selbst das erste Stadium der Geburt nicht wahrnahmen oder wahrnehmen wollten. Erst, wenn es gar nicht mehr gehen wollte, brachen sie zusammen, und dann übernahm die Schwiegermutter die Führung und Geburtsbegleitung. Sie streichelte bei jeder Wehe über Bauch und Rücken und betete zur Geburtsgöttin Samshin um eine leichte Geburt. Sie bereitete das erste Mahl vor, das aus Reis und Seetangsuppe besteht, und sie achtete darauf, daß alles im Haus ruhig, würdig und für das neue

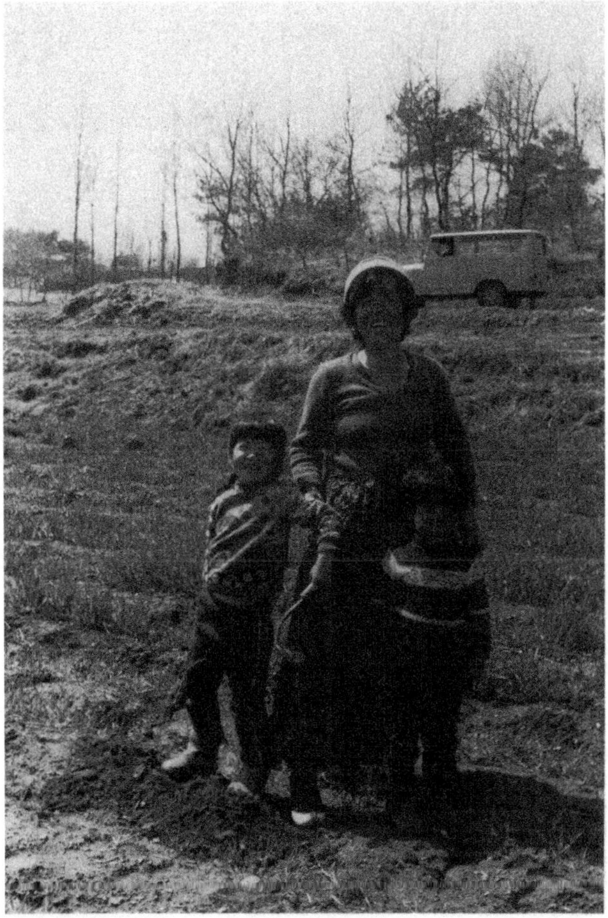

Abb.1: Schwangere bei der Feldarbeit

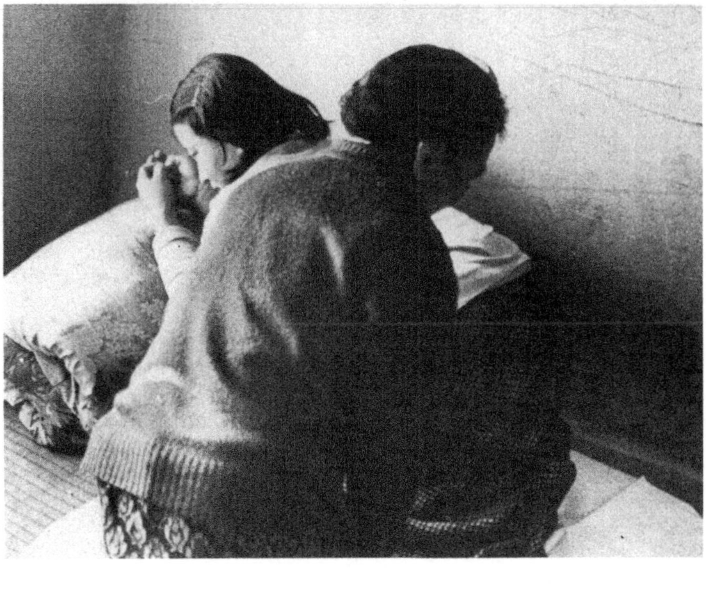

Abb.2:Diese Frau demonstriert, welche Haltung sie bei der Geburt eingenommen hat und wie die Schwiegermutter ihr beistand

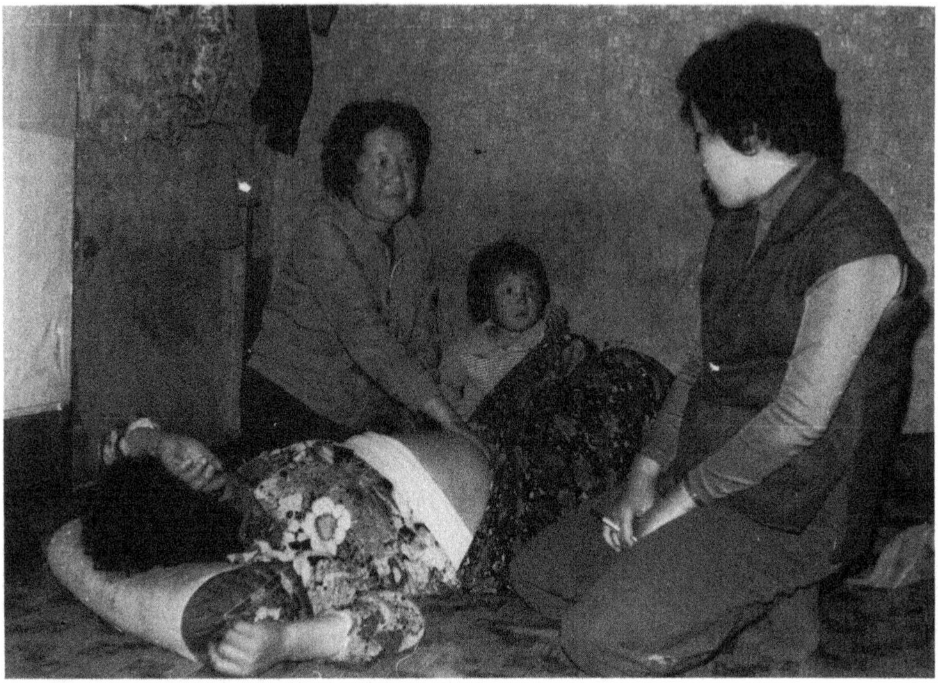

Abb.3: Hebamme bei einem Hausbesuch zur Schwangerenfürsorge

Familienmitglied Willkommen bietend war. Die Gebärende verhielt sich unterdes, wie ihr zumute war. Sie ging, stand oder saß in den Wehen herum, bis sie im Sinne des Wortes niederkam. Nur das Ausdrücken von Schmerz ist verpönt. Sie fühlte sich später beschämt, wenn ihr das nicht gelang. Doch es gelingt wenigen. Man fühle sich, als wenn man stürbe, heißt es. Umso erstaunter ist die junge Frau, wenn sie nachher hört, wie tapfer sie war, wie gut sie es gemacht habe, eine wie leichte Geburt es doch war, und daß sie nun in der Tat eine gesunde, verläßliche Frau und Mutter sei.

Angesichts der Unsicherheit des ersten Stadiums des Ehelebens bewirkt die Geburt eine bemerkenswerte Veränderung. Sunja, die bisher in dieser Familie recht fremd war, wurde plötzlich 'Dong Youngs Mutter'. Ihren Ehemann, der in der Schwangerschaft noch als junger Bursche galt, hat sie zu 'Dong Youngs Vater' gemacht. Ihre Schwiegereltern wurden 'Dong Youngs Großeltern'. Sie ist diejenige, die all dies durch ihr Gebären des Kindes vollbrachte. Dies Kind ist das neue Zentrum der Familie, der erste Sproß einer neuen Generation. Und sie ist diesem Zentrum am nächsten. Sie ist dadurch fest in die neue Familie integriert. Dieser kurze Abriß macht deutlich, daß das traditionelle koreanische geburtshilfliche System nicht Gewicht auf die Vermeidung geburtshilflicher Pathologie legt, sondern auf die soziale Funktion des Gebärens, die eine zentrale Bedeutung für die Rolle der Frau und den Lebenszyklus der traditionellen koreanischen Familie hat.

Im Hinblick auf Gesundheitsaspekte ist jedoch ein bestimmtes Verhalten in diesen traditionellen Familien bemerkenswert. In Korea kommen die Menschen gewöhnlich zusammen, wenn es aufregende Ereignisse, Erkrankung, einen Unfall, oder einen Sterbefall gibt, um ihre Anteilnahme auszudrücken und um ihren Rat zu geben. Die Geburt eines Kindes ist eine bemerkenswerte Ausnahme. Sie wird von der Außenwelt durch ein Tabu

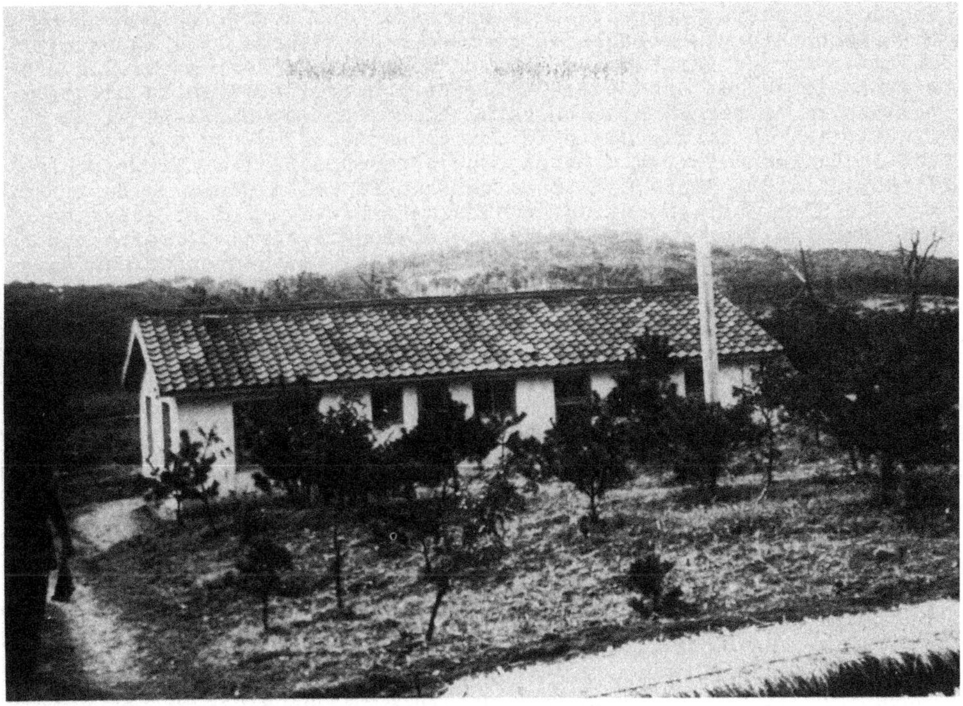

Abb.4:Lokales Gesundheitszentrum im Untersuchungsgebiet

isoliert, das durch Hügel gelber Erde *Hwangto* oder ein Strohseil über dem Hoftor symbolisiert wird. Während normalerweise jeder Besucher herzliche Gastfreundschaft erwarten kann, erfährt er jetzt schon auf Entfernung eine spürbare Abwehr. Man erklärt das Tabu mit *Pujong* , dem Glauben, daß Außenstehende unrein und deshalb gefährlich seien. Wenn man aber nach der Art der Gefahr fragt, wird erklärt, daß die Milch nicht käme, daß das Baby nicht wüchse und sterben könne. Während sich die Familie so von der Außenwelt abschließt, umgibt sie Mutter und Neugeborenes mit wärmster Fürsorge und Aufmerksamkeit. Die Mutter wird veranlaßt zu regredieren, sich wie ein krankes Kind verwöhnen zu lassen. Die Schwiegermutter versorgt den Haushalt und umsorgt sie und das Baby. Sie hat nichts anderes zu tun, als sich mit dem Baby vertraut zu machen, es immer wieder zur Brust zu nehmen und seine Eigenheiten zu lernen. Alle warten darauf, daß die Milch zu fließen beginnt, die dem Baby das Überleben sichert. In vielen Häusern wird noch immer zu diesem Zweck der Samshinopfertisch gerichtet. Und immer ereignet sich dies Wunder wieder. Die Milch fließt! Angesichts dessen, was wir heute über die Psychologie der Laktation wissen, scheint die traditionelle koreanische Kultur einen bemerkenswerten Mechanismus geschaffen zu haben, der dem Neugeborenen seine einzige Nahrungsquelle schützte(13).

Das moderne geburtshilfliche System

Im modernen Korea gibt es einen hochentwickelten,qualifizierten geburtshilflichen Ärztestand. Es gibt über 1000 Fachärzte für Geburtshilfe und Frauenheilkunde und eine zunehmende Zahl gut besetzter und gut eingerichteter geburtshilflicher Kliniken. Allerdings sind die angebotenen geburtshilflichen Fürsorgedienste fast ausschließlich krankenhauszentriert. Es werden keine Hausbesuche gemacht und das beschriebene traditionelle geburtshilfliche System ist als solches unbekannt. Die vorwiegend betreuten Gruppen rekrutieren sich aus der städtischen oberen Mittelschicht, die bereits weitgehend modernisiert ist. Aber es werden immer wieder vermeidbare geburtshilfliche Katastrophenfälle eingeliefert, die aus der unterversorgten Peripherie, aus den traditionellen und aus den armen Bevölkerungsschichten stammen. Diese Einrichtungen finden sich in erster Linie in den großen Städten. Auch in mittleren und in kleinen Städten gibt es eine wachsende Zahl privater geburtshilflicher Kliniken, über deren Qualität und Funktion wenig bekannt ist. Ihnen steht nicht notwendigerweise ein Facharzt vor, und sie sind gewöhnlich nicht mit modernster Technologie eingerichtet, und oft kann in ihnen kein Kaiserschnitt durchgeführt werden. Von ihnen werden ebenfalls keine Hausbesuche übernommen. Nichtsdestoweniger scheinen sie das Gros der geburtshilflichen Pathologie zu behandeln, das bei der unbegleiteten Hausgeburt auftritt. Besonders in entfernten ländlichen Regionen sind bis zu 90% aller Geburten Hausgeburten und bei den meisten von ihnen ist niemand anwesend, der eine moderne geburtshilfliche Ausbildung hat(14). Zwar mag es in der Gesundheitsstation eine moderne Hebamme geben, dies bedeutet jedoch nicht, daß sie auch zur Geburt gerufen wird. In der ländlichen Bevölkerung ist weitgehend unbekannt, wieviel Schaden die Hebamme durch pränatale Fürsorge und insbesondere durch ihren Geburtsbeistand verhüten kann.

Unsere ethnographische Untersuchung war in einer ländlichen Region durchgeführt worden, in der bereits einige moderne geburtshilfliche Einrichtungen existierten. Es gab in den Gesundheitsstationen der zwei Projektkreise je eine Hebamme. Im Bezirksstädtchen Kang Wha City gab es mehrere kleine Kliniken, die auch Geburtshilfe betrieben und die in 45 Minuten mit einer Taxe auch vom entferntesten Haus des Projektgebietes erreicht werden konnten. Allerdings bestand in keiner von ihnen die Möglichkeit zu einem Kaiserschnitt. Die nächste, gut eingerichtete und gut geführte Fachabteilung, in der auch ein Kaiserschnitt möglich war, konnte in weiteren 15 - 20 Minuten Taxifahrt erreicht werden. Drei Jahre vor Beginn der Untersuchung war im Projektgebiet eine Basisfürsorge implementiert worden, die durch die Dorfhelferinnen jede Familie mit der Gesundheitsstation verband und insbesondere jede Schwangere betreute. Schwergewicht der Mutterschaftsfürsorge lag auf der Gesundheitserziehung, im Hinblick auf Schwangerenfürsorge und vor allem im Hinblick auf die Betreuung der Geburt durch die Hebamme. Am Ende der drei Jahre war die Betreuung der Geburten durch Hebammen von 35% auf 60% gestiegen(15).

In diesem Umfeld fand die ethnographische Untersuchung über die Mutterschaft statt. Diese Untersuchung machte zunächst einige Schwächen des modernen geburtshilflichen Fürsorgesystems deutlich, die trotz der Projektanstrengungen weiter existierten oder den Projektbemühungen gar nicht zugängig waren. Hierzu gehörte: 1) Fehlende Wahrnehmung in der Bevölkerung für die Hilfe, die das moderne geburtshilfliche System zur Verhütung von Pathologie und im Notfall tatsächlich leisten kann. 2) Fehlende Wahrnehmung der modern ausgebildeten Geburtshelfer für die Existenz des traditionellen geburtshilflichen Systems und seiner Bedeutung für das Klientenverhalten. 3) Fehlende fachliche Supervision der Landhebammen. 4) Unzureichend besetzte und eingerichtete geburtshilfliche Kliniken auf dem Lande. 5) Dichotomie zwischen öffentlich verwalteten Schwangerenfürsorgediensten und privat organisierter geburtshilflicher Betreuung. Die Folge dieser Situation waren fehlende Überweisungs- und Nachfolgemechanismen für Komplikationen in der Schwangerschaft und während der Geburt. Der Arzt, den eine Frau wegen einer Komplikation im Krankenhaus aufsuchte, hatte so nie ihre Schwangerenkartei zur Verfügung.

Die Natur dieser Probleme ist derart, daß sie nicht durch ein Projekt in der Basisfürsorge überwunden werden kann. Nur eine Reorganisation des Fürsorgesystems in ein integriert funktionierendes, qualifiziert auf mehreren Ebenen arbeitendes sozio-kulturell adaptiertes Mutterschaftsfürsorgesystem, in dem geburtshilfliche Kompetenz auf allen Ebenen in dem Maße zur Verfügung steht, wie sie gebraucht wird, könnte hilfreich sein. Das deutsche Hebammensystem, das vor 30-40 Jahren noch auf integrierte Weise Hausgeburtshilfe und Klinikgeburtshilfe verband oder das holländische Geburtshilfesystem, wie es NAAKTGEBOREN beschreibt (7), könnten für eine solche Situation in Entwicklungsländern ein adäquates Modell bieten. Eine wesentliche Schwäche in der koreanischen Situation ist das Fehlen eines Hebammenwesens, das in der Hausgeburtshilfe funktioniert und öffentliche Schwangerenfürsorge und private Geburtshilfe der Kliniken miteinander integriert. Die klinisch tätigen Geburtshelfer haben keine Funktion bei der Implementierung und Supervision der Hebammen. Diese wird von der öffentlichen Gesundheitsfürsorge wahrgenommen. Diese hat aber wenig Verständnis für die tatsächlichen Gefahren der Mutterschaft und insbesondere der Geburt. Zwischen beiden Fachgebieten gibt es aber kaum Kommunikation bezüglich der Mutterschaftsfürsorge, und dieses Problem war zur Zeit der Untersuchung noch nicht ins Bewußtsein der Gesundheitspolitiker gedrungen.

Ein Fallbeispiel für Mutterschaft im ländlichen Korea

Die ethnographische Untersuchung hat gezeigt, daß das traditionelle geburtshilfliche System noch 1978 existierte. Dies wurde in allen 30 untersuchten Fällen deutlich. Hier soll nur einer der Fälle zur Verdeutlichung der kulturellen Atmosphäre vorgestellt werden. Der Fall von Frau C. schließt zwar keine Pathologie in dieser Schwangerschaft ein, aber er zeigt den Konflikt zwischen dem modernen und dem traditionellen geburtshilflichen System sehr deutlich. In dieser Familie wurden insgesamt 8 Interviews durchgeführt, 7 vor und eines nach der Geburt. Interviewpartner waren Mutter, Schwiegermutter und Schwiegervater.

Frau C., 25 Jahre alt, ist seit zwei Jahren verheiratet und stammt aus einem Dorf von der Küste auf der anderen Seite der Insel. Ihr Mann ist Taxifahrer in Kang Wha City, und sie leben in der Großfamilie, d.h. mit Schwiegereltern und Familie des ältesten Schwagers, die Bauern sind, in einem neueren, aus Zement, aber in traditionellem Stil gebauten Anwesen. Die Familie lebt hier seit sechs Generationen gelebt. Das Paar hat privat ein winziges, vielleicht 2 x 2 1/2 m^2 grosses Ondolzimmer mit beheiztem Fußboden, in dem die aus ihrem Brautschatz stammenden kunstvoll und reichlich mit Perlmutt eingelegten schwarzen Lackmöbel den größten Raum einnehmen, so daß kaum noch Platz bleibt, nachts das Lager auszubreiten. Alles ist sehr sauber, ordentlich und neu. Auf dem Hof spielen die Kinder der Schwägerin mit ihren Freunden. Vor dem Haus wächst Mais, und ein kleiner Pfad führt zum 100 m entfernten Nachbarhaus, in dem auch eine junge schwangere Frau lebt, die in diese Studie einbezogen wurde und die wie Frau C. ihr erstes Kind unter der Geburt verloren hatte.

Zunächst reden Frau C. und ihre Familie davon, daß sie ihr erstes Kind erwartet, alle scheinen darüber hocherfreut zu sein. Ob sie einen Sohn oder eine Tochter bekommt, ist ihnen offensichtlich nicht wesentlich. In der Familie scheinen Harmonie und Einverständnis zu herrschen. Erst allmählich wird bekannt, daß Frau C. bereits vor einem Jahr ein Kind geboren hat, das bei der Geburt starb. Die Berichte darüber sind widersprüchlich. Auch der Grund der Totgeburt wird lange nicht deutlich. Erst als die Interviewerinnen allmählich von der Familie als interessierte Freundinnen betrachtet werden und man sich mit fortschreitender Schwangerschaft deutlicher der schon einmal eingetretenen Gefahr

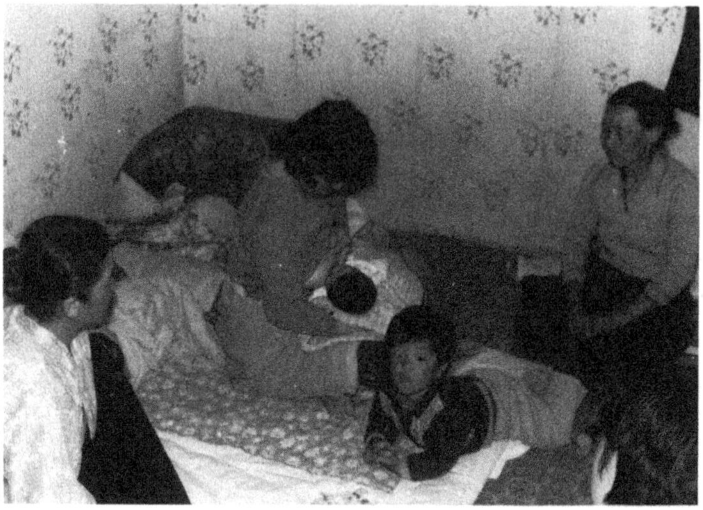

Abb.5:Koreanische Wochenstube auf dem Lande

bewußt wird, wird auch klar gesagt, daß sie im Hause der Mutter eine Steißlagengeburt hatte, bei der der Kopf steckenblieb, und daß sie dann ins Krankenhaus gebracht wurde, wo ein totes Kind entwickelt wurde. Die Schwiegermutter war über den Verlust des Kindes hinaus noch über die nutzlose Geldverschwendung betroffen. Frau C. hat zuerst versucht, zu Hause im Knien zu gebären. Sie sagt auf unsere Frage: "Ich weiß nicht, ich tat nur, was die Mutter mich hieß", aber die Schwiegermutter fügt hinzu: "Das Mädchen entbindet auf den Knien" und führt vor, wie man über gefaltete und gestapelte Bettdecken gelehnt niederkommt: "Auf diese Weise bringt man ein Kind zur Welt." Die Schwiegermutter hatte alle ihre Kinder so geboren. Nur bei der ersten Entbindung hatte ihre Schwiegermutter ihr beigestanden. Danach gebar sie ohne Beistand, natürlich immer kniend. Wegen der Möglichkeit einer Steißlage hat sie ihre Schwiegertochter für die Schwangerenfürsorge zum Health Subcenter geschickt, bemerkt aber später mißbilligend, "nun scheint sie doch tatsächlich jeden Monat dort einmal hinzugehen." Frau C. selbst findet das sehr wichtig: "Ich weiß nicht viel, und wenn mir etwas sonderbar vorkommt, gehe ich hin und frage. Und sie erklären mir alles über Schwangerschaft und Gesundheit."

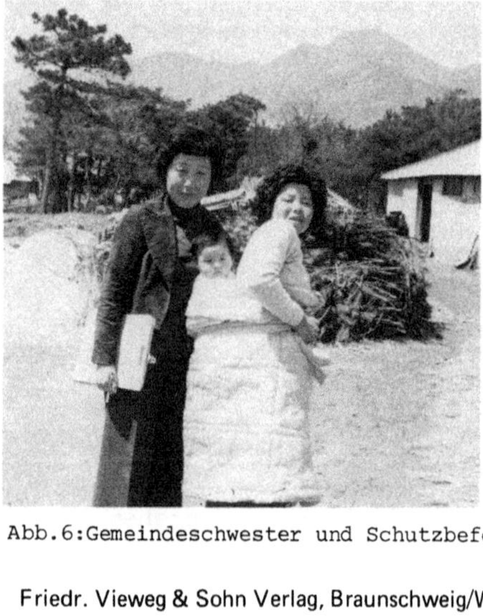

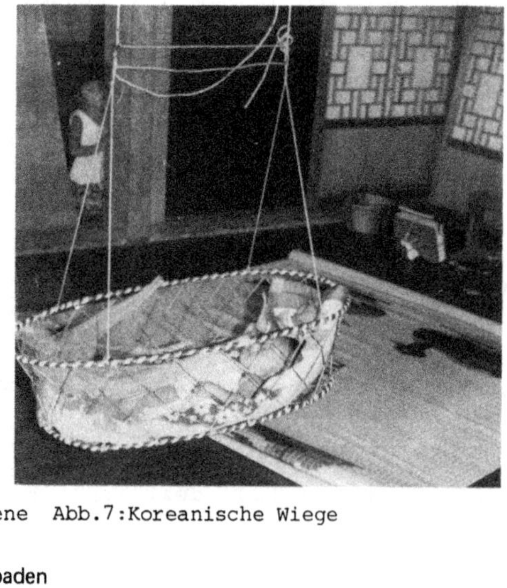

Abb.6:Gemeindeschwester und Schutzbefohlene Abb.7:Koreanische Wiege

Frau C. selbst berichtet zunächst, daß sie im Krankenhaus entbinden wolle, daß ihr Mann alle entsprechenden Entscheidungen träfe. Er würde sie in seinem Taxi zum Krankenhaus fahren, wenn es so weit wäre und auch die Schwiegermutter hätte das empfohlen. - Dann aber scheint sich die Einstellung der Schwiegermutter zu ändern. Frau C. entschuldigt sich bei der Schwester, die zur Vorsorgeuntersuchung ins Haus kommt, weil sie nicht mehr, wie versprochen, jeden Monat zum Health Subcenter gehe. Es ging ihr wirklich gut. In ihrem Hause würde man mit der kleinsten Beschwerde gleich in eine Klinik geschickt. - Andere Leute würden eben zum Tempel gehen. Aber sie dürfe sofort in die Klinik. Gerade deshalb könne sie nicht über jede Kleinigkeit klagen, denn jeder Gang zum Arzt koste Geld. - Von Krankenhausentbindung ist nicht mehr die Rede, obgleich inzwischen jene Nachbarin zum zweitenmal ein totes Kind zur Welt gebracht hatte und sie wirklich sehr besorgt ist. Ihr Mann sei gut zu ihr, verwöhne sie und bringe gute Dinge aus Kang Wha City zu essen mit und scherze: "Wer sagt, das ist für Dich? Das ist für das Baby, damit es schön wird." Am Anfang der Schwangerschaft brauchte sie nicht zu arbeiten, doch gegen Ende der Schwangerschaft werde sie tüchtig mit herangenommen, damit das Baby nicht zu groß würde.

In einem späteren Interview ist sie erleichtert, weil man sich doch für eine Krankenhausentbindung entschieden hatte. Jemand vom Health Subcenter scheint zu diesem Zeitpunkt die Entscheidungsträger in der Familie mit Erfolg von der Notwendigkeit überzeugt zu haben. Aber schon beim nächsten Mal, nun kurz vor dem Termin, ist die Entscheidung wieder umgestoßen, und Frau C. hat sich nun selbst auch zu der Überzeugung durchgerungen, daß es besser sei, zu Hause zu entbinden. Im Krankenhaus würde es nicht leichter sein. Dazu sei es so sehr unbequem, vor der Geburt ins Krankenhaus zu gehen und danach wieder nach Hause zurückzukehren. Auch voriges Mal hätte sie schließlich eine Dammverletzung und entsprechende Beschwerden gehabt. Die Entscheidung über den Beistand, Hebamme oder Schwiegermutter, würde dann gemacht werden, wenn es so weit sei. Die Entbindung würde im "Gegenüberzimmer" stattfinden. - Sie macht sich nun keine Sorgen mehr. Ihr älterer Bruder war da und hat ihr ins Gewissen geredet. - Man müsse tun, was die ältere Generation im Hause wünsche. Denn "wenn ich tun würde, wie es mir gefällt, und es geht wieder schief, was dann?" Ihr Bruder habe gesagt, sie solle nicht störrisch sein. - Davon abgesehen verläuft die Schwangerschaft normal und ohne Besonderheiten. Allerdings gibt es eine Menge Diätvorschriften für sie, im wesentlichen Verbote: Hühnchen verursacht kranke Haut beim Kind. Knochen und Bohnenquark sind verboten, ebenso Süßkartoffeln und Tintenfisch. Frau C. sagt schließlich: "Im Health Subcenter sagen sie, man braucht das nicht zu halten. Aber wenn man darüber nachdenkt, ist an den alten Vorschriften nichts falsch. Und für Dinge, die nicht gut sind, kann ich meine Gelüste überwinden..." Die Schwiegermutter hätte ihr gern Malz gegeben und bedauert, das versäumt zu haben. Man hätte es kaufen sollen. Denn im Entbindungsmonat beruhige es Mutter und Kind und bei der Entbindung gehe dann alles gut. Allerdings findet sie, daß Frau A. (Hebamme) vom Health Subcenter es mit Samshin nicht recht ernst nähme. Bei der Geburt ihres Enkelsohns habe sie damals nur das Essen für die Mutter gerichtet und keinen Opfertisch.

Für die Entbindung wird nichts weiter vorbereitet. Man hat noch Babyzeug vom ersten Mal. Auch Seetang wird erst im Entbindungsmonat gekauft. Übrigens wird *Hwangto* auch vor die Tür gesetzt, wenn ein Kut (Schamanenritual) stattfindet. Auch dann werden drei Hügel vor das Haus gesetzt, damit niemand hereinkommt, der Trauer trägt, auch keine Fremden. Die Schwiegermutter hat das früher öfter veranlaßt. - Für die Geburt eines Jungen würde man im übrigen fünf *Hwangto*-Hügelchen richten, und für volle drei Tage dürfe niemand ins Haus. Frau C. erinnert sich, daß in ihrem Heimatdorf die Plazenta ins Meer geworfen wurde. Hier wird sie am 3. Tag nach der Geburt mit Reis- und Hirsespelzen verbrannt und die Asche dann auf den Weg gestreut. Die Schwiegermutter erklärt dazu, daß alle Tiere die Plazenta fressen. Nur der Mensch täte das nicht. Wenn damit angefangen würde, würde damit nie wieder aufgehört, denn es mache den Körper gesund. Auch wenn Männer sie äßen, würden sie von Krankheiten genesen und sehr gesund werden. "... manchen braten sie und in den Krankenhäusern verkaufen sie heutzutage viele Plazenten".

Bei der Entbindung geht alles glatt. Frau C. hatte gut zu abend gegessen und schon geschlafen. Der Bauch hatte vor dem Schlafengehen etwas wehgetan, aber sie dachte, sie habe etwas Falsches gegessen. Dann wurde es aber so intensiv, daß das ganze Haus aufwachte. Die Wehen begannen um 1.00 Uhr morgens und sie gebar um 4.45 Uhr. Ihr Mann hatte die Hebamme im Auto geholt und wieder heimgebracht. Es ging alles gut. Es blutete nur, als die Plazenta kam, und nun erwartet sie, daß es noch 15 - 25 Tage fließen wird. Die Hebamme hatte ihr unter der Geburt Pitozin gespritzt.

Nach der Geburt werden drei *Hwangto* vor das Tor gesetzt, da es eine Tochter ist. Nur die Schwester wird am dritten Tag hereingelassen, denn das Baby hat einen Hautausschlag (Schweißfrisseln), und ihr Rat ist erwünscht. Die Schwiegermutter schickt aber selbst die Kinder aus der Nachbarschaft weg, die zum Spielen kommen.

Frau C. wird das übliche Wochengericht, Reis und Seetangsuppe, mehrmals am Tage gereicht. Die Suppe enthält zwar Schweinefleisch, aber ihr wird gesagt, sie solle nichts Anderes essen. Ihr Mann hatte ihr wunderschöne Äpfel aus der Stadt mitgebracht. Doch die Schwiegermutter hat sie einfach verboten. - In 3 x 3 Tagen dürfe sie nach Belieben essen. Jetzt nicht. Obgleich die Schwester sagt, es wäre sehr gute Nahrung im Wochenbett, auch für die Milch: "Die Schwiegermutter gibt sie nicht heraus". - Bisher fließt die Milch noch nicht und Frau C's Schwiegervater empfiehlt, Trockenmilch zu kaufen. Das Kolostrum scheint ihr in der Farbe so sonderbar, daß sie es weg tun will. Die Schwiegermutter allerdings sagt, bis morgen würde sich die Milch wohl (von der Gebärmutter in die Brust) gewendet haben und fließen. Die Schwiegermutter ist sehr darauf bedacht, daß die Milch gut in Gang kommt. Sie hat ihre eigenen Kinder gestillt, bis jeweils das Nächste geboren wurde. Das jüngste stillte sie bis ins 6. Lebensjahr, obgleich die Kinder nach Vollendung des ersten Lebensjahres auch andere Nahrung bekamen.

"Gewöhnlich fangen sie nach ihrem ersten Geburtstag an Reis zu essen. Mein Jüngster trank die Brust, bis er 6 Jahre alt war." "So haben sie immerzu reichlich Milch gehabt?" "Ja, ich habe genügend Milch. Der da (sie zeigt auf ihren ältesten Enkelsohn) hatte genügend Milch. Aber dann konnte er nicht mehr die Milch vom jüngeren Baby trinken und begann an meiner Brust zu saugen. Und meine Milch begann wieder zu fließen". "Ihre Milch fließt wieder?" "Ja, meine Milch fließt. (vor kurzem)... hat er für 10 Tage nicht gesaugt und es tropfte nur so weg. Ich hätte mich totlachen können." (Sie drückt ihre Brust und zeigt, wie die Milch läuft. "O, du liebe Güte. Sie haben wirklich genügend Milch." "Ja, das ist wirklich wahr - und ich bin 64 Jahre alt."

Pathologie der Mutterschaft in der ethnographischen Untersuchung

Die Häufigkeit und Schwere der geburtshilflichen Pathologie, wie sie diese prospektive ethnographische Untersuchung an nur 30 Fällen zutage förderte, war überraschend (Tafel S. 38). Sie schloß Totgeburt, Neugeborenentod, Neugeborenentetanus, Steißlage, enges Becken, geburtsgeschädigte Kinder, schwere Blutungen unter der Geburt, schwere Anaemien in der Schwangerschaft und im Wochenbett, Plazentaretention und Dammriß dritten Grade ein. Dies ist wahrscheinlich die bisher einzige longitudinale gemeinwesenbasierte ethnographische Untersuchung über die Pathologie bei der unbetreuten oder geburtshilflich unzureichend betreuten Mutterschaft, die Urteilsmaßstäbe anwendet, wie sie in der modernen Geburtshilfe gebräuchlich sind. Frauen, die seit vielen Generationen in traditioneller Umgebung ihre Kinder gebären, verdrängen offenbar die Probleme, die dabei auftreten,sofort. Es gehört zu ihren normalen Aufgaben, unter solchen Bedingungen, die damit verbundenen Probleme klaglos zu ertragen, und weil sie nicht klagen, dringen diese Probleme auch weder in das Bewußtsein der modernen Gesundheitsarbeiter, noch in das der modernen Frauenbewegung. Nicht zuletzt auch durch die nicht zur Kenntnis kommende Pathologie scheint die 'Ethnogeburt' ein romantisches Flair zu gewinnen. Wenn man aber als Frauenarzt im ländlichen Korea arbeitet, sieht man immer wieder Frauen, die aufgrund eines Dammrisses 3. Grades, der vor Jahren bei einer Geburt auftrat, Stuhl inkontinent sind. Die moderne Medizin kann ihnen nicht mehr helfen. Oder man sieht Vesiko-Vaginalfisteln, die durch den extremen Druck des kindlichen Kopfes in der Austreibungsperiode bei einem Grenzfall,Mißverhältnis zwischen Kopf und Becken,entstanden. Man sieht erschöpfte Frauen mit einem Haemoglobin unter 6-7 gm% nach einer Geburt,und diese Frauen tragen ihr Elend klaglos für Jahre, bis sie ausreichend Geld oder Mut oder beides haben, um bei der modernen Medizin nach Hilfe zu suchen. Vielen von ihnen wird sie nie zuteil. Niemand macht auf sie und ihr Schicksal aufmerksam. Bei dem Vergleich geburtshilflicher Systeme in traditionellen Ethnien und modernen Industrienationen sollte man diesen Aspekt nicht aus den Augen lassen. Er hat in den Diskussionen um moderne und traditionelle Geburtshilfe noch nicht die Beachtung gefunden, die ihm gebührt.

Sechs der dreißig Frauen hatten bei einer vorangegangenen Geburt oder unmittelbar danach ein Kind verloren. Fünf von ihnen versuchten dennoch die Hausgeburt und drei von ihnen gebaren normal. Eine weitere hatte eine partielle Plazentalösung mit schwerer Blutung unter der Geburt, gebar in Steißfußlage, rief eine Hebamme hinzu und hatte schließlich ein gesundes Kind. Sie und ihre Familie sagten anschließend, daß die Hausgeburt richtig war (Fall 25). Die fünfte Frau, die auf Hausgeburt bestand, hatte ein zweites Mal eine Totgeburt (Fall 7). Sie rief unter der Geburt eine Hebamme hinzu. Diese versuchte, die Geburt in der Austreibungsperiode durch die Gabe von Oxytozin zu beschleunigen. Danach kam es, aufgrund eines bis dahin nicht diagnostizierten Mißverhältnisses zwischen kindlichem Kopf und Beckenausgang zum Geburtsstillstand. Die Mutter wurde daraufhin in eine Klinik des Bezirksstädtchens gebracht, wo keine Möglichkeit zum Kaiserschnitt bestand. Hier erhielt sie eine, wahrscheinlich wieder oxytozinhaltige Infusion, während der die Herztöne schlecht wurden. Sie wurde daraufhin in eine Fachklinik gebracht und dort mit dem Vakuumextraktor von ihrem zweiten toten Kind entbunden. Sie hatte darüber hinaus schwere Geburtskanalverletzungen, litt lange an Harnverhaltung und Fieber und mußte eine hohe Rechnung bezahlen. In dieser Abteilung wurde das Beckenausgangsmißverhältnis als Grund der Komplikation bestätigt. Die Hebamme, der dies geschah, muß eigentlich als ausgezeichnet beurteilt werden. Sie hat jedoch weder technische Supervision, noch werden ihre beruflichen Probleme in der Landbevölkerung von ihren Vorgesetzten verstanden. In der Landbevölkerung gibt es die verbreitete Vorstellung, daß man durch Spritzen die Geburt beschleunigen könne. Die Hebammen stehen unter großem Erwartungszwang ihrer Klienten, solche Spritzen auch zu geben. In Abwesenheit einer Hebamme wird oft die Injektion eines in der Apotheke frei verkäuflichen Oxytozinpräparates von einem Laien vorgenommen. In jedem Dorf gibt es 2 - 3 Personen, die in der Armee als Sanitäter das Spritzen gelernt haben und die zu solchen Gefälligkeitsdiensten bereit sind. Oft haben die Familien bereits eine Ampulle Oxytozin im Hause, bevor sie die Hebamme rufen, weil sie wissen, daß diese das Medikament gern 'vergißt' (Fall 5). Wenn die Hebamme ablehnt, es zu spritzen, setzt sie sich der Beschuldigung aus, nicht spritzen zu können. Oft ist der einzige Grund, der eine Familie bewegt, die Hebamme zur Geburt, also zu einem in ihren Augen normalen Vorgang, zu rufen der, daß sie in der Lage ist, solche Spritzen zu geben. Die Hebammen im Projektgebiet werden mit dieser Situation nicht fertig. Sie wünschen dringend, daß die Regierung den Verkauf dieses Medikamentes an Laien verbietet. Sie 'vergessen' oft, diese Spritze mitzubringen, oder sie injizieren aqua dest. Aber sie geben eben auch gelegentlich dem Erwartungsdruck nach.

Nur eine der sechs Frauen mit vorangegangener Totgeburt oder vorangegangenem Neugeborenentod beabsichtigte von vornherein, im Krankenhaus zu entbinden (Fall 26). Dieser Fall ist insofern interessant, als er ein unerwartetes, doch typisches Mißverständnis demonstriert, wie es zwischen dem modernen Geburtshelfer und einer traditionellen Landfrau auftreten kann. Diese bereits über vierzig Jahre alte Frau erwartete ihr siebentes Kind und hatte bei und nach drei der vorausgegangenen Geburten ihr Kind verloren, wahrscheinlich aufgrund eines verengten Beckenausgangs. Alle Geburten hatten, nachdem der kindliche Kopf bereits einschnitt, noch extrem lange gedauert. Sie erwähnte sogar als bekannt, daß ihr Trichterbecken Grund für die Komplikationen war. Sie sah aber keinen Zusammenhang zwischen Schwangerenfürsorge, Krankenhausentbindung und ihrem Problem. Es wurde später deutlich, daß sie die Vorsorgeuntersuchungen nicht wahrgenommen hatte, weil sie "absolut gesund" gewesen wäre. Denn "am engen Becken hätten die ja nichts geändert". Sie ging nicht ins Krankenhaus, weil sie dort größere Sicherheit für sich und das Kind erwartete. Daß das Krankenhaus ihr u.U. durch einen Kaiserschnitt hätte helfen können, war ihr nicht bekannt. Sie ging vielmehr dorthin, weil sie zu Hause keine Hilfe hatte und sich vom Krankenhaus bessere emotionale und gute traditionelle Betreuung versprach. Sie ging erst mit heftigen Wehen in die Klinik und sah dort den Arzt zum ersten Mal. Der hatte keinerlei Information über die Vorgeschichte und selbst, wenn er sie gehabt hätte, so hatte er doch keinerlei Möglichkeit zur Durchführung eines Kaiserschnitts. Die Patientin wurde schließlich durch Zange oder Vakuumextraktor von einem hirngeschädigten Kind entbunden. Dies nahm sie als ihr Schicksal hin, ohne darüber zu klagen. Doch ihre ganze Frustration machte sich in dem Ärger über die erfahrene schlechte Behandlung Luft. Ihre Kritik betraf nicht die medizinische Fachkompetenz. Sie hatte warme, traditionelle Fürsorge und Achtung vor ihrer Rolle als Gebärende erwartet. Stattdessen wurden alle traditionellen Regeln gebrochen. Sie lag mit gespreizten Beinen vor aller Augen auf dem Gebärtisch. Sie war der Zugluft ausgesetzt. Sie wurde nicht warm gehalten. Sie erhielt nicht die traditionelle Wochendiät. Sie erhielt weder für das Baby noch für sich die gewünschten Infusionen (von denen man im ländlichen Korea Wunder erwartet), und sie fand aufgrund der Mißachtung ihres Selbstverständnisses als Gebärende das ganze Krankenhaus schlecht.

Es gab zwei Fälle schwerer Nachblutung. Einer davon (Fall 4) war eine Drittgebärende. Die Hebamme wurde gerufen, doch so spät, daß sie erst nach der Geburt eintraf. Zu dieser Zeit ließ die Schwiegermutter sie wegen *Pujong*gefahr nicht mehr ins Haus. Sie wurde aber nach einer Stunde, wegen einer verhaltenen Nachgeburt, wieder geholt. Als sie eintraf, war der Raum ein See von Blut. Die Frau war kalkweiß und dem Schock nahe. Das Hb betrug 6.5 gm%. Die Hebamme beherrschte die Situation erfolgreich. Aber sie erntete dafür kein Lob. Die Schwiegermutter bestand darauf, daß es für den Körper gut sei, wenn alles schlechte Blut nach der Geburt herausliefe (eine übrigens in Korea und anderen traditionellen Kulturen(16) weit verbreitete Vorstellung), und das junge Paar unterstützte sie pflichtschuldigst. Dies zeigt, wie die konfuzianische 'Tugend des Gehorsams gegenüber den Älteren' auch heute noch bewirkt, daß junge Leute in kritischen Situationen gegen bessere Einsicht handeln können, um einer älteren Person den Gesichtsverlust zu ersparen. Der andere Fall (Fall 28) betraf eine Erstgebärende, die ohne Hebamme zu Hause entbunden hatte. Sie hatte eine schwere Blutung und kollabierte beim Aufstehen. Die Frau, die ihr beigestanden hatte, erschrak so, daß sie einen Arzt rufen wollte. Die junge Mutter verbot ihr dies, weil es für sie 'zu beschämend' gewesen wäre. Eine Krankenhausaufnahme wurde der Kosten wegen nicht in Erwägung gezogen.

Im Fall 3 bestand bis zur 38. Schwangerschaftswoche eine Steißlage. Die Mutter hatte ein verengtes Becken. Die Hebamme empfahl Krankenhausentbindung. Daraufhin brachte die Familie die junge Frau zunächst in die Sprechstunde eines Universitätsprofessors in Seoul, um die Ansicht eines qualifizierten Experten zu hören. Das geschah, nachdem die Hebamme einen offenbar erfolgreichen äußeren Wendungsversuch vorgenommen hatte. Der Professor sagte ihnen, daß es sich nicht um eine Steißlage handle. Er redete auch nicht von einem engen Becken. Er sagte aber, daß der Kopf des Kindes etwas groß sei, und daß er deshalb zu einem Kaiserschnitt rate, weil dies für die Mutter leichter sein würde als die vaginale Geburt. Die Familie fand die Kosten für den Kaiserschnitt zu hoch und den gegebenen Grund für nicht akzeptabel. Sie ging daraufhin in eine geburtshilfliche Klinik in ihrer Nähe in Kang Wha City, um einen anderen Experten zu hören. Dort redete der Arzt ebenfalls nicht mehr von Steißlage oder von engem Becken und auch nicht von zu großem Kopf. Er sagte aber etwas von einer engen Gebärmutter. Nach seinem Dafürhalten war aber ein Kaiserschnitt nicht nötig. Er blieb der Arzt der Wahl. Als die junge Frau Wehen bekam, brachte man sie frühzeitig in seine Klinik. Da die Geburt nur langsam Fortschritte machte, erhielt sie eine Infusion mit Oxytozin. Daraufhin machte die Geburt zwar Fortschritte, die junge Frau aber, die allen Diskussionen zwischen Familie und Ärzten beigewohnt hatte, war jetzt so verängstigt und schmerzempfindlich, daß sie fortwährend schrie, während sie von dem Personal dafür erst verulkt und dann beschimpft wurde. Das zweite Stadium zögerte sich dann aber, wahrscheinlich aufgrund des engen Beckens, doch hin, und der Arzt wurde unruhig. Er sagte schließlich, daß, wenn die Geburt nicht mit einer weiteren Infusion und der 'Maschine' beendet werden könne, sie doch für einen Kaiserschnitt nach Seoul gebracht werden müsse. Es gelang ihm jedoch endlich, sie mit dem Vakuumextraktor von einem gesunden Jungen zu entbinden. Dieses gute Resultat, nämlich daß sie einem Sohn das Leben geschenkt hatte, wog etwas die Beschämung auf, die die junge Frau ihres Schreiens wegen, besonders der Schwiegermutter gegenüber, fühlte. Doch sie und die ganze Familie stimmten dahingehend überein, daß die Hausgeburt die bessere Wahl gewesen wäre. Das moderne System hatte sie verwirrt, verängstigt, hatte Geld gekostet und hatte keinen erkennbaren Vorteil geboten.

Nicht jeder der Fälle mit dokumentierter Pathologie, wie sie auf der Tabelle dargestellt ist, kann hier im Zusammenhang mit den soziokulturellen Bedingungen erörtert werden. Die beschriebenen Fälle sollten aber ausreichen, etwas Einblick in die Situation der Frauen mit geburtshilflicher Pathologie zu geben, die im Schnittpunkt des traditionellen und des modernen geburtshilflichen Systems stehen. Diese Probleme sind nicht nur physiologischer Natur. Sie sind auch kommunikativer Natur, und sie sind im Verhalten aller Interaktionspartner begründet. Diesem Verhalten liegt kein gemeinsamer Konsensus über den 'richtigen' Ablauf einer Geburt zugrunde. So agieren Familie und Fachleute oft gegeneinander und damit gegen das Gesundheitsinteresse von Mutter und Kind. Diese Probleme sind aber auch in dem fraktionierten, unsystematischen und oft unqualifizierten Charakter der angebotenen, modernen Fürsorgedienste begründet. Sowohl im traditionellen wie im modernen System gäbe für eine Verbesserung der Situation von Mutter und Kind bei entsprechendem Problemverständnis zahlreiche Möglichkeiten zur Verbesserung.

Wenn wir nun zum Fall von Frau C. zurückkehren, werden die typischen Aspekte der Problematik einer jungen Mutter im Schnittpunkt der Systeme deutlich. Frau C. hatte einen normalen Schwangerschafts- und Geburtsverlauf. Nichtsdestoweniger war sie durch die Verschiedenheit beider Systeme großen emotionalen Spannungen ausgesetzt. Hebamme und Schwester befürchteten Komplikationen aufgrund der vorangegangenen Totgeburt und des vermuteten engen Beckens. Die Familie hätte eine Krankenhausgeburt bezahlen können und Frau C. hätte das bevorzugt. Aber im Verlauf der Schwangerschaft innerhalb der traditionellen Familie, der ja die Frau typischerweise in diese 'sozialisiert', ordnete sie sich schließlich nach innerem Kampf den Wünschen der Familie unter. Der typische Widerspruch der Systeme besteht darin, daß das moderne System die Mutter von der Familie unabhängig als Individuum betrachtet. Im traditionellen System aber wird, wie oben gezeigt wurde, auch eine moderne junge Frau durch verschiedene Entwicklungsstadien so geführt, daß sie nicht Individuum bleibt, sondern integrierter Teil einer Familie wird, die diese Schwangerschaft in Besitz nimmt und der sie gehört. Denn für die Familie ist die Sorge für die Fortsetzung der Generationen gemeinsamer wichtigster Daseinszweck. Nicht die physische Gesundheit von Mutter und Kind bilden also in dieser tradtitionellen Kultur das Zentrum der Aufmerksamkeit in der Schwangerschaft, sondern das Zentrum der Aufmerksamkeit ist der Integrationsprozeß der werdenden Mutter in den Kern der Familie; ein Prozeß, der in der Geburt kulminiert. Die koreanische Kultur hat starke Mechanismen entwickelt, die diesen Prozeß der Unterordnung, der Selbstaufgabe und der Regression der Schwangeren erleichtern. Diese wird dafür mit Zuwendung belohnt. Diesen Prozeß stört das moderne Fürsorgesystem. Es isoliert die junge Frau von der Familie, denn es behandelt sie als Individuum, es drängt sie in eine Patientenrolle, suggeriert Notwendigkeit medizinischer Fürsorge. Der Widerspruch scheint unauflösbar. Beide Systeme versuchen mit unterschiedlichen Zielen, die junge Mutter unter ihren Einfluß zu bringen. Es ist eine typische Akkulturationssituation, die die Frau vor Entscheidungen stellt, die sie selber nicht treffen kann, und die sie emotionalem Streß aussetzt. Der Kampf um die Entscheidung zwischen den Systemen bezüglich Ort der Geburt, Beistand bei der Geburt, Eingriffe während der Geburt im Falle einer Komplikation, etc. wurde zwischen Familie und modernen Gesundheitsarbeitern in jedem der 30 Fälle deutlich, in dem die Systeme sich berührten.

Frau C. entschied sich schließlich zur Hausgeburt. Das bedeutete, daß kein Arzt da war, und ob die Hebamme erreichbar sein würde, blieb fraglich. Ein moderner Geburtshelfer hat von sich aus keinen Zugang zu einer solchen Situation. Im Falle einer Komplikation würde er zu weit entfernt sein, um rechtzeitig eingreifen zu können, wie es ja auch in der Nachbarschaft von Frau C. der Fall war. Dies machte das Drama der Entscheidungsfindung bei Frau C. umso deutlicher. Es unterstrich aber auch die Macht der Logik für ihren Entschluß.'Man muß tun, was die Alten wollen. Wenn ich tun würde, wie es mir gefällt, und es geht wieder schief, was dann?' Was sie ausdrückt, ist aus unserer eigenen kulturellen Perspektive nur sehr schwer zu verstehen. Sollte sie nämlich gegen den Willen der Alten ins Krankenhaus gehen und dort noch einmal ein totes Kind zur Welt bringen, hieße das für sie, ein unwiederbringlich gestörtes Verhältnis zur Familie ihres Mannes und damit Verlust ihrer emotionalen und sozialen Sicherheit. Auch niemand im Gemeinwesen würde ihren Ungehorsam gegenüber den Alten verstehen. Sie hätte sich selbst isoliert. Auch in der heutigen modernen koreanischen Gesellschaft hat eine Frau allein noch wenig Chancen, sich ein unabhängiges Leben zu bauen. Ihre Situation ist typisch für die Situation einer jungen Mutter zwischen beiden Systemen. Das eine bietet Integration in die Familie ihres Mannes, soziale Sicherheit und das Erlangen der traditionellen Würde der Frau und Mutter. Das andere bietet physische Gesundheit und Sicherheit für sie und das Kind. Sie kann nicht beides haben. Sie mag zuvor eine moderne junge Frau sein, sie lebt aber in einer Welt, in der das traditionelle geburtshilfliche System noch dominiert. Sich gegen dieses System aufzulehnen, ist ein Akt der Selbstentwurzelung, denn sie beraubt die Familie des Rechts auf die gemeinsam erfahrene Ankunft eines neuen Mitgliedes. Das ist eine Erschütterung der Stabilität der traditionellen Familie. Sie würde von Familie und Nachbarn als selbstsüchtig gebrandmarkt. Im Falle einer neuerlichen Totgeburt würde sie allein die Schuld treffen, mit allen Konsequenzen. Davor bewahrt das moderne System sie nicht. Auf der anderen Seite möchte die Familie als Gruppe mit ihr die Mutterschaft erfahren. In dieser Gruppe ist sie das Zentrum liebevoller Aufmerksamkeit. Sie kann dieser Gemeinsamkeit voll vertrauen. NAAKTGEBOREN hat in diesem Band für die Rolle des Vertrauens der Mutter in die Umwelt unter der Geburt den physiologischen Ablauf hervorgehoben. Während das moderne System vor möglichen Gefahren warnt und über einen Mechanismus der Verängstigung zur Inanspruchnahme des modernen Systems reizt, suggeriert das traditionelle System, daß Schwangerschaft in sich selbst Ausdruck vollkommener Gesundheit ist. Die Frau wird darauf vorbereitet, daß sie Schmerzen haben wird, aber auch, daß sie als normale Frau eine normale Geburt haben wird, in der man ihr selbstverständlich beisteht, so daß es falsch und unzumutbar wäre, sich an andere um Beistand zu wenden. Wenn es dann wieder 'schiefgehen' sollte, dann ist die ganze Schicksalsgemeinschaft betroffen, deren Zentrum sie ist. Doch sie hat ihre Fähigkeit bewiesen, daß sie ein Kind empfangen, tragen und gebären kann. Sie wird schließlich ein Kind haben.

SCHLUSSFOLGERUNG

Angesichts der Warnung der Ethnologen und Ethnomediziner, daß die eingeführten, modernen geburtshilflichen Technologien in den Entwicklungsländern sinnvolle, intakte traditionelle geburtshilfliche Systeme zerstören können, kann anhand der beschriebenen Situationen in Korea und der Untersuchungsergebnisse folgendes festgestellt werden:

Wo immer moderne Geburtshilfe in eine traditionelle Kultur Eingang gefunden hat, und das dürfte praktisch fast überall der Fall sein, ist ein Akkulturationsprozeß in Gang gekommen, in dem die jungen Frauen im Erleben der Mutterschaft im Schnittpunkt der beiden Systeme stehen.

Wahrscheinlich ist die geburtshilflich nicht kompetent begleitete Mutterschaft und Geburt mit größeren Gesundheitsgefahren für Mutter und Kind verbunden als aus der bisher vorliegenden ethnographischen Literatur über die Mutterschaft hervorgeht. Darauf weisen die Untersuchungsergebnisse der vorgelegten Studie hin. Abgesehen vom Fehler der kleinen Zahl gibt es wenig Grund zur Vermutung, daß dieses hohe Maß an dokumentierter geburtshilflicher Pathologie auf einem Fehler der Stichprobe beruht und daß es bei der geburtshilflich nicht oder schlecht betreuten Mutterschaft in Korea oder anderswo wesentlich geringer wäre. Daß das Ausmaß der Pathologie der Aufmerksamkeit der Forscher bisher entging, hat wahrscheinlich zwei Ursachen. Ethnologen beobachten einerseits nur einzelne Geburten und ihnen fehlen die Urteilsmaßstäbe der modernen Geburtshilfe für pathologische Abläufe. Andererseits aber scheinen Frauen in traditionellen Kulturen die gesundheitlichen Traumen der Mutterschaft als normal zu erachten. Schäden, die Mutter und Kind erleiden, gehören seit undenkbar vielen Generationen zur Lebenserfahrung und sie werden klaglos ertragen. Sie verdrängen sie unmittelbar nach dem Trauma, und ihre Umgebung unterstützt den Vorgang. Es ist eine Besonderheit der westlichen Kultur, diesem Krankheitswert zuzubilligen und ein medizinisches System zu seiner Bewältigung entwickelt zu haben. Es hat aber wohl eine Übersteuerung in westlichen Kulturen insofern stattgefunden als die Geburt fast nur als medizinisches Ereignis behandelt wird. Dieses System steht nun im Akkulturationsprozeß traditionellen Kulturen gegenüber, in denen andere Urteilsmaßstäbe gelten. Darüberhinaus ist das moderne System in der wildgewachsenen bruchstückhaft und unkritisch applizierten Form, wie man es in vielen Entwicklungsländern im Kulturwandel findet, kein nur hilfreiches Angebot. Es hat in der Tat, wie Ethnologen oft hervorheben, auch traumatisierenden Charakter. Ein zentrales Problem ist das Überhandnehmen unzureichend qualifizierter, besetzter und geleiteter moderner Versorungseinrichtungen, dem keine adäquate Gesundheitspolitik entgegensteuert. Auch technisches Eingreifen in die normale Geburt, von der Rückenlage angefangen, kann in Entwicklungsländern zu einer Reihe von unerwünschten Folgen führen.

Die koreanische Situation, die für viele vergleichbare Situationen stehen dürfte, zeigt, daß es keine einfache Lösung gibt. Unsystematisch fraktionierte, periphere Fürsorge, Fehlen eines integrierten Hebammenwesens, Fehlen qualifizierter Fachkräfte in der Peripherie, Fehlen qualifizierter Anleitung und qualifizierter Überweisungs- und Nachsorgemechanismen können nicht ohne tiefgreifende Eingriffe in das System verbessert werden. Aber eines der größten Hindernisse ist es, daß der qualifiziertesten Gruppe von Fachleuten, die zu einer Verbesserung beitragen könnte, das Bewußtsein für diese Situation fehlt. Die biomedizinische Orientierung in der Ausbildung moderner Geburtshelfer schließt die soziokulturellen Probleme in der Versorgungsbetreuung der Bevölkerung als eine durch die moderne Geburtshilfe zu leistende Aufgabe nicht ein. Sie verstellt den Blick der Fachleute für die Situation der Frau im Schnittpunkt der Systeme und für die zu leistenden Akkulturationsaufgaben, an denen die modernen Geburtshelfer sich beteiligen müssen.

Friedr. Vieweg & Sohn, Braunschweig /Wiesbaden

Dies leitet unseren Blick zurück auf unser eigene Situation. Auch hier gibt es, wie Michel ODENT sagt(17), eine Gegenkultur zur Schulgeburtshilfe. Unsere Frauen geraten allmählich auch in den Schnittpunkt zweier Systeme. Auch bei uns laufen Akkulturationsprozesse ab. Es ist die Absicht dieses Artikels, auf solche Tatsachen hinzuweisen, die die Notwendigkeit deutlich machen, daß unsere Schulgeburtshilfe, bei uns und in den Entwicklungsländern, über den biomedizinisch technischen Ansatz hinaus in Forschung, Lehre und Praxis einer Orientierung in der Kulturanthropologie der Mutterschaft bedarf. Nur mit einer solchen Orientierung wird sie in die Lage kommen, ihre eigene Position im soziokulturellen Kontext zu erkennen und nicht nur der physiologisch, sondern auch der soziokulturell verursachten Pathologie der Mütter zu begegnen.

Tabelle

Berichtete gesundheitliche Komplikationen um die Geburt in 20 aus den 30 Familien der 1978 ethnographisch untersuchten Stichproben im Kang Wha Projekt

Laufende Nr.	Fall Nr.	Art der Komplikationen
1	1	Tod des Neugeborenen
2	2	Anaemie 9 gm% in der Schwangerschaft, Gaumenspalte des Neugeborenen
3	3	Steißlage bis zur 38. Woche, enges Becken, Nabelschnurumschlingung
4	4	Placenta adhaerens, postpartale Blutung
5	5	Übertragung, Geburtseinleitung
6	7	Enges Becken, Totgeburt
7	8	Schwangerschaftstoxikose, Neuritis
8	9	Dammriß dritten Grades
9	11	Anaemie post partum, Blasenmole in der Vorgeschichte
10	12	Anaemie, Toxikose post partum
11	15	Schwangerschaftsanaemie
12	16	Schulterdystokie, Asphyxie, Hämorrhagie
13	17	Ernährungsstörung des älteren Geschwisters
14	19	Schwangerschaftstoxikose
15	21	Anaemie 9 gm% in der Schwangerschaft, Übertragung, Placenta adhaerens, später Milcheinschuß
16	22	Angstsyndrom, Zangengeburt
17	24	Schwangerschaftstoxikose, Übertragung, atonische Blutung
18	25	Fußlage, vorzeitige Lösung der Plazenta
19	26	Enges Becken, geschädigtes Kind
20	28	Atonische Blutung, Kollaps

ZUSAMMENFASSUNG: Die hier vorgelegten Resultate einer in 20 Dörfern durchgeführten ethnographischen Untersuchung an 30 schwangeren Frauen und ihren Familien im ländlichen Korea wurden hinsichtlich der dokumentierten Pathologie nach Maßstäben beurteilt, wie sie in der modernen Geburtshilfe üblich sind. Das Ergebnis zeigte eine unerwartete Vielzahl pathologischer Vorkommnisse, die auf ihren soziokulturellen Hintergrund hin untersucht wurden. Die Untersuchung war unternommen worden, um die Schwächen des modernen geburtshilflichen Fürsorgesystems besser beurteilen, das traditionelle geburtshilfliche System identifizieren und den Einfluß des modernen geburtshilflichen Systems auf die traditionelle koreanische Frau erkennen zu können. Es sollten auch Daten über Art und Häufigkeit pathologischer Vorkommnisse bei der geburtshilflich nicht kompetent betreuten Mutterschaft gewonnen werden. Die Untersuchung förderte die Problematik zutage, wie sie typischerweise von einer Frau im Schnittpunkt des modernen mit einem traditionellen geburtshilflichen System erlebt wird. Es wird dadurch die Notwendigkeit deutlich, daß innerhalb der Schulgeburtshilfe, bei uns und in nichtwestlichen Kulturen, eine Orientierung und Selbstreflektion in bezug auf die Kulturanthropologie der Mutterschaft stattfinden muß, damit eine neu zu entwickelnde Geburtshilfe den Kulturwandel um die Geburt, bei uns und in Entwicklungsländern, sinnvoll zu steuern vermag.

SUMMARY: Obstetrical pathology is abstracted according to modern obstetrical judgement from the material of a prospective longitudinal ethnographic field study on 30 Korean mothers and their environment through pregnancy, birth and puerperium. The modern obstetrical system is described. The traditional Korean birthing system is reconstructed from ethnographic data. The cultural atmosphere and the influence of both systems are exemplified by a case-study. The results show an unexpected amount and variety of severe pathological events, which are then reflected upon their sociocultural background. This demonstrates the typical problems of mothers who give birth under circumstances that expose them to two birthing systems, the modern and the traditional. In consequence, there is a need for the modern obstetrical field, to include aspects of cultural anthropology of birthing into research training and practice, so that it can avoid contributing to unnecessary pathology of birthing in its cultural environment.

Die diesem Beitrag zugrundeliegende Forschung wurde von der ASIA Foundation in Seoul/Korea und von der Deutschen Forschungsgemeinschaft in Bonn/BRD finanziert.

LITERATUR

(1) STEWART & STEWART, eds. (1976): *Safe alternatives in childbirth*, vol. 1, a NAPSAC Publication (National Association of Parents and Professionals for safe Alternatives in Childbirth) Marble Hill, M.D.: NAPSAC Inc.

(2) STARK E.M. (1976): Geboren werden und Gebären. *Eine Streitschrift für die Neugestaltung von Schwangerschaft, Geburt und Mutterschaft*. München: Verlag Frauenoffensive.

(3) McBRIDE A.G. (1982): *The American Way of Birth*, pp. 413-429. In: ARTSCHWAGER KAY. M. (ed.): *op. cit.*

(4) JORDAN B. (1978): *Birth in four cultures. A cross-cultural investigation of childbirth in Yucatan, Holland, Sweden and the United States.* Montreal-Quebec/Canada: Eden Press Women's Publications.

(5) ARTSCHWAGER KAY M. (ed.)(1982): *Anthropology of Human Birth*. Philadelphia: F.A.Davis Company.

(6) JORDAN B. (1981): *The Anthropology of Birthing*, unpublished monograph. Dept. of Anthropology. East Lansing: Michigan State University.

(7) NAAKTGEBOREN C. (1982): *Über die Hausgeburt in den Niederlanden.* Dieser Band: S. 73 ff.

(8) SICH D. (1980): *Medizinische Betreuung von Geburt und Mutterschaft im Kulturwandel. Ein Beitrag zur transkulturell vergleichenden Medizin aus Korea, S. 50-55.* Habilitationsschrift, Institut für Tropenhygiene. Heidelberg: Ruprecht-Karl-Universität.

S.a. SICH D. (1982): *Mutterschaft und Geburt im Kulturwandel.* In: H.J. DIESFELD (Hrsg.): Medizin in Entwicklungsländern, Bd. 13. Frankfurt: Peter D. Lang Verlag.

(9) HOFMAN A. (1982): *Geburt im transkulturellen Konflikt bei den Venda.* Doctoral Thesis, Institute of Tropical Hygiene at the South Asia Institute, University of Heidelberg (in preparation).

(10) EASTMAN and HELLMAN (1966): *Williams Obstetrics*, pp. 1 & 2, 13th Edition. New York: Appleton-Century-Crofts.

(11) SICH D. (1980): *op.cit.*

(12) KIM I.S., SICH D.,et al. (1977): *Development and Organization of Myon Level Health Care Services in Korea.* Dept. Prev. Med. & P.H. Yonsei University College of Medicine, Seoul/Korea.

(13) Vgl. RAPHAEL D. (1966): *The Lactation Suckling Process within a Matrix of Supportive Behaviour.* P.H.D. Thesis in Anthropology, Columbia University. Ann Arbor/ Michigan: University Microfiles Inc.

(14) Vgl. SICH D. (1978):Some Results of a Maternity Care Program in a Rural Korean Area. *Korean Journal of Ob. & Gyn.*, Vol. 21, 168.

(15) SICH D. (1978): *op. cit.*

(16) SARGENT C. (1982): *Solitary Confinement: Birth Practices among the Bariba of the People's Republic of Benin*, p. 207. In: ARTSCHWAGER KAY, M. (ed.): *op. cit.*

(17) ODENT M. (1982): *Stellungen bei der Geburt und Gegenkultur.* Dieser Band: S. 57 ff.

curare Sonderband 1/83 41–56

Geburten bei den Eipo

Wulf Schiefenhövel

DIE EIPO - BEWOHNER DES INLANDS VON IRIAN JAYA

Im Rahmen des interdisziplinären Schwerpunktprogramms "Mensch, Kultur und Umwelt im zentralen Hochland von West-Irian" der Deutschen Forschungsgemeinschaft, das von G. KOCH und K. HELFRICH vom Museum für Völkerkunde in Berlin* initiiert worden war, führte ich zwischen Juli 1974 und Juni 1976 21 Monate lang Feldarbeit bei den Eipo durch, einer ethnischen Gruppe, die zur Familie der Mek Sprachen gehört (SCHIEFENHÖVEL 1976, HEESCHEN 1979). Ich konnte die Eipo 1978 erneut kurz besuchen und im April und Mai 1980 eine 5-wöchige Wiederholungsuntersuchung vornehmen. Die Eipo, nach physisch-anthropologischer Definition Pygmäen, sind sehr klein, die männliche Durchschnittskörperlänge beträgt 146-147 cm (BÜCHI 1981, JÜPTNER 1978). Sie bewohnen das sehr unzugängliche Berggebiet nördlich der zentralen Gebirgskette um den 140. Längengrad und etwa 4° 16' südlicher Breite.

Die Eipo-Gesellschaft weist im wesentlichen folgende Gruppierungen auf: Familie (meistens monogame, bisweilen polygyne Ehen sowie in seltenen Fällen polyandrische Verbindungen), patrilineare exogame Sippen, Männerhaus-Gemeinschaften, Dörfer und politische Einheiten, die aus mehreren Dörfern bestehen.

Die Eipo sind Gartenbauer, die in recht effizienter Weise Süßkartoffeln (*Ipomoea batatas*, ihre Basisnahrung), Taro (*Colocasia esculenta*) und eine Reihe von Gemüsesorten anbauen. Sie domestizieren Hunde, von denen einige zur Jagd benutzt werden, und Schweine, denen eine sehr wichtige Rolle im sozialen Leben der Einheimischen zukommt, ihre Bedeutung als Protein-Lieferanten ist dagegen nur gering. Trotz des niedrigen Eiweißgehaltes ihrer Nahrung sind die Eipo gesund, kräftig und ausdauernd. Bis vor kurzem fanden häufig kriegerische und Intra-Gruppen-Auseinandersetzungen statt; etwa 15 % der Bevölkerung starb eines gewaltsamen Todes, bisweilen wurde Kannibalismus durchgeführt.

Die Eipo-Frauen, die mit ihrer täglichen Arbeit den größten Anteil an der Nahrungsmittelproduktion und an der Beschaffung des Feuerholzes haben, sind in nahezu permanentem Körperkontakt mit ihren Neugeborenen und ihren Säuglingen bis zum Alter von 2-3 Jahren, d.h. bis zu dem Zeitpunkt, an dem die Kinder abgestillt und in die Spielgruppen aufgenommen werden. Es hat uns überrascht, daß den Neugeborenen bereits vom ersten Tage ihres Lebens an kleine Stückchen vorgekauter fester Nahrung neben der selbstverständlich dominierenden Brustmilch gegeben werden. Das Stillen erfolgt (wie bei allen Naturvölkern) nach Bedarf. Es erscheint möglich, daß diese Praxis, den Neugeborenen zusätzliche feste Nahrung zu verabreichen, die mit wachsendem Alter des Säuglings eine zunehmende Rolle spielt, dafür verantwortlich ist, daß die sogenannte "toddler mortality", die infolge des zu plötzlichen Wechsels von Brusternährung auf die (für Kinder unzureichenden) Nahrungsmittel der Erwachsenen in anderen Ländern der Dritten Welt häufig vorkommt, bei den Eipo nicht festzustellen war.

Friedr. Vieweg & Sohn, Braunschweig /Wiesbaden

METHODEN

Meine Frau und ich lebten im Dorf Munggona, dem Zentrum des südlichen Eipomek Tales. Wir benutzten eine Mischung aus verschiedenen Forschungsansätzen zur Gewinnung unserer Daten: Teilnehmende Beobachtung, Interview-Techniken, klinische Untersuchung und ausführliche Dokumentation, u.a. mittels Photographie, 16 mm Filmkameras und Tonbandgeräten. Eine Voraussetzung, in die geistige Kultur der Eipo eindringen zu können, insbesondere ihre Vorstellungen und Praktiken bezüglich des Körpers, seiner Funktionen und Dysfunktionen, ihre mythologischen Vorstellungen etc., war das Erlernen ihrer Sprache, die zu den recht komplexen Papua-Sprachen gehört, die man im Inneren von Neuguinea und in einigen Küstenregionen antrifft (HEESCHEN und SCHIEFENHÖVEL im Druck).

Meine Frau konnte bald nach unserer Ankunft Freundschaft mit den Frauen von Munggona schließen und war in der Lage, drei Monate später die erste Geburt zu dokumentieren. Danach konnten wir weitere fünf Geburten im Eipomek-Tal und eine Niederkunft in der Gegend um Kosarek im westlichen Mek-Gebiet aufnehmen. Von diesen sieben Fällen wurden vier mit 16 mm Kameras gefilmt. Drei der Gebärenden waren Erstgebärende, vier Mehrgebärende. Im späteren Stadium unseres Aufenthaltes akzeptierten die Frauen auch meine Anwesenheit bei der Geburt, erbaten sie in einigen Fällen sogar.

Für die Eipofrauen ist die Anwesenheit eines Mannes bei der Geburt nichts total Ungewöhnliches: Sie rufen bisweilen einen einheimischen Heilkundigen, wenn sie der Meinung sind, daß der Geburtsverlauf nicht normal vonstatten geht; die Heilkundigen führen "magische" Behandlungsrituale durch zur Beschleunigung der Geburt und zur Abwehr eines pathologischen Geburtsverlaufs. Diese Behandler sind meistens Männer, daher verletzte die Anwesenheit eines weißen Arztes ihre Regeln nicht. Bei zwei der beobachteten Geburten habe ich geringe Mengen (1-2 I.U.) des wehenfördernden Hormons Oxytocin bei sekundärer Wehenschwäche gegeben. Dieser Einsatz eines modernen Medikaments war ein Teil der Handlungen, durch die meine Anwesenheit bei den Geburten legitimiert wurde; die Eipofrauen, die den häufigen Erfolg westlich-medizinischer Behandlung miterlebt hatten, die in insgesamt knapp 3000 Fällen gegeben worden war, warteten darauf, daß ich ein "Heil-Ritual" durchführte, wenn sie mich schon bei der Geburt zugelassen hatten ... zumindest hatte ich in den langen Stunden der Wehen und der Geburt dieses Gefühl. Vermutlich hätte ich mich in einer geburtshilflichen Abteilung eines deutschen Krankenhauses, ohne die subjektiv gefühlte Notwendigkeit, meine Anwesenheit zu legitimieren, mehr abwartend verhalten, d.h. nicht einmal die geringen Mengen Oxytocin gegeben.

Neben der photographischen, filmischen und Tonband-Dokumentation der perinatalen Geschehnisse legten wir schriftliche Protokolle (in einem Fall über 16 1/2 Stunden Geburtsgeschehen) an. Alle Originaldaten werden im Archiv der Forschungsstelle für Humanethologie am Max-Planck-Institut in Seewiesen aufbewahrt.

ERGEBNISSE

Eine ausführliche Darstellung einer der sieben miterlebten Geburten, einschließlich einer Transkription und Übersetzung verbaler Äußerungen der Gebärenden während der schmerzhaften Geburtsabschnitte wurde bereits publiziert (SCHIEFENHÖVEL G. u. W. 1978). Damit der Leser sich ein Bild davon machen kann, wie sich eine (mehr oder weniger "typische") Geburt in einem Eipo-Dorf abspielt, möchte ich im folgenden eine Zusammenfassung der Daten geben, die wir in den sieben dokumentierten Fällen (vgl. Tab.) und aus den Befragungen über ca. 20 andere Geburten gewonnen haben.

Tabelle: Übersicht über die dokumentierten Geburten

Gebärende	betreut von	Geburtshaltung	Geschl.des Neugeb.	leb.Geschw. Anz.	+Geschl.	früh.Infantizide	Bemerkungen
1.Wa.	verw.+befr. Frauen	Sitzen	♂	2	♂	-	Kind von Liebhaber
2.Bo.	Schwiegerm. verw.+ befr. Frauen	Sitzen	♀	-	-	-	Neugebor. starb n.ca. 3 Wochen
3.La.	verw.+befr. Frauen	Sitzen	♀	2	♀ ♂	1	Infantizid
4.Bi.	befr.Frau Vater (Heilkundiger)	Sitzen	♂	1	♀	1	
5.Wo.	Mutter + verw. +befr.Frauen	Sitzen	♂	-	-	-	
6.Am.	Mutter + verw. +befr.Frauen	Sitzen	♂	-	-	-	
7.Fa.	Mutter	Sitzen	♀	1	♀	2	hatte Neugeb.töten wollen

Die Frauen arbeiten bis in die letzte Phase der Schwangerschaft in den Gärten, sie bereiten Schößlinge und Pflanzgut vor und bringen sie in den mit einem Stirnband getragenen Netzbeuteln in die Gärten. Dort machen sie mit ihren Grabstöcken Löcher in den Erdboden, in die die stets vegetativ vermehrten Schößlinge gesteckt werden. Nach etwa 4 oder 5 Stunden kehrt die Hochschwangere mit einem Bündel Feuerholz und einer mittleren Last an Süßkartoffeln und Gemüse in das Dorf zurück. An ihrer Seite geht oft das zuvor geborene Kind, das sie über schwierige Wegpassagen bisweilen tragen oder dem sie an solchen Stellen die stützende Hand geben muß. Hochschwangere (deren Tagesarbeit auch im Film dokumentiert wurde) sind körperlich fast ebenso aktiv wie die nicht schwangeren Frauen. Allerdings bürden sie sich weniger schwere Lasten auf, auch gehen sie etwas langsamer und vorsichtiger. Diabetes, Bluthochdruck und andere Herz- und Kreislaufkrankheiten sind bei der Papua-Bevölkerung im Inneren Neuguineas außerordentlich selten (JÜPTNER 1978) - so lange nicht Akkulturationsvorgänge die Ernährung und andere Bereiche des traditionellen Lebens sehr stark verändert haben. Es kommen eigentlich nur Nierenerkrankungen, seien sie infektiöser Art oder vom autoaggressiv-degenerativen Typ, als Vorerkrankung für eine Pfropfgestose in Frage. Allerdings haben wir in keinem Fall eine Gestose gesehen, noch wurden uns Berichte über andere Schwangerschaftskomplikationen gegeben. Mögliche Gefahren für Schwangerschaft und Geburt könnten dagegen von Anämien ausgehen, die häufig als Folge von parasitären Erkrankungen auftreten.

Aus unseren Erhebungen ziehen wir den Schluß, daß die Erstgebärenden (im Alter etwa zwischen 20 und 23 Jahren) und die Mehrgebärenden (bis zum Alter von etwa 45 Jahren) zumeist sehr gesund und körperlich wohltrainiert sind. Außerdem haben sie den Vorteil, geistig und emotional gut für die bevorstehende Geburt gerüstet zu sein. Die jungen Frauen haben, seitdem sie als Mädchen kleinere Handreichungen bei Geburten haben verrichten dürfen, ihre Mütter, älteren Schwestern, Tanten und andere Frauen in der Schwangerschaft und bei der Geburt beobachten können. Sie haben gesehen, daß in den allermeisten Fällen das Baby trotz Schmerzen und Verzögerungen auf die Welt kam - "auf die Erde kam" - müßte man eigentlich sagen, denn die Eipo-Kinder werden, wie weiter unten noch zu zeigen ist, auf den Erdboden geboren. Die Eipo-Frauen betrachten ihre Rolle als Schwangere, Gebärende und als diejenigen, die die Kinder großziehen, als normal und ganz natürlich, seien sie verheiratet (zum Zeitpunkt der Geburt des ersten Kindes sind das die meisten von ihnen) oder nicht. Schwangerschaft und Geburt sind ihnen nicht nur aus dem Alltag bekannt, sondern begegnen ihnen in zahlreichen Schilderungen aus der Mythologie. Andererseits haben sie aber, wie unsere Untersuchung ergab, die Möglichkeit, die Anzahl ihrer Kinder zu kontrollieren, wenn sie das Gefühl haben, daß ein neues Kind eine zu große Bürde für sie und das zuvorgeborene bedeuten würde - in solchen und anderen Fällen führen sie Kindstötung durch, der etwa 20-30 % der Neugeborenen zum Opfer fallen. In unserem Wertsystem sehen wir den Infantizid als grausame Maßnahme, er scheint aber für die Eipo eine Notwendigkeit zu sein, die ohne diesen bevölkerungsbegrenzenden Eingriff (so läßt sich aus Nachbarregionen schließen, in denen durch Missionseinfluß die Bevölkerung stark angestiegen ist) in wenigen Generationen die begrenzten Resourcen erschöpft haben würden. Die Notwendigkeit zum Infantizid scheint sich auch aus der im Vergleich mit anderen Ländern der Dritten Welt sehr geringen Kindersterblichkeit unter einem Jahr von etwa 40 - 60 per tausend Lebendgeborenen zu ergeben; diese Größe haben wir aus den demographischen Daten von 1974 bis 1980 sowie aus Berichten der Eipo-Informantinnen und -Informanten ermittelt. Man kann also sagen, daß die Eipofrauen das Prinzip der Mutterschaft durchaus bejahen, nicht dagegen notwendigerweise eine große Anzahl von Kindern.

Sobald sie regelmäßige Wehen (*medey* in der Eipo-Sprache, was man etwa mit "der Kopf des Kindes drückt auf den Dickdarm" übersetzen kann) fühlt, begibt sich die Gebärende in das Frauenhaus (*barye eik*), das in den meisten Fällen am Rande des Dorfes steht. In diesen zumeist sehr kleinen Hütten, deren Innenraum noch zusätzlich durch große Bündel von Feuerholz beschränkt ist, das von den Frauen im voraus dorthin gebracht wird, verbringen die Frauen die Tage der Menstruation und des Puerperiums. Bisweilen leben auch solche Frauen dort, die an einer schweren Krankheit leiden. In diesen Frauenhäusern sind oft Besucherinnen anwesend, die den Frauen während der Menstruation oder des Wochenbettes Gesellschaft leisten. Die Menstruierenden sind in dieser Zeit frei von allen schweren Arbeiten und beschäftigen sich mit Handarbeiten, wie etwa dem Herstellen von Netzen oder Schmuck. Der Zugang für Männer ist durch ein Tabu auf männliche Heilkundige beschränkt, die, wie erwähnt, in Fällen einer schwierigen oder verzögerten Geburt hinzugerufen werden. Die Menstruations-/Geburtshäuser sind also so etwas wie in Treffpunkt der Frauen und Mädchen, das Gegenstück zum Männerhaus, zu dem wiederum den Frauen und Mädchen der Zugang verwehrt ist.

Erstgebärende werden in besonderer Weise behandelt: Eine traditionelle Geburtsbetreuerin (Traditional Birth-Attendant, TAB, in der WHO-Nomenklatur), d.h. die jeweilige Mutter der Gebärenden, die Schwiegermutter oder eine andere weibliche Verwandte oder eine Freundin, in jedem Fall eine Frau, die selbst bereits Kinder bekommen hat, sitzt ganz in ihrer Nähe, hält sie, streichelt sie, spricht zu ihr und bringt neue Farnblätter, die man als Vor- und Unterlage zur Aufnahme von Fruchtwasser, Schleim und Blut verwendet. Die Betreuerinnen machen es der Kreissenden also so angenehm, wie es in dieser materiell gesehen sehr primitiven Kultur möglich ist. Bisweilen hat man als Beobachter das Gefühl, daß die Gebärende und die Betreuende fast eine Person geworden sind, so nahe sitzen sie beisammen, so viel Hautkontakt haben sie. Bei jeder

Friedr. Vieweg & Sohn, Braunschweig/Wiesbaden

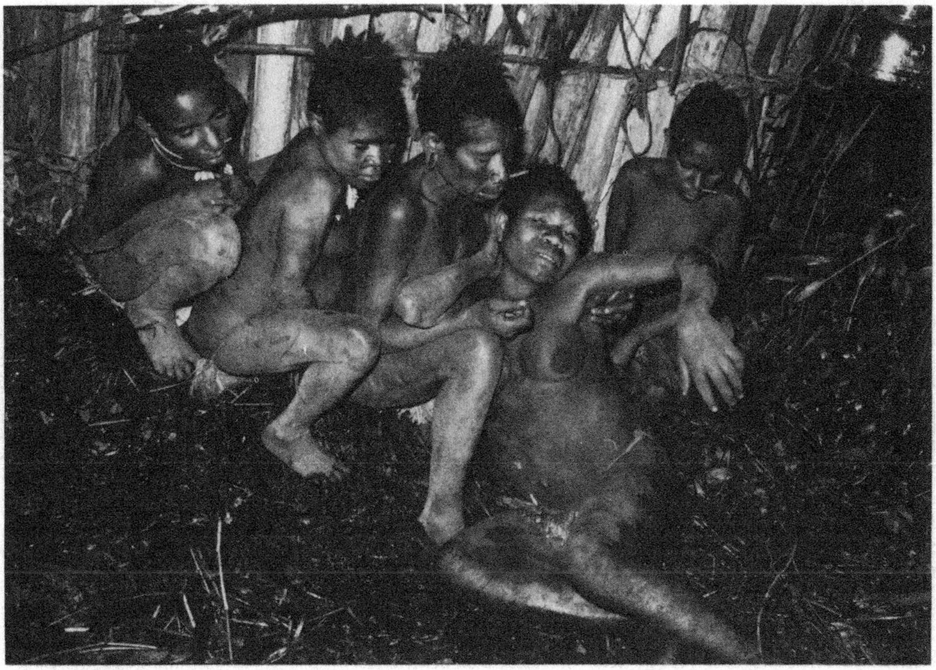

Abb.1:WOKWOKTO gebiert ihr erstes Kind außerhalb des Menstruations- und Geburtshauses, wie die meisten Eipo-Frauen, obwohl es Nacht ist und Regen fällt, von ihrer Mutter und anderen Frauen betreut, die eng aneinandergepresst sich gegenseitig wärmen. Auch Frauen und Mädchen, die noch keine Kinder geboren haben, sind häufig zugegen und gewinnen Erfahrungen über das Geburtsgeschehen

neuen Wehe wird die Zuwendung, Massage oder Umarmung noch verstärkt. Meist sind auch andere Frauen und Mädchen anwesend; nichtinitiierten männlichen Säuglingen, die noch von ihrer Mutter getragen werden, erlaubt man ebenfalls, bei dieser "Frauenangelegenheit" dabei zu sein. Die Gebärenden, insbesondere Erstgebärende, erhalten Ratschläge, wie sie sich hinhocken oder setzen, wie sie mitpressen sollen, daß sie ihre Genitalregion nicht berühren sollen etc. Diese Aufforderungen werden nur selten in drängendem barschen Ton gegeben. Eine der von uns während der Geburt beobachteten Frauen, eine junge Erstgebärende aus dem Dorf Wahaldak, widersetzte sich erfolgreich dem von ihrer Mutter und anderen Frauen ausgeübten Druck, sich nicht hinzulegen, sondern zu sitzen, zu knien oder zu hocken; sie blieb über lange Perioden in Seiten- bzw. Knie-Ellenbogen-Lage. In der späteren Phase der Geburt befolgte sie allerdings die Anleitungen und Ermahnungen ihrer Mutter und der anderen Frauen. Dieses Prinzip der Betreuung der Gebärenden durch eine ihr sehr gut bekannte weibliche Person, der sie von Beginn der Wehen bis zum Erscheinen der Plazenta anvertraut ist und die mit der werden Mutter fast ständig körperlichen Kontakt hält, fällt dem fremden Besucher am ehesten auf, wenn er Erstgebärende bei der Geburt beobachten darf. Mehrgebärende erhalten meist weniger Zuwendung und Hilfe; ihre Verwandten und Freundinnen kommen z.T. nur dann, wenn der Geburtsvorgang schwierig oder in anderer Weise anormal zu verlaufen droht. Wenn die Kreißenden Hilfe benötigen, so ist eine Betreuerin sehr rasch zur Stelle.

Ein Element dieses Prinzips des "Mache es der Gebärenden so angenehm wie möglich" besteht darin, daß die werdende Mutter den Ort, an dem sich die Geburt abspielt, sehr gut kennt - viele Male ist sie während ihrer

Friedr. Vieweg & Sohn, Braunschweig /Wiesbaden

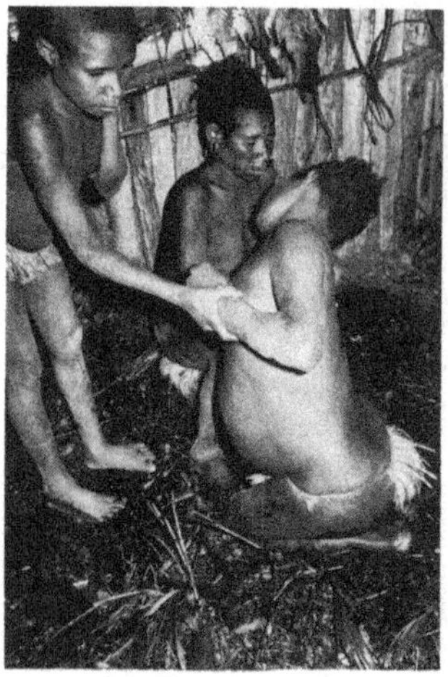

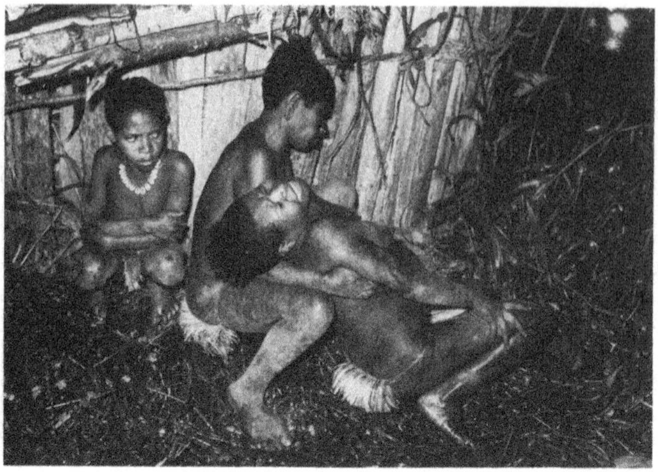

Abb.2:WOKWOKTO jetzt in kniender Stellung, eine Freundin stützt ihrem Arm.
Abb.3:Tiefe Hockstellung mit gespreizten Beinen, vermutlich eine für das Tiefertreten des kindlichen Köpfchens sehr günstige Haltung. Die Mutter stützt Rücken und Kopf, zwischen Geburtsbetreuerin und Gebärender ein intensiver Hautkontakt

Menstruation und der Besuche bei anderen Frauen dort gewesen. Sie kennt die Hütte selbst, das Gras, die Büsche und Bäume in ihrer Nachbarschaft genauso gut wie die Frauen, die ihr Beistand leisten. Ein weiteres Element des beschriebenen Prinzips besteht darin, daß man die Schmerzen, die während der Dehnung des Muttermundes und der Preßwehen entstehen, mit den archaischen Heilmethoden der Massage und des Bestreichens der Haut behandelt, d.h. mittels Ausnutzung kutoviszeraler Reflexe, und darin, daß man der Gebärenden, vor allem auf dem Wege nonverbaler Kommunikation, das Gefühl vermittelt "Du bist nicht allein". Die "magischen" Bestandteile solcher pragmatischen Behandlungsmethoden bestehen unter anderem darin, daß die Geister der Verstorbenen angerufen werden, damit sie die Blockade des Geburtskanals (*kir angabuka*) wegnehmen, die nach Vorstellung der Eipo von übel gesinnten Kräften verursacht werden kann. Derartige Zaubersprüche, die man in die unsichtbare (aber in der Vorstellung der Eipo unzweifelhaft existierende) Sphäre des Nicht-Menschlichen, Jenseitigen sendet, sind auch im Zusammenhang mit der Geburt nichts Außergewöhnliches - viele Alltagshandlungen werden von derartigen Anrufungen, Gebeten begleitet; "Natürliches" und "Übernatürliches" haben in der Gesellschaft der Eipo denselben Realitätsgehalt. Die Gebete zu den Geistern tragen ebenfalls dazu bei, eine Atmosphäre der Ruhe und der Zuversicht zu schaffen.

Das zweite Prinzip, welches dem fremden Beobachter ebenfalls von den ersten Augenblicken an klar wird, besteht darin, daß die Gebärenden vertikale Körperhaltungen einnehmen. Wie von H. KIRCHHOFF in seinen anregenden Arbeiten (KIRCHHOFF 1977 und in diesem Band) gezeigt wurde, sind aufrechte Körperhaltungen die "klassische" Geburtsstellung der "Primitiven". Die Eipo-Frauen stehen, sitzen, knien, hocken, oder wählen Kombinationen aus diesen vier Grundmöglichkeiten.

Ein drittes Prinzip ist diesem zweiten angefügt: die Gebärende wählt sich ihre Körperhaltung selbst. Hier könnte man einen möglichen Widerspruch entdecken: Wie, wenn sie nun vorzieht, sich hinzulegen, vielleicht sogar, in der Rückenlage zu verweilen? In der Tat kommt es bisweilen vor, daß die Eipo-Frauen unter der Geburt die Vertikale verlassen und sich auf die Seite legen oder auch, für kurze Perioden von weniger als eine Minute Dauer auf den Rücken, wenn sie von einer seitlichen Liegehaltung zur anderen überwechseln. In den frühen Phasen der Geburt haben wir sie auch Knie-Ellbogen-Lagen einnehmen sehen, bei denen sie den Oberkörper z.T. nach unten geneigt, die aufrechte Körperhaltung also vollständig verlassen hatten. Doch, und das muß betont werden, bilden diese Körperhaltungen bei weitem die Minderheit, die meisten Frauen wählten über die meiste Zeit Stehen, Sitzen und Hocken. Tatsächlich haben wir in keinem einzigen Fall eine Eipo-Frau ihr Kind in Rückenlage zur Welt bringen sehen. In ähnlicher Weise, wie es M. ODENT (1978, 1979) für Frankreich gezeigt hat, sprechen die Ergebnisse unserer Beobachtungen bei den Eipo dafür, daß Frauen, seien sie nun Mitglieder einer "primitiven" oder einer industrialisierten Gesellschaft, sehr wohl in der Lage sind, ideale oder zumindest angemessene Körperhaltungen unter der Geburt zu finden und einzunehmen, wobei sie offenbar nach dem Kriterium des relativ geringsten Schmerzes handeln. Die Eipo-Frauen, gelenkt durch das Gefühl für die angenehmste Körperstellung, wechseln ihre Positionen oft, sie stehen auf, gehen herum, knien, legen sich nieder, sitzen und hocken; wenn eine Wehe einsetzt, richten sie ihren Körper zumeist noch etwas mehr in die Vertikale, in den Wehenpausen, in denen sie sich offensichtlich sehr gut erholen, lehnen sie sich ein wenig zurück.

Wir hatten manchmal das Gefühl, daß die Eipo-Frauen Entspannungstechniken in ganz individueller, d.h. nicht normierter Weise benutzten - ihre Gesichter wurden sehr ruhig, die Pulsfrequenz ging zurück. Es liegt jedoch kein Tabu auf der Äußerung des Schmerzes, auf Weinen oder Schreien während der Wehen. Bisweilen drückten die Gebärenden ihren Schmerz in einer Art Singsang aus, der in seiner fallenden Melodie sozusagen einen musikalischen Ausdruck des Weinens darstellt, wie er im übrigen auch in offenbar fast universeller Weise in den Klagegesängen vieler Kulturen zum Ausdruck kommt. Die Frauen empfinden auch Angst, Angst, daß die Geburt zu lange dauern könne, daß sie bei der Geburt sterben könnten. In den sechs Jahren, die wir bisher überblicken können, ereignete sich bei insgesamt 83 Geburten kein mütterlicher oder kindlicher Todesfall während der Geburt. Die Frauen erinnerten sich jedoch an einen Fall, der sich nicht sehr lange vor unserer Ankunft im Juli 1974 ereignet haben muß und in dem Mutter und Kind infolge einer Geburtskomplikation starben. Unsere Stichprobe ist allerdings zu klein, um objektive Aussagen über die mütterliche Sterblichkeit zu machen, die zumeist auf 10.000 Frauen bezogen wird.

In allen Fällen, die wir beobachtet haben, sprachen weder die Gebärenden selbst, noch die betreuenden Frauen über das Befinden, das Wohlergehen des Kindes im Uterus; für sie schien ausschließlich der Zustand der Gebärenden von Bedeutung zu sein, auf die sich alle Sorge und Aufmerksamkeit richtete. Man versuchte, es ihr so angenehm wie möglich zu machen, ihr Schmerz und Angst zu nehmen. Die Eipo haben wenig Möglichkeiten, etwas über den Zustand des ungeborenen Kindes in Erfahrung zu bringen. Die Sorge für das Kind beginnt eigentlich daher erst mit dem Augenblick der Geburt. Die Frauen trinken oder essen normalerweise nicht, selbst wenn die Geburt sehr lange dauert. Eine junge Erstgebärende aß und trank allerdings kleine Mengen in der Eröffnungsphase; die Geburt dauerte bei ihr etwa 24 Stunden. Es hat uns überrascht, daß die Frauen, bis auf eine Ausnahme, ihre kleinen aus Riedgrasstengeln (*Eleocharis dulcis*) gefertigten Schamschürzen nicht abnahmen. Die Schnüre, die die verschiedenen Schichten dieser Schürzen an ihrem Platz halten, werden allerdings etwas gelöst und die oberen Schamschürzen werden abgelegt, die Vulva ist jedoch auch dann noch bedeckt, wenn der kindliche Kopf erscheint.

Wie erwähnt, müssen sich geburtshilfliche Maßnahmen auf äußerliche Handlungen wie Massage des Abdomens, der Flanken und des Rückens der Gebärenden beschränken. Am Genitaltrakt werden keinerlei Manipulationen oder Untersuchungen, auch nicht am Introitus vulvae, durchgeführt. Nur in seltenen Fällen und zwar in der Austreibungsphase wurde die Vulva

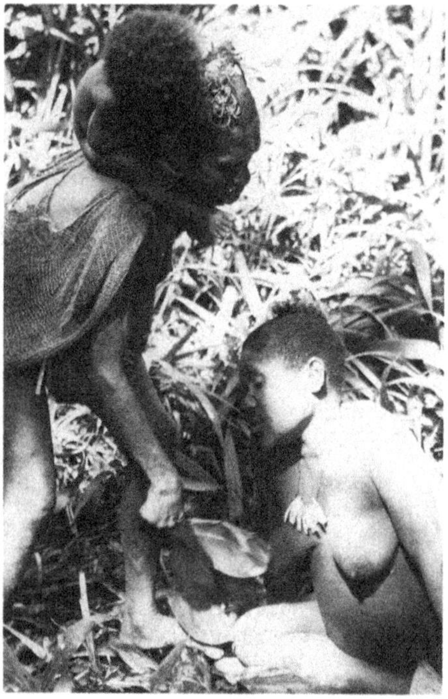

Abb. 4

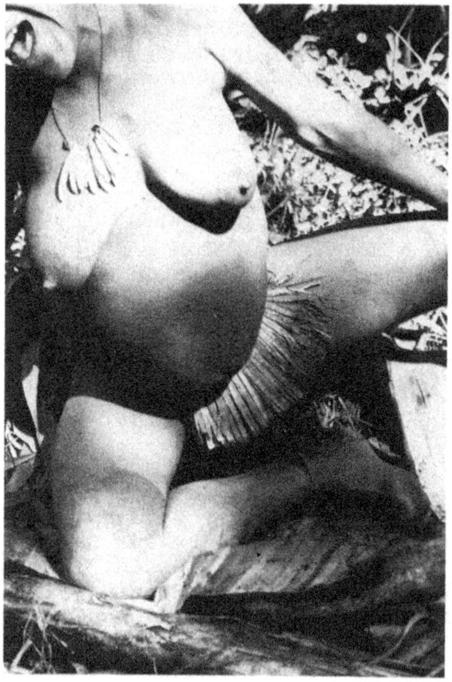

Abb. 5

Abb.4:BIKMAL gebiert ihr drittes Kind. Eine Freundin betreut sie während der Geburt. Hier bestreicht sie Bauch, Flanken und Rücken der Gebärenden mit einem Büschel aus Blättern und setzt auf diese Weise Hautreize, die geeignet sein können, den in der Eröffnungsperiode auftretenden Schmerz zu lindern.

Abb.5:BIKMAL in der Austreibungs-Periode. Sie schreit vor Schmerz. In dieser letzten Phase der Geburt spürt man ihre Entschlossenheit, durch kräftiges Mitpressen das Kind möglichst bald zu gebären. Diese Körperhaltung, Sitzen mit einem ausgestreckten und einem angewinkelten Bein, wurde am häufigsten beobachtet. Die Frauen wählen individuell vertikale, häufig asymmetrische Körperhaltungen.

Abb.6:Die Neugeborenen gleiten, ohne von der Mutter oder einer anderen Person berührt zu werden, auf den mit Blättern oder mit einer Matte bedeckten Erdboden und liegen zwischen den Oberschenkeln der Mutter, unterhalb des Plazenta-Niveaus. Alle Eipo-Frauen führen gleich nach der Geburt des Kindes eine Massage des Bauches aus, die Ähnlichkeit mit dem Baer'schen Handgriff aufweist. Die Ausstoßung der Plazenta kann auf diese Weise beschleunigt werden.

Abb.7:Erst nach dem Erscheinen der Plazenta wird die Nabelschnur durchtrennt. Man benutzt dazu ein Bambusmesserchen. Der kindliche Kreislauf hat sich bereits so weit umgestellt, daß man keine Unterbindung anlegen muß.

Abb.8 und 9:Die Mutter, eventuell unterstützt durch eine der Geburtsbetreuerinnen, reinigt das Kind von Käseschmiere und Blut mit Blättern. BIKMALs Gesichtsausdruck zeugt von Erschöpfung, aber auch von Gelöstheit. Humanethologisch bedeutsam ist die Tatsache, daß die Mütter sich sofort nach der Geburt aktiv um das Kind kümmern. Die Neugeborenen werden dann in das Menstruations- und Geburtshaus gebracht. Nahezu ständiger Hautkontakt zwischen Mutter und Kind bestimmt von nun an die ersten beiden Jahre ihres Lebens.

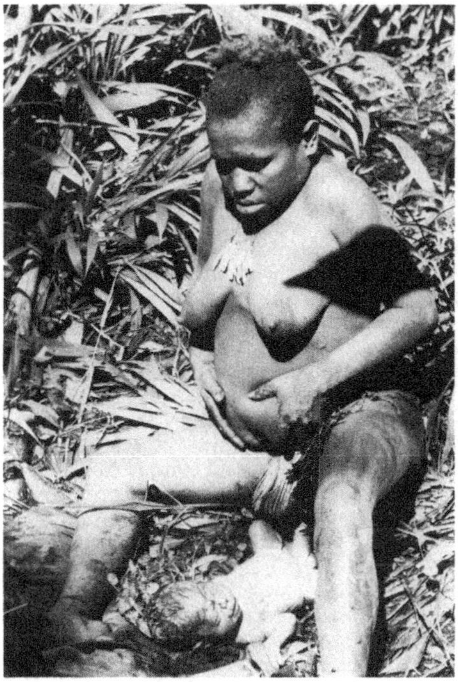

Abb. 6

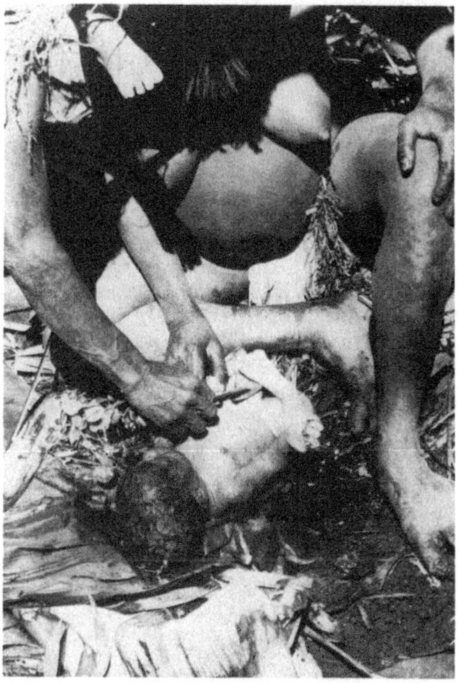

Abb. 7

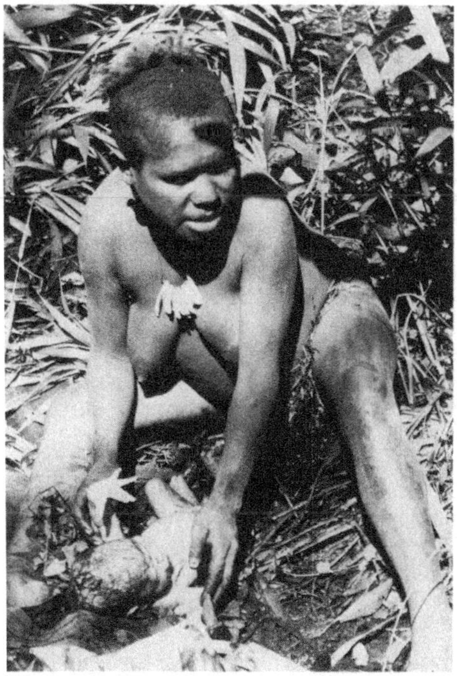

Abb. 8

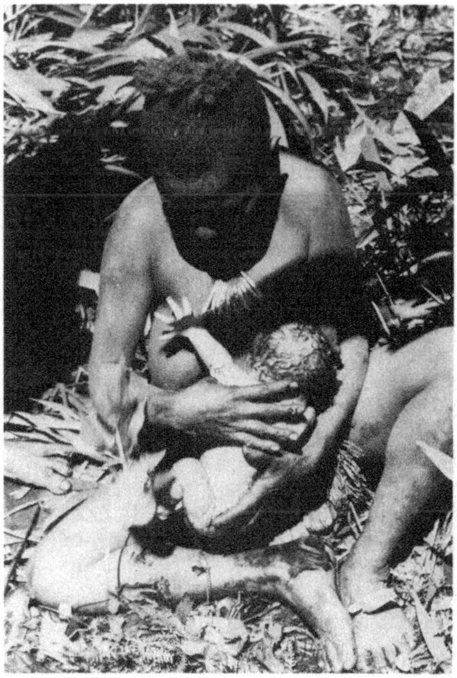

Abb. 9

inspiziert. Es wurden keine Vorkehrungen getroffen, das Perineum zu schützen, doch die etwa 140 Frauen, die wir im dörflichen Zusammenleben über fast zwei Jahre beobachten konnten, schienen nicht unter den Folgen alter Geburtsverletzungen zu leiden.

Die Gebärenden begannen allem Anschein nach erst dann mit voller Kraft mizupressen, wenn sie den Drang dazu verspürten. Dann hielten sie ihren Atem für eine Weile an und benutzten die Bauchpresse z.T. in so starkem Maße, daß sie durch die Kraftanstrengung kurzfristig erschöpft waren. In den Wehenpausen erholten sie sich allerdings immer schnell. Gegen Ende der Geburt machten die Frauen den Eindruck, als seien sie entschlossen, das Baby jetzt aus dem Geburtskanal herauszupressen. In dieser Phase hörten wir zwar bisweilen kurze Schmerzensschreie, länger anhaltendes Weinen haben wir jedoch nicht gehört, zu diesem Zeitpunkt auch keine Resignation oder Verzweiflung bemerkt. In sechs der sieben dokumentierten Fälle gebaren die Frauen ihr Kind in sitzender Körperstellung, die häufig asymmetrisch war, weil ein Bein mehr oder weniger flach auf die Erde gelegt, das andere in Hüft- und Kniegelenk angewinkelt wurde, wobei der Fuß fest auf den Boden aufgesetzt war. In einem Fall erfolgte die Geburt in einer symmetrischen Hockstellung; diese Erstgebärende hielt sich mit beiden Händen an einer horizontalen Verstrebung fest, die eigens zu diesem Zweck im Inneren des Hauses an der Wand angebracht worden war.

Sehr auffallend war in allen sieben Fällen die vollkommen spontane Entwicklung der Schultern und das anschließende Herausgleiten des Kindes, das weder von der Mutter noch von irgendeiner der Geburtsbetreuerinnen berüht oder gehalten wurde. Das Kind hatte auf diese Weise einen aktiven Anteil an der Geburt. Zumeist konnte man das Erscheinen des Kopfes wegen der die Vulva verdeckenden Schamschürzchen nicht sehen. Die Zeitspanne zwischen dem Durchschneiden des Köpfchens und der Geburt der Schultern betrug z.T. mehr als 20 sec, wie man in einem Fall aus den Filmaufnahmen abschätzen kann. Bei dieser Geburt betrug die Zeit bis zum vollständigen Erscheinen des zweiten Beines, mehr als 30 sec, vom Zeitpunkt der Geburt des Köpfchens an gerechnet.

In den meisten Fällen war der Vorgang der eigentlichen Geburt des Kindes recht gleichmäßig und mühelos. Die Babys wurden entweder auf den aus Erde bestehenden Boden der Menstruationshütte, auf den man einige Blätter gelegt hatte, oder in das Gras in der Umgebung des Frauenhauses geboren, worauf zumeist einige Lagen aus Wedeln eines Baumfarnes (*Cyathea sp.*) gelegt worden waren. Die Filmaufnahmen des eigentlichen Geburtsvorgangs machen auf den geburtshilflichen Fachmann sowie auf den Laien den Eindruck eines sehr natürlichen, physiologischen Pro-

Abb.10:AMULEN gebiert ihr erstes Kind. In der Eröffnungsphase nimmt sie bisweilen seitliche Liegehaltungen ein. Geburtsbetreuerinnen sind ihre Mutter und einige weitere Frauen.

Abb.11:Heilkundige Männer werden, wie hier, bisweilen hinzugerufen, wenn die Geburt nicht vorwärts geht. AMULEN nimmt jetzt häufig eine Knie-Ellenbogen-Lage mit nach unten geneigtem Oberkörper ein. Der Vorteil dieser Körperhaltung könnte darin bestehen, daß sich das kindliche Köpfchen neu und damit günstiger in das kleine Bekken einpassen kann.

Abb.12:Nach der Geburt der Plazenta legt AMULEN ihren Sohn zum ersten Mal an. Ihre Mutter führt die Mamille in den Mund des Neugeborenen.

Abb.13:AMULEN und ihr Sohn BERES ein Jahr später. Die Kinder werden nach Bedarf, d.h. viele Male am Tag gestillt. Wie europäische Kinder auch spielt BERES gern mit der Brust, an der er gerade nicht trinkt.

Fotos: Grete u.W. Schiefenhövel; Techn. Bearbeitung: Renate Krell

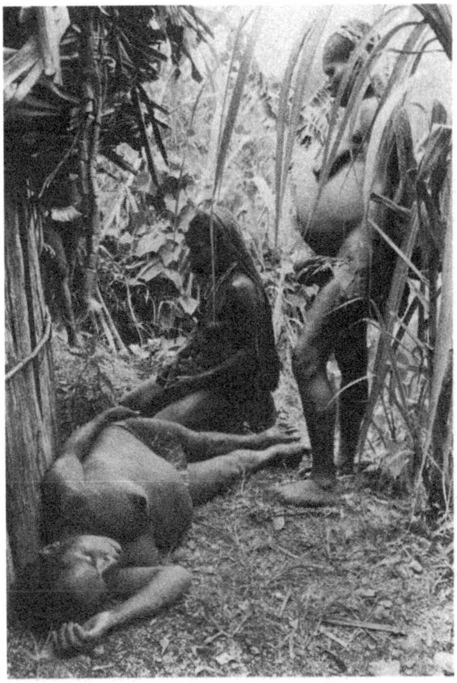

Abb. 10

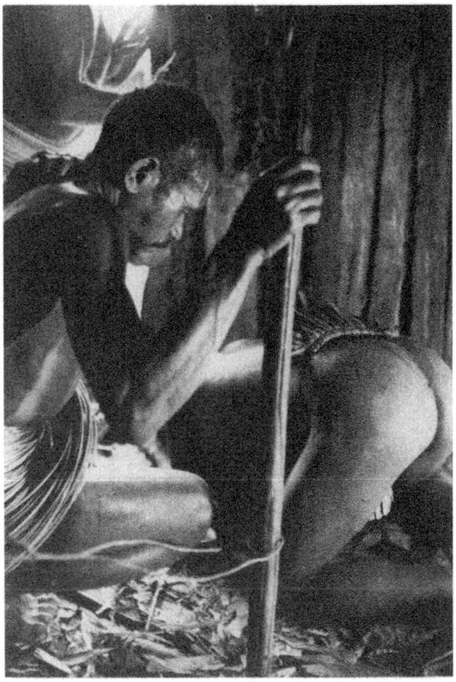

Abb. 11

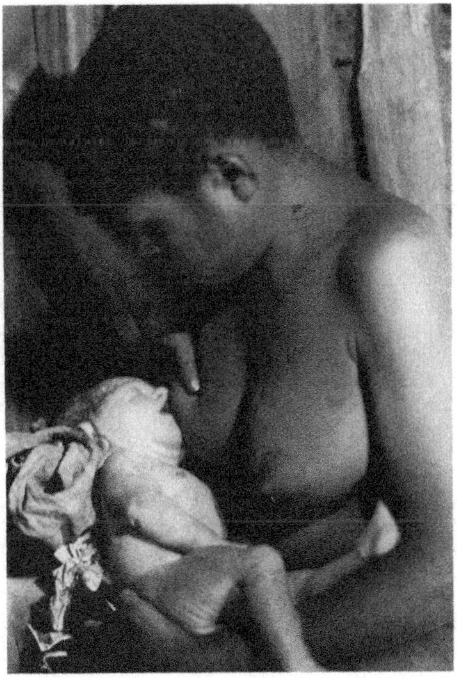

Abb. 12

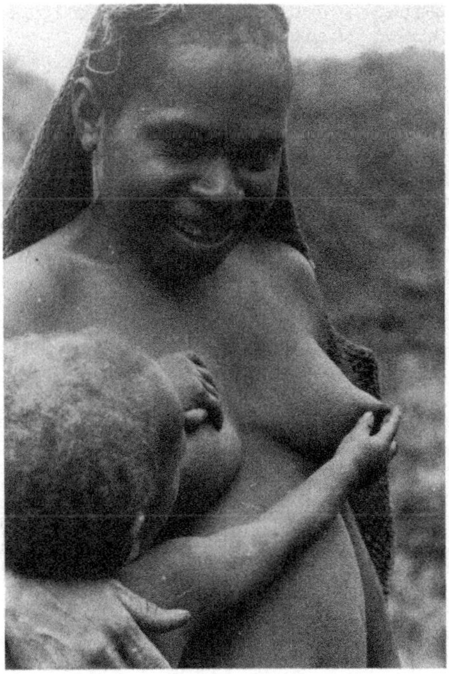

Abb. 13

Friedr. Vieweg & Sohn, Braunschweig /Wiesbaden

zesses. Da die Vulva nicht weiter als höchstens 10 cm vom Erdboden entfernt war, traf das kindliche Köpfchen relativ sanft auf den Boden auf. Die Neugeborenen, die, wie bei allen dunklen Rassen üblich, noch eine sehr helle, wenig pigmentierte Haut haben, wurden kurz nach der Geburt rosig, auch wenn sie zunächst etwas zyanotisch gewesen waren. Der kleinere Teil der Neugeborenen gab kurz nach der Geburt Schreie von sich, ein männliches Kind urinierte sofort. Die Mütter kümmerten sich, bis auf eine kurze Inspektion des Kindes, die vor allem der Feststellung des Geschlechtes diente (auf die vor allem weibliche Neugeborenen treffende Praxis des Infantizids kann hier nicht weiter eingegangen werden), zunächst nicht um die Neugeborenen, die zumeist zwischen ihren Beinen auf dem Boden lagen. Die Gebärenden blieben in der zuvor eingenommenen vertikalen Position, während sie auf die Ausstoßung der Plazenta warteten. Dabei massierten sie wiederholt kräftig die seitliche Bauchwand mit Handfläche und Fäusten zur Mitte hin. Diese Massage, die Ähnlichkeit mit dem von Baer beschriebenen Handgriff aufweist, beobachteten wir in den meisten der sieben Fälle. Die Zeitdauer und die Kraft, mit der dieser Handgriff ausgeführt wurde, variierten jedoch stark. In einem Fall wurde von einer Geburtsbetreuerin eine Art streichelnder Massage auf die Gegend des Leistenbandes und der seitlichen Bauchwand gerichtet; zur gleichen Zeit wurden "magische" Formeln gesprochen, wie es bei anderen Behandlungsweisen üblich ist. Diese gebetsähnlichen Anrufungen, die wir z.T. transkribiert und übersetzt haben, sind kraftvolle, metapherreiche Zeugnisse der geistigen Kultur der Eipo. Während die Mutter und die betreuenden Frauen auf die Geburt der Plazenta warten, beginnen sie damit, das Baby mit Blättern von Vernix caseosa und Blut zu reinigen. Wasser wurde dabei niemals benutzt, aber das ist nichts Ungewöhnliches, denn die Eipo selbst wuschen oder badeten sich bis vor kurzer Zeit praktisch nie. In einem Fall konnten wir filmen, wie die Mutter des Neugeborenen einen zähen Schleimfaden aus dem Mund des Kindes entfernte; sie tat das mit Hilfe eines Grashalmes und mit einer solchen Sicherheit, als hätte sie (was nicht der Fall war) Derartiges schon oftmals zuvor getan.

Die Nabelschnur (*me num*) wurde niemals durchtrennt bevor die Plazenta erschienen war. Zunächst bedeckte die Mutter die Nachgeburt mit einigen Blättern, dann wurde die Nabelschnur mit einem kleinen Bambusmesser (*fa*), und zwar an der Epidermis-Schleimhautgrenze durchtrennt. Diese Bambusmesser können eine rasierklingenscharfe Schneide haben, zumeist sind sie jedoch etwas stumpf. Dann müssen mehrere sägende Bewegungen ausgeführt werden, bevor die Nabelschnur durchtrennt ist. Erstaunlicherweise wurde keinerlei Unterbindung angelegt, weder kindseits, noch plazentaseits. Trotzdem blutete es, außer in einem Fall, in dem aus der Nabelwunde etwa 10 ml Blut verlorengingen, nur ganz gering. In den etwa 10-20 Minuten bis zum Erscheinen der Plazenta blieben die Babys auf dem Boden zwischen den Beinen der Mutter liegen, die, wie gesagt, weiterhin saß oder hockte. Das bedeutet, daß der Körper des Neugeborenen sich unterhalb der Uterusebene befand. Die Eipo-Frauen hoben die Neugeborenen nicht auf, bevor die Plazenta geboren und die Nabelschnur durchtrennt war.

In einem Fall vollzog sich die Geburt im gleißenden Sonnelicht eines Tropenmittags - es wurden keine Maßnahmen ergriffen, um die Augen des Kindes oder seinen Körper zu beschatten. Man bemühte sich jedoch, die Fliegen vom Körper des Kindes fernzuhalten.

Das Durchtennen der Nabelschnur markiert das Ende der eigentlichen Geburt. Bis auf die Fälle, in denen die Geburt innerhalb des Menstruationshauses stattfindet, stehen die Mütter auf, nehmen ihr Baby, das auf einigen Blättern liegt, zu sich hoch und begeben sich in das Frauenhaus. Etwas Asche von der Feuerstelle wird auf den Nabelstumpf gestreut; wir haben keinerlei Nabelinfektionen, insbesondere keinen Nabeltetanus gesehen. Die Zeitdauer bis zum ersten Anlegen variierte: Eine Erstgebärende legte das Kind sofort nach der Durchtrennung der Nabelschnur an, andere ließen sich etwa zwei Stunden Zeit. Allerdings wurde kein Neugeborenes gestillt, bevor die Plazenta ausgestoßen und die Nabelschnur durchtrennt war. Bis auf einen Fall, in dem das Baby frühgeboren wirkte und nach etwa drei Wochen starb, tranken und gediehen alle Neugeborenen gut. Postpartale Depressionen der Wöchnerinnen haben wir nicht beobachtet.

DISKUSSION

Einige Bedingungen in der Gesellschaft der Eipo bieten offenbar besondere Vorteile für einen komplikationslosen Geburtsverlauf:

1. Die Frauen sind zumeist gesund, vor allem sind sie körperlich sehr gut trainiert, d.h. muskulär und was die Ausdauer anbetrifft, leistungsfähig.
2. Die Bevölkerung, die in ausgeprägter Isolation (FRÖSNER et al. im Druck) von anderen Gruppen lebt, ist genetisch sehr einheitlich (BÜCHI 1981), das bedeutet, es ist eher unwahrscheinlich, daß ein Mann von großem, grobem Körperbau ein Kind mit einer sehr kleinen Frau hat, wie es etwa in der "Schmelztiegelsituation" Europas und Nordamerikas eher der Fall sein kann.

Vor allem wegen dieser beiden Punkte ist die Situation in der Eipogesellschaft nicht vergleichbar mit unserer eigenen. Ich bin jedoch überzeugt, daß die westliche Geburtshilfe von ihrer "primitiven" Schwester lernen kann und daß die Frauen auch in industrialisierten Ländern mit Zeugnissen von Geburtsverläufen bei sogenannten Naturvölkern in Berührung gebracht werden sollten.

Ein weiterer auffälliger kultureller Unterschied zwischen der Bevölkerung des Berglandes von Neuguinea und der der Industrienationen besteht darin, daß die Eipo-Frauen als Mädchen und junge Frauen viele Geburten miterlebt haben, bevor ihre eigene Stunde kommt. Sie wissen daher ungefähr, was sie zu erwarten haben - das vermag die Angst zu mindern, die einen inhibitorischen Effekt auf die Physiologie der Geburt ausübt (vgl. NAAKTGEBOREN & SLIJPER 1970). Mädchen und junge Frauen aus westlichen Ländern haben, außer vielleicht im Film, in den seltensten Fällen eine Geburt gesehen, bevor sie ihr erstes Kind bekommen. Ich bin der Meinung, daß dieses Erfahrungsvakuum nach Möglichkeit gefüllt werden sollte. Vielleicht könnte das dadurch erreicht werden, daß man Mädchen und jungen Frauen erlaubt, im Geburtszimmer anwesend zu sein, wenn eine ihrer Verwandten ein Kind gebiert. Die Frage ist natürlich, ob die geburtshilfliche Klinikroutine durch die Präsenz einer weiteren Person neben dem Vater des Kindes zu sehr durcheinander gebracht wird. Aber nur so könnten junge Frauen Zeuginnen des elementaren, bisweilen animalisch-gewaltsamen, aber auch intimen und in emotioneller Hinsicht so ausgezeichneten Prozesses der Geburt werden.

Bei den derzeitigen Bedingungen, die durch kleine und kleinste Kernfamilien gekennzeichnet ist, die in zumeist anonymer Gesellschaft in Städten leben, ist möglicherweise der Partner oder der Ehemann der Gebärenden die einzige Person, zu der die Gebärende ein sehr enges Verhältnis hat und die gleichzeitig auch verfügbar ist, d.h. in den Kreißsaal gerufen werden kann, wo offenbar viele Männer ihren Frauen einen wichtigen psychischen Halt während der Geburt geben. Andererseits sehe ich in der Anwesenheit des Vaters des Kindes kein Dogma und würde ohne Zögern dafür plädieren, als Betreuungsperson eine Freundin oder Verwandte der Gebärenden einzusetzen, zu der sie ein besonderes Vertrauensverhältnis hat.

Wie KIRCHHOFF (1977) und andere Autoren überzeugend dargelegt haben, waren vertikale Geburtsstellungen vor etwa zwei bis dreihundert Jahren auch in Europa so üblich wie bei den noch jetzt existierenden "Naturvölkern". Man darf die Hypothese wagen, daß die Homo sapiens-Frauen bereits in prähistorischen Zeiten ihre Kinder eher im Hocken, Knien oder Sitzen zur Welt gebracht haben, als in der Rückenlage. Anhand sorgfältiger und umfangreicher Untersuchungen haben C. MENDEZ-BAUER und Mitarbeiter (vgl. sein Beitrag in diesem Band sowie weitere Arbeiten) zeigen können, daß vertikale Körperhaltungen eine Reihe von eindeutig nachweisbaren Vorteilen auf den Gebärvorgang haben; erwähnt sei hier nur, daß im Stehen und Sitzen (knieende und hockende Geburtsstellungen wurden von MENDEZ-BAUER u. Mitarbeitern bisher nicht untersucht) die Geburt schneller und schmerzloser vonstatten geht als in der Rückenlage. M. ODENT (1979 und 1976 in diesem Band) und in letzter Zeit eine wachsende, wenn auch immer noch recht kleine Anzahl von Geburtshelfern in Europa und Nordamerika haben die Erkenntnisse über die Vorteile vertikaler Geburtsstellungen in die tägliche geburtshilfliche Praxis umgesetzt. Es ist damit zu rechnen, daß diese Entwicklung auch in Zukunft anhalten wird, sei sie durch das völlige Freistellen der Körperhaltung oder durch den Einsatz von hölzernen oder technisch sehr aufwendigen, vielseitig verstellbaren Geburtsstühlen gekennzeichnet.

Die vergleichend geburtskundlichen Studien, die in Holland vor allem von C. NAAKTGEBOREN durchgeführt wurden, eröffnen interessant Aspekte auch für die menschliche Geburt. In einer unserer Diskussionen über dieses Thema wies I.EIBL-EIBESFELDT darauf hin, daß man nach den tierethologischen Befunden eigentlich damit rechnen könne, daß auch beim Menschen eine von außen kommende Störung des Geburtsverlaufs, insbesondere ein Wechsel des "Territoriums" einen geburtsverzögernden Effekt haben könne. Wenn diese These richtig ist, würden sich für die Geburtshilfe Schlußfolgerungen ergeben, die wohl darauf abzielen müßten, den Gebärenden den Ort ihrer Geburt so "heimelig" wie möglich zu gestalten. Bei der in Deutschland fehlenden Infrastruktur für Hausgeburten wird sich das holländische Modell sicherlich nur schwer bei uns einführen lassen, vermutlich besteht ein gangbarer Weg darin, daß man die geburtshilflichen Kliniken oder Abteilungen mit Geburtszimmern ausstattet, mit denen bereits die Schwangeren Bekanntschaft machen und in denen sie sich dann in den Stunden der Geburt wohlfühlen können. Von diesem Standpunkt aus gesehen hat M. ODENT einen psychologisch vermutlich sehr günstigen und dazu praktikablen Weg der Geburtsvorbereitung beschritten: er lädt schwangere Frauen in die geburtshilfliche Abteilung ein, wo sie Wöchnerinnen und deren Kinder besuchen und in einem mit einem Klavier ausgestatteten größeren Raum zusammen singen und tanzen können.

Auch eine weitere Idee ODENTS erscheint aus der Sicht der bei den Eipo erhobenen Befunde einleuchtend: Hebamme und Arzt sollten unter der Geburt möglichst nicht wechseln. In Pithivier wird das so erreicht, indem Zweierteams von Hebammen für etwa 48 Stunden Dienst tun (wenn sie nicht in Anspruch genommen werden, können sie sich schlafen legen) und für die nächsten 72 Stunden frei haben. Auf diese Weise gelingt es, den bedenklichen disruptiven Effekt des Wechsels einer so wichtigen Vertrauens- und Bezugsperson wie der Hebamme zu vermeiden.

Als zum Humanethologen gewordener Arzt tendiere ich dazu, den heutigen Menschen, auch den, der unsere Großstädte bevölkert oder seinen Fuß auf einen anderen Planeten setzt, unter dem Gesichtspunkt seiner Stammesgeschichte, der vielfältigen Adaptationen an den Druck der Selektion zu betrachten, in denen dieser höchste Primat so große Ähnlichkeit mit seinen Verwandten im Tierreich aufweist. Ich bin der Überzeugung, daß bei einem "normalen" Geburtsvorgang (mit dem man zumindest in etwa 95 % der Fälle rechnen darf) viele physiologische Vorgänge und Feinsteuerungen ineinander greifen, die wir heute sicherlich noch gar nicht im Letzten aufgedeckt haben. Ohne mütterliche und/oder kindliche Indikation vorgenommene Eingriffe in dieses feine Netzwerk können die spontan ablaufenden Geburtsvorgänge möglicherweise empfindlich stören. Den Geburtsschmerz, insbesondere auch die Zone des Übergangs von starker Schmerzbelastung zur plötzlichen Befreiung nach der Geburt des Kindes, von vielen Frauen als einer der beglückendsten Momente erlebt, sehe ich als interessantes Gebiet weiterer geburtshilflicher und psychophysiologischer Forschungen an. Es erscheint theoretisch möglich, daß der Wehen- und Geburtsschmerz selbst sowie der oft von positiven Emotionen begleitete Wechsel zur Schmerzfreiheit eine Funktion in der Vorbereitung der Mutter auf den so wichtigen Prozeß der Bindung zwischen ihr und ihrem Neugeborenen hat.

ZUSAMMENFASSUNG: In zweijährigem Feldaufenthalt bei einer Ethnie im zentralen Bergland von West-Neuguinea konnten im Rahmen eines Schwerpunktprogramms der Deutschen Forschungsgemeinschaft sieben Geburten miterlebt und dokumentiert werden (Foto, 16 mm Film und Tonband). Ermöglicht wurde das durch die Freundschaft und das Verständnis der Einheimischen und den engen Kontakt, den meine Frau, Grete Schiefenhövel, im Zusammenleben mit den Frauen zu ihnen knüpfen konnte. Bei den beobachteten Geburten fielen vor allem zwei Bereiche auf, in denen offenbar günstige geburtshilfliche Modelle verwirklicht sind: 1. Die Geburtsmechanik mit der Bevorzugung vertikaler Körperhaltungen wie Stehen, Knien, Sitzen, Hocken und der individuellen Entscheidung der Gebärenden zwischen diesen Haltungen; 2. Die psychologische Abstützung des Geburtsvorgangs durch mit der Gebärenden verwandte oder befreundete Frauen, die selbst schon Kinder geboren haben. Geburtshilfliche Eingriffe, auch Maßnahmen wie äußere Wendungen etc. sind den Eipo völlig unbekannt. Sie können sich nur auf die archaischen Behandlungsweisen des Schmerzes und der Angst verlassen, die in Halten, Massieren, Streicheln, Zureden, generell in der Anwesenheit vertrauter Frauen und Körperkontakt realisiert sind. Im Vergleich mit neuen geburtshilflichen Forschungen (MENDEZ-BAUER, ODENT u.a.) zeigt sich, daß die Art und Weise, wie Frauen einer unter steinzeitlichen Bedingungen lebenden Bevölkerung gebären, dem Ideal einer "natürlichen", d.h. wenig von außen beeinflußten Geburt recht nahe kommt, d.h. die bislang noch weitgehend unerforschte psychophysiologische Feinsteuerung des Geburtsvorgangs vermutlich wenig stört.

SUMMARY: Seven births were observed and documented by foto, film and tape recording during a two years field study among an ethic group in the central highlands of West New Guinea. Two observations seem to point towards beneficial obstetrical attitudes: 1. Birth mechanics with preference for vertical positions such as standing, kneeling, sitting, squatting according to the laboring woman's preference. All children were delivered in sitting or squatting positions. 2. Psychological support of the parturient by related or befriended women who had already born children themselves. Obstetrical interference, even manipulations such as external version are entirely unknown. Obstetrical practices are of archaic character and aim at reduction of pain and fear. They include holding, caressing, massaging, encouraging, all this being realized in the presence of familiar women and with close bodily contact. In comparison with modern obstetrical research (MENDEZ-BAUER, ODENT a. others) the practices of this 'neolithic' people seem to come quite close to the ideal of 'natural' birth. In other words, setting and procedure seem to interfere very little with the hitherto hardly explored psychophysiological tuning system governing birth.

* **Dank schulde ich der DFG, der Botschaft der Bundesrepublik Deutschland in Jakarta,** der Indonesischen Akademie der Wissenschaften (LIPI), dem Ministerium für Kultur und Erziehung, der Universitas Cenderawasih und anderen indonesischen Institutionen, den Missionsgesellschaften, die uns unterstützten, der Missionary Aviation Fellowship, meiner Frau Grete Schiefenhövel, insbesondere für ihren Anteil an den Feldforschungen über Menstruation, Schwangerschaft und Geburt, vor allem aber den Eipo selbst für ihr Verständnis und ihre Freundschaft.

Friedr. Vieweg & Sohn, Braunschweig /Wiesbaden

LITERATUR

BÜCHI E. (1978): *Physische Anthropologie der Eipo im zentralen Bergland von Irian Jaya (West-Neuguinea), Indonesien.* Berlin: D. Reimer.

DUNN P. (1976): Obstetric Delivery Today - For Better or for Worse? *Lancet* 10: 790.

DUNN P. (1981): *Birth from the Pediatrician Point of View.* Proceedings of the 7th European Congress of Perinatal Medicine, Barcelona 1980.

FRÖSNER G., JÜPTNER H. u. SCHIEFENHÖVEL W. (im Druck): *Seroepidemiologische Untersuchungen bei den Eipo im zentralen Hochland von Irian Jaya.*

HEESCHEN V. (1979): The Mek Languages of Irian Jaya with Special Reference to the Eipo Language. *Irian* VII, 2: 3-46.

HEESCHEN V. u. SCHIEFENHÖVEL W. (im Druck): *Wörterbuch Eipo-Deutsch-English.*

JORDAN B. (1978): *Birth in Four Cultures.* Montreal & St. Albans: Eden Press.

JÜPTNER H. (1978): Tropenmedizinische Untersuchungen eines Isolats im zentralen Hochland von Irian Jaya (Indonesisch Neuguinea). *Acta tropica* 35: 83-98.

KIRCHHOFF H. (1977): The Woman's Posture during Birth - from Prehistoric Times to the Present. *Organorama* 14: 11-19.

KLAUS H.M.u. KENNELL J.H. (1970): Human Maternal Behaviour at First Contact with her Young. *Pediatrics* 46, 2: 187-192.

KOCH G. (1977): Die Eipo - Anatomie einer Steinzeitkultur. *Bild der Wissenschaft* 9: 44-59.

LEBOYER F. (1974): *Der sanfte Weg in's Leben.* München: Desch.

McFARLANE A. (1977): *The Psychology of Childbirth.* London: Fontana.

MENDEZ-BAUER C. et al. (1975): Effects of Standing Position on Spontaneous Uterine Contractility and Other Aspects of Labour. *J. of Perinatal Medicine* 3: 85-100.

MENDEZ-BAUER C. et al. (1981): *The Dynamics of Labour in Different Positions.* Proceedings of the 7th European Congress of Perinatal Medicine, Barcelona, Sept. 2nd-5th, 1980.

NAAKTGEBOREN C. (1972): *Human delivery in the light of biological views of parturition.* In: MORRIS, N. (ed.): Proceedings of the 3rd Congress for Psychosomatic Medicine in Obstetrics and Gynecology. Basel: Karger.

NAAKTGEBOREN C. (1979): Die Geburt bleibt immer ein Wunder. *Bild der Wissenschaft* Heft 10: 98-112.

NAAKTGEBOREN C. u. SLIJPER E.J. (1970): *Die Biologie der Geburt.* Hamburg: Parey.

ODENT M. (1976): Bien naitre. *Le Seuil.*

ODENT M. (1979): Genese de l'Homme écologique. *Epi.*

SCHIEFENHÖVEL W. (1976): Die Eipo-Leute des Berglands von Indonesisch-Neuguinea. *Homo* 24, 4: 263-275.

SCHIEFENHÖVEL W. (1980): Verarbeitung von Schmerz und Krankheit bei den Eipo, Hochland von West-Neuguinea. *Medizinische Psychologie* 6: 219-234.

SCHIEFENHÖVEL W. (1980): *"Primitive" Childbirth - Anachronism or challenge to "modern" obstetrics?* In: BALLABRIGA A. & GALLART A. (eds.): Proceedings of the 7th European congress of Perinatal Medicine, Barcelona.

SCHIEFENHÖVEL G. u. W. (1978): Vorgänge bei der Geburt eines Mädchens und Änderung der Infantizidabsicht. *Homo* 29, 2: 121-138.

curare Sonderband 1/83 57–64

Stellungen bei der Geburt und Gegenkultur

Michel Odent

Die Gebärposition untersuchen heißt, in die ganze Komplexität des Phänomens "Mensch" einzudringen. Zunächst deshalb, weil eine solche Studie eine ständige Beziehung zu der unserer Art eigenen aufrechten Haltung herstellt. Dann, weil das Gebären eine Verhaltensweise ist, die mehrere Zweige des Wissens ins Spiel bringt, aber auch Auseinandersetzung fordert. Sicherlich ist das Gebären ein von den grundsätzlichen Lebensbedürfnissen untrennbarer Akt, a priori geführt von einem vorkulturellen Wissen, einem der Art eigenen Wissen, einem dem Gehirn phylogenetisch "alt" eingeschriebenen Wissen, dem viszero-affektiven Gehirn, dem körpernahsten Gehirn, dem Gehirn als Sitz der grundlegenden Affekte, das die verschiedenen Aspekte der Verbundenheit mit dem Leben umsetzt. Trotz alldem ist die Art und Weise zu gebären, stark vom kulturellen Milieu abhängig. Das bedeutet, daß das Gebären auch ein neueres Wissen ins Spiel bringt, ein Wissen, an ein Gedächtnis gebunden, das unter den formenden Einflüssen einer sozialen Umgebung, in welcher sich die individuelle Erfahrung entwickelt, stand. Die Vervielfältigung der Perspektiven ist das einzige Verfahren, ein Thema solcher Komplexität anzugehen.

Ist eine "wissenschaftliche" Studie möglich?

Um unsere Zugehörigkeit zu einer vom wissenschaftlichen Gespräch geprägten Welt zu unterstreichen, wollen wir zunächst die Sichtweise einer pluridisziplinären Forschergruppe annehmen, einer Forschergruppe, die mit den Problemen der Mechanik vertraut ist und die über ein Maximum an Daten zur mütterlichen und fötalen Anatomie und Physiologie verfügt. Die Mitglieder dieser Gruppe würden von allen geburtshilflichen Erfahrungen, sowie von geschichtlich oder ethnologisch Eingebrachtem absehen. Das Ziel wäre, die geeignetsten mütterlichen Positionen zu bestimmen, um die der menschlichen Geburt innewohnenden Schwierigkeiten und Gefahren zu überwinden oder wenigstens jene Positionen aufzudecken und aufzuzeigen, die im Verdacht stehen, diese Schwierigkeiten und Gefahren zu erhöhen. Ohne uns groben Irrtümern auszusetzen, glauben wir, grundsätzliche Schlüsse einer solchen Studie vermuten und sogar aussprechen zu können:

- Das Ausmaß der Kräfte, die bei einer uterinen Kontraktion zum Tragen kommen, dem Gewicht des Neugeborenen gegenübergesetzt, impliziert das Berücksichtigen der Mithilfe der Schwerkraft.
- Das Passieren des Kindes durch den Gebärkanal ist ein asymmetrisches Geschehen. Stellt man die Beweglichkeit der Knochen des kleinen Beckens in Rechnung, so müßten gewisse asymmetrische Bewegungen einen günstigen Effekt haben.
- Welches auch immer die Phase der Geburt sei, die Rückenlage bewirkt, daß der Uterus die großen, paravertebralen Gefäße zusammendrückt. Das Zusammendrücken der Aorta kann die uterine und plazentäre Durchblutung nur behindern. Das Zusammendrücken der Hohlvene hindert den venösen Rückfluß, unterstützt den Blutunterdruck, erhöht das Risiko von Blutungen.
- Während der letzten Phase der Geburt sollte die ideale Stellung gewisse Imperative befolgen: Ausnutzen der Schwerkraft, höchster Druck im Unterleib bei kleinstem muskulärem Kraftaufwand und höchste Entspannung der Dammuskeln.

Friedr. Vieweg & Sohn Verlag, Braunschweig/Wiesbaden

Unsere Forschergruppe würde damit unausweichlich zur Beschreibung einer gestützten Hockstellung mit starker Beugung der Schenkel zum Bekken hingeführt werden, die Stabilisierung des Oberkörpers hätte zumindest die Konsequenz, die Energie zu sparen, die zum Beibehalten des Gleichgewichtes notwendig ist; das Unterstützen des Oberkörpers an den Armen würde außerdem die nach unten gerichteten, austreibenden Kräfte kompensieren. Eine solche Stellung würde aus den gleichen Gründen auch das Ausstoßen der Plazenta erleichtern.

Wir werden nicht bei den wahrscheinlichen Schlüssen aus der Arbeit einer solchen utopischen Forschergruppe verharren, weil - bis heute - die anatomisch-physiologische und mechanische Sichtweise die praktizierenden Geburtshelfer kaum je grundlegend beeinflußt hat.

Wir werden uns unverzüglich einer diametral entgegengesetzten Perspektive zuwenden und werden die Historiker und Ethnologen über die Bedingungen des Gebärens in vorwissenschaftlichen Kulturen befragen.

Die historische Sichtweise

Aus der Fülle der von den Historikern und "Prähistorikern" beigebrachten Berichten wollen wir drei Punkte festhalten:

- Seit langem wird das Verhalten der Gebärenden durch das Auftauchen von "Werkzeugen" modifiziert, also durch das kulturelle Milieu. So wurde eine Geburtsdarstellung im Gebiet des jetzigen Anatolien entdeckt, die aus der Zeit des 11. oder 12. Jahrhunderts v. Chr. stammt. Es handelt sich um die Niederkunft einer Göttin, sitzend auf einem Thron mit Armlehnen in Form von Leoparden.
- In den vorindustriellen Gesellschaften sind die vertikalen Stellungen (aufrecht, sitzend, kniend, hockend) die Regel, und die Rückenlage kann als weltweit unbekannt gelten, auch wenn seltenere Dokumente sie nicht völlig ausschließen. So etwa ein Aquarell, das die Niederkunft einer Annamitin über einem Kohlebecken zeigt, oder auch eine Anspielung auf das Kitanda, ein in Uganda benutztes Bett, oder auch das Wissen darum, daß gewisse römische Patrizierinnen in der gleichen halbliegenden Stellung niederkamen, die beim Essen üblich war.
- Die Historiker verfügen nur über statische Dokumente wie etwa Zeichnungen, Stiche, Skulpturen, die schlecht geeignet sind für das Vermitteln von Bewegungsabläufen, den Wechsel und die Veränderungen von Stellungen.

Die ethnologische Sichtweise

Was die Ethnologen betrifft und zwar insbesondere die männlichen Ethnologen, so zeigten sie selten genügend Interesse an den Geburtsbedingungen, das es ihnen ermöglicht hätte, alle Schwierigkeiten zu überwinden, die dem entgegengestellt werden, der Zeuge dieser Aspekte des täglichen Lebens werden will. Deshalb sind die von Wulf SCHIEFENHÖVEL und seiner Frau gefilmten Szenen von Geburten in einem sehr primitiven Stamm in Neuguinea von außerordentlichem Interesse. Bei der Vorführung dieser Filme haben wir unsere Aufmerksamkeit vor allem konzentriert auf die Episoden der Stellungssuche, auf die Häufigkeit asymmetrischer Bewegungen und auf die Wichtigkeit der Hockstellung mit Stabilisation des Oberkörpers mittels der Arme bzw. durch einen in der Hand gehaltenen Stock und den direkten Kontakt mit dem Boden durch die andere Hand.

Das Gebären, bei einem Stamm, der nichts weiß von der industrialisierten Gesellschaft, hat anscheinend nur wenig gemeinsame Punkte mit demjenigen in unseren Geburtshilfestationen. Wir verzichten auf den Effekt des Kontrastes, den jede beharrliche Heraufbeschwörung des gutbekannten, konventionellen gynäkologischen Bereichs provozieren würde, um sogleich von unseren eigenen Erfahrungen zu berichten.

Unsere eigene Erfahrung

Gewiß, wir könnten das Gelernte und vor allem die Anregungen zum Nachdenken unterstreichen, die aus gelegentlichen Berichten von der Geburtshilfe in Nordafrika und Schwarzafrika vor etwa 20 Jahren für uns resultierten. Wir könnten auch Anspielungen machen auf unsere gelegentlichen und schon seit langen geäußerten Infragestellungen der Rückenlage, die zum Beispiel zu einer Konstruktion eines schlechten und rudimentären Prototyps des Gebärstuhles geführt haben. In Wirklichkeit werden wir unsere Erfahrungen vermischen mit dem Wissen, das wir durch die Beobachtungen von Hunderten von Geburten gewonnen haben, an einem Ort, wo kein Mobiliar zu dieser oder jener Stellung verführt, sie suggeriert oder privilegiert. Neben den konventionellen Gebärsälen verfügen wir seit mehreren Jahren über eine sogenannte "salle sauvage". Das Adjektiv sauvage (wild) kann in einem beinahe etymologischen(1) Sinn verstanden werden: Es bezeichnet ein Zimmer, dem nichts beigefügt worden ist, insbesondere keine medizinische Einrichtung und aus dem auch nichts entfernt worden ist, was man gewöhnlicherweise in einem "Raum, in dem man lebt", vorfindet. Eine der leitenden Ideen, aus der dieser neue Raum entstanden ist, ist, daß das Gebären - wie das erste Stillen - wie alle Ereignisse, die zum affektiven Leben gehören, zum emotionalen Leben, zum sexuellen Leben - beeinflußt wird durch die materielle Umgebung. Deshalb sind die Wände bei welchen braun vorwiegt, in einer für die Krankenhausatmosphäre ungewöhnlichen Weise gemalt; die Vorhänge sind orange, das Licht ist gedämpft. Ein niedriges breites Podest, bedeckt mit bunten Kissen nimmt das halbe Zimmer in Anspruch; ein Sessel kann als Gebärstuhl dienen; ein Plattenspieler und Schallplatten stehen zur Verfügung; eine zusätzliche Heizung erlaubt es, ständig Wärme zuzuführen. Gewissen Menschen wird das Fehlen einer Uhr auffallen.

Während der Jahre 1977 und 1978 haben wir uns vor allem als Beobachter verhalten; was wir nicht wußten, war, mit welcher Häufigkeit und in welcher Art Frauen das kulturell Beigebrachte zu vergessen wußten, um auf ihren Körper zu hören und spontan Alternativen zur Rückenlage zu finden.

Gewiß war die "salle sauvage" nicht der einzige Ort des Geburtsgeschehens in den letzten drei Jahren: ein Teil der Gebärenden fühlten sich sicherer in einer verchromten Atmosphäre, in der Nähe mysteriös-elektronischer Apparaturen, die Beine angeschnallt in den Fußstützen, in einer Stellung also, die die Abhängigkeit von den Fachkompetenzen betont; manche Mehrgebärenden bevorzugten es, ihre Kinder in einem konventionellen Entbindungsraum zur Welt zu bringen, an einem ihnen vertrauten Ort, dort, wo die anderen Kinder geboren worden waren. Nichtsdestoweniger war der Anreiz der "salle sauvage" groß und die meisten Geburten fanden dort statt. Wir haben gelernt, daß drei Jahrhunderte genügten, aus der Rückenstellung ein kulturelles Charakteristikum zu machen (vgl. Beitrag MENDEZ-BAUER et al. in diesem Band); in der Tat haben auch in der "salle sauvage" viele Geburten in dieser Stellung oder in einer durch Kissen oder den helfenden Vater unterstützten halb sitzenden Stellung geendet. Aber, auch wenn viele Geburten so endeten, so haben wir doch Hunderte von Frauen beobachten können, die es verstanden haben, auf ihren Körper zu hören und spontan Alternativen zur konventionellen Stellung zu finden.

Häufig haben während der Austreibungsphase die Gebärenden ein zwingendes Bedürfnis verspürt, sich hinzuknien, den Oberkörper in den Wehenpausen aufzurichten und sich während der Wehen vorzubeugen wie beim Gebet. Diese kniende Stellung war normalerweise nicht begleitet von wirklichen Pressbewegungen; sie war selten endgültig und ging meist der Suche nach anderen Stellungen voraus, der stehenden, sitzenden oder liegenden. Die Liegeposition bedeutet nicht immer Rückenlage. Die Seitenlage mit einem angezogenen und einem gestreckten Bein scheint ausgesprochen angenehm in den Wehenpausen zu sein. Wir haben eine unendliche Reihe von Stellungen beobachtet, um so mehr, als die Hilfe des Vaters und manchmal anderer Anwesenden von extremer Vielfältigkeit ist. Das zeitliche Aufeinanderfolgen der Stellungen war nicht konstant. Häufig war das Bedürfnis zur Suche und zum Wechsel der Stellungen, mitbedingt durch die Asymmetrie des Beckens. Es ist nützlich, sich in Erinnerung zu rufen, daß das Passieren des Gebärkanals beim Menschen asymmetrisch ist und daß das menschliche Wesen selbst ein asymmetrisches Wesen ist, mit ungleichen Seiten. Am Ende der Austreibungsphase, wenn eine Wehe eine stehende Frau überrascht, geht sie gewöhnlich in die Hocke. Dies tut sie mit um so mehr Spontanität, je besser dabei die Achseln von einer oder zwei Hilfspersonen gestützt werden. Im Verlauf der drei Jahre unserer Studie haben wir ein völlig neues Verständnis der Bewegungsabläufe bei der Geburt erarbeitet und haben sogar gelernt, über eine andere Bedeutungslehre zu verfügen, die auf der Beobachtung der Stellung und der Bewegungen des Körpers beruht; deswegen war der Gebrauch des Fingerlings(2) nicht mehr so notwendig.

Andererseits haben wir keine signifikante Entwicklung feststellen können, die sich in statistischer Sprache ausdrücken ließe: der Prozentsatz der perinatalen Sterblichkeit hat sich um 0,8-1 % gehalten, während der Prozentsatz von Kaiserschnitten ungefähr 8 von 100 geblieben ist. Es ist wahrscheinlich, daß die Frauen, die am intensivsten auf ihren Körper hören, also jene, die uns am meisten beigebracht haben, die gleichen waren, die, unter welchen Bedingungen auch immer, mit einem Minimum an medizinischer Hilfe geboren hätten. Schließlich haben uns die drei Jahre vor allem erlaubt zu verstehen, daß wir unser neuerworbenes Wissen einsetzen müßten, dem Körper der Frau zu helfen, das wiederzufinden, was er in den letzten Jahrhunderten verloren hat. So sind wir seit dem Anfang des Jahres 1979 bestimmter geworden und haben manchmal von einer gewissen Autorität Gebrauch gemacht. Ohne Zweifel ist es kein Zufall, wenn der Prozentsatz der Kaiserschnitte sich seitdem um 5-6 von 100 zu stabilisieren scheint, ohne daß dabei der Prozentsatz der perinatalen Sterblichkeit verändert würde.

Hier nun die Synthese unserer Erfahrung, die zum Schematisieren verführt, und die uns zur Zeit in einer gewissen Spannweite stillschweigend als Leitfaden dient.

- In der ersten Phase, während derer sich der Gebärmutterhals erweitert und bevor von "geburtshilflichen Stellungen" die Rede sein kann, ist das Stehen und Herumgehen gewöhnlicherweise am geeignetsten.

- Im Verlauf der zweiten Phase erleichtert das Knien oder Stehen mit während der Wehen stark vorgebeugtem Oberkörper die begonnene Drehung während des Durchtritts des Kindes durch das Becken.

- Am Ende der Austreibungsphase scheint während der Wehen die unterstützte Hockstellung am wirksamsten zu sein. In dieser Position ist die Drucksteigerung im kleinen Becken maximal, begleitet von einer minimalen Muskelanspannung und einer optimalen Entspannung der Dammuskeln. Die abgestützte Hockstellung ist ein wesentlicher Sicherheitsfaktor bei der Steißlage, indem sie die gefährliche Verzögerung zwischen dem Austritt der Nabelschnur und dem Austritt des Kopfes verringert. Außerdem muß betont werden, daß bei Zwillingsgeburten diese Stellung für die Geburt des zweiten Kindes von besonderer Bedeutung sein kann. Schließlich ist diese Stellung für die Ausstoßung der Plazenta am wirksamsten und am wenigsten schmerzhaft.

Das Wesentliche

Ein solches Schema, viel zu einfältig, läuft Gefahr, eine neue technische Methodologie einzuführen und vor allem das Wesentliche zu verkennen. Das Wesentliche ist dieser Wechsel der Bewußtseinsebenen, der der Gebärenden erlaubt, nicht mehr einem kulturellen Gedächtnis zu gehorchen, das in den neuesten Schichten des Gehirns gespeichert ist, um einem unendlich viel älteren Gedächtnis, einem animalen Gedächtnis, einem dem Menschen eigenen Gedächtnis zu gehorchen. Ein die Wehen begleitender charakteristischer Schrei ist ein deutliches Symptom dieser "Regression". Diese Regression geht einher mit einer veränderten Zeitwahrnehmung, einem besseren Annehmen des Öffnens der Schließmuskeln und dem Ablassen von Urin und Fäkalien, schließlich einem Lockern der Dammuskeln. Diese "Regression" spielt eine schützende Rolle dem Schmerz(3) gegenüber und kann helfen, Alternativen zur konventionellen Position zu finden. Umgekehrt tragen gewisse Stellungen wie etwa das Knien mit vorgebeugtem Oberkörper (das Gebet?) oder die Seitenlage mit einem angezogenen und einem gestreckten Bein (Fötalstellung?) dazu bei, diesen Wechsel des Bewußtseinszustandes einzuleiten. Wir erkennen jetzt die verschiedenen Faktoren gut, die die Wahrnehmung des "viszero-affektiven", des körpernahsten Gehirnteils erleichtern. Sie anführen, analysieren heißt, die Geburtshilfepositionen unter einem sophrologischen(4) Aspekt zu betrachten, es heißt auch die Rolle derjenigen zu definieren, die der Gebärenden beistehen und in einem gewissen Maße diese Regression begleiten müssen.

Das Dabeisein einer Frau ist wesentlich. Diejenige, welche dabei ist - die Hebamme -, muß fähig sein, sich emotional in das Geschehen einzulassen, Zuneigung entgegenzubringen, und sie muß gleichzeitig als genügend erfahren erscheinen, um die Rolle des Mutterersatzes zu spielen. War nicht der Gebärstuhl, im Ursprung, die Entsprechung ihrer Knie? Manchmal kann es nützlich sein, sich diskret auf die physisch nicht anwesende Mutter zu beziehen. Bei fremdsprachigen Gebärenden ist ein Wechsel der Sprache, eine Rückkehr in die Muttersprache, ein Hauptfaktor. Indes ist, aus geschichtlichen Gründen, die Anwesenheit derer, die in den 50-iger Jahren Mütter waren, nicht immer wünschenswert.

Ein Aufenthalt in einem warmen Bad, während der ersten Phase der Geburt kann für einen Teil der Frauen eine gute Möglichkeit sein, den Wechsel der Bewußtseinsebene vorzubereiten. Deswegen haben wir ein Planschbecken. Einige werden das Eintauchen ins angenehm warme Wasser, ins Halbdunkel mit geschlossenen Augen,als wirksame Methode der Entspannung deuten, die jeder von einem Tag auf den anderen ohne irgendeine Vorbereitung nutzen kann. Wieder andere werden, in der Sprache des EEG, unterstreichen, daß ein unter diesen Bedingungen genommenes Bad die Entwicklung auf einen "alphabetonten Rhythmus" hin begünstigt. Auf jeden Fall ist das Ausruhen im Planschbecken nach einer Phase des Herumgehens die beste Möglichkeit, den Aufenthalt im Bett so gut als möglich zu verkürzen. Die Wirkung des Bades ist manchmal eindrucksvoll. Die Weigerung, aus dem Wasser zu steigen - nichtverbal oder sprachlich ausgedrückt -, ist nicht selten, und die Geburt im Wasser gehört nicht mehr nur zum Reich des Traums.

Während der letzten Phase des Gebärens ist die *Art der Kommunikation zwischen der Gebärenden und der Umgebung wesentlich*: Den physischen Kontakt, den Kontakt von Haut zu Haut bevorzugen, heißt auch, die Wörter, die allzusehr den Intellekt beanspruchen, das logische rationale Gehirn, verbannen. In der gleichen Art behindern heftige und grobe sensorische Stimulationen den Prozeß der "Regression"; damit gilt es, die begünstigende Wirkung des Halbdunkels, auch einer gewissen Stille, die sich übrigens verträgt mit einer sanften Musik, zu betonen.

Der Prozeß der Regression endet nicht mit dem Augenblick der Geburt. Er geht weiter während der Phase des Aufnehmens des Neugeborenen. Die Szenen des Aufnehmens des Neugeborenen können eine außerordentliche gefühlsmäßige Intensität erreichen, wenn nach einer Geburt in Hockstellung die am Boden sitzende Mutter das Neugeborene in die Arme nimmt. *Der freie Ausdruck der Gefühle geht Hand in Hand mit der Freiheit des Körpers.* Die Atmosphäre, die beim Neugeborenen den "Ausdruck eines frühzeitigen Suchreflexes", d.h. das Suchen der Brustwarzen begünstigt, ist die gleiche, die bei der Mutter die Regression unterstützt und hilft, die zu einem frühzeitigen ersten Stillen notwendigen Gesten auszuführen. Es wird deutlich, wie sehr das Gebären und das erste Stillen Schlüsselereignisse sind, die keine Forschung, die sich von den Konzepten Erworbenes, Angeborenes, Natur, Kultur leiten läßt, verkennen kann. Die Wichtigkeit, die wir dem Phänomen der Regression einräumen, betont unsere völlige Opposition zur traditionellen Psychoprophylaxe, die sich im Gegenteil der Aktivation des höheren Kortex bedient. Die traditionelle Psychoprophylaxe gehört mit zu jener Welt, die die ständige Beherrschung der Gefühle des Körpers fordert. Dagegen ist die Geburtshilfe, die wir praktizieren, schließlich beherrscht von der Notwendigkeit, das emotionale Gehirn, das körpernahste Gehirn, das Gehirn, in dem die verschiedenen Aspekte des Lebensbedürfnisses enthalten sind, zu rehabilitieren. Ist das Neugeborene nicht ein menschliches Wesen, dessen altes Gehirn ('das limbische System' würden die Neurophysiologen sagen) sich stärkt, sich strukturiert, sich einpaßt, ohne schon vom Neokortex übermäßig kontrolliert zu werden? Die Notwendigkeit, es zu rehabilitieren, erscheint ungezwungen, sobald man sich auf die Liebe zum Leben, auf die Verbundenheit mit dem Leben zu beziehen weiß, um das "Übel in der Zivilisation" zu verstehen: "Die Überlebensdynamik" des technologischen Menschen ist in allen ihren Formen tiefgehend entstellt.

Das Aufnehmen des Neugeborenen und die Infragestellung der konventionellen Geburtshilfestellungen bilden ein Ganzes. Unsere Beobachtungen, unsere Forschung, unser Denken sind untrennbar vom "Phänomen Leboyer", diesem tiefgreifenden, weltweiten Widerhall einer für ein weites Publikum bestimmten Abfolge von Kunstwerken. Jene, die die wirkliche kulturelle Dimension des "Phänomen Leboyer" wahrgenommen haben, werden sofort die Wichtigkeit der Infragestellung der "standardisierten" Geburtspositionen verstehen. Einige werden sie im Rahmen einer Entwicklung der Beziehungen zwischen den Geschlechtern ansiedeln. In einer Kultur, in welcher man leicht Aktivität mit Aktivität der höheren Gehirnfunktionen verwechselt und in der die Konzepte der Weiblichkeit und der Passivität gleichgesetzt werden, versteht man den grundlegenden Charakter der aufgeworfenen Fragen. Außerdem kann man die Geschichte der Beziehungen zwischen Mann und Frau nicht verstehen, ohne die Geschichte der Geburtshilfe begreifen zu wollen und - genauer -, ohne sich für die Geschichte der Beziehungen zwischen Ärzten und Hebammen (im französischen Text: médecins-hommes et sages-femmes) zu interessieren... und für die Geschichte der Geburtszange(5). Man darf nicht vergessen, daß das Eindringen des Arztes ins Gebärzimmer im 18. Jahrhundert, die Einführung der Rückenlage und der Geburtszange, einem Werkzeug, das nimmt und herauszieht, nur drei Aspekte des einen, gleichen Phänomens sind. Heute kann jede Infragestellung nur global sein. Es ist vorauszusehen, daß die Frauenbewegungen solchen Gedankengängen nicht fremd gegenüber stehen werden.

Der Psychoanalytiker Bernard This hat uns, in dem er sich beharrlich mit dem "Verschmelzungsmythos" beschäftigte, auf einen Weg geführt, der zu verstehen hilft, wie sehr die Rückenlage der Gebärenden mit zu den Fundamenten unserer Gesellschaft gehört. Die psychoanalytische Theorie hatte sich kaum damit beschäftigt, welchen Stellenwert man der Plazenta zuordnen muß. Für Bernard This sind das Vergessen der Plazenta, das Verachten, das Auslassen des "vermittelnden Objektes" fundamental; sie halten die Illusion einer "ursprünglichen Verschmelzung und Vermischung" aufrecht. Der Mythos der "Unreinheit" würde erlauben, die väterliche Funktion zu leugnen, die bei der Zeugung deutlich wird, aber bei der Geburt nicht offensichtlich ist. Der "Verschmelzungsmythos" würde den Geburtsschmerz verstärken, Beweis dafür, daß ein Teil des Körpers sich von der Ganzheit trennt. Die erklärte Absicht, das Kind als ein "vermindertes, unvollständiges, stummes und blindes" Wesen anzusehen, wäre eine Äußerung dieser Täuschung. Bernard This hat klug hervorgehoben, daß die Plazenta nicht in allen Kulturen ignoriert wird, er hatte aber kaum Gelegenheit, Beziehungen zwischen der Haltung gegenüber der Plazenta und der Art und Weise der Geburt herzustellen. Wir sind inzwischen zu der Überzeugung gelangt, daß das Desinteresse an der Plazenta mit der Geburt im Sitzen oder im Liegen verbunden ist. Wenn eine Frau in der Hocke gebiert, wird die Plazenta spontan angeschaut, untersucht, benannt. In einer Gesellschaft, in der die Menschen noch hocken können, existiert die Plazenta im Bewußtsein der Menschen, auch wenn die Nabelschnur vor ihrem Austreten durchtrennt wurde. Wir könnten hinzufügen, daß in einer Gesellschaft, in der man zu Hocken weiß, auch das Neugeborene "existiert". Zu den Gefahren, die mit der Lage der Beteiligten zu tun haben, werden wir eine Frage stellen: Ist es vorzuziehen, daß der Geburtshelfer in einer günstigen Stellung ist, um den Damm zu beobachten oder, daß die Gebärende in einer Stellung ist, die erlaubt diesen Damm mit den größtmöglichen Vorteilen zu schützen? Unsere Erfahrung mit beiden Möglichkeiten läßt kaum Zweifel. Schließlich betonen wir einfach, wenn wir schon von Lebensgefahren sprechen, daß das Gebären in der Hockstellung, gefolgt von einem Aufnehmen des Neugeborenen durch eine sitzende Mutter mit aufgerichtetem Oberkörper, die Komplikationen von Blutungen fast völlig ausschließt. Im Endeffekt ist das Vergessen der Hockstellung das Wichtigste. Dieses Vergessen der Hockstellung beginnt schon mit dem Bereitstellen eines Stuhles für das Mädchen in der Kinderkrippe, im Kindergarten oder in der Vorschule. Die Art des Gebärens ist ein Aspekt der Lebensweise...

Wir haben uns manchesmal von einer vorherrschenden Ideologie distanziert, die das Suchen nach Sicherheit bis zum Exzess bevorzugt. Für uns gehört das Risiko zum Leben. Das "Neugeborene ohne Risiko" gibt es nicht. Eine Gesellschaft ohne Risiko wäre auch eine Gesellschaft ohne Hoffnung. Trotzdem scheint es uns wünschenswert, diese Studie über die Geburtsstellungen mit einem Blick in die Zukunft abzuschließen. Zur Zeit erfordert in den abendländischen Ländern das Herabdrücken der perinatalen Sterblichkeit auf unter 15/1000 Lebendgeburten gewöhnlicherweise mehr als 10 % Kaiserschnitte.

Unsere Erfahrung führt zur Überzeugung, daß nur eine Infragestellung der konventionellen Geburtsstellungen(6) erlauben wird, gleichzeitig einen Prozentsatz der perinatalen Sterblichkeit um 10/1000 mit einem Prozentsatz der Kaiserschnitte unter 7/100 zu erreichen, d.h. die Gefahr für die Mutter noch einmal zu verringern.

ANMERKUNGEN

(1) Gleiche Etymologie wie "sylvestre", silva: der Wald.

(2) Gummischutz für Finger bei der analen Untersuchung der Frau (Anmerk. d.Übers.).

(3) Es ist wahrscheinlich, daß die optimale Ausschüttung endogener, schmerzhemmender Substanzen, wie etwa die Encephaline und Endorphine (wie außerdem auch die Ausschüttung des post-hypophysären Oxytozins) begünstigt werden durch einen Bewußtseinszustand, der einem Absinken der neokortikalen Kontrolle entspricht.

(4) Die Sophrologie, im weitesten Sinne des Begriffes verstanden, ist das Studium der Wechsel von Bewußtseinsebenen.

(5) Die Familie Chamberlin hat sich, indem sie während eines Jahrhunderts das Geheimnis der Geburtszange bewahrte, einen Ruf gesichert, der ihr erlaubte, das Monopol der Ausbildung von Hebammen zu erwerben.

(6) Das Aufkommen der "Telemetrie", d.h. des drahtlosen Überwachsens mit Monitor sollte die letzten technischen Vorwände beiseite schieben, die in der Lage wären, eine Infragestellung der gewohnten Geburtsstellung und eine Vervielfältigung der "salles sauvages" zu hemmen.

LITERATUR

BAUDE Martine: *Conception et traitement du placenta - contrepoint de deux cultures: exemples africains et européens.* Maitrise d'ethnologie, Paris VII.

DUNN Peter (1978): Posture in Labour. *Lancet,* March 4.

MENDEZ-BAUER Carlot et al. (1975): Effects of standing position on spontaneous uterine contractility and other aspects of labour. *Journal of Perinatal Medicine,* 3.

ODENT Michel (1976): Bien naitre, Le Seuil. *Genèse de l'homme écologique, Epi.*

SCHIEFENHÖVEL Grete u. Wulf (1978): Eipo, Irian Jaya (West-Neuguinea) - Vorgänge bei der Geburt eines Mädchens und Änderung der Infantizidabsicht. *Homo* 29/2.

THIS Bernard (1977): *Naitre ... et sourire.* Aubier-Montaigne.

ZUSAMMENFASSUNG: Untersuchungen der Gebärpositionen muß tief die Komplexität des Menschen berücksichtigen, schon weil eine solche Studie ständige Beziehung zur aufrechten Körperhaltung berücksichtigen muß. Gebären ist eine Verhaltensweise, die mehrere Wissenszweige herausfordert, und es ist ein von den grundsätzlichen Lebensbedürfnissen untrennbarer Akt, der von einem vorkulturellen phylogenetisch "altem", dem viscero-affektiven Gehirn eingeschriebenen Wissen begleitet wird. Dennoch ist die Art und Weise zu gebären, sozio-kulturell strukturiert. Dadurch wird eine neue Form von Wissen ins Spiel gebracht, das an das Gedächtnis gebunden ist und von der sozio-kulturellen Umgebung abhängt. Die Vervielfältigung der Perspektiven ist das einzige Verfahren, ein Thema solcher Komplexität anzugehen.

SUMMARY: A study of human birthing positions has to deeply acknowledge the complexity of human beings, even if this was only for their upright position. Birthing is a behaviour that provokes to be studied by various branches of science. It is an act that cannot be considered apart from basic living requirements, and not apart from a pre-cultural knowledge of the viscero-affective brain. Nevertheless the way of birthing has been socio-culturally structured everywhere and thus there was created a new form of knowledge that is related to memory and that depends upon the socio-cultural environment.

curare Sonderband 1/83 65–70

Über die Hausgeburt in den Niederlanden

Cornelius Naaktgeboren

Während der Tagung der Gesellschaft für Ethnomedizin, die 1978 stattfand, war es mir möglich, einen Film über die Hausgeburt in den Niederlanden vorzuführen und zu besprechen. Anläßlich dieser Vorführung entstand eine lebhafte Diskussion. In der vorliegenden Arbeit werde ich auf einige allgemein wichtige Aspekte bezüglich der Hausgeburt eingehen. Für eine detaillierte Beschreibung des vorgeführten Filmes, sowie eines anderen Filmes über die Geburt zu Hause sei auf die Begleitveröffentlichungen in der Encyclopaedia cinematographica (E 2061, E 2357) verwiesen. Die Zahlen über die Häufigkeit der Hausgeburt und andere medizinisch bedeutsamen Angaben sind mit dankenswerter Zustimmung des Verfassers den Arbeiten VAN ALTENS (1981a,b) entnommen.

Die Herstellung eines Filmes über die Geburt

Die Geburt ist ein tiefgreifendes, emotionales Geschehen. Viele Elternpaare bevorzugen es, die Geburt ihres Kindes möglichst ungestört zu erleben. Die Anwesenheit fremder Personen wird öfters als ein störender Umweltreiz empfunden. Schon in der geburtshilflichen Literatur des 17. Jahrhunderts wird erwähnt, daß derartige unangenehme Emotionen einen ungünstigen Einfluß auf den Geburtsablauf ausüben können. Es ist wichtig, diese Auffassung nicht als eine Art altmodischen Aberglaubens zu betrachten. Die Beobachtungen, die vor einigen Jahrhunderten beschrieben worden sind, sind an sich richtig, obwohl die damalige Deutung und Erklärung derartiger Phänomene heute nicht mehr als richtig angesehen wird. Daß in unserer Zeit manchmal die Zuverlässigkeit der Beobachtungen angezweifelt wird, weil man heute andere Möglichkeiten zur Erklärung und zur Datenerhebung hat, ist bedauerlich. Auf diese Probleme sowie auf einige Zitate älterer Lehrbücher bin ich an anderer Stelle eingegangen (NAAKTGEBOREN, 1974). Auf einige Tatsachen und Deutungen werden wir später noch zurückkommen. Es genügt jetzt festzustellen, daß die Anwesenheit fremder Personen bei der Geburt zu emotionellen Störungen führen kann und daß diese eine Wehenschwäche herbei führen und so den Verlauf des Geburtsvorganges ungünstig beeinflussen können. Aus diesem Grunde ist es unbedingt notwendig, gemeinsam mit den Eltern die Filmaufnahmen sehr gründlich vorzubereiten. Dies trifft sowohl für Filmaufnahmen in der Klinik als für das Drehen eines Filmes bei der Hausgeburt zu. An anderer Stelle ist es von Bedeutung, Menschen zu suchen, die motiviert sind, am Zustandekommen eines Filmes mitzuarbeiten. Nachdem wir solche Menschen gefunden hatten, haben wir in der Regel schon vor der Geburt Filmaufnahmen gedreht. Die Eltern lernten dabei die Gruppe der Mitarbeiter persönlich kennen. Das gegenseitige Vertrauen ermöglicht, daß die Anwesenheit der Filmmannschaft nicht als störend empfunden wird. Dies ist genau so wichtig, wie die allgemein akzeptierte Tatsache, daß die Hebamme oder der Arzt, die die Entbindung leiten, auch vorher die pränatalen Untersuchungen durchführen. Wir haben immer verabredet, daß die Eltern sogar noch während der Geburt sagen dürfen, daß

Friedr. Vieweg & Sohn, Braunschweig /Wiesbaden

sie von ihrem Vorhaben, die Geburt filmen zu lassen, absehen wollen, und wir haben ihnen versprochen, dann auch sofort die Aufnahmen zu unterbrechen und wegzugehen. Weiter ist es von Bedeutung, daß bei Aufnahmen eines Geburtsfilmes jede Art der Regieführung unterbleiben sollte. Wir haben nur auf Film registriert, wie die Menschen (Eltern, Hebamme, Arzt) sich spontan verhielten. Derartige Filmaufnahmen enthalten manchmal auch Sequenzen, die in einem Unterrichtsfilm nicht wünschenswert wären (z.B. eine Schwangere, die eine Zigarette raucht). Dank diesem Aufwand an Zeit und Mühe bei der Vorbereitung war es möglich, die Hausgeburt, wie sie in Holland üblich ist, zuverlässig zu dokumentieren. Die zwei Filme (E 2061 und E 2357) zeigen aber auch wesentliche Unterschiede, die dem persönlichen Charakter und der eigenen Umgebung der Eltern zu verdanken sind.

Die Hausgeburt

Früher wurden in allen Ländern Europas Kinder in der Regel zu Hause geboren. Im 19. Jahrhundert wurde es üblich, die Gebärende bei Wehenbeginn zu hospitalisieren. Häufig war man der Meinung, daß es in einer Klinik leichter möglich ist, Schwierigkeiten bei der Geburt effektiver behandeln zu können. Viele Fälle mütterlicher Mortalität bestätigten den Eindruck, die Geburt sei ein sehr gefährliches Ereignis. Es darf aber nicht übersehen werden, daß im vergangenen Jahrhundert die Mortalität unter den Patienten vieler Universitätskliniken erheblich höher war als unter der Bevölkerung, die es sich nicht leisten konnte, in einem Krankenhaus zu gebären. Die Geschichte von Semmelweiss hat ein für allemal illustriert, daß iatrogene Erkrankungen damals einen erheblich grösseres Risiko bildeten als die natürlichen Bedrohungen. Selbstverständlich hat man seit der Entdeckung der Ursache des Wochenbettfiebers und der Erfindung der modernen hygienischen Methoden die Sterblichkeit effektiv zurückdrängen können. In vielen Ländern hat man sich auf eine intensive perinatale Überwachung konzentriert. In den Niederlanden hat sich die Entwicklung anders vollzogen und man hat sich vorrangig auf die Überwachung der Schwangerschaft konzentriert. Die regelmäßige Untersuchung schwangerer Frauen ermöglicht es in vielen Fällen, Risikopatientinnen rechtzeitig auszuwählen. Diese Frauen müssen dann in einem speziell ausgestatteten Krankenhaus gebären ("medizinische Indikation"). Es gibt auch Fälle, wo Menschen z.B. in einem Haus wohnen, das nicht dazu geeignet ist, als Ort für die Geburt zu dienen. Auch dann werden sie in ein Krankenhaus überwiesen ("soziale Indikation"). Ist aber alles in Ordnung, dann haben die Eltern die freie Wahl, ob sie ihr Kind zu Hause oder in einem Krankenhaus zur Welt kommen lassen wollen.

Die geburtshilfliche Organisation ist von wesentlicher Bedeutung. Außer einer hervorragenden Hebammenausbildung gibt es eine professionelle Ausbildung für den Beruf "kraamverzorgster". Diese Mädchen lernen die Pflege des Neugeborenen und der Mutter im Wochenbett, so wie sie sie während der ersten 8 - 10 Tage nach der Geburt im Haushalt durchführen müssen. Eine andere wichtige Tatsache ist, daß die Niederlande ein kleines Land mit einem dichten Straßennetz sind, so daß in Notfällen ein Krankenhaus immer innerhalb kürzerer Zeit zu erreichen ist. Genauere Angaben zu dieser Organisation werden von VAN ALTEN (1981a,b) gegeben. Seiner Arbeit entnehme ich einige Punkte für die folgende Beschreibung einer richtig selektierten Frau, der es erlaubt wird, zu Hause zu gebären. Sie muß gesund sein und keine Andeutung von Toxikose und/oder Hypertension aufweisen, d.h. der diastolische Blutdruckwert soll 80mm Hg nicht übersteigen. Das Kind muß sich in Kopflage befinden. Es soll ein richtiges Verhältnis zwischen der Größe des Kindes und der Dauer der Schwangerschaft bestehen. Es muß eine Einlingsschwangerschaft sein. Der Kopf des Kindes muß am Ende der Gravidität richtig ins Becken eingetreten sein. Die geburtshilfliche Vorgeschichte muß unkompliziert sein.

Wenn die Frau eine Erstgebärende (Primigravida) ist, sollte sie jünger als 35 Jahre, wenn sie eine Multigravida ist, jünger als 45 Jahre sein. Der Geburtsbeginn muß spontan zwischen der 37. und 43. Woche einsetzen. Zu Hause muß ein getrenntes Schlafzimmer vorhanden sein. Eine Heizmöglichkeit muß gegeben sein. Man muß über fließendes Wasser und eine leicht erreichbare Toilette verfügen. Und im Notfall muß es möglich sein, per Ambulanz innerhalb von höchstens 45 Minuten in ein Krankenhaus befördert zu werden. Der Hausarzt oder die Hebamme, die die pränatale Kontrolle durchführen, sind verantwortlich für die Durchführung dieser Bestimmungen (hier zwanglos aufgeführt).

Ist die Hausgeburt gefährlich?

Die perinatale Mortalität in den Niederlanden ist niedrig. 1979 wurden etwa 35% aller Kinder zu Hause geboren. In diesem Jahr betrug die perinatale Mortalität 12‰ aller geborenen Kinder und 2.8‰ der zu Hause geborenen. 1978 war der Prozentsatz für Sectio caesarea 3.8‰ und für vaginale operative Entbindungen 6‰. Anästhesie und Analgesie sind nicht nur bei Hausgeburten, sondern auch in den Krankenhäusern zur Erleichterung normaler Geburten nicht üblich. Selbstverständlich werden bei chirurgischen Eingriffen anästhetische Maßnahmen vorgenommen. Die perinatale Mortalität unter den Kindern von drei Gruppen Frauen war sehr unterschiedlich (VAN ALTEN, 1981b). Sie betrug 41.4 o/oo in der ersten Gruppe (Frauen, die schon während der Schwangerschaft eine medizinische Indikation erhielten), 19.0 o/oo in der zweiten Gruppe (Frauen die während der Geburt ins Krankenhaus befördert wurden) und 1.6‰ in der dritten Gruppe (normale Hausgeburten). Dies deutet an, daß 1. die Selektion sehr effektiv durchgeführt wurde und 2. die Hausgeburt nicht gefährlich ist, wenn eine gute Selektion der Schwangeren vorgenommen wird.

Die Frequenz der Hausgeburt

Die Häufigkeit der Hausgeburten hat in den letzten 15 Jahren sehr stark abgenommen und zwar von 70% bis auf etwa 35%. Abb. 1 gibt den prozentualen Anteil der Hausgeburten an allen Entbindungen an, die von 1970

Abb. 1: Hausgeburten in den Niederlanden (1970-1979) %

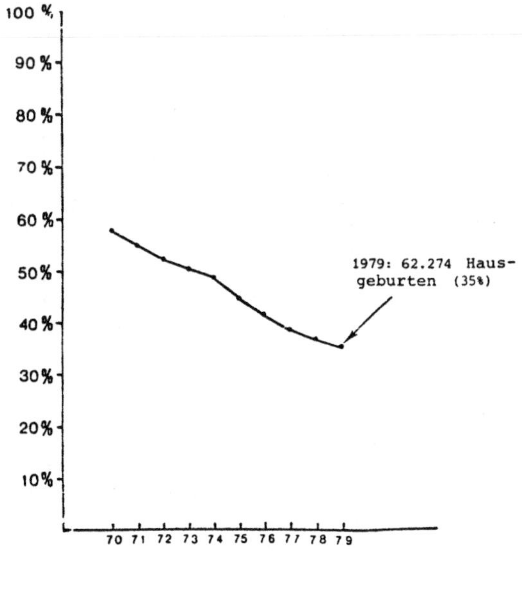

bis 1979 in den Niederlanden stattgefunden haben. Der starke Rückgang ist die Folge verschiedener Ursachen. Außer der Möglichkeit einer guten Selektion und der damit verbundenen Zahl der Überweisungen in die Krankenhäuser und einer Reihe organisatorischer Ursachen ist zu erwähnen, daß die totale Hospitalisierung auch in den Niederlanden von bestimmten Seiten stark propagiert wird. In Schweden hat man bei einer totalen Hospitalisierung eine sehr niedrige mütterliche und perinatale Mortalität. Der Kaiserschnitt ist in Schweden mit 11% etwa drei mal so hoch wie in den Niederlanden. Außer politischen und medizinischen Aspekten spielen auch psychologische und emotionale Faktoren eine wichtige Rolle sowie der Wunsch der Eltern, ob die Hausgeburt noch eine Zukunft hat. Viele Eltern bevorzugen es, daß ihr Kind zu Hause geboren wird, weil sie das als angenehmer empfinden und weil sie die Geburt nicht als eine Krankheit betrachten. Die Intensität der Diskussion über den Ort der Geburt hat in den letzten Jahren stark zugenommen. Immer mehr findet die Hausgeburt als das Ergebnis einer wohlüberlegten, bewußten Wahl und immer weniger als Selbstverständlichkeit statt. Eng verknüpft mit dieser Umstellung ist auch der Umstand, daß von Aktionsgruppen stark für das Stillen der Kinder plädiert wird. Sowohl der Wunsch, zu Hause zu entbinden und der Wunsch, das Kind zu stillen, hängen mit einem Drang des "Zurück zu der Natur" zusammen. In diesem Zusammenhang ist noch zu erwähnen, daß in Ländern, wo die Geburt schon seit Jahrzehnten ausschließlich oder hauptsächlich in Krankenhäusern stattfindet (z. B. Amerika, Australien, England), sich Menschen, die die Hausgeburt unter Leitung von Hebammen wünschen, zu Vereinen und Aktionsgruppen zusammengeschlossen haben. Trotz der Bemühungen dieser Vereine gelingt es nur selten, die Möglichkeit zur Hausgeburt wieder zu realisieren, weil die Organisation fehlt. Auf diese Schwierigkeiten werde ich hier nicht weiter eingehen. Genaueres ist den Veröffentlichungen von HAIRE (1972) und von ARMS (1975) zu entnehmen. In den Niederlanden existiert eine gute Organisation, und es ist in diesem Land daher möglich, etwas Wertvolles, nämlich die Hausgeburt, zu konservieren, das man in anderen Ländern kaum oder nicht mehr zurückbringen kann, nachdem es erst einmal verschwunden ist.

Biologische Aspekte der Hausgeburt

Alle Säugetiere suchen vor der Geburt einen Ort, wo sie sich sicher und geschützt wissen (NAAKTGEBOREN u. SLIJPER, 1970). Ob nun dieser Ort bei den Artgenossen (Mäuse, Delphine) oder gerade in der Entfernung von den Rudelgenossen (Rothirsche, Schafe), in den Bäumen (Affen) oder unter der Erdoberfläche (Füchse, Kaninchen), am Meeresufer (Robben) oder unter Wasser (Wale) gefunden wird, ist eine Frage der Ökologie der betreffenden Arten. In artspezifischer Weise wird Sicherheit zur Geburt gesucht und gefunden. Der Mensch bildet in dieser Hinsicht keine Ausnahme. Der Mensch im prähistorischen Europa hat sich ohne Zweifel in eine Grotte zurückgezogen für die Geburt des Kindes und da kurz vor der Entbindung noch alles zurechtgemacht. So empfindet der moderne Mensch die eigene Wohnung als eine sichere Stelle. Obwohl alle für die Geburt nötigen Dinge schon ab dem 7. Monat fertig sind, entsteht auch im 20. Jahrhundert öfters noch der Drang "das Nest fertig zu stellen". Dies äußert sich nicht selten in einer triebhaften Arbeitswut. Häufig erzählen frisch entbundene Frauen: "Und gestern habe ich noch alle Fenster geputzt", oder "Nachdem ich die Gardinen gewaschen hatte, fingen die Wehen an", usw. Der Trieb des Nestbauverhaltens an einem sicheren Ort (d. h. zu Hause!) gehört zu den festveranlagten biologischen Bedürfnissen unserer Spezies. Der amerikanische Psychiater FRIEDMAN (1975) hat festgestellt, daß sogar in Amerika (trotz des "sicheren Wissens, daß die Geburt zu Hause ein untragbares Risiko darstellt") das Verlassen des Hauses, um zur Klinik zu gehen, als der stärkste Streßstimulus des ganzen Geburtsvorganges empfunden wird. Bei vielen Tierarten haben wir festgestellt, daß irgendwelche Störungen den Geburtsablauf verzögern und zu einem Erlöschen der Wehentätigkeit führen können (NAAKTGEBOREN u. BONTEKOE, 1975) und daß dieser Effekt die direkte Folge des vermehrt ausgeschütteten Streßhormons (Adrenalin) ist (BONTEKOE, BLACQUIERE, NAAKTGEBOREN, DIELEMAN u. WILLEMS, 1977). Es kommt öfters vor, daß Frauen in der Klinik ankommen und mitteilen, daß die Wehen verschwunden sind, obwohl sie zu Hause regelmäßig alle fünf Minuten auftraten. Diese und viele andere Beobachtungen bestätigen, daß der Mensch sich diesbezüglich noch genauso biologisch normal verhält wie die anderen Säugetiere. Es ist hier aber zu betonen, daß wir über die biologisch normale Geburt nur eine Philosophie aufbauen können, aber daß es nicht ein Fossil des normalen menschlichen Geburtsvorganges z.B. als ethnisches Relikt, gibt. Die Geburt hat in allen Kulturen Einflüsse von Aberglauben, Magie, Religion, Gewohnheiten usw. erhalten. Die Bräuche bei der Geburt, die bei vielen ethnischen Gruppen vorkommen, sind sicher nicht als natürlich zu betrachten. Es ist zu bedenken, daß viele Bräuche rund um die Geburt kulturell bestimmt sind. Der Geburtsablauf im Bergland Neuguineas ist genausoweit von der Natur entfernt, als der im Kreissaal in Nordamerika. Die Unterschiede sind kultureller Natur, aber in beiden Fällen ist das Vertrauen in die Natur ausgetauscht gegen ein Vertrauen in etwas Anderes. Dieses Andere ist in Neuguinea die Magie und und ist in Nordamerika die medizinische Wissenschaft. Wenn das Vertrauen in die Medizin größer ist als das Vertrauen in die Natur, dann wird eine Frau sich im Krankenhaus sicherer und besser gegen Bedrohungen geschützt fühlen als zu Hause. Selbstverständlich sollte sie dann im Krankenhaus ihr Kind zur Welt bringen. Aber es ist m.E. grundfalsch, gesunden, nach bestimmten Kriterien ausgewählten Frauen (s.o.), die zu Hause gebären möchten, die Möglichkeit dazu zu nehmen.

ZUSAMMENFASSUNG: Es wird über das holländische Modell der Hausgeburt berichtet, das durch eine sehr gute pränatale Betreuung der Schwangeren, Kooperation mit den geburtshilflichen Kliniken in Fällen, in denen Überweisungen aus medizinischer oder sozialer Indikation erforderlich sind, Geburtsleitung durch Hebammen, postpartale Betreuung durch Wochenbettpflegerinnen und niedrige perinatale Mortalität gekennzeichnet ist. Trotz dieser günstigen Voraussetzungen hat die Frequenz der Hausgeburten in den letzten 15 Jahren von ca. 70% auf ca. 35% abgenommen. Ausgehend von den Ergebnissen seiner geburtskundlichen Untersuchungen kommt der Autor zu dem Schluß, daß in den Niederlanden die Hausgeburt mit der Möglichkeit des Gebärens im eigenen "Territorium" als Alternative zur Klinikgeburt erhalten bleiben sollte.
Zwei Filme über die Hausgeburt in den Niederlanden sind im Institut für den Wissenschaftlichen Film, Göttingen veröffentlicht (E 2061, E 2357).

SUMMARY: The dutch model of homebirthing is presented. It selects low risk women for home birth, and provides them with a midwife and an household aid which accompany them through birth and puerperium. The model is excellent by low risk perinatal complications and mortality. Based on his comparative studies as zoologist about birthing among mammalian animals, which have documented need for undisturbed environment, own territory, and increased pathological consequences if these preconditions were disturbed, the author points to the possibility, that disturbance of the emotional equilibrium of the birthing human mother may have similar results. Uterine dysfunction and prolonged time of labor etc. may possibly be provoked by the modern obstetrical environment, especially among women desiring home-birth. However, inspite of excellent results of home-birth in Holland, the frequency of home-birth has diminished during the last 15 years from 70% to 35%.

FILME

NAAKTGEBOREN C. u. I. van SANTEN KOLFF: Western Europe - The Netherlands. Home Birth. Film E 2061 der Encyclopaedia cinematographica.
Filmaufnahme 1972, Filmveröffentlichung 1974; Begleitveröffentlichung 1975.

NAAKTGEBOREN C. u. I. van SANTEN KOLFF: Western Europe - The Netherlands. Birth at Home. Behaviour of the parents. Natural Course of the Delivery. Film E 2357 der Encyclopaedia cinematographica. Filmaufnahme 1972; Filmveröffentlichung 1976; Begleitveröffentlichung 1977.

LITERATUR

ALTEN D. van (1981a): De verloskundige zorg in Nederland. *Tijdschr. Bejaarden-, Kraamen Ziekenverzorging* 14, 238-240.

ALTEN D. van (1981b): De verloskundige zorg en de plaats van de bevalling. *Ned. Tijdschr. Geneesk.* 125, 949-952. (Enthält ausführlichere Literaturangaben zum Thema).

ARMS S. (1975): *Immaculate Deception. A new look at women and childbirth in America.* Boston: San Francisco Book Comp.

BONTEKOE E.H.M., BLAQUIERE J.F., NAAKTGEBOREN C., DIELEMAN S.J. und WILLEMS P.P.M. (1977): Influence of environmental disturbances on uterine motility during pregnancy and parturition in rabbit and sheep. *Behavioural Processes* 2, 41-73.

FALLS J.A. Mc. (1979): *Psychopathology and subfecundity.* New York: Acad. Press.

FRIEDMAN D.D. (1975): *Conflict behaviour in the paturient.* In: HIRSCH H.: The Family. 4th Congr. Psychosom. Med. in Obst. and Gyn. , Tell Aviv 1974, Basel: Proceedings Karger Verlag.

HAIRE D. (1970): Childbirth in the Netherlands: a contrast in care. *Int. Childbirth Education Association News* 9, 8-11.

HAIRE D. (1972): The cultural warping of childbirth. *Int. Childbirth Education Association News* 11, 5-35.

HAIRE D. (1974): Childbirth in the Netherlands. *Contemporary Obst. and Gyn.* 3, 121-122.

KLOSTERMAN G.J. (ed.) (1981): *De vorrtplanting bij de mens.* Leerboek voor Obstetrie en Gynaecologie. 5. Aufl. Bussum: Centens Uitg. Mij.

LUCEY J.G. (1974): How Dutch obstetrics, culture and economics influence their newborns. *Contemporary obst. and gyn.* 3, 118-121.

NAAKTGEBOREN C. (1972):*Human delivery in the light of biological views of parturition.* In: MORRIS N. (ed.): Proc. 3rd Congr. Psychosom. Med. in Obst. ang Gyn. Basel: Karger.

NAAKTGEBOREN C. (1974): Over enkele biologische aspecten van de menselijke geboorte. *Verloskundige Gids* 47, 121-133.

NAAKTGEBOREN C. (1979): Behavioural aspects of parturition. *Anim.Reprod.Science* 2, 155-166

NAAKTGEBOREN C. (1979): Psychische Einflüsse auf den Schwangerschafts- u. Geburtsablauf. *Zeitschr.f.Allgemein-Medizin* 55, 1305-1300.

NAAKTGEBOREN C. (1979): Die Geburt bleibt immer ein Wunder. *Bild der Wissenschaft* 10, 98-112.

NAAKTGEBOREN C. (1981): Wat heeft het dier te zeggen? *Huisarts en Wetenschap* 24, 135-141.

NAAKTGEBOREN C., E.H.M. BONTEKOE (1976): Vergleichend geburtskundliche Betrachtungen und experimentelle Untersuchungen über psychosomatische Störungen der Schwangerschaft und des Geburtsablaufes. *Tierzüchtung und Züchtungsbiol.* 93, 264-320.

NAAKTGEBOREN C. u. E.J. SLIJPER (1970): *Biologie der Geburt.* Hamburg: Parey.

SCHINDLER S. (1981): *Geburt. Eintritt in eine neue Welt.* Göttingen: Hogrefe Verlag.

SPANJER J., HAAN E. de, DIJK H. u. andere (1980): *Bevallen en Opstaan.* Amsterdam: Verlag Bert Bakker.

curare Sonderband 1/83 71–75

Die Geburt als physiologischer Prozeß – eine pädiatrische Sichtweise

Peter Dunn

Es freut mich, daß ich zu einem wichtigen und kontroversen Thema um meine Meinung gebeten wurde, ein Thema, das für uns, die wir uns mit perinatalen Problemen beschäftigen, eine zentrale Stellung einnimmt. Zu Beginn möchte ich einige Anmerkungen zu einem Referat machen, das K. BAUMGARTEN 1980 auf dem Kongreß für perinatale Medizin in Barcelona hielt, und die sich gleichzeitig auf einen Vortrag beziehen, den ich 1978 in Wien zum Thema "Die Gefahren der fetalen Überwachung" hielt. Als erstes muß ich aber daran erinnern, daß wir damals von dem "Scientific Committee of the VI. European Congress of Perinatal Medicine" aufgefordert wurden, in der kurzen Zeit, die zur Verfügung stand, eher über die Risiken als über die Vorteile der fetalen und neonatalen Überwachung zu berichten. Dies versuchte ich bei meiner damaligen Einführung zu erklären. Damit keine Mißverständnisse meinem Standpunkt gegenüber aufkamen, beendete ich meinen Vortrag wie folgt:

"... ich bezweifle, daß hier im Saal jemand ist, der die Einführung der Intensiv-Überwachung für den kranken bzw. hochgefährdeten Fötus und Säugling nicht als den wichtigsten Fortschritt auf dem perinatalen Gebiet innerhalb der letzten Dekade ansieht. Überlegt eingesetzt, sind die Möglichkeiten enorm. Allerdings gibt es handfeste Risiken bei der Anwendung, Interpretation und Handhabung – über einige wurde heute diskutiert. Dies ist unumgänglich, vor allem deswegen, weil ein grosser Teil der Technik, die wir benutzen, relativ neu ist. Mögen viele dieser Probleme in der Zukunft gelöst werden!"

Als Ansatzpunkt für die Frage nach der optimalen Geburthilfe möchte ich einige Forderungen erwähnen, die ich während der letzten Jahre von Fachkollegen hörte: "Wehen sollten bei allen Frauen induziert werden, vorzugsweise in der 38. Woche". "Alle Frauen, die Wehen haben, sollten mit elektronischen Einrichtungen zur Überwachung des Fetus und mit periduraler Anaesthesie versehen werden." "Bei allen Steißlagen sollte der Kaiserschnitt angewandt werden." "Alle Frauen sollten einen Dammschnitt erhalten." "Alle Neugeborenen sollten nach der Geburt für eine Beobachtungsperiode von ihren Müttern isoliert werden." "Kuhmilch ist für Säuglinge genauso gut wie Muttermilch." Sogar das habe ich gehört: "Es ist Unsinn, die Geburt als einen physiologischen Prozeß zu betrachten, ein Ereignis, das schließlich nur einige wenige Male während eines Lebens vorkommt und das noch dazu in großen Abständen. Das muß auf jeden Fall als pathologisch beschrieben werden." Letztendlich und am meißten verbreitet ist die Forderung: "Alle Frauen müssen in einem Krankenhaus gebären." Ein anerkannter Professor für Geburtshilfe in meinem Land sagte eines Tages:"Die heutige relative Sicherheit für Mutter und Kind bei der Geburt ist, vom Standpunkt der Gesundheit und des Lebens aus gesehen, nahezu ausschließlich der unermüdlich wachsenden Einwirkung seitens der Geburtshelfer und Hebammen zuzuschreiben.... Dies gilt trotz der alten, trügerischen und unwissenschaftlichen Argumente, die auf der anderen Seite immer wieder von denen hervorgebracht werden, die auf die 'Rechte der Frau' zielen. In der modernen Praxis gibt es keinen Platz für 'natürliche Geburt' und Niederkunft zu Hause".

Friedr. Vieweg & Sohn, Braunschweig /Wiesbaden

Ich bin einer der ersten, der die großen Vorteile der modernen Geburtshilfe und der neonatalen Technologie sowohl für die Mutter als auch für das Kind anerkennt, wenn sie da angewandt werden, wo sie indiziert sind. Doch wir müssen lernen, unseren Enthusiasmus zu zügeln und unsere Anstrengungen und den Einsatz geburtshilflicher Technologie auf jene Patientinnen zu beschränken, die wirklich unsere Hilfe brauchen. Ich erinnere an das, was Dr. Clement Smith aus Boston, der Vater der modernen Neugeborenen-Fürsorge, auf einem früheren europäischen Kongreß für perinatale Medizin sagte: "Wir haben eingesehen, daß es schwer ist, einen Oberflächengasaustausch ebenso perfekt durchzuführen wie die menschliche Zunge oder dem Mechanismus der Plazenta in ihren verschiedenen Funktionen nahezukommen, und daß die grundlegenden Prozesse, über die die Geburtshilfe wacht, zwar der Überwachung bedürfen, aber kaum durch Medikamente oder Geräte verbessert werden können."

Leider nimmt der technologische Eingriff bei der Geburt zu, die Quote der Kaiserschnitte steigt an, die in der vollen Bedeutung 'normalen' Geburten verschwinden schnell aus den Krankenhäusern Europas. Oft fallen mir die Worte von Prof. Kloosterman von der Universität Amsterdam, Abteilung für Geburtshilfe, ein, die er 1972 aussprach:

"Spontane Wehen bei einer gesunden Frau sind ein Ereignis, das durch eine Vielzahl von Prozessen gekennzeichnet ist, die so complex und perfekt aufeinander abgestimmt sind, daß jeder Eingriff sie beeinträchtigen würde. Der Arzt, immer auf der Suche nach dem Pathologischen und bereit, in den Geburtsprozeß einzugreifen, verändert zu häufig das Physiologische zum Pathologischen. Viele westliche Ärzte glauben fest daran, daß wir alles verbessern können, sogar die natürliche Geburt bei einer gesunden Frau. Diese Philosophie ist die Philosophie jener, die glauben, daß es bedauernswert ist, daß sie bei der Erschaffung Evas nicht hinzugezogen wurden, weil sie es besser gemacht hätten...

Weiter sagt er:

Ich pflege die Schwangeren in zwei Gruppen aufzuteilen; der größte Teil, 80 bis 90 %, sind jene, die alles alleine machen können. Ich brauche sie nur zu loben und 'wunderbar' zu sagen. Begleite ich eine normale Geburt, bei der es keine Steißlage und Anaesthesie gibt, dann hat die Frau danach das Gefühl, alles selber gemacht zu haben. Bei einigen Frauen ist es besser, wenn ich 'übernehme'. Wenn ich einen Kaiserschnitt mache, dann sind sie überzeugt, daß sie ohne mich das Kind nicht bekommen hätten. Das ist eine unangenehme Situation. Wenn ich eingreife, möchte ich anschließend immer wissen, ob es notwendig war. Hatte ich lediglich Angst, daß das Kind sich in Gefahr befand? Das ist der große Kummer bei einer Geburtshilfe, wobei Physiologie in Pathologie umgeändert wird, entweder aus Achtsamkeit oder aus Faulheit oder, weil es so einfach ist einzugreifen. Es läßt sich leicht nachprüfen, daß Patientinnen mit hohem Geburtsrisiko zu Hause schlechter dran sind als im Krankenhaus. Aber auch das Umgekehrte stimmt, daß nämlich gesunde Patientinnen manchmal besser zu Hause blieben. Daß in einem Krankenhaus so manche normale Geburt verdorben wird und sogar Gefahren für Mutter und Kind hervorgerufen werden können, ist eine Vermutung, die ich persönlich für richtig halte."

In einer Fotoreihe, die mir Professor G. Arañjo aus Fortalesa in Brasilien zur Verfügung stellte, werden verschiedene wesentliche Punkte deutlich, die ich hier unterstreichen möchte: Die Frau war eine junge Erstschwangere. Der Wehenbeginn war spontan. Die Mutter nahm eine aufrechte Körperhaltung ein. Es wurden weder Analgetika noch Wehenmittel gegeben. Die Fruchtblase blieb bis zur zweiten Phase der Geburt intakt. Die Geburt verlief praktisch ohne Unterstützung, der Damm blieb intakt. Mit intakter Nabelschnur wurde das Baby an die Brust gelegt. Erst nach der Geburt der Plazenta und Sistieren der Pulsationen in der Nabelschnur unterband die Mutter die Nabelschnur und durchschnitt sie. Dann nahm die Mutter ihr Kind und ging zurück in ihr Bett. Wie Professor Kloosterman findet auch Professor Galba, daß 80% der ländlichen Frauen um Fortaleza so entbinden, d.h. ohne Eingreifen in den Geburtsprozeß. Die restlichen 20% bedürfen der Krankenhauseinweisung vor oder während der Geburt. Bevor sie dies für einen ungewöhnlichen Grad von Normalität halten, sollte ich erwähnen, daß im Städtischen Krankenhaus von Fortaleza die Kaiserschnittrate um 60% liegt.

Wenn es möglich ist zu zeigen, daß 80% der Frauen ohne Eingriff von außen zu normalen, spontanen Wehen und Geburten fähig sind, warum erreichen dies heute so wenig Frauen in unseren Krankenhäusern? Abgesehen vom medizinischen Verhalten, auf das bereits hingewiesen wurde, glaube ich, daß es zwei zugrundeliegende Faktoren gibt. Der erste ist, die vor über 200 Jahren eingeführte Praxis, Frauen zu ermutigen, in Rückenlage zu gebären (DUNN 1976). Wie mittlerweile in etlichen Veröffentlichungen gezeigt wurde, könnte keine andere Haltung unnatürlicher und unphysiologischer sein. Im Resultat wird das Gebären durch die Rückenlage länger, schmerzhafter und gefährlicher gemacht. Wenn nur mehr Aufmerksamkeit auf Beweglichkeit, Haltung und Nutzung der Schwerkraft gerichtet würde, bestünde weniger Bedarf an Wehenunterstützung, Schmerzmitteln, Zangen- und Kaiserschnittentbindungen. Dr. ODENT in Pithivier/Frankreich, hat diese Erkenntnisse umgesetzt (GILLET 1979) und mir mitgeteilt, daß seine Abteilung 88% spontane vaginal Entbindungen hat, ohne daß Schmerzmittel, Oxytozin, Zangen- oder Episiotome eingesetzt werden müssen. Die perinatale Sterblichkeit liegt um 9 per 1000 Geburten. Er fügte hinzu: "In Pithivier hören wir auf den kindlichen Herzschlag mit dem Stethoskop und manchmal mit einem Ultraschallgerät. Wenn Frauen auf dem Rücken liegend Wehen haben und entbinden, mag es gerechtfertigt sein, daß Geburtshelfer intensive Wehenüberwachung betreiben, denn diese Lage ist gefährlich. Am wichtigsten ist jedoch, die Voraussetzungen für eine leichte sichere Geburt zu schaffen, anstatt etwas zu überwachen, was bereits auf dem falschen Weg ist."

Meine persönliche Auffassung ist, daß es, wie Caldero Barcia gezeigt hat, einen mittleren Weg zwischen zu viel und zu wenig Eingreifen gibt, und daß in Fällen mit erhöhtem Risiko es auf jeden Fall möglich und wünschenswert ist, das Beste von beiden Seiten zu haben. Als zweiten Faktor möchte ich den 'Seelenfrieden' der Gebärenden erwähnen. William Smellie schrieb 1752: "Die Fantasie der Patientin sollte keinesfalls (durch schlechte Nachrichten) gestört werden. Man weiß seit langem, daß solche Informationen Geburtsschmerzen völlig unerträglich machen."

Durch neuere Untersuchungen von Biologen, wie z.B. Dr. NAAKTGEBOREN in Amsterdam, wissen wir, daß Streß oder Angst unter der Geburt bei Säugetieren uterine Kontraktionsmuster ändern oder Wehen völlig zum Stillstand bringen können. In einem Experiment konnte gezeigt werden, daß, wenn Schafe unter der Geburt nur von den Gefährten isoliert werden, die Notwendigkeit für den Beistand eines Tierarztes um das 2 1/2fache anstieg. Dr. NAAKTGEBOREN stellte mit Nachdruck die Forderung nach einer Umwelt, in der jede Art von Störung, Furcht, Angst, Konfrontation mit unbekannten oder unerwarteten Situationen vermieden wird. Es sollte getan werden, was möglich ist, um eine ruhige Atmosphäre zu schaffen, in der die Gebärende, zusammen mit ihrem Mann, sich zu Hause fühlen kann. Problematisch ist, daß jedenfalls in meinem Land (England), 97% der Frauen in Krankenhäusern entbunden werden, und Krankenhäuser sind ziemlich beängstigende Orte. Wie entspannt sich eine junge Frau, die vielleicht nie zuvor in einem Krankenhaus war, in der chirurgischen Umgebung eines Entbindungszimmers, umgeben von Technologie und vielleicht auch von maskierten Fremden in Uniform? Sie gerät, oft von ihren Lieben getrennt, in die Krankenhausroutine und muß Situationen und Entscheidungen bewältigen, während sie gleichzeitig den Schmerzen und Strapazen der Geburt ausgesetzt ist. Was die Sache noch schlimmer macht, ist, daß man ihr wahrscheinlich ein häßliches Krankenhaushemd, eine Rasur der Genitalien und einen Einlauf gegeben hat und sie für die Wehen auf dem Rücken liegen läßt, nach Möglichkeit unbeweglich, um nicht die verschiedenen Schläuche und Überwachungsgeräte zu beeinträchtigen. Gleichzeitig werden ihre Genitalien entblößt, damit eine Vielzahl von Beobachtern sie regelmäßig inspizieren kann. Es ist wenig verwunderlich, daß heutzutage uterine Dysfunktion und Wehenschwäche deprimierend häufig sind.

Ein Problem ist, daß die meisten Geburtshelfer Männer sind. - Die dem Gebären am nächsten kommende Erfahrung der Männer ist die Defäkation. Manchmal denke ich, es wäre begrüßenswert, wenn wir Ärzte nur ein einzigesmal in ein Krankenhaushemd gesteckt werden würden, eine genitale Rasur bekämen und dann gebeten werden, auf dem Rücken liegend eine Bettschüssel zu benutzen, während verschiedenes medizinisches Personal uns beobachtete. Eines ist sicher, würde dies gemacht, wäre sehr bald kein Einlauf mehr indiziert.

Wie kann man diese Situation verbessern? Wir könnten für den Anfang all unsere Krankenhausregeln und -routinemaßnahmen überprüfen. Warum sollten nicht ein, zwei gute Freunde oder Verwandte der Gebärenden mit dabeisein? Warum sollte sie nicht ihr eigenes Nachthemd tragen? Warum muß sie rasiert werden und einen Einlauf haben? Wir können das Gebärzimmer viel freundlicher und heimeliger machen. Wir können vor allem versuchen zu gewährleisten, daß die Gebärende von Menschen versorgt wird, die sie kennt, denen sie vertraut und die ihre Wünsche mit Respekt und Sensibilität behandeln. Lassen Sie mich schnell hinzufügen, daß bereits viele Geburtskliniken auf dem Weg zu einer entspannteren Behandlung der Geburt gut vorangekommen sind. Es wird aber immer einen Konflikt mit dem Krankenhaus geben, das ja in erster Linie eine Einrichtung ist, in der Patienten medizinische und chirurgische Behandlung erfahren. Das Problem dabei ist, daß vier von fünf Frauen in einer geburtshilflichen Klinik nicht krank sind, sondern nur Unterstützung und die Krankenhauseinrichtung im Hintergrund brauchen. Wäre ich ein Krankenhausarchitekt, würde ich das Problem so zu umgehen versuchen, daß ich für normale gesunde Frauen Entbindungsheime in Krankenhausnähe bauen würde. Die Gebärende, vielleicht mit ihrer Familie, könnte in ihr eigenes kleines Appartement ziehen, das für einige Zeit ihre Wohnung ist - und Schwestern und Ärzte würden an der Tür schellen und fragen, ob sie hereinkommen dürften.

Gebären ist ein höchst intimer, emotionaler und begeisternder Vorgang im Leben einer Familie. Diejenigen unter Ihnen, die die Freude von Familie und Nachbarn nach einer Geburt geteilt haben, werden wissen, was ich meine. Dies sind die wertvollen Augenblicke, in denen sich 'Bindung' ereignet, nicht nur zwischen Mutter und Kind, sondern auch in vielen Fällen zwischen dem Vater und den Kindern und sogar zu Nachbarn und der Gemeinschaft. Dies ist auch die Zeit für den Beginn des Bruststillens - das von Bedarfsstillen gefolgt wird, von Gemeinsamkeit von Mutter und Kind, die sich sogar das gleiche Bett teilen. Natürlich wird es gelegentlich notwendig sein, das Baby in einer Neugeborenen-Spezialabteilung aufzunehmen. In solchem Fall sollten Besuche von Eltern und Geschwistern und auch deren Hilfe bei der Pflege erlaubt sein. Sollten Krankenhausregeln dies verbieten, müssen wir sie ändern. Das Baby gehört der Familie und wir haben absolut kein Recht, beide Seiten in einer so kritischen Zeit zu trennen.

ZUSAMMENFASSUNG: Es wird darauf hingewiesen, daß die Störung des normalen Geburtsablaufes pathologische Geburtsabläufe provoziert. In einer ländlichen Gegend Brasiliens gebären z.B. 80% aller Frauen, ohne irgendwelcher medizinischer Eingriffe zu bedürfen. Gleichzeitig beträgt die Kaiserschnittrate am regionalen Krankenhaus 60%. Moderne Geburtshilfe und Neugeborenenfürsorge haben mit ihrer Technologie große Vorteile für Mutter und Kind da gebracht, wo sie angezeigt sind. Wir müssen unseren Enthusiasmus zügeln und unsere Anstrengungen und unseren Einsatz geburtshilflicher Technologie auf jene Patientinnen beschränken, die unsere Hilfe brauchen. Bei der augenblicklich noch vorherrschenden Krankenhausroutine ist es wenig verwunderlich, daß uterine Dysfunktion und Wehenschwäche deprimierend häufig sind. Gebären ist ein höchst intimer, emotionaler und begeisternder Vorgang im Leben einer Familie. Diese Sicht muß der Auffassung einiger Geburtshelfer entgegengestellt werden, die ausschließlich für die technologisierte Geburt plädieren. Vier von fünf Frauen in der geburtshilflichen Klinik sind nicht krank. Man sollte für sie die Voraussetzungen dazu schaffen, nicht krank zu werden.

SUMMARY: It is the authors contention that interference in the birth process provokes pathological courses of birthing. - Modern obstetrics has the increasing tendency to interfere with the normal birthing process. The example of a rural brasilian region is used, where 80% of home-birth occur without any medical intervention, while the regional hospital has a cesarean section rate of over 60%. It is pointed out, that the use of modern obstetrical technology should be restricted to those cases where it is indicated.

LITERATUR

DUNN P.M. (1976): Obstetric delivery today. For better or for worse? *Lancet*, i, 790.

DUNN p.M. (1978): *Benefits and hazards of fetal and neonatal monitoring.* In: Perinatal Medicine. Seventh European Congress. Vienna. Ed. by O. Thalhammer, K., Baumgarten and A. Pollak. Stuttgart: Georg Thieme Publ., 258-259, 270-274, 297-299.

GILLET J. (1979): Childbirth in Pithiviers/France. *Lancet*, ii, 894.

KLOOSTERMAN G.J. (1972): *The art of conservative obstetrics.* Lecture given to 3rd Perinatal Symposium, Bristol.

NAAKTGEBOREN C., BONTEKOE, E.H.M. (1975): *The uterus, a mirror of the soul.* In: The Family. Basel: Karger, 519.

SMITH C.A. (1972): *Neonatology yesterday, Perinatology tomorrow.* In: Perinatal Medicine. Third European Congress, Lausanne. Ed. by H. Bossart, J.M. Cruz, A. Huber, L.S. Prod'hom, J. Sistek, Hans Huber, Publ. Bern. 29-35.

Dieser Beitrag wurde als Referat auf dem 7. Europäischen Kongreß für Perinatale Medizin vom 2.-5.9.1980 in Barcelona/Spanien vorgetragen und mit freundlicher Genehmigung des Autors für diesen Band übersetzt und adaptiert.

Sonderband 1/83 77–80

Vorteile und Nachteile verschiedener mütterlicher Stellungen während der Geburt

Carlos Mendez Bauer, J. Arrayo, J. Roberts

Seit langem wird in verschiedenen Ländern der Versuch gemacht, sich bezüglich der Geburt auf primitive Gesellschaften zurückzubesinnen. Das Gebären im Bett stellt eine relativ junge Errungenschaft für die Menschheit dar. Die "offizielle" Anerkennung dieser Gebärtechnik verdankte man hauptsächlich Mauriceaus Beobachtungen, die er 1738 in einem Buch veröffentlichte und damit zu einem Wendepunkt in der Geburtshilfe und zur Unterscheidung von "unzivilisierter" und "zivilisierter" Gebärtechnik führte. Die meisten verfügbaren Dokumente zeigen, daß man im allgemeinen stehend, hockend oder sitzend gebar, während Bettruhe nur vorübergehend, meist als kurze Erholungspause zwischen den Wehen in Anspruch genommen wurde. Man kann fragen, ob die "zivilisierte" oder die "unzivilisierte" Art des Gebärens besser sei. Aber nahezu alle unsere Standards zur Auswertung uteriner Kontraktionen, zur Beurteilung von Dauer und Fortschritt der Wehentätigkeit und des Zustands des Fetus durch Überwachung der Herzaktion mit dem CTG basieren auf Erfahrungen, die von in Rückenlage gebärenden Patientinnen erhalten wurden. Darüber hinaus sind fast all unsere geburtshilflichen Maßnahmen für die Gebärende in dieser Gebärhaltung intendiert. Wir müssen mit Besorgnis annehmen, daß die Einführung der Rückenlage für die Geburt ohne irgendeinen Beweis dafür geschah, daß einige Parameter der Wehentätigkeit oder Geburt tatsächlich davon begünstigt wurden. Geburtshilfliche Standards und Praktiken könnten in der Tat völlig anders aussehen, wenn andere ('andere' mag hier durchaus 'bessere' bedeuten) Gebärhaltungen der Frau gebräuchlich wären. Es scheint, daß gegenwärtig keine Praktiken akzeptabel sind, die nicht durch wissenschaftliche Aussage als richtig belegt wurden. Deshalb haben wir uns dazu entschieden, die übliche horizontale Gebärhaltung dadurch infrage zu stellen, daß wir sie vergleichend mit alternativen Gebärhaltungen oder Kombinationen von Gebärhaltungen untersuchten, um diejenige Körperhaltung zu ermitteln, die für Wehentätigkeit und Geburt am besten geeignet ist. Wir haben diese Untersuchungen über einen Zeitraum von 10 Jahren durchgeführt. In diesem Beitrag sollen die übereinstimmenden Resultate verschiedener Teams vorgetragen werden, die an diesen Untersuchungen beteiligt waren.

MATERIAL UND METHODE

Zunächst wurden objektive Parameter festgelegt, um die Vor- und Nachteile jeder Position auszuwerten. Zur Auswertung uteriner Kontraktionen erfolgte eine CTG-Überwachung der Patientinnen. Intensität und Häufigkeit von Kontraktionen und uteriner Aktivität (Intensität = mm Hg x Häufigkeit/10 min) wurden gemessen oder errechnet. Die Zervixweite wurde in 30-minütigen Abständen mit einem geeichten Instrument gemessen. Die 'uterine Effizienz' wurde dann so bestimmt, daß die Summe der Intensitäten aller Kontraktionen, die innerhalb von 30 Minuten auftraten, ins Verhältnis zum Fortschritt der Zervixdilatation gesetzt wurde. Das Resultat wurde mit 10^5 multipliziert, um Dezimalstellen zu vermeiden (Madrid Einheiten). Die Wehentätigkeit wurde bei Dilatationsweiten zwischen 3 und 10 cm laufend überwacht. Die Patientinnen erhielten keine Schmerzmittel. Im frühen Wochenbett wurden ihnen einige Fragen hinsichtlich Schmerzen und Beschwerden unter der Geburt gestellt. Das Untersuchungsschema beinhaltete zwei bestimmte Positionen, die alle 30 Minuten gewechselt wurden. Jedes Team untersuchte eine bestimmte Kombination von zwei Positionen. Alle Patientinnen waren Multipara und nahmen freiwillig an der Untersuchung teil. Gebärende, die Schmerzmittel forderten, bevor die Zervix auf 10 cm dilatiert war, wurden von der Untersuchung ausgeschlossen. Die Entbindung selbst wurde entsprechend den jeweiligen Institutsgepflogenheiten durchgeführt.

ERGEBNISSE

Die Ergebnisse dieser gemeinsamen Untersuchung sind in der beigefügten Tabelle zusammengefaßt. Die einander entsprechenden Untersuchungsteams erbrachten vier Gruppen von Resultaten. Sie verglichen 1) Rückenlage gegenüber stehender Haltung, 2) Rückenlage gegenüber sitzender Haltung, 3) stehende gegenüber sitzender Haltung, 4) sitzende gegenüber seitlich liegender Haltung. Das Kollektiv bestand aus 120 überwachten Geburten.

	Rückenlage-stehend		Rückenlage-sitzend		stehend-sitzend		sitzend-seitlich liegend	
Intensität in mm Hg	30.89	40.86*	30.24	33.96	34.93	31.06	31.75*	39.31
Häufigkeit (n/10 min)	4.42	4.17	4.16	4.11	4.32	4.36	3.39*	2.93
Uterine Aktivität (Montevideo Einh.)	128.89*	160.34	122.20	129.28	146.30	123.0	98.07	108.21
Uterine Effizienz (Madrid Einheiten)	160.07*	274.25	208,91	278.79	363.75	285.46	175.07*	311.45
Dauer der Dilatation	3 Std. -	55 min	5 Std. -	3o min	3 Std -	31 min	7 Std -	21 min
am angenehmsten empfunden		+		+	+	+ i.d.1. Hälfte	+ i.d.2. Hälfte	

* p 0.05

Intensität der Kontraktionen: Bei diesem Parameter zeigt sich eine interessante Eigenschaft. Die Werte, die von den verschiedenen Untersuchungsteams für die gleiche Haltung erhoben wurden, entsprachen sich in auffälliger Weise. Für die Rückenlage war die durchschnittliche Intensität 30,89 und 30,24 mm Hg, für stehende Haltung war sie 40,86 und 34,93 mm Hg und für sitzende Haltung war sie 33,96 und 31,06 mm Hg. Dies ist insofern besonders interessant, als wir Patientinnen mit unterschiedlichem sozialen Hintergrund und unterschiedlicher Rasse aus verschiedenen Teilen der Welt untersucht haben. Die höchste Intensität wurde erreicht, wenn die Frauen standen oder sich in seitlich-liegender Haltung befanden (40,86 und 39,31 mm Hg).

Häufigkeit der Kontraktionen: In Kontrast zur Intensität der Wehentätigkeit war die Wehenhäufigkeit in den verschiedenen Positionen nicht besonders unterschiedlich. Im allgemeinen war die Wehenhäufigkeit höher als 4 je 10 Minuten, ausgenommen die Gruppe mit alternierend sitzender und seitlich liegender Haltung. Hier war die Häufigkeit 3,39 bzw. 2,93 je 10 Minuten. Der bekannte Effekt nachlassender Wehenhäufigkeit in seitlich liegender Haltung mag in dieser Gruppe eine Rolle gespielt haben.

Uterine Aktivität: Dieser Parameter vereinigt die Wirkung von Wehenintensität und Wehenhäufigkeit, die in negativer Weise miteinander korrelieren und damit die Interpretation der Resultate erschweren. Die höchste uterine Aktivität wurde im Stehen registriert.

Uterine Effizienz: Im Gegensatz zur hohen Einheitlichkeit der Werte der Intensität der Kontraktionen war die Effizienz der uterinen Kontraktionen für die Erweiterung der Zervix für die gleiche Position in den unterschiedlichen Gruppen verschieden. Die niedrigsten Werte wurden in Rückenlage (160,07 und 208,91 Madrid Einheiten) und sitzender Haltung (175,07 Madrid Einheiten) registriert, wenn diese mit seitlich liegender Haltung abwechselten. Wenn sitzende mit liegender (278,79) oder stehender (285,46 Madrid Einheiten) Haltung abwechselte, waren die Ergebnisse wesentlich besser. Die höchste uterine Effektivität wurde erreicht, wenn stehende mit sitzender Haltung kombiniert wurde (363,75 und 285,46 Madrid Einheiten). Die seitlich liegende Haltung verdient ihrer guten Effizienz wegen (311,45 Madrid Einheiten) einen besonderen Kommentar. Sie hat uns veranlaßt, neue Untersuchungen über diese Haltung vorzunehmen. Im Augenblick glauben wir, drei verhältnismäßig gut fundierte vorläufige Schlüsse ziehen zu können. Erstens, eine aufrechte Haltung zeitigt im allgemeinen eine bessere Weheneffizienz. Zweitens, der Effekt jeder Position ist offenbar teilweise durch einen stochiastischen Effekt der alternierend gewählten Lage bestimmt. Mit anderen Worten, der vorteilige oder nachteilige Effekt einer Haltung macht sich in der nachfolgenden Periode bemerkbar. Das ist vom geburtshilflichen Standpunkt durchaus einsichtig. Beispielsweise war die uterine Effizienz 274,25, wenn stehende Haltung mit Rückenlage abwechselte, aber sie erhöhte sich auf 363,75, wenn sie mit einer besseren Position, dem Sitzen, abwechselte. Schließlich können die Unterschiede in der Effizienz nicht eindeutig dem Wechsel der Intensität von Kontraktionen zugeordnet werden, d.h. andere Faktoren als Intensität müssen zur Erklärung herangezogen werden. Der Einfluß der Schwerkraft durch den vorangehenden Kindsteil auf den Geburtskanal oder Reibung zwischen vorangehendem Teil und Geburtskanal könnten eine wichtige Rolle bei Verstärkung oder Abschwächung der Effektivität der Kontraktionen bei der Eröffnung der Zervix bewirken.

Dauer der Wehentätigkeit: Diese wurde bei einer Zervixweite zwischen 3 und 10 cm bestimmt. Der schnellste Wehenverlauf trat auf, wenn stehende und sitzende Haltung abwechselten. Die nächstbeste Kombination war liegend-stehend (3 Std, 55 min). Abwechselnde Rückenlage mit sitzender Haltung war bemerkenswert langsamer (5 Std, 30 min). Die schlechteste Kombination in bezug auf Dauer des Geburtsverlaufes war sitzend seitlich liegend (7 Std, 21 min). Der fehlende Bezug zwischen hoher uteriner Effizienz und kurzer Geburtsdauer kann offensichtlich daraus erklärt werden, daß jeder dieser Parameter etwas anderes mißt. Der eine bezieht sich auf die Effizienz der "Bemühung" des Uterus die Zervix zu erweitern (uterine Effizienz), während der andere lediglich die Zeit bestimmt, die notwendig war, die Zervix zu eröffnen. Ein gewisser Zusammenhang zwischen Dauer der Wehentätigkeit und uteriner Aktivität deutet sich stattdessen insofern an, als verzögerter Geburtsverlauf mit niedriger uteriner Aktivität assoziiert ist (sitzend-seitlich liegend). - Folglich erscheint es vernünftig anzunehmen, daß wir, wenn wir eine kürzere Geburtsdauer haben wollen, eine Haltungskombination anstreben sollten, die hohe uterine Effizienz und hohe uterine Aktivität verbindet, da keine dieser Körperhaltungen in sich selbst eine kurze Geburtsdauer garantiert.

Mütterliches Wohlbefinden: Die Gebärenden zogen fast einheitlich jede andere Haltung der Rückenlage vor. Stehen oder Sitzen wurde der alternierenden Rückenlage regelmäßig vorgezogen. Stehen wurde ebenfalls dem Sitzen gegenüber vorgezogen, obgleich in der zweiten Geburtshälfte einige Patientinnen dieser Gruppe lieber saßen als standen, in erster Linie wegen zunehmender Müdigkeit. Die Versuchsanordnung (Wechsel der Position alle 30 Minuten) mag von klinischen Gesichtspunkten her beurteilt, insofern nicht die beste gewesen sein, als einige Patientinnen andeuteten, daß sie lieber gestanden oder gesessen hätten, aber für kürzere Zeit.

Eine deutliche Änderung der bevorzugten Haltung wurde im Wehenverlauf in der Gruppe 'sitzend-seitlich liegend' berichtet. Diese Patientinnen saßen lieber während der ersten Hälfte der Dilatationsperiode und bevorzugten die seitlich liegende Haltung in der zweiten Hälfte.

ZUSAMMENFASSEND zeigen unsere Ergebnisse, daß unter den untersuchten Körperhaltungen die Rückenlage die meisten negativen Charakteristika hat; sie ergab die niedrigste Effiziens der Kontraktionen zur Erweiterung der Zervix und das höchste Maß an mütterlichen Beschwerden. Die Kombination 'stehend-sitzend' ergab den kürzesten und angenehmsten Verlauf. Es gibt offensichtlich noch eine Anzahl von Punkten, die in zukünftigen Untersuchungen zu klären sind. Es ist beispielsweise vorstellbar, daß vielleicht eine bestimmte Haltung unter einem bestimmten Aspekt der Geburt indiziert ist und relativ kontraindiziert unter einem anderen. Es ist ebenfalls möglich, daß bestimmte Beckenarten und -grössen, Kindshaltungen und -lagen für die Wahl der mütterlichen Körperhaltung unter der Geburt eine Rolle spielen könnten (1, 2, 3, 4). Es muß muß auch herausgestellt werden, daß mütterliche Beweglichkeit unter der Geburt und die Überwachung des kindlichen Zustandes nicht miteinander in Konflikt stehen. Bei all unseren Patientinnen erfolgte eine CTG-Überwachung des Fetus, die die mütterliche Beweglichkeit nicht beeinträchtigte. Nach unserem Dafürhalten sollte die Möglichkeit der Patientin, sich zu bewegen, zu sitzen, oder während der Wehen umherzugehen nicht auf Kosten der Überwachung des Fetus gehen. Es ist aber ebenfalls unsere Ansicht, daß einige Komplikationen (z.B. lange Geburtsdauer, Vena-Cava-Syndrom, überreichliche Verwendung von Sedativa oder Oxytozin) als Folge einer falschen Körperhaltung der Gebärenden auftreten können (4). Unsere Frage war zu Beginn, ob es möglich ist, einen wissenschaftlichen Beweis dafür zu bringen, daß die Rückenlage unter der Geburt oder irgendeine andere Haltung der Gebärenden zu unterstützen oder abzulehnen sei. Der gegenwärtige Stand unseres Wissens scheint zu beweisen, daß die Rückenlage, außer für kurze Zeit, von der geburtshilflichen Praxis ausgeschlossen werden sollte. Wenn es unser Ziel ist, einen angenehmeren kürzeren und effizienteren Wehenverlauf zu fördern, müssen wir wieder das Stehen und Sitzen befürworten.

SUMMARY: Parturients, which during labor took the customary supine position were asked to alternatingly lie supine and to stand up, respectively to take a sitting position, or to alternatingly stand and sit, respectively to take a lateral lying position. The sample consisted of 120 women. The study was concerned with the period of dilatation of the cervix from 3 to 10 cm. Variables included contractility of the uterus, dilatation of the cervix and cardiac frequency of the fetus. After birth the women were asked to report on labor pain and the most comfortable birthing position. The results are presented in a table. Supine position yielded worst results, had lowest contraction efficiency in dilating the cervix, and highest maternal discomfort. The combination of standing-sitting resulted in the shortest, most comfortable course of labor. The results indicate, that supine position, maybe except for short duration, should not be taken during labor.

(1) MENDEZ-BAUER C.; ARROYO J.; GARCIA-RAMOS C.; MENENDEZ A.; LAVILLA M.; IZQUIERDO F.; ELIZAGA I.V.; ZAMARRIEGO J. (1975): Effects of standing position on spontaneous uterine contractility and other aspects of labor. *J. Perinata Med.* 3:89//(2) MENDEZ-BAUER C.; ARROYO J.; MENENDEZ A.; SALMENA J.; MANAS J.; LAVILLA M.; MARTINEZ SAN MARTIN S.; ELIZAGA I.V.; ZAMARRIEGO CRESPO J. (1976a): Effects of different maternal positions during labour. 5th Europ.Cong.of Perinat.Med., Uppsala: 9-12//(3) MENDEZ-BAUER C.; ARROYO J.; ZAMARRIEGO J. (1976b): Maternal standing position in first stage of labor. In: E.M. SCARPELLI, E.V COSMI: *Reviews in perinatal medicine*, vol. 1. Baltimore: Univ-Park Press.//(4) MENDEZ-BAUER C.; ARROYO J.; REINA L.; MENENDEZ-SANJURIJO A.; ZAMARRIEGO J. (1979): Monitoring and maternal posture. In: THALHAMMER, O.; K. BAUMGARTEN, A. POLLAK (eds.): *Perinatal Medicine*. Stuttgart: Thieme.

Dieser Beitrag wurde als Referat auf dem 7. Europäischen Kongreß für Perinatale Medizin vom 2.-5.9.1980 in Barcelona/Spanien vorgetragen und mit freundlicher Genehmigung des Autors für diesen Band übersetzt und adaptiert - die Herausgeber -

Friedr. Vieweg & Sohn Verlag, Braunschweig/Wiesbaden

curare Sonderband 1/83 81–92

Die Gebärhaltung der Frau

Liselotte Kuntner

Seitdem es wissenschaftlich fundierte Ansichten über den Geburtsmechanismus gibt, wird auch die Frage nach der optimalen Position der Frau während der Geburt erörtert. Darstellungen aus den einzelnen Kulturepochen und von verschiedenen Völkern führten zur Diskussion über Stellungsmöglichkeiten bei der Geburt. Die Geburtsdarstellungen aus den Ausgrabungen von Catal Hüyük (Türkei) dürfen wohl zu den ältesten der Welt gerechnet werden (14). Sie stammen aus dem Neolithikum, also dem 6. - 5. Jahrtausend v. Chr. Diese Skulpturen, wie auch frühe bildliche Darstellungen aus Mesopotamien, Ägypten, Indien, Griechenland und den indianischen Kulturen Alt-Mexikos zeigen, daß die vertikale Stellung bei der Geburt die übliche war - sei es die stehende, kniende, hockende oder sitzende. Diese vertikale Gebärhaltung treffen wir auch noch heute fast überall bei den Naturvölkern an.

Obwohl in der heutigen westlichen Geburtsmedizin die Rückenlage als die beste Stellung für die Gebärende angesehen wird, war sie also bei den Naturvölkern nicht üblich und auch in der Antike wurden ganz andere Körperstellungen eingenommen. Sie hingen von der Bauart und der Form des Beckens der Frauen ab; auch änderten diese ihre Haltung während der Geburt je nach der Richtung des kindlichen Kopfes im Becken. Instikt und Erfahrung lehrten die Urvölker, daß durch Wechseln der Stellung die Geburt beschleunigt werden kann. Bei der knieend-kauernden Haltung mit Erfassen eines Seils oder Pfahls war es am besten möglich, die Körperachse zu verändern. Zu Beginn der Eröffnungsphase ließ man die Gebärende aufstehen und umherlaufen, der Austritt des Kindes wurde meist in einer geneigten Stellung erwartet: kniend, hockend oder halbsitzend, auf dem Stuhl oder im Schoße des Gatten oder einer Gehilfin. Zur Ausstoßung der Plazenta behielt

Abb.1:Gebärstellung der Japanerin

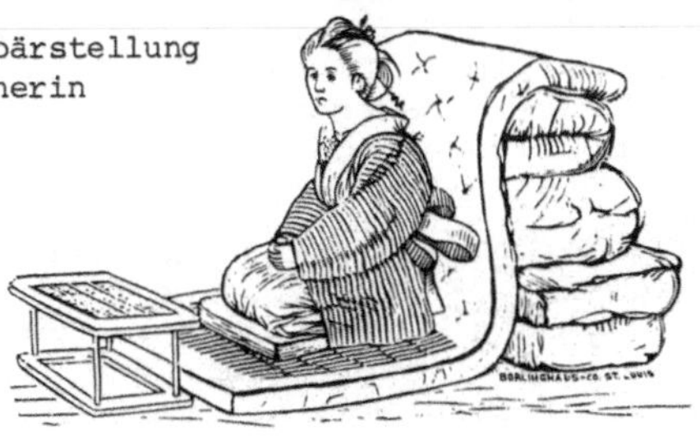

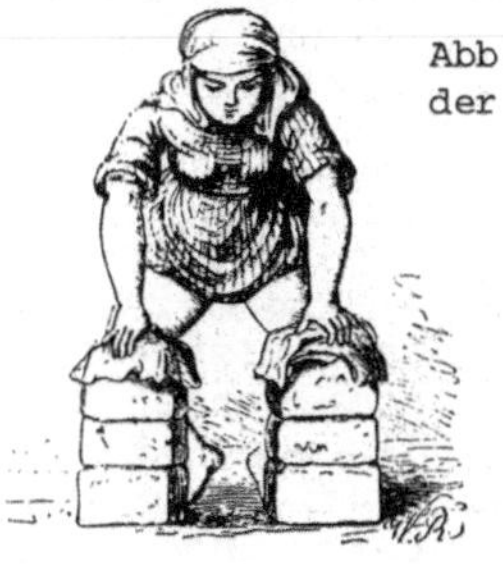

Abb.2:Gebärstellung der Perserin

Abb.3:Kutenai-Frau; Knie-Gesichtslage,der Beistand rittlings

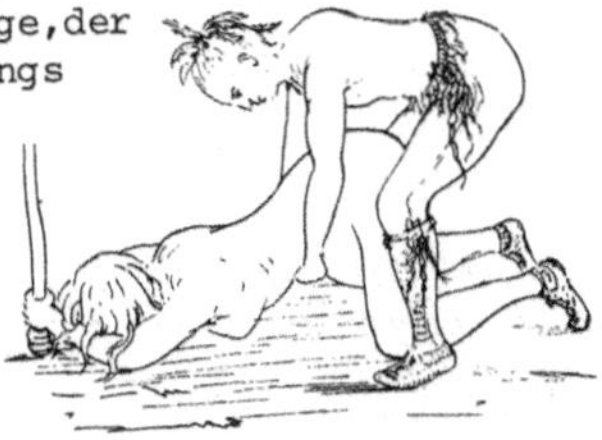

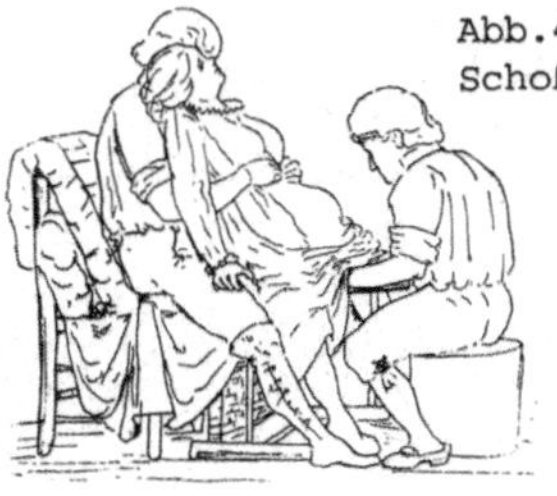

Abb.4:Halbliegend im Schoße des Gatten (Ohio)

die Frau ihre Gebärstellung bei. Bei einer Verzögerung der Geburt wendeten die meisten Völker die Knie-Ellenbogenlage an. Wir finden sie schon erwähnt in den Schriften von Hippokrates, Soran, Galen und P. von Aegina; sie wurde auch von bedeutenden arabischen Geburtshelfern wie Al-Razi, Avicenna, u.a. empfohlen (6).

Um sich von der Mithilfe des Mannes zu emanzipieren, entwickelte sich allmählich die Idee eines Gebärstuhls. Er war bereits in Ägypten, später in Griechenland und Rom bekannt. Hippokrates z.B. empfahl ihn bei schweren Geburten. 1547 begründete ihn der Arzt Savonarola wissenschaftlich. Im 17. und 18. Jahrhundert fand der Gebärstuhl seinen Weg von Italien nach Deutschland und Frankreich, verschwand aber dort im 19. Jahrhundert wieder. Vor der Verbreitung des Gebärstuhls wurde in Europa vorwiegend in halbsitzender Stellung geboren, seit ungefähr 120 Jahren in Rückenlage.

Auf Grund eines eingehenden Studiums der Gebärhaltungen und -stellungen darf angenommen werden, daß verschiedene Gründe die Frauen dazu veranlaßten, eine geburtsfördernde Haltung einzunehmen. Einmal wurde durch die verschiedenen Stellungen die Erschlaffung der Oberschenkelmuskulatur sowie des Beckenbodens angestrebt, zudem wollte man das Zusammenspiel der zur Geburt notwendigen Muskeln nicht stören. Die Überwindung des Skelettmuskel-Abwehrreflexes, der als Reaktion auf die Geburtsschmerzen deutlich in Erscheinung tritt, muß immer wieder angestrebt werden, da die kyphotische Krümmung der Lendenwirbelsäule, die Entspannung der Adduktorenmuskeln und des Beckenbodens dem Kind den Austritt wesentlich erleichtern können. Sicherlich wollte man auch das Becken weitstellen und Becken und Lendenwirbelsäule in einheitliche Funktion bringen. Die Wirkung der Kyphosierung liegt vor allem darin, daß der Verlauf der Geburtsachse verbessert und das Tiefertreten des Kopfes erleichtert wird.

Neue Untersuchungen beweisen, daß die Veränderung der Körperstellung zur Erleichterung des Geburtsaktes beiträgt. Ich zitiere MENDEZ-BAUER (17): "Die Entbindung in Rückenlage ist geburtsmechanisch nicht unbedingt die physiologischste. Sowohl die sitzende als auch noch mehr die stehende Position der Mutter beschleunigen und erleichtern die Eröffnungsphase. Beim Wechsel aus liegender in sitzende oder stehende Positionen nimmt die Wehenfrequenz zwar ab, die kontraktile Effizienz des Uterus jedoch verdoppelt sich. Im Stehen erreichten die Wehen eine Intensität von 30 bis maximal 100 mmHg, im Liegen dagegen nur durchschnittlich 30 mmHg. Alle Gebärenden gaben außerdem an, die Wehen im Stehen bzw. beim Umherlaufen und im Sitzen weniger schmerzhaft zu empfinden."

Verschiedenen Fragen zur Klärung der physiologischsten Gebärhaltung ist der argentinische Geburtshelfer PERRUSI (Buenos Aires) bereits um 1950 nachgegangen. PERRUSI glaubt anhand einer 8-jährigen, gemeinsam mit Anatomen, Röntgenologen, Physiologen und Ethnologen durchgeführten Studie über den Geburtsmechanismus bei vertikaler Geburt die Schlußfolgerungen ziehen zu können, daß die jetzt übliche liegende Stellung der Gebärenden "die normale funktionelle Dynamik umstößt, die jeglichen physiologischen Vorgang sonst harmonisiert" (vgl. 10). Er stellte zudem fest, daß in der vertikalen Haltung der sakro-posturale Kreuzbein-Rückenschmerz in der Eröffnungsperiode wesentlich nachläßt. Diese Erfahrung wurde von anderen Autoren und auch von mir anhand von Geburtsberichten bestätigt.

Weiter beschreibt PERRUSI die Wichtigkeit der möglichst langen Erhaltung der vorangehenden Fruchtsackblase zur reflexlosen Entfaltung des Halskanals, die nur durch die vertikale Entbindungsmethode einigermaßen gewährleistet werden könne. GEIGER wirft die Frage auf, ob auf diesem Prinzip die relative Schmerzlosigkeit und das Fehlen spa-

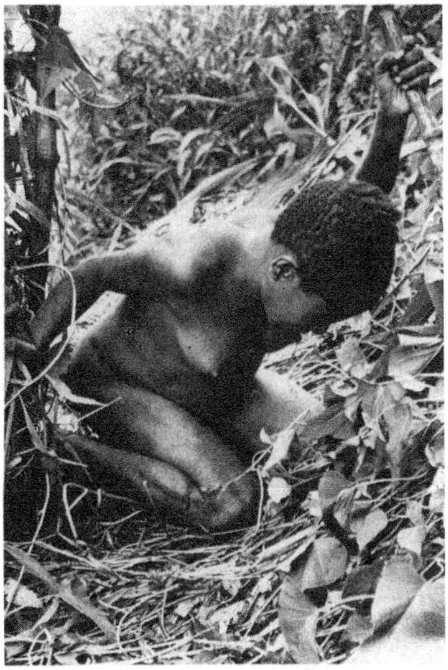

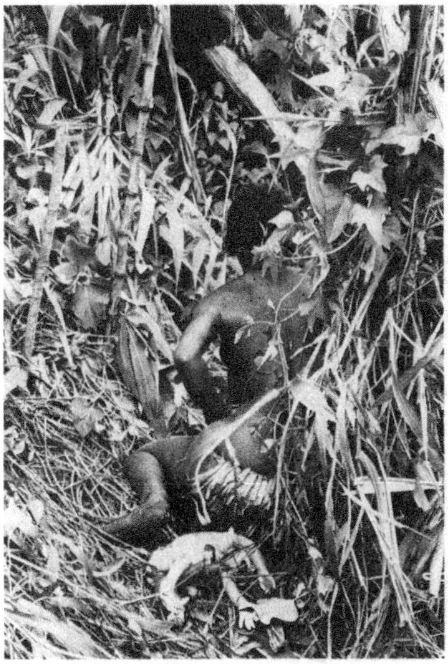

Abb. 5 Abb. 6

Abb.5: Austreibungsphase: wehengerechtes Verhalten der Gebärenden, sie preßt zu den Wehen. - Abb.6:Austreibung der Nachgeburt: Anreiben der Nachwehen mit Druckausübung vergleichbar dem Baerschen Handgriff in der Schulmedizin. Während dieser Zeit (die Plazenta wird etwa 15 Min. nach dem Kind geboren) bleibt die Gebärende in Hockstellung. (Fotos aus dem Film: Perinatalzeit einer Erstgebärenden. Bime/ Irian Jaya 1975, Dr.U. u. G. Konrad, Homburg)

stischer Hemmungsfaktoren beruhe, die er bei Gebärenden in sitzender Position beobachtete. Diese benötigten u.a. weniger Spasmolytika. Diese Beobachtung wird auch bei Anwendung anderer sogenannter reflexhemmenden Stellungen - wie der kauernden und der Knie-Ellenbogenlage gemacht.

In neuester Zeit wurde ein Teil dieser Fragen durch die Untersuchungen des schwedischen Geburtshelfers EHRSTROEM abgeklärt; die Beobachtungen und Annahmen von PERRUSI konnten bestätigt werden. Wir kommen weiter unten, bei den Ausführungen über den Gebärstuhl darauf zurück. Weitere Vorteile der vertikalen und Nachteile der horizontalen Gebärhaltung wurden in der Literatur oft erörtert (3, 8, 14, 15). Von besonderer Bedeutung scheinen mir in diesem Zusammenhang bisher eher vernachlässigte Faktoren zu sein, nämlich Atmung und Motorik, denen die folgenden Abschnitte gewidmet sind.

Körperstellung und Atemform: Aufgrund biomechanischer Beobachtungsweisen begreifen wir das Zustandekommen einer Atemform und das natürliche Zusammenwirken der verschiedenen Komponenten Muskelkraft - elastische Kraft - Schwerkraft. Von der Krankengymnastik her wissen wir, daß der Organismus immer bestrebt ist, erhöhte Atemarbeit zu mindern und daß der Patient immer Körperstellungen sucht, die ihn leichter atmen lassen. Da der Grundtonus der Atemmuskeln in die Regulation der gesamten Skelettmuskulatur eingeschaltet ist, können sich Änderungen und Disregulationen des Muskeltonus auf den Atemvorgang übertragen und die Atemform modulieren(19).

Bei der Geburt ist zu beobachten, daß sich die Form der Atembewegungen bei Änderung der Stellung oder Haltung entsprechend der funktionell-anatomischen Gegebenheiten verändert. Dank der Kenntnis der mechanischen Bedingungen in den verschiedenen Körperstellungen können wir beurteilen, welche Vorteile Lageveränderungen während der Geburt mit sich bringen.

Bekanntlich ist die horizontale Körperlage bei normalen Personen hinsichtlich Lungenreserven die schlechteste Position. Beim Sitzen und im Stehen verbessern sich die Lungenvolumina um etwa 10%, d.h., Vitalkapazität und Atemreserven werden größer. Eine Verbesserung der Vitalkapazität gerade bei komprimierten Lungen durch ein hochgestelltes Zwerchfell bedeutet u.U. eine entscheidende Hilfe. Ferner ist auch das gesamte intrathorakale Gasvolumen im Stehen und Sitzen höher als im Liegen, was in praxi bedeutet, daß Alveolen, Bronchiolen und Bronchien weniger zum Kollaps neigen. Abdominelle Prozesse wie auch Schwangerschaften neigen aber besonders zu Atelektasen durch die verminderte Zwerchfellbeweglichkeit; dadurch kann es wiederum zu einer Verminderung der Atemfunktion kommen (13). Atemerleichterungen während der Eröffnungswehen in den erwähnten Stellungen (besonders Knie-Ellenbogen- oder Fersensitz-Ellenbogenlage, auch Reit- und Kutschersitz) wurden von gebärenden Frauen bestätigt und diese Lagen daher fast bis zur vollständigen Eröffnung bevorzugt. In Kopftieflage muß das erforderliche Atemminutenvolumen fast ausschließlich vom Zwerchfell geleistet werden, dessen Exkursionen sich voll auf die Verschiebung der Bauchorgane und damit auf die vordere Bauchwand übertragen. Bei der Zwerchfellkontraktion erhöht sich der intraabdominelle Druck.

Wird im Sitzen der Thorax mit Schultergürtelgewicht entlastet (durch Ablegen des Kopfes und der Arme), so kommt die Atemhilfsmuskulatur besser zum Einsatz, das Zwerchfell arbeitet unter erleichterten Bedingungen, d.h., zur Inspiration genügt eine mäßige Kraft und die Bauchmuskulatur setzt sich unter erhöhten Ventilationsbedingungen ein (4).

Dem richtigen Verhalten in der Wehenpause messen wir große Bedeutung zu. Die Gebärende wird angehalten, ruhig und gleichmäßig zu atmen und sich zu entspannen. Dadurch wird eine möglichst rasche Erholung erzielt, gleichzeitig eine Leistungssteigerung erreicht und die Sauerstoffversorgung des Kindes verbessert. Da im Sitzen die Rippen aus ihrer Ausatemstellung heraus größere Bewegungsmöglichkeiten zur Hebung haben als im Liegen, werden die Atembewegungen auch in der Wehenpause erleichtert und können das erforderliche Atemminutenvolumen besser leisten. Für die Motorik wird die Atmung bei anstrengender Willküraktion mit vermehrtem Sauerstoffbedürfnis aktiviert.

Die Beziehung zwischen Körperstellung und Atemform könnte möglicherweise mithelfen, die ethnologischen Erkenntnisse über die Körperstellung der Frau während der Geburt und die in einzelnen Kliniken mit verschiedenen Stellungen und Lagen erreichten Erfolge zu erklären.

Atembewegungen in der Austreibungsphase: In vertikalen Positionen könnte, was die Atmung betrifft, auch das traditionelle Pressen geändert werden. Bei der üblichen Preßtechnik, also Afforderung zur maximalen Inspiration und zum Anhalten der Luft, sind soviele Atemmuskeln beteiligt, daß es oft schwierig zu sein scheint, zum Beckenausgang ausdauernd und gezielt zu pressen. Die Aufforderung zur tiefen Inspiration beim Beginn einer Preßwehe ist ein Störfaktor im Atemmechanismus und sollte daher unterlassen werden. Mein Vorschlag geht dahin, bei der Preßwehe das tiefe Luftholen zu vermeiden und dafür

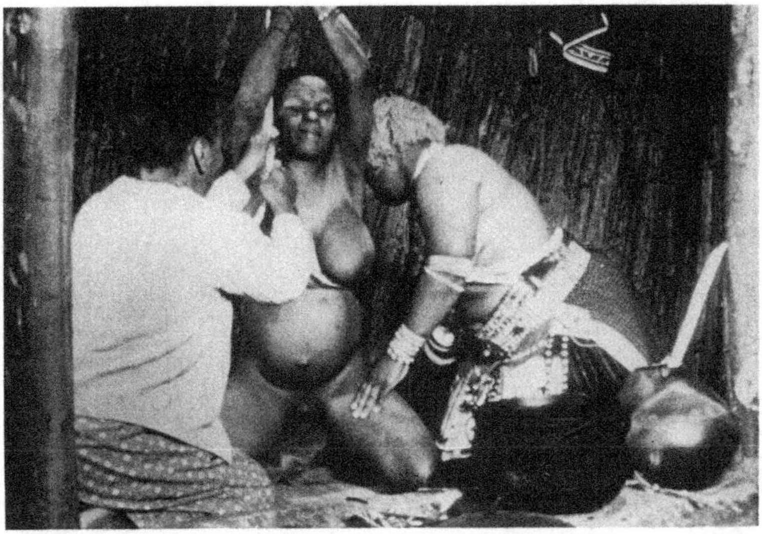

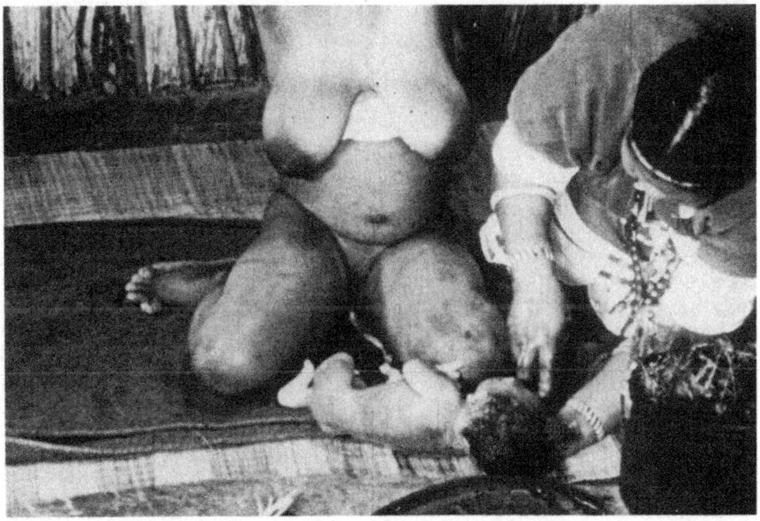

Abb.7 u.8: Fotos aus dem Film: Geburt im Knien. Zulu, Südafrika 1975. Prof. Dr. H. Uhlig, Kiel, zur Verfügung gestellt vom IWF, Göttingen.

während des Pressens die vorhandene Luft gebremst auszuatmen (Expirationsbremse: leises, nicht forciertes Blasen durch die Lippen). Der expiratorische Druckabfall im gesamten Tracheo-Bronchialsystem wird dadurch gleichmäßiger, so daß die Luft ungehindert ausströmen und mehr Luft eingeatmet werden kann. Die Ausatmung wird besser koordiniert, die Lungenanteile entleeren sich homogener und synchron, so daß allgemein eine bessere Lungenbelüftung und ein besserer Gasaustausch zustande kommt (13).

Diese Technik befähigt zu größerer Ausdauer: die Atemwege werden möglichst lange weitgehalten. Die Expirationsbremse führt zudem zu einer nachfolgenden verstärkten reflektorischen Einatmung.

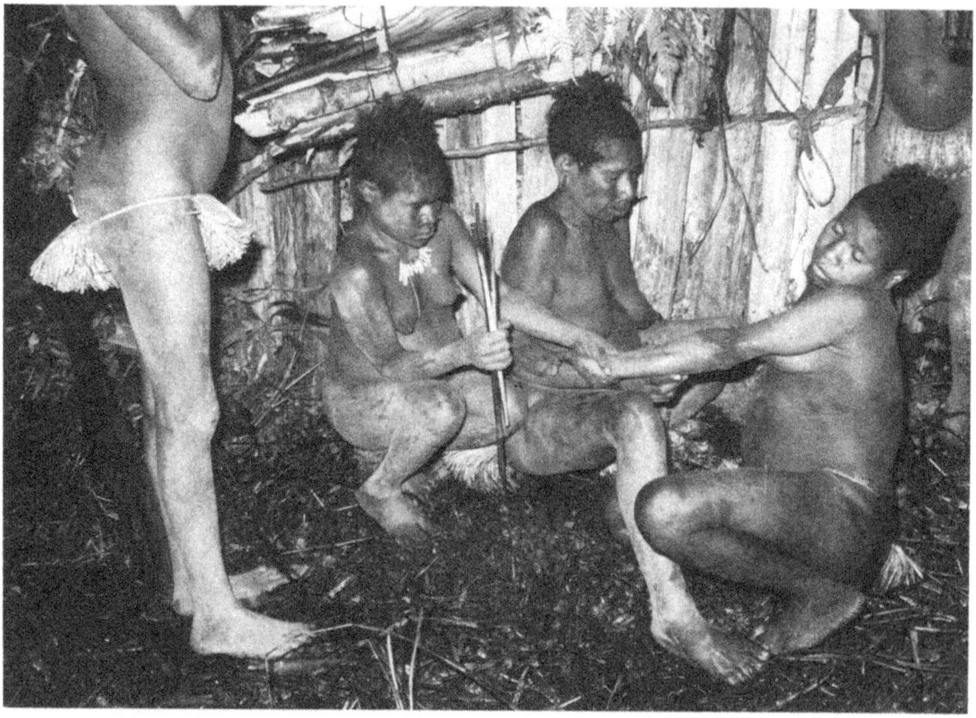

Abb.9:Haltung und Bewegung sind beim Geburtsvorgang wie bei jeder motorischen Leistung eng koordiniert. Hier die Geburt bei den Eipo 1975, West-Neuguinea (Foto: G. u. W. Schiefenhövel, Seewiesen).

Bekanntlich wird in den vertikalen Positionen durch Anspannen der Bauchmuskeln während der Ausatmung der intraabdominelle Druck erhöht und das Zwerchfell expiratorisch in den Brustraum vorgeschoben. Es mag in diesem Zusammenhang interessieren, daß die Hippokratiker, um die Bauchpresse in Tätigkeit zu setzen, in eine Flasche blasen oder bei zugeklemmter Nase ausatmen ließen. Wer Gelegenheit hatte, den hervorragenden Film "Die Geburt im Knien bei den Zulus" (Institut für den wissenschaftlichen Film, Göttingen; Aufnahmeleitung Prof. Uhlig, Kiel) zu sehen (Abb. 8 u. 9), erinnert sich, daß das Ausstossen der Plazenta durch Blasen in eine Flasche- früher eine Kalebasse - erfolgte. Im Verlaufe der Nachgeburtsperiode nahm die Gebärende die gleiche kniende Stellung ein wie bei der Geburt. Im übrigen darf anhand von filmischen Aufzeichnungen der Geburt bei verschiedenen Naturvölkern festgehalten werden, daß die bei uns übliche Preßtechnik nicht angewendet, sondern daß spontan gepreßt wird. Diese geänderte Art des Pressens ist noch wenig erprobt, immerhin wurde sie im vergangenen Jahr von etwa 50 Frauen erfolgreich angewendet. Prof. MENDEZ-BAUER orientierte mich, daß Prof. Calderoy-Barcia (Montevideo) experimentell versucht, neben dem traditionellen, dem sog. "Hebammenpressen", die Frauen spontan pressen zu lassen und daß er dabei die Expirationsbremse anwendet. Seine Beobachtungen bestätigen unsere Annahme, daß dadurch die Austreibungsphase erleichtert werden könnte.

Die traditionelle Art des Pressens ist sehr alt: sie wurde schon von Soran (um 100 n.Chr.) in seinem Hebammenbuch beschrieben. Es ist daher verständlich, daß es für Hebammen und Ärzte ein Umdenken bedeuten wird, die neue vorgeschlagene Preßtechnik anzuwenden.

Sensomotorische Aspekte: Beim Geburtsvorgang ist Haltung und Bewegung wie bei jeder motorischen Leistung eng koordiniert und beides wird durch Sinnesmeldungen kontrolliert und gesteuert. HESS (11) bezeichnet die Haltung als "Handlungsbereitschaft und Ausgangsstellung für aktive Bewegungen des wachen Organismus". Die Grundhaltung ist bei jedem Bewegungsablauf von entscheidender Bedeutung. Mit ihrer Muskeltonisierung ist sie notwendiger Unterbau und "aktive Stabilisierung eines dynamischen Gleichgewichts".

Die Stützinnervation ist nach HESS eine notwendige Vorbedingung jeder Bewegung, geht ihr voran und bleibt mit ihr bis zum Abschluß koordiniert. Anders ausgedrückt: die Stützmotorik ist für die Gesamtheit der Bewegungsabläufe eine unabdingbare Voraussetzung.

Es scheint mir wichtig, den Geburtsvorgang und das Verhalten der gebärenden Frau wie andere sensomotorische Leistungen zu betrachten. Dann wird nämlich klar, daß bei der heute üblichen passiven Geburtshaltung in Rückenlage die aktive Steuerung und Kontrolle des Bewegungsvorgangs beeinträchtigt werden. Passives Liegen ist keine echte sensomotorische Haltung; die aktive Haltung ist vielmehr dadurch gekennzeichnet, daß der Kopf nach oben und die Augen nach vorne blikkend gerichtet sind. Durch diese Kopfhaltung wird auch der vom Labyrinth beeinflußte Streckmuskeltonus verstärkt. Der Mensch verliert in Rückenlage den Muskeltonus der aufrechten Haltung; er wird passiver und hilfloser. Vereinfacht ausgedrückt brauchen die normalen Bewegungskoordinationen die aufrechte Körperhaltung und einen Grundtonus der Muskulatur. Auch beim Geburtsvorgang kann die aktive Austreibungsperiode durch Kopfanheben der liegenden Kreißenden verstärkt werden, obwohl die Wehentätigkeit des Uterus und seiner glatten Muskulatur von der zentral gesteuerten Skelettmuskelaktion sehr verschieden ist.

Von SIEBOLD schrieb 1845 in seinem Werk "Versuch einer Geschichte der Geburtshülfe": " Die einfachen Hülfen, welche gewiß als die ältesten dem gebärenden Weibe und ihrer Leibesfrucht erzeigt wurden, beschränken sich zuvörderst auf eine der Gebärenden gegebenen Lage, welche ihr Halt- und Stützpunkte während der Geburtsschmerzen selbst gewähren kann. Zu einem bequemen Lager fordert die Natur selbst auf, indem das Weib während der Geburtsschmerzen sich einen festen Punkt sucht, gegen welchen es sich anstemmen kann."(20)

Es wäre wichtig zu wissen, welche Rolle Trieb- und Instinkthandlungen beim Geburtsgeschehen spielen. Im Gegensatz zu Reflexen, die nur durch äußere Sinnesreize ausgelöst werden, entstehen biologisch bedeutsame Instinktbewegungen nach LORENZ (16) triebartig "spontan" im Organismus selber nach Bedürfnissen oder hormonellen Aktivierungen. Triebe, Instinkte und Willensentschlüsse können allgemein als innere Bewegungsmotivation zusammengefaßt werden, die auch, wie der Geburtsvorgang, hormonell angeregt und sekundär auf äußere Ziele gerichtet sein können. HENATSCH (9) bezeichnet sie als "Selbstbewegung". Dieser Begriff umfaßt neben einigen unwillkürlichen Koordinationen auch die Willkürbewegungen. In der Verhaltensforschung ist willkürliches, automatisches und reflektorisches Handeln nicht schematisch zu trennen. JUNG drückt dies wie folgt aus (12): "Bei der psychologischen und biologischen Betrachtung der Motorik muß man auch Zweck und Sinn des Handelns berücksichtigen und mit Trieb und Wille auch das Bewußtsein. Dies gilt auch für den Geburtsvorgang."

Gebärende haben heute in Kliniken selten die Möglichkeit, die ihr persönlich angenehme oder durch nationale Eigenart und Gewohnheit bestimmte Gebärhaltung zu wählen: sie werden liegend entbunden. Daß sich Frauen einen Instinkt für ihre individuelle Körperstellung bei der Geburt bewahrt haben, zeigen Vietnamesinnen, Kambodschanerinnen und Inderinnen bei Geburten im westlichen Ausland. Ihr Verhalten in der Austreibungsphase ist unterschiedlich, sie gebären aber nicht in Rückenlage (7).

Nach alter Tradition fällt der wesentliche Anteil an der mechanischen Geburtsförderung der Gebärenden selbst zu und wird durch ihr Verhalten in allen Phasen der Geburt bestimmt. Die Möglichkeit zu wehengerechtem Verhalten steht aber heute in krassem Gegensatz zum gezwungenermaßen passiven Verhalten der Gebärenden infolge langer und dauernder kardiotokographischer Überwachung, insbesondere bei der programmierten Geburt. Die Störung und Verhinderung sinnvoller motorischer Abläufe bedeutet während der Geburtsarbeit erwiesenermaßen eine erhebliche psychische Belastung und kann dadurch zu einer Erhöhung der Geburtsschmerzen beitragen. Nach LANGEN entstehen zwischen dem Verhalten und der Analgesie sich günstig auswirkende Wechselbeziehungen. Diszipliniertes Verhalten kann Analgesie bewirken, wenn auch nur durch die Möglichkeit zum Durchführen schmerzbefreiender Übungen (2). Die Mobilität der Frau und die ihr zusagenden Lage- und Stellungsänderungen können zur wünschenswerten Erleichterung und Beschleunigung des Geburtsvorganges führen, was mit Vorteilen für Mutter und Kind verbunden ist.

Vertikale Entbindung im Gebärstuhl: In den letzten Jahren wurde von verschiedenen Seiten die Wiederverwendung des Gebärstuhls angestrebt. Der Erfolg der Bemühungen um seine Wiedereinführung zeichnet sich allerdings nur langsam ab. Die Gründe dafür mögen vor allem daran liegen, daß Gebärstühle schon lange nicht mehr zur Ausstattung von Geburtshelfern und Hebammen gehören, sondern höchstens noch Museumsstücke sind (Abb. 10). Die Gebärstühle, die ein Lebensalter lang von Haus zu Haus getragen wurden und aus Konstruktionsgründen (Holz) nicht leicht zu reinigen waren, hat man mit Recht aus sanitären Rücksichten abgeschafft. Leider hat man mit ihrer Abschaffung aber die Vorteile vergessen, die die vertikale Haltung der Gebärenden bringt.

Die Abschaffung des Gebärstuhls mag unter anderem stark beeinflußt worden sein vom französischen Geburtshelfer Mauriceau (1637-1709). Dieser zog die Geburt im Bett aus folgenden Gründen vor: "Pour éviter l'incommodité et l'embarras de les y transporter après." (20) Es war also die Bequemlichkeit des Arztes, die Frau nach der Geburt vom Gebärstuhl nicht ins Bett tragen zu müssen. Diese Bemühung um die gebärende Frau war bereits in der Antike üblich und wurde z.B. von Soran eingehend beschrieben.

Bereits 1898 wiederum setzte sich der bekannte Geburtshelfer AHLFELD in Marburg für die halbsitzende Stellung wie auch für die Wiedereinführung des Gebärstuhls ein. Er empfahl ihn für komplizierte Situationen unter der Geburt wie auch zur Abkürzung der Austreibungsphase. AHLFELD schrieb dazu: "Die Anwendung eines Gebärstuhls ist angezeigt, wenn der Kopf den Beckenboden erreicht hat und die lange Dauer der Geburt oder die Ermüdung der Gebärenden eine Abkürzung dieser Austreibungsperiode wünschenswert machen - Verhältnisse, die den Arzt häufig kurzer Hand zur Zange greifen lassen" (1). AHLFELD beobachtete u.a. auch, daß der kindliche Kopf bei vertikaler Stellung der Gebärenden in der Wehenpause nicht wieder zurückrutscht; gleiches bewies auch PERRUSI.

Bei der Wiedereinführung der vertikalen Stellung ging es AHLFELD vor allem um die Funktion der Bauchpresse, der man eine bedeutende Rolle als geburtserleichternder und verkürzender Faktor in der Austreibungsphase zumißt. In der modernen Literatur der Geburtshilfe wird wohl die Aufgabe der Bauchpresse erwähnt, doch wird im allgemeinen nicht darauf hingewiesen, wie sie aktiviert und verstärkt werden kann. Auf die Praxis bezogen heißt dies, daß eine Annäherung des Beckens an die Rippen die Leistungsfähigkeit der Bauchpresse und

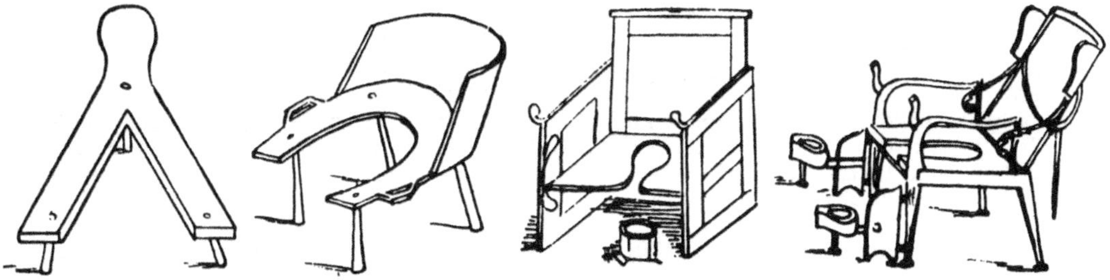

Abb. 10: Entwicklung des Gebärstuhls (Doodell): Savonarola 1547, Eucharius Rhodius 1544, Deventer 1701, Stein 1805.

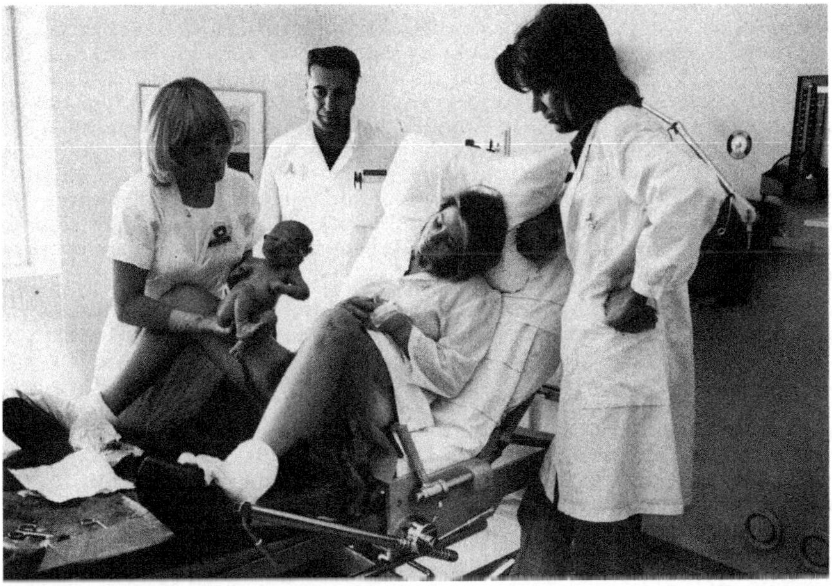

Abb.11:Die sitzende Geburt im modernen Gebärstuhl; 1973 (Foto: Ehrstroem).

der beteiligten Muskeln erhöht, wie es bei den Rumpfpreßbewegungen in der vertikalen Gebärhaltung zutrifft. Zahlreiche Beobachtungen zeigen, daß die Frau während der Austreibungsphase kauernde, "zusammengekrümmte" Stellungen sucht, die die Bauchpresse funktionell verstärken (wie dies auch beim Defäkationsvorgang in sitzender Stellung geschieht) und sich dabei um Stützpunkte bemüht, um den Rumpf zu fixieren.

Es darf hier auf die Definition der Bauchpresse, wie sie in älteren Lehrbüchern zu finden ist, aufmerksam gemacht werden: "Die Kontraktion der gesamten Muskulatur, die eine wesentliche Verkleinerung des Bauchhöhlenraums zustande bringt." Dabei sind direkt beteiligt das Zwerchfell, die Bauchmuskulatur, insbesondere der M. transversus abdominis und der lliopsoas, indirekt alle Muskeln, die zur muskulären Fixierung (Stabilisation) beitragen. Schließlich darf angenommen werden, daß bei vertikaler Stellung - Kauern, Knien oder Sitzen im modernen Gebärstuhl - durch die physiologisch richtige Beinhaltung die Schamfuge durch die Mitarbeit der Adduktoren maximal auseinandergehalten wird.

Wie bereits erwähnt, wird die Wiederverwendung des Gebärstuhls angestrebt. Die schwedische Firma Lic entwickelte ein Kombinationsentbindungsbett. Dieses Bett wurde auf Initiative des schwedischen Geburtshelfers EHRSTROEM von ihm und anderen als Gebärstuhl eingesetzt. Er bedurfte allerdings noch einiger wichtiger Verbesserungen, die aufgrund von Anregungen der Autorin und EHRSTROEM im Sinne der in dieser Arbeit geschilderten Bedürfnisse von der Firma vorgenommen wurde. Die Verarbeitung der Preßwehen in sitzender Haltung, wie sie der EHRSTROEMSCHE Gebärstuhl ermöglicht, erfolgt bei voller Verfügbarkeit der Stützmotorik des Körpers; die Haltung wird auch dem großen Kraftaufwand - dem Einsatz der Rumpfmuskulatur und der Bauchpresse - gerecht.

Wir zitieren in diesem Zusammenhang aus einer privaten Mitteilung EHRSTROEMS (5): "1972 und 1973 studierte ich diese Methode (Geburt in sitzender Haltung) im Söder-Spital in Stockholm. 40 Frauen gebaren in aufrechter Haltung, indem ein modernes Entbindungsbett in einen Gebärstuhl verwandelt wurde durch Aufstellen des Rückenteils um 70° gegen die Horizontale. In dieser Stellung hat der Geburtskanal eine vertikale Richtung, und das Gewicht des Fötus unterstützt die Unteruskontraktion. Die folgenden Ergebnisse wurden registriert: die Geburtszeit verkürzte sich bei Primiparae um rund 1 1/2, bei Multiparae um 1 Stunde. Die Fähigkeit zu pressen, zu atmen und die Bauchpresse einzusetzen war in aufrechter Haltung größer. Der Beckenausgang erweiterte sich in der Sagittalrichtung um 0,5-1,5 cm, was auf Rotation und Zug in den iliosakralen Bändern zurückzuführen war - eine Vermutung, die durch Röntgenuntersuchung bestätigt wurde. Durch den erweiterten Beckenausgang konnte einige Male ein Kaiserschnitt vermieden werden."

Hinzuzufügen ist, daß die gebärende Frau die aktive Kontrollmöglichkeit durch ihre Sinnesorgane hat; der Bewegungsablauf ist physiologisch und psychologisch richtig. Die Frau kann zudem ihr Kind sofort sehen und beobachten, was mit ihm geschieht (Abb. 11).

Es ist zu wünschen, daß sich Fachleute, insbesondere Geburtshelfer mit dem vorhandenen Material über das natürlich Verhalten der Frau während der Geburt auseinandersetzen. Dadurch könnten der Geburtshilfe neue Impulse verliehen werden.

Die Autorin hatte kürzlich (Frühling 1981) Gelegenheit, anläßlich eines Studienaufenthaltes in Ceylon Erfahrungen über die dort üblichen Stellungen bei der Geburt zu sammeln. Die heute noch üblichen Gebärstellungen bei den Tamilen im Hochland von Ceylon, in abgelegen nen, fast unzugänglichen Teeplantagen sind: Kniend, von hinten gestützt. Während der Austreibungsphase findet Druck und Massage auf die Lendengegend und den Bauch statt. Weiter aufrecht sitzend auf einem kleinen Holzschemel, Oberkörper an die Wand gelehnt. Der Frau werden die Stellungen vor der Geburt demonstriert und erklärt. Eine befreundete Hebamme im Hochland von Ceylon, eine intelligente und erfahrene, aber des Lesens und Schreibens unkundige Frau, wendet bei Steißlage - wie zu Hippokrates Zeiten - die Knieellenbogenlage mit Erfolg an.

Leider wird die Möglichkeit, das traditionelle Verhalten bei der Geburt zu beobachten und Informationen zu sammeln, auch in diesem Land rasch abnehmen. Vermehrt werden auf Empfehlung der Gesundheitsfürsorge des Landes staatliche Einrichtungen, wie das 'Dispensary' und das 'Rural-Hospital' zur Geburt aufgesucht und das in allen Ge genden. Durch die Betreuung von Ärzten und Hebammen mit westlicher, schulmedizinischer Ausbildung erfolgt dort die Geburt ausnahmslos in flacher Rückenlage.

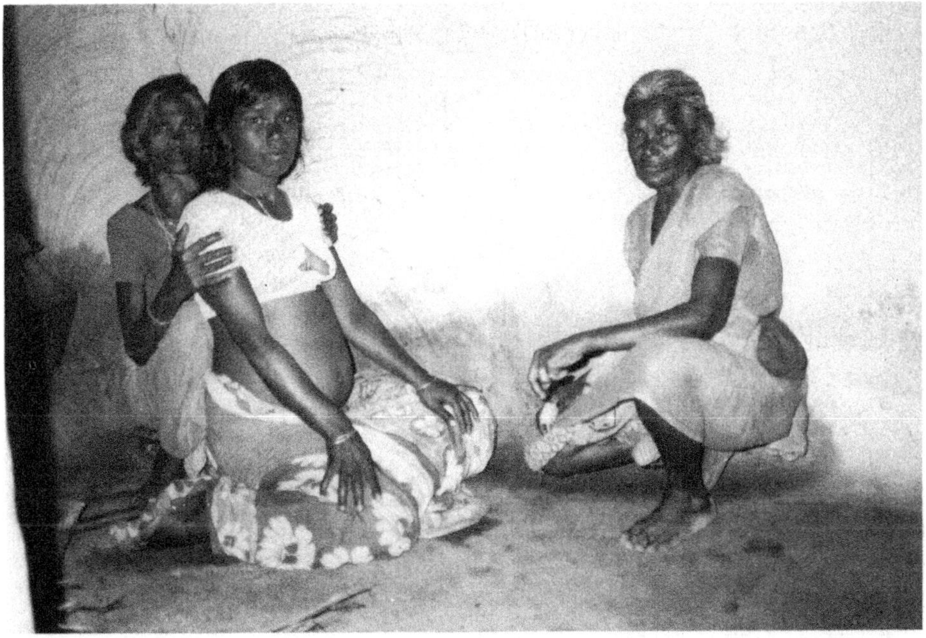

Gebärstellungen bei den Tamilen im Hochland von Ceylon 1981 Foto:L. KUNTNER

Da heute den medizinischen Kenntnissen und dem Vorgehen in der traditionellen Heilkunst, sei es von traditionalen oder primitiven Kulturen, vermehrt Beachtung geschenkt wird, sei kurz auf einige Zielvorstellungen der Ethnomedizin aufmerksam gemacht. Der Dialog zwischen Ethnologie und Medizin, ein interkultureller Vergleich, soll auf sinnvolle Praktiken der traditionellen Geburtshilfe aufmerksam machen und auf die Möglichkeit ihrer Anwendung in der modernen Geburtsmedizin hinweisen. Mit dem Erkennen sinnvoller volkstümlicher Elemente in der traditionellen Medizin und Geburtshilfe verschiedener Ethnien könnte kulturelles Erbe im medizinischen Bereich bewahrt werden.

ZUSAMMENFASSUNG Medizin-historische und ethnologische Studien, Skulpturen aus der Prähistorie sowie frühe bildliche Darstellungen der Geburt aus verschiedenen Ländern beweisen, daß durch tausende von Jahren die vertikale Körperhaltung bei der Geburt üblich war. Noch heute gebären verschiedene Naturvölker in kauernder, kniender und sitzender Stellung. Aufgrund neuer Untersuchungen ist bekannt, daß die Veränderung der Körperstellung zur Erleichterung der Geburt beiträgt. Neben den bekannten medizinischen Vorteilen der vertikalen Haltung wird die physiologische Wirkung auf Atmung und Motorik und den gesamten sensomotirischen Prozeß bei der Geburt beschrieben. Neben einer neuen Atemform in der Austreibungsphase wird auch das Problem der optimalen Gebärhaltung, insbesondere die Wiedereinführung des Gebärstuhls zur Diskussion gestellt.

Friedr. Vieweg & Sohn, Braunschweig /Wiesbaden

SUMMARY: Medico-historical and anthropological studies, sculptures of prehistoric times and early pictographical documents on birthing from various countries prove, that for thousands of years the posture of the body for giving birth was the vertical position. Even today women in various traditional cultures give birth squatting, kneeling or sitting. Recent studies have shown, that changing the position of the body during birthing eases the birthing process. Beyond the known medical advantages of the vertical birthing position this article describes physiological results on breathing, and on the whole sensomotoric process of birthing. The author discusses a new breathing technique for the second stage of labor and the re-introduction of the birthing-chair.

LITERATUR

(1) AHLFELD F. (1898): *Lehrbuch der Geburtshilfe*. Leipzig: Grunow.

(2) CHERTOK L. u. D. LANGEN (1968): *Psychosomatik der Geburtshilfe*. Stuttgart: Hippokrates.

(3) DUNN P.(1976): Obstetric Delivery Today: For Better or For Worse. *Lancet* I, 790-793.

(4) EHRENBERG H (1976): Zur Beurteilung der Atemform in verschiedenen Übungspositionen. *Krankengymnastik* 28, 329-335.

(5) EHRSTROEM Chr. (1978): Persönl. Mitteilung.

(6) ENGELMANN G.J. (1884): *Geburt bei den Urvölkern*. Wien.

(7) FATZER S. (1980): Persönl. Mitteilung.

(8) FLYNN A. (1977): Mobiler Tokograph erprobt. *Medical Tribune* 20. S. a. *Brit. med. J.* 6040 (1976).

(9) GAUER O.H., K. KRAMER u. R. JUNG (1976): *Physiologie des Menschen*, Bd. 14, Sensomotorik. München: Urban & Schwarzenberg.

(10) GEIGER H. (1966): Über die vertikale Entbindungsmethode mittels Gebärstuhls. *Zbl. Gynäk.* 88, 229-230.

(11) HESS W. R. (1968): *Psychologie in biologischer Sicht*. 2. Aufl. Stuttgart: Thieme.

(12) JUNG R. (1979): Persönl. Mitteilung.

(13) KELLER R. (1977): Persönl. Mitteilung.

(14) KIRCHHOFF H. (1979): Gebärhaltung der Frau. Von der Prähistorie bis auf den heutigen Tag. *gynäkol. prax.* 3, 203-223.

(15) KUNTNER L. (1978): Über die Lage und Stellung der Frau während der Geburt bei verschiedenen Völkern und mögliche Anwendungen in der modernen Geburtsmedizin. *Krankengymnastik* 30, 51-64.

(16) LORENZ K. (1969): *Über tierisches und menschliches Verhalten*. München: Piper.

(17) MENDEZ-BAUER C. (1976): Kongreßbericht des 5. Europäischen Kongresses für perinatale Medizin, Uppsala.

(18) PERRUSI F. (1964): Die vertikale Entbindungsmethode. *Sem. méd.* 20, 829.

(19) RUMBERGER E. (1971): Zur Regulation der Atmung. *Krankengymnastik* 23, 170-175.

(20) SIEBOLD D.v.(1839/45): *Versuch einer Geschichte der Geburtshilfe*, 2 Bde. Berlin: Enslin.

Der Beitrag ist nach dem Aufsatz "Aufzeichnungen über die Geburtshaltung der Frau" curare 3 (80) 89-96 überarbeitet worden.

Sonderband 1/83 93–94

Die Geburt in senkrechter Körperhaltung - Kulturhistorische Anmerkungen und mögliche geburtshilfliche Vorteile

Birth in vertical posture culture-historic marginalia and possible obstetrical advantages

Heinz Kirchhoff

Seitdem es eine wissenschaftlich fundierte Diskussion über den Geburtsmechanismus gibt, besteht auch das immer wieder heftig umstrittene Problem der optimalen Position der Gebärenden während des Geburtsaktes. Es verwundert daher nicht, daß bisher keine eindeutige Antwort auf die Frage vorliegt, ob die senkrechte oder die waagrechte Körperhaltung *sub partu* als die n a t ü r l i c h e und dementsprechend für den Ablauf der Geburt die günstigste Position anzusehen ist. Betrachtet man Skulpturen aus der Prähistorie oder auch frühe bildliche Darstellungen der Geburt aus Mesopotamien, Ägypten, Indien, Griechenland und vielen anderen Ländern der Welt oder nimmt man die vielfältigen Geburtsabbildungen der Künstler des Mittelalters zur Hand, so ist es eindrucksvoll und auch überraschend, daß die Gebärende überwiegend, wenn nicht sogar ausschließlich, in *sitzender* oder *hockender* oder *kniender* oder *stehender* oder *hängender* Position dargestellt wird. Also in a u f r e c h t e r Haltung. Diese, in der Kunstgeschichte, aber auch in der Medizingeschichte, stets zitierte und oft als N o r m a l h a l t u n g angesprochene Körperstellung der kreißenden Frau wird auch heute noch vorwiegend als die übliche Geburtsposition bei den Naturvölkern beobachtet. Zur Illustration dieser auch für die heutige Geburtshilfe möglicherweise folgenreichen Problematik gibt es eine große Zahl von Bildern aus allen Zeitepochen und den verschiedenen Kulturen. Diese Abbildungen stehen schon, andernorts publiziert, dem interessierten Leser zur Verfügung.

Ever since the onset of a scientifically based discussion about the birth-mechanism questions concerning the optimal posture during birth have been asked and controversially been answered. No wonder, that until the present time no generally accepted solution has been found as to whether the vertical or the supine posture should be considered the most preferable sub partu. When one looks at sculptures of prehistoric times, early paintings representing birth scenes from Mesopotamia, Egypt, India, Greece and many other countries, or the numerous works of medieval artists, one will be surprised to find that the parturient women mostly, if not exclusively, are depicted sitting, squatting, kneeling or standing, i.e. in vertical postures is known as the 'normal' birth posture. It is prefered by the women of contemporary traditional societies, too. A number of pictures of different times and cultures illustrating this fact, which might have some bearing on modern obstetrics, have been published elsewhere.

H.K.: The woman's posture during birth - from prehistoric times to the present. *Organorama* 14 (1977): 11-19 // H.K.: Die Gebärhaltung der Frau. Von der Prähistorie bis auf den heutigen Tag. *Gynäkol. Praxis* 3 (1979): 203-223 und in *Musik und Medizin* 1979, Heft 9 // Zum Thema siehe auch: H.K.: Kommentar zur Uhligs Film 'Geburt im Knien'. In: *Faktoren des Gesundwerdens in Gruppen und Ethnien*. Verhandlungen des zweiten Rundgespräches Ethnomedizin in Heidelberg vom 3o.11. u. 1.12.1974. Hrsg. E. Schröder; Steiner, Wiesbaden 1977.

Friedr. Vieweg & Sohn, Braunschweig /Wiesbaden

Mögliche Vorteile der Geburt in senkrechter Körperhaltung der Mutter gegenüber der Horizontalen

1. Bessere Akkomodation des kindlichen Kopfes in den Beckeneingang.
2. Erweiterung des sagittalen Durchmessers des Geburtskanals von etwa 1,5 cm.
3. Schwerkraft des Uterusinhalts wirkt sich günstig aus auf:

   a) Verstärkung der Wehen (die kontraktile Effizienz des Uterus verdoppelt sich MENDEZ-Bauer), b) Förderung der Muttermundseröffnung, c) leichtere Entwicklung des Kopfes um den Schambogen herum, d) besseren Druck beim Preßakt.
4. Wesentliche Verkürzung der Geburt (angeblich um 25 - 33 %).
5. Optimale Blutversorgung des Kindes: wesentlich geringerer Druck auf Aorta und Vena cava, daher geringere Behinderung der Durchblutung der Plazenta.
6. Geringere feto-maternale Transfusion.
7. Vergrößerung der mütterlichen Atem-Vitalkapazität und damit auch der Atemreserven (L. KUNTNER).
8. Bedeutende Abnahme der Zangenfrequenz (nach P. DUNN 0,7 % gegenüber 6,7 %).
9. Subjektive spontane Erleichterung bei der gesamten Geburt.

Possible advantages of birth in vertical as opposed to supine postures

1. Better accomodation of the child's head into the pelvic entry.
2. Enlargement of the sagittal diameter of the birth channel for appr. 1,5 cm.
3. Beneficial consequences of the force of gravity exercised by the uterus and its contents:

   a) increase of uterine efficiency (twofold, according to MENDEZ-BAUER), b) promotion of the widening of the cervix uteri, c) enhancement of the movement of the child's head around the ramus pubis, d) increase of pressure during bearing down.
4. Essential shortening of birth process (reportedly 25-33 %).
5. Optimal blood supply to the child because of diminished pressure on Aorta and Veny cava, both leading to better placental blood flow.
6. Decreased feto-maternal transfusion.
7. Increase in the pulmonary capacity and thus in the respiratory reserves (L. KUNTNER).
8. Substantial decrease in forceps-delivery (0.7 % as opposed to 6.7 % according to P. DUNN).
9. Subjectively felt relief during all phases of birth.

curare Sonderband 1/83 95–108

Zur Geburtshilfe und Säuglingsfürsorge im Spiegel der Geschichte Afrikas

Reimar Hartge

1. Steinzeit

Auf jungsteinzeitlichen Felsbildern - etwa in der Zentralsahara und in der südwestafrikanischen Kalahari - werden nicht nur die zu damaliger Zeit noch recht üppige Flora und Fauna anschaulich dokumentiert, sondern wir finden erstmals auch Selbstdarstellungen der Urmenschen: Jagd- und Kampfszenen, Szenen von Geburt und Tod. Abb. 1 gibt möglicherweise die älteste überhaupt erhalten gebliebene bildliche Darstellung einer menschlichen Geburt wieder; sie dürfte über 10.000 Jahre alt sein. Dargestellt sind zwei Phasen der Geburt; und zwar zunächst in liegender, dann in stehender Position. Auf der rechten Seite ist das Neugeborene samt Nabelschnur und Plazenta gut zu erkennen; Die Kreißende hält im Wehenschmerz die Hände zu Fäusten verkrampft. Die links im Bild stehend dargestellte Person könnte als Geburtshelfer interpretiert werden.

Abb. 1:

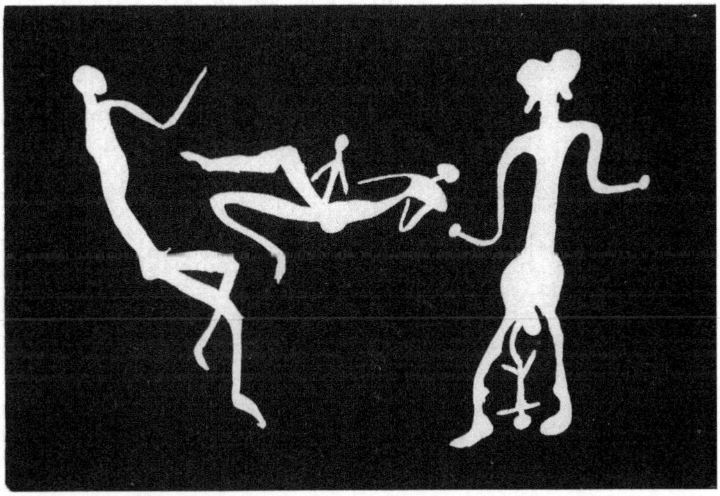

Jungsteinzeitliches Felsbild (ca. 10 000 Jahre alt) aus der Zentralsahara, Tassili-Gebirge, an der algerisch-lybischen Grenze. Vermutlich die älteste Darstellung einer Geburt.

2. Altägypten

Die ältesten kunsthistorisch genau datierbaren Zeugnisse aus dem afrikanischen Raum zum Thema Geburtshilfe stammen aus dem Niltal. Im alten Ägypten verkörperte - wie übrigens auch in anderen zeitgenössischen Hochkulturen - die schwangere Frau die Fruchtbarkeit von Mutter Erde schlechthin. Schutzpatronin der Schwangeren war die nilpferdköpfige Göttin Throeris "die den Leib anschwellen läßt"; Statuetten dieser Gottheit (aufrecht stehendes weibliches Nilpferd, das sich mit den Vorderbeinen auf die Hieroglyphensymbole des göttlichen Schutzes und des Lebens stützt) standen neben der Kreißenden. Als weitere geburthilfliche Gottheiten waren Ipet, Bês und Heket bekannt. Die Geburten wurden überall im Lande von Hebammen geleitet; eventuell anwesende Priesterärzte mußten sich jeder manuellen Hilfe enthalten (2).

Friedr. Vieweg & Sohn, Braunschweig /Wiesbaden

Das aufrechte Sitzen bzw. Hocken war die übliche Körperhaltung der Kreißenden. Bei den altägyptischen 'Gebärstühlen' handelte es sich, wie man heute weiß, um parallel zueinander verschobene Ziegelsteine aus Lehm, über denen die Frauen hockend gebaren. Bei den Fellachen ist die Geburt über Ziegelsteinen bis heute der übliche Entbindungsmodus geblieben. Bestimmte Hieroglyphenzeichen aus antiken ägyptischen Texten stellen die Geburt über den Steinen in stilisierter Form bildlich dar. I. MENASCHE (3) hat die Entwicklung dieser Schriftzeichen beim Studium von Papyrostexten aus den unterschiedlichen Dynastien verfolgt und interpretiert (zit. nach GHALIOUNGUI(2)). Das phonetische Äquivalent jener Hieroglyphe war 'ms'.

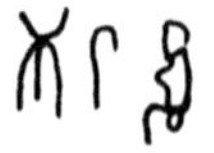

gebären (Wort)

In zeitgenössischen Texten aus der Pharaonenzeit war aber auch expressis verbis die Rede von Geburten über Ziegelsteinen: Im 2. Buch Moses, 1. Kap., V. 15-16 steht der Befehl des Pharao (wohl Ramses II., um 1250 v. Chr.) an die hebräischen Wehmütter: 'Wenn ihr den hebräischen Weibern helft und auf dem Stuhl sehet, daß es ein Sohn ist, so tötet ihn'. Historisch ist diese makabre Anordnung so zu verstehen, daß es den Pharao beunruhigte, daß die in Ägypten lebenden Hebräer - eine völkische Minderheit - sich enorm stark vermehrt hatten.

Abbildung 2 zeigt zwei Varianten des altägyptischen Hieroglyphenzeichens für 'gebären'; links aus dem Geburtshaus von Erment in Oberägypten, rechts von der Stele Harris. Links Geburt im Knien, rechts Geburt hockend 'über den Ziegelsteinen'. Von solchem Entbindungsmodus ist bereits im 2. Buch Moses, 1. Kap., V. 15-16 die Rede, und auch auf der altägyptischen Stele von Turin steht die Inschrift: 'ER überließ mich meinem Schicksal wie eine Frau auf ihren Ziegelsteinen'. Die Gebärsteine der alten Ägypter - wohl die Vorläufer des Gebärstuhls - fanden auch für das Orakel des Neugeborenen Verwendung. Die obigen Abb. sind wiedergegeben nach F. WEINDLERs Buch 'Geburts- und Wochenbettdarstellungen auf altägyptischen Tempelreliefs'(4); die Entwicklung des altägyptischen Hieroglyphenzeichens für 'gebären' beschreibt auch GHALIOUNGUI im Kapitel 'Pregnancy' seines Buches 'The House of Life'(2). Dort finden sich Bildbeispiele für verschieden stilisierte Wiedergaben dieses Schriftzeichens. GHALIOUNGUI befaßte sich ferner mit der Geschichte anderer zur Geburtshilfe in Beziehung stehender Hieroglyphenzeichen (persönl. Mitteilung und Auskunft 1982).

Die Ziegelsteine der altägyptischen Geburtshilfe hatten über ihre praktische Funktion hinaus auch eine magische Bedeutung. So war beispielsweise ihre Verwendung für das Orakel beliebt: 'Die Stunde, die auf Deinem Entbindungsstein geschrieben stand, wird eintreffen'(5). Außer den Ziegelsteinen gab es möglicherweise vereinzelt auch schon wirkliche Gebär-'stühle'. GHALIOUNGUI vermutet dies aufgrund eines Fundes aus der Grabstätte des Khnemose. Allerdings schließt er nicht aus, daß es sich vielleicht nur um einen Nachtstuhl handelt. Immerhin ist bekannt, daß auch in der griechisch-römischen Antike echte Gebär-'stühle' existiert haben; Soranus von Ephesus etwa soll einen solchen Stuhl mit Fußstützen und Haltegriffen (!) konstruiert haben(6). Abbildungen von griechischen und römischen Gebärstühlen finden sich auf Grabstelen und anderen Reliefs(7).

Um die Wohnräume ihres Hauses nicht zu 'entweihen', gebar die einfache Ägypterin aus dem Volke über ihren Steinen draußen auf dem Hofe; nur Königinnen und andere vornehme Frauen kamen auch im Bett kniend nieder(8). Göttinnen billigte man zum Gebären sogar bestimm-

Abb.2:

Zwei Varianten des altägyptischen Hieroglyphenzeichens für 'gebären'; links aus dem Geburtshaus von Esment aus Oberägypten, rechts aus der Stele von Harris. Links Geburt im Knien, rechts hockend über den Ziegelsteinen. (Nach WEINDLERS (4).

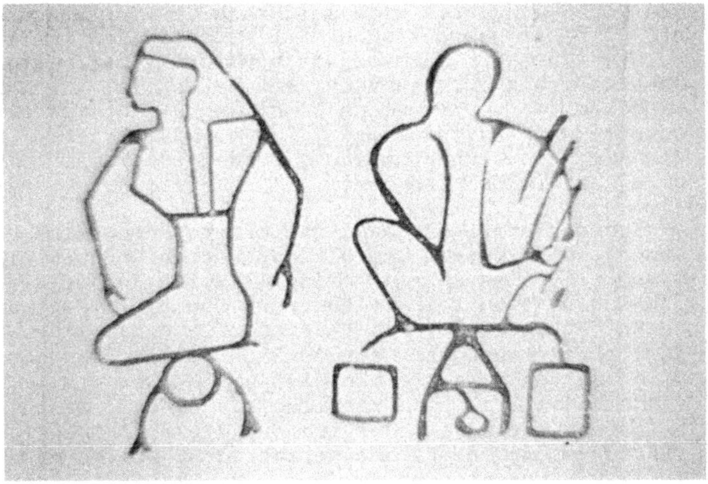

Abb. 3:

Pharao mit seiner personifizierten Plazenta (mit Nabelschnur) und vier Standartenträgern; alltägyptische Zeremonialstele von 3400 v. Chr.; Fundort: Hierakonopolis. Der Pharao trägt die Krone von Unterägypten; reproduziert nach ELLIOT-SMITH aus 'Human History'.

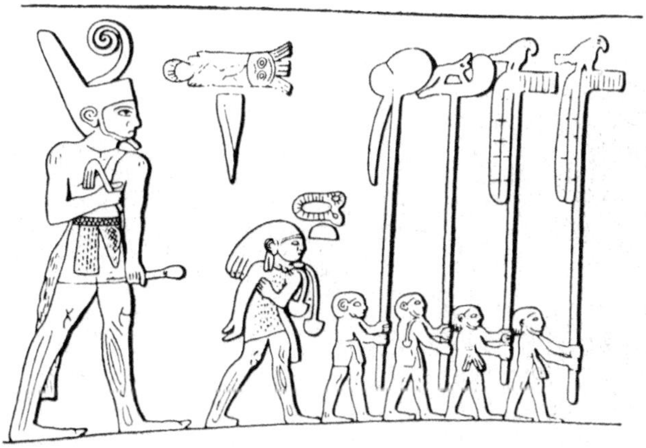

Abb.4:

Mumifizierte Plazenta in einem Lederbeutelchen, wie es in manchen Gegenden Nordafrikas als Amulett um den Hals getragen wird.

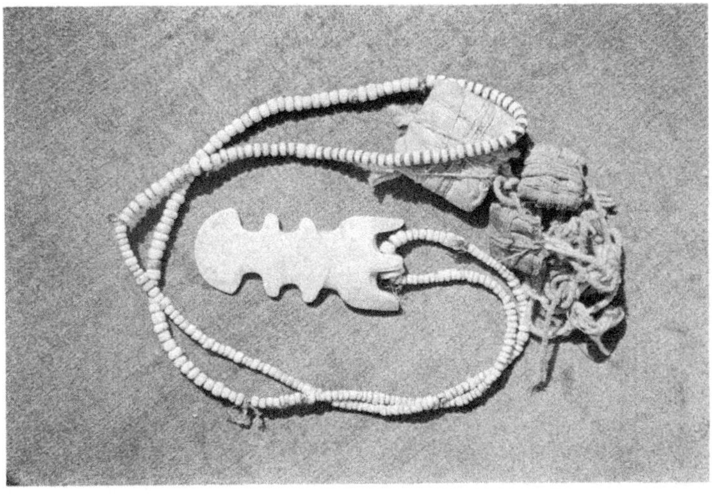

te Tempelbezirke zu, 'Mammisi' genannt. Der Ägyptologe und Arzt Paul GHALIOUNGUI äußerte sich zur Frage des Ursprungs des Wortes 'Mammisi' in einer persönlichen Mitteilung an den Verfasser (22.4.81) wie folgt: 'The term mammisi has apparently been invented by Champollion, who, as you know, was very keen on Coptic; the term is obviously based on two coptic words: 'ma' (=house or place) and 'meci' (=birth, cognate with Egyptian 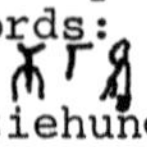 = to give birth).' Auffallend ist auch die enge lautliche Beziehung zu den griechischen Worten 'mamî' (=Hebamme) und 'mámi' (=Mutter).

Erste historisch genau datierbare Kommentare zur Nachgeburt stammen gleichfalls aus dem altägyptischen Kulturkreis. Dem damaligen Glauben zufolge sah man beispielsweise in der Plazenta des Pharao die Inkarnation seiner 'äußeren' Seele, im Gegensatz zu seiner 'inneren' Körperseele. Die Pharaonenplazenta wurde als 'heimlicher Helfer' beschrieben und gelegentlich bildlich dargestellt (Abb. 3). Nicht selten bewahrte man die zum 'Bündel des Lebens' mumifizierte Plazenta als Talisman zeitlebens auf, bzw. man ließ sie von Tempelpriestern verwahren. Der Brauch, die Pharaonenplazenta bei Prozessionen vor dem Herrscher herzutragen, wie es etwa auf der Ceremonienstele von Hierakonopolis (3.400 v. Chr.) dargestellt ist, hat sich bis in die Zeit der Ptolemäer (345-325 v. Chr.) erhalten(9). Während der 4., 5. und 6. Dynastie existierte gar ein besonderes Büro unter der Bezeichnung 'Öffner der königlichen Plazenta'(9). Wahrscheinlich war es die Aufgabe der dort tätigen Beamten, nach dem Tode des Pharao dessen 'Bündel des Lebens' symbolisch zu öffnen, um damit auch seine 'äußere' Seele für die Fahrt in den Hades (=Unterwelt) zu befreien; gleichzeitig sollte mit dieser Handlung der Weg für den Thronfolger geebnet werden. Die Beisetzung des geöffneten Plazentabündels erfolgte entweder in einer besonderen Alabasterurne, oder sie wurde - wie es die Röntgenaufnahme einer im Londoner British Museum ausgestellten königlichen Mumie verdeutlicht - zusammen mit dem balsamierten Leichnam vorgenommen. Auf jener Aufnahme erkennt man, daß die Plazenta gleichsam als 'Mütze' oder 'Kissen' im Bereich des Hinterkopfes des Toten mit Bandagen fixiert wurde.+

Nicht nur in alten Hieroglyphenschriften, sondern gleichfalls im Alten Testament (I. Buch Samuel XXV:29) ist von der Zusammengehörigkeit der plazentaren Seele und der Körperseele die Rede: 'Und wenn sich ein Mensch erheben wird, dich zu verfolgen, und nach deiner Seele steht, so wird die Seele meines Herrn eingebunden sein im Bündlein des Lebendigen (=Plazenta) bei dem Herrn, deinem Gott; aber die Seele deiner Feinde wird geschleudert werden mit der Schleuder'.

Der Brauch, einen Teil der Plazenta oder der Nabelschnur als Amulett (gri-gri) in mumifizierter Form in ein Lederbeutelchen zu nähen und es zeitlebens bei sich zu tragen, ist noch heute in manchen Gegenden Nordafrikas lebendig (Abb. 4).

+Sollte es auf Einflüsse aus der Pharaonenzeit zurückzuführen sein, daß einige nordwestafrikanische Völker, z.B. die Kusase aus Nordghana, die Plazenta noch heute als 'Kissen' bezeichnen, und daß die Plazenta bei den Griechen 'mitra' (=Mütze) heißt?

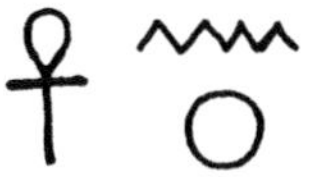

Leben

Die altägyptische Hieroglyphe für 'Leben' beinhaltet neben einem Henkelkreuz und einer Wellenlinie auch einen einfachen Kreis, vielleicht in diesem Zusammenhang als Plazenta zu deuten. Im Henkelkreuz selbst sieht man einen stilisiert wiedergegebenen Handspiegel oder Schnürbänder von Sandalen (Interpretation: im Spiegel reflektiert sich das Leben, bzw. die Sandalenbänder werden so lange tagtäglich geschnürt, wie der Träger der Sandalen lebt).

Plazenta

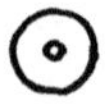

Sonne

Die eigentliche Hieroglyphe für Plazenta war: (GHALIOUNGUI, persönl. Mitteilung v. 22.4.81). Sie unterschied sich also deutlich von der Hieroglyphe für Sonne: CERAM hatte 1951 irrtümlicherweise beide Schriftzeichen noch für identisch gehalten(10). Die Hieroglyphe soll aufgrund der runden Form der menschlichen Plazenta in dieser Weise konzipiert worden sein; (GHALIOUNGUI, persönl. Mitteilung v. 22.4.81). Die darin enthaltenen drei Querstriche symbolisieren wohl entweder die gefältelte Nabelschnur oder aber die schon damals beschriebenen 'drei' Fruchthüllen (eine mütterliche = Endometrium, zwei fetale = Amnion und Chorion). Von den drei Fruchthüllen wird auch im Alten Testament berichtet(11). Ferner findet sich ihre Erwähnung im Koran (Sure XXXIX, V. 6). Die Tatsache des Hinweises auf die Beschaffenheit der Fruchthüllen in beiden großen Glaubensschriften des vorderen Orients belegt, daß die Erstbeschreibung in der Tat in die Zeit der ägyptischen Antike fällt.

Was die Nabelschnur anbetrifft, so sahen die alten Niloten in ihr nur eine Haltevorrichtung für den Feten: 'Der Fet löst sich bei der Geburt wie eine Frucht vom Stiel' heißt es wiederholt in Papyrosschriften.

Weitere altägyptische Schriftzeichen, die zur Geburtshilfe in Beziehung stehen, sind in den folgenden Abbildungen gegeben:

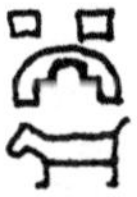

Cobärstuhl

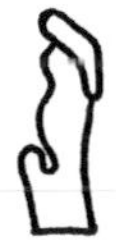

Frau (Symbol)

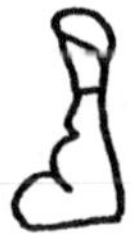

schwanger (Symbol)

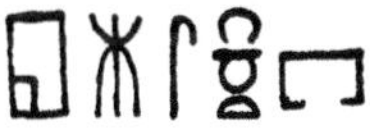

Haus des Gebärstuhls (= Gebärhaus)

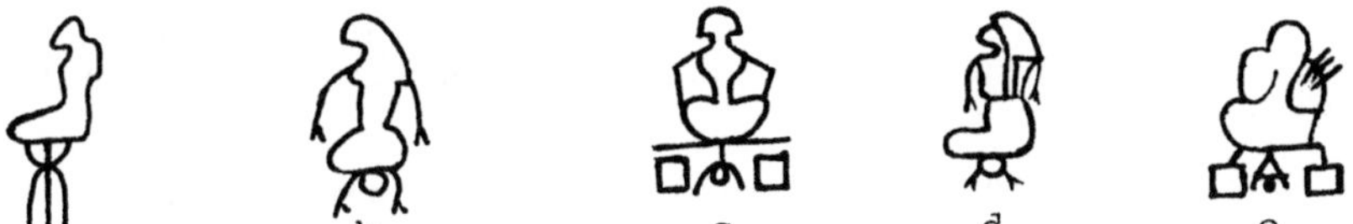

a b c d e

Fünf verschiedene Varianten des Zeichens für Gebären (a-c aus verschiedenen Dynastien, d u. e Stele Harris)

Das eigentliche Schriftzeichen für Frau setzt sich zusätzlich zu dem Symbol 'Frau' aus zwei weiteren Symbolen zusammen, nämlich dem für Wassergefäß und für Welle; es liest sich folgendermaßen:

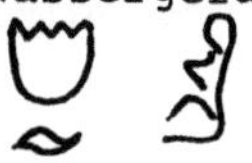

Frau (mit Gefäß für Wasser und Welle) als Wort; Lautschrift: ḥmt

Hier noch einige Beispiele für nur entfernter auf die Geburtshilfe Bezug nehmende ägyptische Hieroglyphen, die für den Verfasser freundlicherweise von Paul GHALIOUNGUI interpretiert wurden:

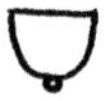

Brust; die Hieroglyphe erscheint in dem (Symbol) Wort 'Brust' (Lautschrift mnḏ). =

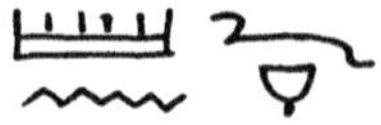

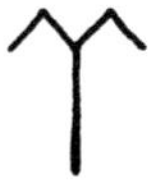

Uterus (Symbol) durch dieses Symbol wird der Uterus mit den Anhängen stilisiert wiedergegeben.

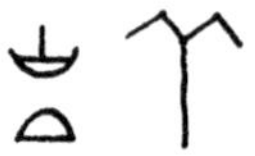

Das Symbol Uterus erscheint auch in dem Wort Uterus: (Lautschrift hm.t)

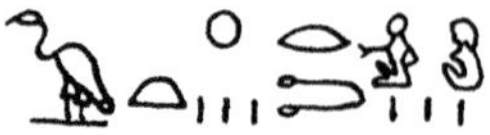

Es existiert noch ein zweites Wort für Uterus, wörtlich Menschen-Mutter (Lautschrift mw.t (Lautschrift mw.t rmt)

Dieses Wort soll offenbar die Funktion der Gebärmutter (und Plazenta?) ausdrücken; es entspricht dem lateinischen 'matrix' und dem arabischen أم الولد (om el weld)(12).

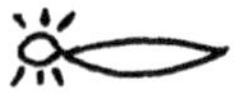

= Bauch; (Lautschrift ẖt); die Hieroglyphe stellt auch Tierzitze und Schwanz dar.

Bei FISCHER(13) finden sich noch folgende Interpretationen von Hieroglyphen mit Bezug zur biologischen Fortpflanzung:

 = Phallus

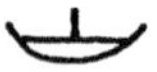 = Vulva

Das Kind im Mutterleib galt bei den alten Ägyptern als sehr verletztlich. Der Schutz vor dem 'Versehen' des Kindes durch den 'bösen Blick' wurde durch das Tragen von besonderen Amuletten, u.a. sogenannten Horusaugen, gewährleistet (Horus = falkenköpfige, mit den Flügeln die Welt umspannende Gottheit). Man versah die Pfosten der Betten Schwangerer mit Dämonenköpfen, die zusätzlich Schutz bieten sollten. Junge Mädchen trugen gern winzige Papyrosrollen als Amulette um den Hals; sie wollten sich so davor schützen, ein 'vaterloses' Kind oder ein Kind mit Fehl- oder Mißbildungen zu gebären. Man glaubte, durch besondere Amulette selbst Einfluß darauf nehmen zu können, ob eine Frucht sich zum Jungen oder Mädchen entwickeln werde. Die Vorliebe für Amulette jeder Art, auch speziell für die Schwangerschaft, ist bei den nordafrikanischen Völkern bis heute lebendig geblieben(14).

Außer den besagten mythologischen Vorstellungen zur Schwangerschaft gab es zur Zeit der Pharaonen aber durchaus schon Ansätze zu 'naturwissenschaftlichem' Denken: So sind etwa zeitgenössische Angaben zur Geschlechtsbestimmung des Feten in utero überliefert; demzufolge solle der Harn einer Frau, die eine männliche Frucht trägt, sich von dem einer Frau mit einer weiblichen Frucht dadurch unterscheiden, daß ersterer Weizen und letzterer Gerste zum Keimen bringt. Diese Angabe ist in dem großen Berliner Papyros Nr. 3038 nachzulesen (1250 v. Chr.). Die alten Ägypter nahmen an, daß drohende Aborte mit Vaginaltampons bzw. mit einer Lösung von Zwiebel und Wein, die intravaginal appliziert wurde, verhütet werden können.

Über die Schwangerschaftsdauer und die Möglichkeit einer Vorausbestimmung des Geburtstermins war man sich damals im Klaren. Die Ägypter waren ausgezeichnete Mathematiker. So wurde etwa im Westcar-Papyros (17 Jht. v. Chr., zit. von FISCHER 1926(13) und GHALIOUNGUI 1977(12) das Geburtsdatum des Rest-dedet(engl. Schreibweise Reddjedi) exakt berechnet. Aber auch in vielen anderen zeitgenössischen Schriften finden sich akzeptable Angaben zur Schwangerschaftsdauer(15). Es finden sich im altägyptischen Schrifttum wiederholt Hinweise zu Maßnahmen der Schwangerschaftshygiene; eitlen Frauen wurde sogar empfohlen, die Schwangerschaftsstreifen mit Öl zu betupfen, um die Haut des Abdomens elastisch zu erhalten (vgl. auch 16).

Zur Funktionsprüfung der Fruchtbarkeit gab es besondere Leitsätze: Man postulierte, daß bei fruchtbaren Frauen eine Verbindung zwischen den Genitalien und dem Körperinneren bestehe. War abends eine Knoblauchzehe oder ein anderer stark duftender Stoff in die Scheide gelegt worden und roch anderntags die Frau danach aus dem Munde, so galt sie als fertil(17). Ein 'Schwangerschaftstest' war positiv, wenn der Mischtrunk aus dem Saft einer Bededukapflanze und der Muttermilch einer Frau, die einen Knaben geboren hat, von der fraglich Schwangeren erbrochen wurde. Desgleichen wurden angebliche Veränderungen der Augenfarbe sowie Traumgesichte als Schwangerschaftszeichen interpretiert(17).

Die Versorgung von Kleinstkindern, deren Mütter nicht stillen konnten oder wollten, war bereits vor 3-4000 Jahren in Ägypten durch ein ausgezeichnet organisiertes Ammenwesen gewährleistet. Die Stillammen (vorzugsweise für Kinder aus vornehmen Familien) bildeten einen besonderen Berufsstand. Es waren häufig verwitwete Frauen mit eigenen Kindern, die so ihren Lebensunterhalt bestritten. Wie Wandbilder aus Grabkammern und Tempeln jener Zeit erkennen lassen, trugen die Stillammen eine regelrechte 'Berufsuniform'; dazu gehörte in erster Linie ein blusenartiges Stilltuch. Das Haar der Ammen war glatt nach hinten gekämmt und nur eine schmale Haarsträhne lag jeweils links und rechts über dem Gesicht. Auch das Halsamulett der Stillammen war berufstypisch; es stellte ein Neumond-Symbol als Kennzeichen des unversiegbaren Milchflusses dar(vgl. 16). Ammen, die Kinder aus adeligen Familien stillten, genossen großes gesellschaftliches Ansehen, und die ihnen anvertrauten Säuglinge galten gewissermaßen auch als ihre eigenen Kinder. Nur so ist es zu verstehen, daß auf Grabstelen hoher Persönlichkeiten nicht nur eigene Familienmitglieder namentlich erwähnt wurden, sondern auch Stillammen. Der Ausdruck jener Milchverwandtschaft ging sogar so weit, daß etwa der Sohn eines Pharao 'Milchbruder' des Kindes seiner Amme war, und daß er als solcher jenem gegenüber zeitlebens gewisse verwandtschaftliche Gefühle aufbrachte(vgl. 16). Das Stillen von Kleinkindern an der Brust der Mütter oder Ammen war bis zum Ende des dritten Lebensjahres gebräuchlich. Auf einer Hieroglyphentafel des Schriftsetzers Ani heißt es: 'Deine Mutter trägt dich an ihren Hals gebunden; während dreier Jahre reicht sie ihre Brust an deine Lippen' (18).

Die Brustwarzen stillender Frauen wurden mit Salbenläppchen besonders gepflegt. Im Falle des ausbleibenden 'Milcheinschusses' oder des vorzeitigen Versiegens des Milchflusses bei einer jungen Mutter, fand Menstruationsblut als angeblich besonders wirksames Galaktagogum Anwendung: Im Ebers-Papyros 808 liest man diesbezüglich folgenden Hinweis: 'Der Anfang von den Heilmitteln für das Nichtzulassen, daß die beiden Brüste herabsinken. Sie werden begossen mit dem Blut einer, deren Menstruation begonnen hat; es werde ihr Bauch, ihre beiden Oberschenkel damit bestrichen; nichts kann gegen die Frau entstehen' (Übersetzung v. H. Grapow, zit. von GHALIOUNGUI (12). Neben dem direkten Stillen war es auch üblich, Frauenmilch oder tierische Milch in Flaschen zu sammeln, um sie dann in kleinen Portionen zu verfüttern. Derartige Milchflaschen bestanden aus glasierter Terrakotta und sie waren der Form stillender Frauen nachgebildet; eine Abbildung von einem solchen Gefäß aus der 18. Dynastie (um 1400 v. Chr.) findet sich bei HARTGE (16). Auch Felsreliefs von stillenden Müttern aus der Pharaonenzeit sind erhalten geblieben, so z.B. aus der Regierungszeit des Echnaton (ägypt. Museum Kairo). Die alten Ägypter erkannten außer dem Nährwert der Frauenmilch früh deren medizinische Heilwirkung. So verwendete man die Milch von Müttern neugeborener Söhne u.a. als lokales Therapeutikum gegen Dermatitis, Ödeme, Hämatome und Erkrankungen im Hals-Nasen-Ohrenbereich(19).

Nach dem Untergang des ägyptischen Reiches wurden im Zuge der griechisch-arabischen Medizin mit ihrer staatlich geregelten Medizinalordnung erstmals Krankenanstalten geschaffen und eine Armensozialgesetzgebung veranlaßt. Medizinprofessoren schrieben Lehrbücher, die Spezialisierung der Medizin in verschiedene Fachbereiche wurde vorangetrieben und auch die Vorstellungen von Schwangerschaft und Geburt entmythologisierten sich in zunehmendem Maße. Erstmals traten Männer als Geburtshelfer auf. Alexandria in Ägypten entwickelte sich zu einem Weltzentrum der Gelehrsamkeit; seine riesige Bibliothek besaß bald einen legendären Ruf. Die arabischen Geburtshelfer beschrieben die verschiedenen Geburtsmodi, u.a. auch von Zwillingsgeburten; die Geburtsschmerzen selbst führte man noch fälschlicherweise auf die Lösung der Plazenta zurück (z.B. Ibn Khaldun).+

3. Tropisches Westafrika heute

Südlich der Sahara gab es jahrtausendelang nicht den zivilisatorischen Fortschritt, wie ihn die Gebiete Nordafrikas im Zuge der Entwicklung von Hochkulturen erlebten. In den feuchten Regenwaldgebieten war die Möglichkeit zur Kommunikation zwischen den dort ansäßigen Volksstämmen durch die geographische Unzugänglichkeit erschwert. Zwar wurde die jeweilige Stammesgeschichte von 'grillots', d.h. Geschichtskundigen, in Sprechgesängen von Generation zu Generation weitergereicht; aber geschichtliche Ereignisse durch die nurmündliche Überlieferung nahmen rasch mehr und mehr legendären Charakter an. Weder eventuell vorhandene Bilderschriften noch reliefbildnerische Dokumentation aus den Zeitaltern der Antike und bis in das europäische Mittelalter hinein überdauerten unter dem zersetzenden Einfluß des Klimas. Erste noch vage historische Kenntnisse über Schwarzafrika wurden von ägyptischen Bilderfriesen abgeleitet, welche Expeditionen des Pharao in das sagenhafte schwarze Königreich

+ Seit der Zeit des Islam wird die vom Koran vorgeschriebene 40-tägige Enthaltsamkeit nach einer Geburt bei nordafrikanischen Völkern eingehalten; sie ist in erster Linie als Maßnahme der Hygiene zu verstehen. Die Wurzel der Geburtenregelung bei diesen Völkern reicht bis zur ägyptischen Antike zurück: Die Stilldauer von ca. 2-3 Jahren ist ungeschriebenes, allgemein befolgtes Gesetz geblieben; die während der Stillperiode zu beobachtende erheblich reduzierte Konzeptionsfähigkeit wird - wie wir heute wissen - über einen durch Hypophysenhormon gesteuerten Rückkopplungsmechanismus bedingt. Das Tabu des Beischlafs mit einer stillenden Frau - in den oft polygamen arabischen Gesellschaften durchaus realisierbar - ist eine weitere instinktiv wahrgenommene Schutzmaßnahme gegen das vorzeitige Auftreten einer erneuten Gravidität und das damit zwangsläufig einhergehende vorzeitige Abstillen des zuvor geborenen Kindes (Schwangerschaftshormone lassen die Milchsekretion versiegen); so bleibt dieses Kind vor den Gefahren der Fehlernährung und des mangelhaften Infektschutzes (Antikörper der Muttermilch hemmen Infekte) verschont und seine Überlebenschancen erhöhen sich (vgl. 20).

Punt im Bereich des heutigen Sudan illustrieren; damals waren sich die Menschen offenbar auch erstmals ihrer rassischen Unterschiede bewußt geworden, wie es ebenfalls ägyptische Wandmalereien belegen. Der Grieche Herodot scheint als erster europäischer Geschichtsschreiber durch Seeleute Kunde vom schwarzafrikanischen Westafrika erhalten zu haben.

Über die Entwicklung der mit Schwangerschaft und Geburt verbundenen Vorstellungen bei den schwarzafrikanischen Völkern gibt es nur Vermutungen. So ist anzunehmen, daß ein direkter Sinnzusammenhang besteht zwischen dem neolithischen Fruchtbarkeitskult und den im Animismus verankerten Fruchtbarkeitsriten der heute lebenden Schwarzafrikaner. Es fällt auf, daß Fruchtbarkeitsstatuetten und Felszeichnungen, wie sie noch jetzt im schwarzafrikanischen Raum entstehen, sich stilistisch kaum von denen unterscheiden, die in prähistorischer Zeit hergestellt wurden: Darstellungen der graviden Frau, mehr oder weniger korrekte Wiedergaben des Geburtsakts und des Stillvorgangs. Es handelt sich hier wie da um einfache, symbolhafte Figuren, die jedoch von der gleichen ihnen innewohnenden magischen Kraft beseelt sind.

Für die gesellschaftliche Stellung der traditionellen Schwarzafrikanerin bedeutet Infertilität einen großen Makel. Kinderlose Frauen tragen daher oft kleine Fetischfiguren, welche sie - in ihren Panje gewickelt - stets mit sich führen. In Ghana heißen solche tennisschläger-ähnlich geschnitzten Holzpuppen 'Akueba' (Abb. 5). Sie weisen große Ähnlichkeit mit dem altägyptischen Henkelkreuz auf, damals Symbol des Lebens. Es wäre vorstellbar, daß diese 'Tennisschlägerfigürchen' dem altägyptischen Henkelkreuz nachempfunden sind, welches vor Jahrtausenden nordöstlich der Sahara ein Fruchtbarkeitssymbol war. Die Trägerin der 'Akueba' glaubt fest daran, daß die Puppe ihr zu einer Schwangerschaft verhelfen kann. Bei einigen Stämmen am Golf von Guinea hüten Personen, die als Zwillinge zur Welt kamen, wobei der jeweils andere Zwilling unter der Geburt verstarb, zeitlebens eine kleine 'Geschwister'-Holzpuppe, und sie lassen diese symbolisch an allen Höhen und Tiefen ihres Lebens teilnehmen.

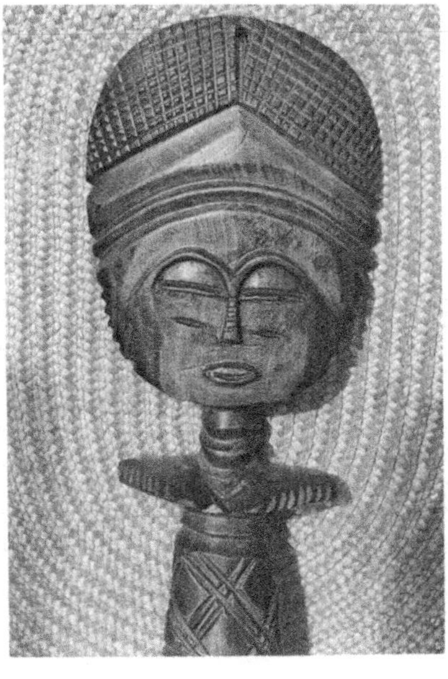

Abb. 5: Ashanti-Puppe (Akuèba) aus Ghana. Neuzeit, Holz, 35cm, von kinderlosen Frauen als Amulett unter der Panje-Kleidung getragen; Privatbesitz des Verfassers.

Friedr. Vieweg & Sohn, Braunschweig /Wiesbaden

Die Gravidität bedeutet für den Schwarzafrikaner ein Mysterium. Es bestehen Befürchtungen, daß das noch ungeborene Kind durch bestimmte Verhaltensweisen seiner Mutter negativ in seiner Entwicklung beeinflußt werden könnte: Bestimmte Speisen dürfen nicht verzehrt, bestimmte Worte nicht gesagt werden, und es ist auch verpönt, gewisse Personen anzusprechen und gewisse Wege zu beschreiten. Solche Befürchtungen erscheinen uns 'aufgeklärten' Europäern absurd, und doch sind sie vielleicht auf wichtige Überlieferungen zurückzuführen, die von Generation zu Generation weitergereicht wurden. Wirklich schwangerschaftsspezifische Erkrankungen, wie sie in den zivilisierten Ländern in zunehmendem Maße registriert werden, z.B. Gestose und deren Komplikationen, konnten von europäischen Ärzten in der intakten schwarzafrikanischen Gesellschaft kaum beobachtet werden; konstitutionelle (genetische) und nutritive Faktoren mögen dafür verantwortlich sein. In der Vorstellung vieler westafrikanische Ethnien (z.B. Baule, Agni, Senoufo, Mosi im Raum der Elfenbeinküste) gilt erstaunlicherweise der Geburtsvorgang nicht als der erste Schritt in das Leben, geschweige denn die Zeit der Schwangerschaft, sondern das Abstillzeremoniell nach 2-3 Jahren: 'Wenn das Kind zum ersten Male die Hand zum Kochtopf ausstreckt, so bedeutet dies, daß es essen will, was wir Erwachsenen essen, und daß es reif ist für diese Nahrung und die Gemeinschaft mit uns' lautet ein Sprichwort der Malinkés im Norden der Elfenbeinküste. Die Vorstellung, daß ein Kind erst vollwertig zur Familie zählt, wenn es Nahrung aus dem Familientopf aufnehmen kann, geht so weit, daß es durchaus üblich ist, dem Kind nicht schon unmittelbar nach der Geburt einen Namen zuzulegen, sondern manchmal erst viele Monate oder Jahre später. Es ist dies auch eine Probezeit für das Kind, ob es überhaupt lebenstüchtig ist und nicht bereits in der Perinatalperiode oder wenig später verstirbt. Während dieser Übergangszeit heißen die Jungen in der westafrikanischen Umgangssprache Diola einfach 'kje' oder 'kjelo' (=Mann bzw. Junge) und die Mädchen 'moussa' oder 'moussolo' (=Frau bzw. Mädchen).

Die Entbindung erfolgt häufig in besonderen Hütten am Rande der Ortschaften. Während eines einjährigen Aufenthaltes als Arzt am Krankenhaus von Port Buet, Vorstadtkrankenhaus von Abidjan an der Elfenbeinküste, hatte der Verfasser Gelegenheit, Geburten bei Angehörigen verschiedener westafrikanischer Ethnien zu studieren. Wesentliche Unterschiede fanden sich dabei nicht. Die Frauen gingen während der Vorwehen in der Halle vor dem Kreißsaal auf und ab mit leicht nach vorn gebeugter Haltung. Monotone - aber doch melodische - Sprechgesänge von offenbar autosuggestiver beruhigend-ermutigender Wirkung waren seitens der Frauen während dieser Phase die Regel. Häufig wurden kurze Sätze oder auch nur Worte immer wiederholt, so z.B. 'Fatoumata möchte einen Sohn' oder 'Ahnen seht, welchen Dienst ich Euch erweise' oder 'maman' (in der Diolasprache heißt das Mutter). Nahm die Wehenintensität zu, so lehnten sich einige der Frauen mit nach vorn hochgestreckten Armen und leicht vorgeneigt gegen die Wand der Halle und federten ihren Körper vor und zurück. Andere Frauen legten sich stattdessen auf Decken nieder und nahmen die Seitenlage (als Knieellenbogenlage) ein. Bei einsetzenden Preßwehen bevorzugten eigentlich alle Kreißenden entweder die Hockstellung oder Rückenlage mit breit abgewinkelten Beinen. Bei der Hockgeburt postierte sich die Hebamme jeweils hinter die Kreißende und drückte während jeder Wehenakme fest mit dem Handballen gegen Lendenwirbelsäule und Kreuzbein der Patientin. Über die Schulter der Kreißenden greifend, drückte sie dieser während der kräftigeren Wehen gelegentlich auch von oben mit dem quergestellten Vorderarm gegen den Fundus uteri. In der Phase kurz vor der Geburt wiederholten eigentlich alle Patientinnen flach atmend den archaischen Schmerzlaut 'ai' in stereotyper Folge. Erst wenn die Vulva zu klaffen begann, postierte sich die

Hebamme vor die Kreißende, ebenfalls in Hockstellung, und wies sie an, nach tiefer Inspiration mitzupressen.

In der schwarzafrikanischen Kunst wurde das Thema Geburt wiederholt aufgegriffen; leider waren die Künstler meist medizinische Laien, die nie eine Geburt mit eigenen Augen gesehen haben. Entsprechend fehlerhaft sind die Darstellungen: Fast immer wird das kindliche Gesicht nach Durchtritt des Kopfes durch die Vulva nach vorn blickend dargestellt, während doch die vordere Hinterhauptslage die eigentlich physiologische Geburtseinstellung ist. Als Kuriosum sei hier erwähnt, daß ein europäischer Afrikareisender, der Engländer Robert William FELKIN (geb. 1853), vor beinahe 100 Jahren selbst eine Kaiserschnittentbindung bei Eingeborenen (Kahura, Uganda) beobachten konnte. Er publizierte darüber im Edinburgh Med. J. 29 (1884) 922; die Arbeit enthält eine anschauliche Zeichnung (21). Im übrigen finden sich Berichte und Zeichnungen über Gebärstellungen bei schwarzafrikanischen Ethnien unter anderem bei FELKIN(22) und WISKOWSKI(23).

Abb.6:

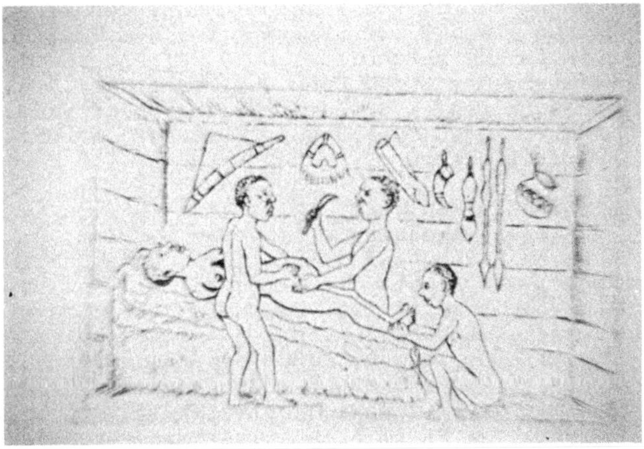

Darstellung eines Kaiserschnitts in Uganda, nach R.W.FELKIN im Edinburgh Med. Journ. 29, 1884,S.922.

Die physiologische Bedeutung der Nachgeburt wird bei den verschiedenen negroiden Populationen - zumindest Westafrikas - in der Regel nicht erkannt (persönl. Beobachtung des Verfassers). Sie gilt, wie im Kapitel über die altägyptische Geburtshilfe bereits erwähnt, bei den Kusase in Nordghana als Ruhekissen, an welches sich das Ungeborene anlehnt. Eine andere Interpretationsweise erklärt die Existenz der Plazenta durch koaguliertes Menstruationsblut, welches während der Schwangerschaft nicht abfließen konnte. In der Nabelschnur sieht man u.U. einen Arm, den ein Ahne dem noch Ungeborenen zureicht.

Wie der Verfasser in Port Bouet feststellte, ist es dort ein verbreiteter Brauch, durch Einnahme einheimischer Wehenmittel (médicine indigène) - z.B. von Blättern des Sô-Baumes oder des Agrumengewächses Pagarà bzw. eines Strauchgewächses namens Afromemur malegutta, etc. - die Geburt an opportun erscheinenden Tagen, z.B. Vollmond, zu erzwingen. Der Verfasser sammelte auch einige Originalrezepte malinesischer Medizinmänner.

Bei einem für 6000 Neugeborene des Jahrgangs 1974 bestimmten durchschnittlichen Geburtsgewicht von nur etwa 2500-3000 g (also ca.

500 g weniger als in Mitteleuropa) und in Anbetracht der Tatsache, daß Pluriparae in einem viel höheren Prozentsatz als bei uns vertreten waren, erscheint es logisch, daß protrahierte Geburtsverläufe im Gegensatz zu den Verhältnissen in Mitteleuropa nur selten vorkamen. Die perinatale Säuglingssterblichkeit lag bei 3-4% (Atemnotsyndrom bei Frühgeborenen, Gastroenteritis der Neugeborenen, Geburtsverletzungen bzw. unerkannte intrauterine Asphyxie). Die Sectiofrequenz betrug nur etwa 1%; aus technisch-organisatorischen Gründen konnte die Schnittentbindung nur aus mütterlicher Indikation veranlaßt werden. Die Säuglingssterblichkeit während der Stillperiode und im Kleinkindalter lag nach unseren Schätzungen anhand der 'carnets de santé' (Gesundheitspässe) bei 10-20% (Infektionskrankheiten, parasitäre Anämien, Durchfälle, Fehlernährung). Es handelt sich bei Port Bouet allerdings um ein Wohngebiet mit Slumcharakter und entsprechenden sozialen Verhältnissen. Dort lebten Familien von Saisonarbeitern, die aus dörflichen Gegenden von oft Tausenden von Kilometern entfernten Nachbarländern und aus entfernten Landesteilen der Elfenbeinküste stammen. Die ärztliche Konsultation für die erkrankten Kinder erfolgte meist erst in weit fortgeschrittenen Krankheitsstadien, wenn der traditionelle 'guérisseur' (Medizinmann) aus dem 'quartier' am Ende seiner Kunst war. Ca. 15-20 Minuten nach der Entbindung nahmen die Frauen ihre Neugeborenen auf den Arm und gingen zu Fuß etwa 50 m zur Maternité, dem Bettenhaus, hinüber, wo sie noch für durchschnittlich 24 weitere Stunden in ärztlicher Kontrolle blieben. Die große Frequentierung der Klinik erlaubte uns nur in Sonderfällen, z.B. bei frühgeborenen, unreifen Kindern, Mutter und Kind zusammen für längere Zeit auf der pädiatrischen Abteilung zu hospitalisieren.

Das afrikanische Kleinstkind ist von Anfang an voll in das Familienleben integriert. Im Panje auf dem Rücken der Mutter ist es sowohl zu Hause, auf dem Felde, auf dem Markt und überhaupt überall dabei. Die Brust wird ihm gereicht wann es will, und nicht, wenn gerade 'Stillzeit' ist. Die Milchsekretion wird bei den jungen Müttern, wie wir feststellen konnten, nicht selten durch einheimische Medizin stimuliert, so z.B. durch den Absud von Baumwollblättern, zerriebene Ölpalmkerne oder Abstrakte aus der Rinde vom Affenbrotbaum. Beim Stillen sitzt das Kind entweder quer auf der mütterlichen Hüfte oder es wird - z.B. im Krankheitsfalle - von der neben ihm knienden und über es gebeugten Mutter gestillt. Wie wir uns selbst überzeugen konnten, gelang es mehrmals, durch 'médicaments mammifères' (d.h. milchtreibende Mittel) Großmütter in noch gebärfähigem Alter zur Milchsekretion zu stimulieren, so daß sie Ammenfunktion übernehmen konnten. Es gibt in Westafrika eine ausgesprochene 'Milchhierarchie'; so wird nach dem Tode einer jungen Mutter der Säugling zunächst der Schwester der Mutter oder, falls eine solche nicht vorhanden ist, der Mutter der Mutter anvertraut; erst in dritter Linie kommen Nebenfrauen oder Blutsverwandte aus der väterlichen Familie in Betracht. 'Die Milch, welche derjenigen der Mutter am ähnlichsten ist, bekommt dem Kind am besten' heißt ein Sprichwort im Senegal.

Schließlich sei noch auf die zahlreichen Rituale zum Gesundheitsschutz für Säuglinge und Kleinkinder hingewiesen. Die in den Tropen gefährlich verlaufenden Infektionskrankheiten sollen durch Magie von den Kindern abgehalten werden: Die große Fontanelle wird beispielsweise gern mit einer lehmigen Paste bestrichen (angeblich zum Schutz gegen Hirnhautentzündung; die Fontanellen - insbesondere die große - sind bei Meningitis im Kleinkindalter oft prall gespannt und vorgewölbt, während sie im Normalzustand leicht eingesunken sind; mit der Lehmauflage wird die Fontanelle bemäntelt, andererseits wird 'freiwillig' eine Vorwölbung und Spannung imitiert, um die Krankheitsgeister zu versöhnen). Die Augenlider werden mit schwarzer Farbe getönt (z.B. bei den Peulhs als Schutz gegen Darmkrankheiten; auch hier wird quasi der Aspekt eines darmkranken exsikkierten Kindes mit den dazugehörigen dunklen hohlen Augenhöhlen 'freiwillig' imitiert, der Besänftigung der Krankheitsgeister wegen). Die Brust der Kinder wird oft mit weißer Farbe bestreut; an der Elfenbeinküste sieht man hierin einen Schutz gegen Erkältungskrankheiten; offenbar glaubt man durch die Farbe, die thorakalen respiratorischen Einziehungen schwer pneumonischer Kinder übermänteln und damit inexistent machen zu können. Zusätzlich sind als Talismane gegen Krankheiten des Kleinkindalters Armbändchen, Hals- und Lendenketten mit bunten Glaskügelchen, Fruchtkernen, Tierhaaren, etc. in Gebrauch; sie sind jeweils in ganz bestimmter - quasi alphabetischer - Anordnung aufgereiht und jeder Eingeweihte wird die geheime Bestimmung des jeweiligen Amuletts sofort erkennen.

SUMMARY: I. Africa: African neolithic pictures show the possibly oldest representation of human birth. In the Nile valley, in old Egypt, placentas of pharao family members were mumified, used as amuletts and later buried with the owner. In North Africa the use of amulets for obstetrical and other uses has survived for thousands of years to our days, but the influence of greek-arabian medicine demythologized conceptions of pregnancy and birth, as can be shown in Sure 39 vers 6 of the Koran. Birth practices in West Africa today show preference of squatting. Herb medicines for labor induction are known. The author reports some own experiences as obstetrician in Port Bouet. The modern physician is often only consulted,when the guerisseur has failed. Prolonged skin contact between mother and child and demand feeding are general practice. Lactagoga are known that stimulate lactation and enable even grandmothers to breastfeed.

ZUSAMMENFASSUNG: I. Afrika: Auf neolithischen afrikanischen Felsbildern finden sich die möglicherweise ältesten erhaltenen Darstellungen von der menschlichen Geburt. Im Niltal des alten Ägyptens wurden Pharaonenplazenten mumifiziert, als Amulette verwendet und später jeweils mit dem Leichnam zusammen bestattet. In Nordafrika hat der Brauch, zu geburtshilflichen und anderen Zwecken Amulette zu tragen, über Jahrtausende hinweg bis heute überdauert; doch der Einfluß der griechisch-arabischen Medizin demythologisierte die Vorstellungen von Schwangerschaft und Geburt, wie es etwa in Sure 39, Vers 6 des Koran ausgedrückt wird. In Westafrika herrscht die hockende Gebärhaltung vor; Kräutermedizinen zur Wehenauslösung finden Anwendung. Der Autor berichtet über eigene Erfahrungen als Geburtshelfer in Bort Bouet. Der Schulmediziner wird oft nur konsultiert, wenn der Medizinmann versagt hat. Intensive Mutter-Kind-Beziehungen und 'on-demand'-Brustfütterung sind die Regel. Lactagoga sind bekannt, welche selbst Großmütter in die Lage versetzen, ihre Enkel zu stillen.

Friedr. Vieweg & Sohn, Braunschweig /Wiesbaden

LITERATUR

(1) DARWIN Ch. (1871): *The Descent of Man, and Selection in Relation to Sex*. Bd. 1 u. 2, London: John Murray.

(2) GHALIOUNGUI P. (1973): *The House of Life, Magic and Medical Science in Ancient Egypt*. Amsterdam: B.M. Israel Ed.

(3) MENASCHE I. (1973): *Arch. Gynaec.* 131, p. 425, zit. n. GHALIOUNGUI.

(4) WEINDLERS F. (1915): *Geburts- und Wochenbettdarstellungen auf altägyptischen Tempelreliefs*. München:

(5) GHALIOUNGUI P. (1973): *op. cit.* III/13.

(6) FASBENDER H. (1906): *Geschichte der Geburtshilfe*. Jena: Fischer Verlag.

(7) HARTGE R. (1981): *Geschichte einer Geburtshilfe*. Monographie (noch nicht publ.).

(8) GUBALKE W. (1964): *Die Hebamme im Wandel der Zeiten*. Hannover: Elwin Staude Verlag.

(9) NEEDHAM J.A. (1934): *A History of Embryology*. Cambridge: Cambridge Univ. Press.

(10) CERAM C.W. (1951): *Götter, Gräber und Gelehrte*. Berlin u. Hamburg: Deutsche Buchgemeinschaft.

(11) BOYD J.D., W.J. HAMILTON (1970): *The Human Placenta*. Cambridge: W. Heffer & Sons.

(12) GHALIOUNGUI P. (1977): *The Persistence and Spread of some Obstetric Concepts Held in Ancient Egypt*. Reprint from 'Annales du Service des Antiquités de l'Egypte, tome LXII, 141-145.

(13) FISCHER J. (1926): *Geschichte der Gynäkologie*. Wien: Sonderdruck aus 'Biol.. u. Pathol. des Weibes', Berlin.

(14) HARTGE R. (1979): Die Vorstellungen von Fruchtbarkeit, Zeugung und Schwangerschaft, aus medizin-historischer und völkerkundlicher Sicht. *Deutsche Hebammenzeitschrift* 31 Jhg., Heft 3, 62-65.

(15) JONCKHEERE F. (1953): *Chron. d'Egypte* XXVIII, 66.

(16) HARTGE R.(1976a): Die Geschichte des Stillens. *Fortschritte der Medizin* 27, 1435-1438.

(17) GHALIOUNGUI P. (1961): Medizin der Pharaonenzeit. *Ciba Symbposium*, Bd. 9, Heft 5.

(18) DAN V.: *Evolution de l'allaitement maternel en Afrique de l'Quest*. Colloque sur l'Allaitement Maternel, INSP Abidjan, Côte d'Ivoire, 14.-16.11.1972.

(19) BRUNNER-TRAUT E. (1976): *Die alten Ägypter*. Berlin-Köln-Mainz: Kohlhammer-Verlag.

(20) HARTGE R. (1976b): Säuglingsernährung in Westafrika. *Fortschritte der Medizin* 17, 983-988.

(21) FELKIN R.W. (1884): *Edinburgh Med. J.* 29, 922.

(22) FELKIN R.W. (1885): Über Lage und Stellung der Frau bei der Geburt. Marburg. Reprod. in: *'Die Anfänge der Geburtshilfe', Ciba-Ztschr.* 70, 1954, Wehr/Baden: H. Buess.

(23) WISKOWSKI G.J. (1887): *Histoire des accouchements chez tous les peuples*. Paris: G. Steinheil Ed.

(24) HAAF E., J. ZWERNEMANN (1975): *Geburt - Krankheit - Tod in der afrikanischen Kunst*. Stuttgart - New York: K.F. Schattauer-Verlag.

(25) LEHMANN V. (1978): *Die Geburt in der Kunst*. Braunschweig: Braunschweiger Verlagsanstalt.

curare Sonderband 1/83 109–112

Rumänische ethnomedizinische Tradition bei der Geburt

Nicolae Dunăre

Da die Kinder zu einer der wichtigsten ethnodemographischen Kategorien gehören, erfreuen sie sich bei uns einer besonderen gesundheitsmedizinischen Betreuung. Es wurde eine große Anzahl medizinischer Institutionen ins Leben gerufen, in denen ausgebildetes Fachpersonal arbeitet und die über eine entsprechende Ausstattung verfügen, um die Gesundheit von Mutter und Kind zu überwachen. Städtische und ländliche Dispensarien halten sowohl die schwangeren Frauen als auch Mutter und Kind nach der Geburt unter ihrer Kontrolle (23, 24, 28).

Als Fortsetzung des bereits im vorigen Jahrhundert aufgekommenen Interesses (19, 20, 26) für die Ethnomedizin werden heute in zahlreichen wissenschaftlichen Tagungen neue wichtige Studien über die selektive Anwendung traditioneller Erfahrungen beim Ablauf der Geburt vorgelegt. Die Ethnopharmazie, die Ethnomedizin, die volkstümliche Psychotherapie und Ethnochirurgie förderten Informationen und Verhaltensmaßnahmen von praktischem Wert ans Licht (1, 2, 4, 5, 6, 10-12, 25, 30). Dieser Umstand hat für den Ethnologen eine ethnohistorische Bedeutung (2, 3, 8), da die traditionellen Vorstellungen und Bräuche einen Beweis für die ethnokulturelle Kontinuität bedeuten (10-14, 20). Über einige Vorstellungen und Bräuche gibt es Nachweise bereits aus der thrakischen Epoche (32-34). Die Erforschung der archaischen Elemente bei den Rumänen umfaßt eine Gruppe verschiedener Fachgebiete wie Ethnohistorik, Psychotherapie, Ethnobotanik, Ethnomedizin, Vergleichende Ethnologie. Es sind Fachgebiete, die interdisziplinär erforscht werden (7, 9, 18, 29, 35). Bereits im Altertum wurde hervorgehoben wie althergebracht, wie wirksam die medizinischen Praktiken im Donaukarpatenraum sind und welche ethnobotanische und ethnomedizinische Bedeutung ihnen zukam (Platon, Ovid, Diodor, Dioscorid usw.) (15, 18, 32-35).

Für die Periode der Schwangerschaft sind spezifische Aberglauben sowie magische Verbote aus der Gruppe der negativen Riten bekannt (17, 29). Sie sind nichts anderes als die Fortsetzung einer archaischen Mentalität aus der Zeit, in der das magisch-medizinische das praktisch-medizinische überwog. Aus der Gruppe dieser Verbote, die die Funktion hatten, die magischen Kräfte abzuschwächen, führen wir, sowohl ihres archaischen Charakters, als auch wegen ihrer weitergehenden Bedeutung zwei an: Um bei einem Kind einer Mißbildung vorzubeugen, durfte die schwangere Frau nicht einen Hund, eine Katze oder ein anderes Haustier treten und auch keinen Toten ansehen. Um zu vermeiden, daß ein Kind mit schwarzem Gesicht zur Welt kommt, durfte sie nicht in einen Rauchfang blicken.

Eine noch tiefere ethnohistorische Bedeutung ergibt sich aus der Tatsache, daß in mehreren ethnographischen Zonen Rumäniens Praktiken ausgeübt wurden, die nicht nur sehr alt sind, sondern sich auch einer besonderen anthropogeographischen Verbreitung erfreuen. Es handelt sich um das Niederkommen auf Stein oder auf der Erde (*Mutter-Erde, Terre-Mère*), sowie um das Niederlegen des Neugeborenen auf die Erde (5, 16, 21, 22, 31). Als Beweisführung für das hohe Alter dieses Brauches bei den Rumänen können die Aufzeichnungen des lateini-

Friedr. Vieweg & Sohn, Braunschweig /Wiesbaden

schen Dichters Ovid (der in Dazien starb) gelten: *tactuque nescenti corpus haberet humus* (31). Die ethnohistorische und ethnologische Bedeutung des Phänomens steigt noch mehr, wenn man bedenkt, daß diese Praktiken einem mythologischen Fundus angehören, der für viele Völker im Süd-Osten und Norden Europas, in Kleinasien, China u.a. der gleiche ist. Dem natürlichen physiologischen Vorgang der Geburt entspricht in jeder Kultur ein bestimmtes ethnokulturelles Modell, ein Komplex von Bräuchen und Praktiken, die den Frauen auch gewisse Verhaltensmaßregeln in der Äußerung des Schmerzes unter der Geburt auferlegten. Es handelte sich dabei um volkstümlich medizinische Praktiken, die ein traditionelles Schutzsystem darstellen, das für die schwangere Frau und das kommende Kind von der Gemeinschaft geschaffen worden war. Dieses System setzt sich aus drei Kategorien von Praktiken zusammen: empirische, magische und empirisch-magische; die letzte Kategorie kommt am häufigsten vor. Durch die Ausübung solcher Praktiken wird das Vertrauen der Mutter in den glücklichen Ausgang der Geburt gefestigt und somit die Furcht vor einem eventuellen Unfall zurückgedrängt. Dies war besonders wichtig, wenn es sich um eine Erstgebärende handelte. Es gab nicht nur Tabus, Verbote oder Verhaltensregeln während der Schwangerschaft,wie z.B. der Glauben, daß eine schwangere Frau nicht über ein Pferdegeschirr oder ein verwickeltes Garn steigen darf, damit sich die Nabelschnur nicht um den Hals des Kindes wickelt. Zum Beispiel wurde während der Geburt vor die Gebärende ein Spinnrocken, eine Keule, ein Messer oder ein anderer metallener Gegenstand gelegt. Damit die Geburt ohne unerträgliche Schmerzen vor sich gehe, kam der Familie und der Gemeinschaft eine Rolle zu, und zwar sowohl denen, die die Gebärende überwachten, als auch den anderen. Die Hebammen mußten dreimal an die Tür der Stube schlagen, in der die Gebärende sich aufhielt. Der Glöckner oder ein Sohn mußte in der Kirche läuten; der Mann mit der Flinte in das Dach schießen usw. Auf diese Weise wurden, bewußt oder unbewußt, durch traditionelle Praktiken bestimmte subjektive oder objektive Faktoren stimuliert, die der Gebärenden eine Erleichterung brachten. Die Tatsache, daß der psychotherapeutische Wert dieser oder anderer ethnomedizinischer Praktiken in der thrako-dakischen Welt wie auch in verschiedenen Gebieten Südost-Europas bekannt war, wird bereits im Altertum von Platon (im Dialog *Carmide*) unterstrichen. Derselbe Philosoph bestätigt, daß das *psychotherapeutische Modell* der Thraken von den Griechen übernommen wurde (14, 18, 35).

Die empirischen Hebammen von einst kannten einige Pflanzen und Methoden, um die Geburt unter günstigen Bedingungen durchzuführen. Nach alter rumänischer ethnobotanischer Auffassung hatten die Pflanzen eine doppelte Funktion: eine magische (psychotherapeutische) und eine medizinische (empirische). So gehörte zu den empirischen Mitteln z.B. das Johanniskraut (Hypericum perforatum). Enziantee (Gentiana pneumonanthe) oder gebratene Zwiebel (Allium cepa) usw. wurden zur Linderung des Schmerzes und zur Beschleunigung der Geburt benutzt. Zu demselben Zweck wurde der Unterleib mit Sonnenblumenöl (Helianthus annuns) oder Milch, gemischt mit Saft der Petersilie (Petroselinum sativum), eingerieben. Hebammen füherer Zeiten hatten eine grosse Erfahrung mit diesen Mitteln. Im Someştal heißt es nach altem Glauben, daß eine Hebamme mit schwarzen munteren Augen und feinen Händen am geeignetsten ist, eine Geburt zu leiten.

Auf einer ethnobotanischen und ethnomedizinischen Basis beruhen auch zahlreiche Bestimmungen für das Verhalten der Frau nach der Geburt: Um eine Blutung zu stillen wurde fein gestoßene Lindenkohle verordnet. Um das Abgehen der Nachgeburt zu fördern, wurde Enziantee verabreicht. Ging sie nur teilweise ab, so gab man Kamillentee (Matricaria chamomilla) und Glühwein mit rotem Basilikumkraut (Amaranthus caudatus). Als Ergänzung wurde auf den Unterleib eine Paste aus Petersilie mit gekochter Milch gestrichen und man legte darauf ein weiches warmes Tuch. Schmerzen, die durch Krämpfe der Gebärmutter hervorgerufen wurden, linderte man durch das Auftragen eines Präparates aus Zwiebel und Ei (in Schmalz geröstet). Damit das Sehen nicht beeinträchtigt werde, wurde die Frau nach der Geburt drei Tage in einer dunklen Stube gehalten. Um die Regel wieder hervorzurufen, wurde sechs Wochen nach der Geburt Basilikumtee verabreicht (Ocimum basilicum).

Die Familie und die Gemeinschaft waren auch an der Gesundheit und dem Leben des Kindes interessiert: Damit das Kind tüchtig, gescheit und tapfer würde, arbeitete der Vater beim Ablauf der Geburt, suchte einen versteckten Gegenstand oder eine seltene Pflanze usw.. Rupturierten die Eihäute nicht und wurden sie als Haube über dem Kopf des Kindes ausgestoßen, so hieß es, das Kind sei mit der "Glückshaube" geboren. In das erste Badewasser wurden wohlriechende Pflanzen gegeben. Den drauffolgenden Wassern wurde etwas Kamillentee beigegeben. Damit das Kind gute Augen habe, wurden diese mit "Wasser" aus 40 Quittenkernen bestrichen. Um das Weinen zu verhüten, gab es das "Stillen auf der Schwelle" (am guten Ort) oder am Sonntag vormittag (zur guten Zeit) usw. Dasselbe Zusammenwirken der grundlegenden Koordinaten, des Praktischen und des Magischen, stellen wir bei einem uralten und in allen Landesteilen Rumäniens weit verbreiteten Brauch fest, bei dem das Neugeborene der Tanne und der Sonne geweiht wird. Dies Ritual geschieht am frühen Morgen des dritten Tages und zwar vor einer Tanne, hinter der die Sonne aufgeht.

Zum Abschluß müssen wir betonen, daß es sich bei der Volksmedizin, die sich auf die Geburt bezieht, um eine Schöpfung der Frau handelt. Aus den rumänischen Forschungsergebnissen dieses Jahrhunderts geht auch hervor, wie umfassend der Charakter der traditionellen geburtshilflichen Medikation war und ebenfalls der literarisch-künstlerische Wert der Heilsprüche von einst, die eine starke psychotherapeutische Wirkung hatten. In unserem Land wird diese volkstümliche Erfahrung, die eine einzigartige Fähigkeit darstellt, Naturgesetze intuitiv zu erfassen und eine ausgeglichene Energieverteilung anzustreben, in Fachlabors analysiert und mit immer größerem Erfolg in die heutige medizinische Wissenschaft eingebracht.

ZUSAMMENFASSUNG: Das wissenschaftliche Interesse an traditionellen Vorstellungen, Erfahrungen und Bräuchen ist in Rumänien in dem Maße wachgeworden, wie das Interesse an den Ethnowissenschaften gewachsen ist. Sie sind ein Beweis für die ethnokulturelle Kontinuität, die in traditionellen Vorstellungen und Handlungsweisen liegen, und sie versprechen Informationen von praktischem Wert. Es gibt bereits aus dem Altertum entsprechende Informationen, die auch die Geburt betreffen. Es werden eine Reihe von traditionellen Bräuchen, Vorstellung und Volksmitteln aus dem Donaukarpatenraum vorgestellt, die vor allem die Geburt, aber auch die Schwangerschaft betreffen. Ihr psychotherapeutischer Wert, insbesondere von vielen magischen Bräuchen, wird für die Entspannung und das Vertrauen der Gebärenden in einen guten Ausgang betont.

SUMMARY: The scientific interest in traditional ideas, experiences and customs around birth has grown in Rumania in keeping with the growing interest in ethnoscience. They prove the ethnocultural continuity in traditional ideas and customs and they promise informations of practical value. From antiquity there are already informations about giving birth. A series of traditional customs, ideas and folk medicines are presented, that have been documented in the Danube-Karpate region. They concern birth as well as pregnancy. They are considered to be chiefly of psychotherapeutic value. Especially magic customs are considered as having been of value since they uplifted the confidence of the parturient in a good result.

Friedr. Vieweg & Sohn, Braunschweig /Wiesbaden

LITERATUR

(1) ANTONI E. (1972): *Heilpflanzen und Volksheilmittel bei den sächsischen Bauern.* In: PEM, Cluj-Napoca, 178-182. (2) BANCILA V. (1973): *L'idée de santé et de médicine populaire chez les paysans roumains d'hiver.* Bucuresti: AIMMR, 35-52. (3) BECKER-PFLEIDERER B. (1977): Ethnologie und Medizin. *Medizin, Mensch, Gesellschaft,* Stuttgart, 129-136. (4) BOCSE Maria (1972): *Un village des Carpates Occidentales spécialisé dans la médicine populaire.* In: PEM, Cluj-Napoca, 184-198. (5) BOLOGA V.L. (1957): *Despre un presupus stravechi rit obstretical: piatra de nastere.* Bucuresti: Im.SC. (6) BOLOGA V.L. (1970): *Etnoiatrie - iatrosofie.* Bucuresti: DMPR, 9-19. (7) BORZA Al. (Hrsg.)(1968): *Dictionar etnobotanic.* Bucuresti. (8) BRATESCU G. (1970): *Specificitatea etnica a medicinii populare.* Bucuresti: DMPR, 247-159. (9) BRATESCU G. (1973b): *Les limites de l'empirisme dans la médicine populaire.* Bucuresti: AIMMR, 53-64. (10) DUNARE N. (1972b): *Die Trepanation, eine empirische chirurgische Methode im Hirtenwesen des karpatobalkanischen Raum.* In: PEM, Cluj-Napoca, 81-99. (11) DUNARE N. (1972c): *"Living fire", an Archaic Proceeding for the kindling of a Medical Empirical Practice among Romanians.* In: PEM, Cluj-Napoca, 111-118. (12) DUNARE N. (1974-1975): Informations ethnomédicales roumaines sur les procédés de massage, friction, palpation, dactyloponcture. In: *Ethnomedizin-Ethnomédicine,* III, 3-4, 445-451, Hamburg. (13) ELIADE M. (1957): *Mythes, rèves et mystères.* Paris. (14) ELIADE M. (1968): *Traité d'histoire des religions.* Paris. (15) ENGEL F.-M. (1967): *Flora Magica. Geheimnis und Wesen der Pflanze.* Wiesbaden. (16) GRANET M. (1921): Le dêpôt de l'enfant sur le sol. Rites anciens et ordalies mythiques. *Revue Archéologique,* Bd. XIV, 11-12, Paris. (17) GRAUR T. (1972): *The Function of the Rite in Popular Medical Practices.* In: PEM, Cluj-Napoca. 242-246. (18) IONESCU-MILCU I. (1972): *Ethnological Coordinates of the Research in Popular Medicine.* In: PEM, Cluj-Napoca, 65-70. (19) LAUGIER Ch. (o.J.): *Contributiuni la etnografia medicala a Olteniei.* Craiova. (20) LEON N. (1903): *Istoria naturala medicala a poporului român.* Bucuresti. (21) MAIER R.-O., STOICA Lia (1972): *Une pratique ancestrale - la naissance à terre.* In: PEM , Cluj-Napoca, 126-131. (22) MIRONESCU N. Al. (1970): *Nasterea pe pamint.* Bucuresti: DMPR, 239-245. (23) NEGRU I. (1973): *Informatii asupra trecutului asistentei materno-infantile in mediul rural.* Bucuresti: AIMMR, 209-215. (24) NEMOIANU I. (1946): *Protectia si asistenta materno-infantila in România.* Bucuresti. (25) NITU O. (1974): *Le fond ethnoiatrique transmis par la lègende du Bran-Burzenland.* In: PEM, Cluj-Napoca, 271-285. (26) PANTU Z.C. (1906): *Plantele cunoscute de poporul român. Vocabular botanic cuprinzînd numirile române, franceze, germane si stiintifice.* Bucuresti. (27) SAHLEANU V. (1970): *Superstitie, cauzalitate, empirism.* Bucuresti: DMPR, 38-42. (28) SAHLEANU V. (1973): *Ruralul, cadru specific de sanatate si patologie umana.* Bucuresti: AIMMR, 319-325. (29) SANDULESCU C. (1970): *Despre raportul dintre rational si irational în folclorul medical.* Bucuresti: DMPR, 29-37. (30) STÖCKLIN W.H. (1977): "Traditionelle" Medizin. Ethnomedizinische Erwägungen zum Einsatz traditioneller Heilpraktiker im modernen Gesundheitsdienst. *Zeitschrift der österreichischen Forschungsstiftung für Entwicklungshilfe,* II, 7-11, Wien. (31) STOI-
(31) STOICA Lia, MAIER R.-O. (1972): *L'Analgésie à l'accouchement dans la médicine populaire.* PEM, Cluj-Napoca, 132-136. (32) VACZY C. (1968): Die dakischen Pflanzennamen in den Werken von Dioskorides und Pseudo-Apuleius. *Acta Musei Napocensis,* V, 59-74, Cluj-Napoca. (33) Persönlichkeit, Bedeutung und Beitrag des C. Plinius Secundus für die Entwicklung der Naturwissenschaften. *Contributii botanice,* Cluj-Napoca, 19-37. (34) VACZY C. (1971): Nomenclatura dacica a plantelor la Dioscorides si Pseudo-Apuleius (partea a III-a). *Acta Musei Napocensis,* VIII, Cluj-Napoca, 109-133. (35) VULCANESCU R. (1972): *Ethnological context of Yatrosophy.* PEM, Cluj-Napoca, 39-58.

ABKÜRZUNGEN

AIMMR = Aspecte istorice ale medicinii in mediul rural (Herausgeber: Gheorghe BRATESCU) Editura Medicala, Bucuresti, 1973.

DMPR = Despre medicina populara româneasca. Bucuresti, 1970.

IM.Sc. = Istoria medicinii. Studii si cercetarî. Editura Medicala. Bucuresti.

PEM = Probleme de etnologie medicala. (Herausgeber: Nicolae DUNARE; Redaktoren: Maria Bocse, Tiberiu Graur, Iuliana Sovrea). Subcomisia de antropologie si etnologie, Cluj-Napoca, 1972.

Sonderband 1/83 113–116

Die Abtreibung im Mittelalter in Ungarn

Balázs Gémes

Die Bestrebungen zur Regelung der Bevölkerungszahl sind wohl so alt wie die menschliche Zivilisation. Diese Bestrebungen können bei den Naturvölkern und in der Volkskultur in zwei große Gruppen eingeteilt werden. Die erste Gruppe umfaßt die positiven Eingriffe. Dazu gehören Verfahren, durch die man die Fruchtbarkeit positiv beeinflussen will. Mit den hierher gehörenden Bräuchen und Riten will ich mich hier nicht befassen. Zu der zweiten Gruppe, deren Teil auch die von mir behandelte Erscheinung bildet, gehören jene Verfahrensweisen, durch die man die Bevölkerungszahl negativ beeinflußt. Drei Hauptformen dieser negativen Verfahren sind allgemein bekannt, und zwar: der Kindermord, die Abtreibung und die Empfängnisverhütung. Von diesen drei Methoden war historisch zuerst der Kindermord bekannt. Er blieb auch nach der Entwicklung der Abtreibung und der Empfängnisverhütung noch lange Zeit dominant. Später existierten diese zwei Methoden gleichzeitig. Die Abtreibung übernahm aber bald die führende Rolle. Der Kindermord rückte an zweite Stelle. Wenn man die Häufigkeit der Verwendung betrachtet, dann hat von einem bestimmten Punkt an die Empfängnisverhütung den zweiten Platz erobert und der Kindermord sank auf den letzten Platz zurück. Diese Lage ist bis heute charakteristisch. In unseren Tagen wurde wirksame Empfängnisverhütung zum Allgemeingut. Dadurch fällt die Abtreibung auf den zweiten Platz, und der Kindermord, welcher heute noch vereinzelt vorkommt, wird vermutlich verschwinden. Der Kindermord hat eine bedeutende historische Vergangenheit; bestimmte Verfahren leben bis heute weiter, wie z.B. das "Einschläfern" des Kindes durch Mohnbrühe. Auch hat man das Kind mit dem Kopfkissen bedeckt, damit es "sich nicht erkältet" und es auf diese Weise erstickt, oder man hat dem Kind keine Flüssigkeit verabreicht, wodurch das arme Geschöpf "austrocknete", aber ohne jedwede Spur von äußeren Verletzungen verstarb.

Die Bearbeitung dieses Themenkreises bildet die Aufgabe von bevorstehenden Forschungen. Im Folgenden beabsichtige ich, mich nur mit der Abtreibung zu befassen. Auch dabei beschränke ich mich darauf, durch Hilfe des mit dem Mittelalter in Bezug stehenden historischen, folkloristischen und ikonographischen Materials die Frage zu beantworten, ob diese Form der Geburtsregelung im Mittelalter angewendet worden sei.

In Ungarn wurde man übrigens in drei Gegenden auf beträchtliche Geburtenrückgangserscheinungen aufmerksam: bei den ungarischen Kalvinisten des südlichen Transdanubiens (Ormánysag, Sárköz), bei den katholischen Schwaben des Bánáts und bei den griechisch-orthodoxen Rumänen des Komitats Krassó-Szörény. Es handelt sich um ausgesprochene Agrarbevölkerungen und diese Beobachtung widerspricht der Theorie des demographischen Übergangs. Diese besagt ja, daß vor der industriellen Revolution der Prozentsatz der Geburten und Todesfälle in der Bevölkerung sehr hoch war und im wesentlichem im Gleichgewicht stand. Bei einem gewissen Niveau der wirtschaftlichen Entwicklung beginnt das Abnehmen der Sterblichkeit. Der Prozentsatz der Geburten bleibt dagegen unverändert und der natürliche Zuwachs der Bevölkerung steigt an. Die Industrialisierung, die Urbanisierung und die Steigerung des Lebensniveaus bringen schließlich das Absinken

Friedr. Vieweg & Sohn, Braunschweig /Wiesbaden

auch der Fruchtbarkeit mit sich. Auf diese Weise wird der unterschiedliche Prozentsatz der Geburten und Todesfälle wieder ausgeglichen. Nach unserer Analyse handelt es sich aber bei den beobachteten Phänomenen um eine Folge von sich wandelnden Wertordnungen in den Gemeinwesen, um Sitte und Brauch, welche das Fruchtbarkeitsverhalten beeinflußten.

Im weiteren untersuchen wir den sich an die Abtreibung knüpfenden Volksglauben. Im Jahre 1279 exkommunizierte das Konzil zu Buda Frauen, die ihre Leibesfrucht abtrieben. Damit hat das Konzil offenbar einer den Normen der christlichen Ethik nach tadelhaften Praxis den Kampf angekündigt. Es dünkt uns zweckmäßig, die Veränderungen des kirchlichen Standpunktes zu erörtern: Tertullian erklärt die Lebenserscheinungen theologisch. Von der Bibel ausgehend äußert er die Überzeugung, daß,ähnlich wie Gott die Welt in sieben Tagen erschaffen habe, der Embryo während sieben Monaten lebensfähig werde. Die 10 Monate der Schwangerschaft aus den "Zehn Geboten" ableitend, gelangte er zu dem Schluß, daß der Embryo in den ersten 40 Tagen noch keine Seele habe. Diese 40 Tage sollen uns an den 40 Tage langen Aufenthalt Christi in der Wüste erinnern. Nach Vinditianus und nach dem Heiligen Augustin hat der Embryo vom zweiten oder dritten Monat der Schwangerschaft an eine Seele.

Die praktische Bedeutung der hier erwähnten Standpunkte bestand darin, daß die Abtreibung des Fötus bis zum genannten Zeitpunkt für erlaubt gehalten wurde. Die Kirche hat ihren Standpunkt später geändert. Dieser neue Standpunkt besagte, daß die Seele des zukünftigen Menschen im Moment der Befruchtung erschaffen werde. Nach dieser Sicht galt der Embryo schon vom Zeitpunkt der Befruchtung an als lebendiger Mensch. Deshalb hat die Kirche sich auf die Lehre der zwölf Apostel berufend den harten Standpunkt eingenommen: "Töte dein Kind weder durch Abtreibung, noch nach dessen Entbindung"!

Es wäre die Aufgabe der historischen Rechtswissenschaftler, den Zeitpunkt zu klären, seit dem die mittelalterliche kirchliche und weltliche Gesetzgebung den Embryo als lebendiges Wesen betrachtete.

Wir haben zum Thema aus dem gesamten ungarischen Sprachraum Material gesammelt, daß sich zur Beantwortung unserer Frage um drei Standpunkte verdichtet. Der erste Standpunkt vermittelt die Überzeugung, daß die Seele des Embryos schon im Moment der Empfängnis erschaffen wird. Dem zweiten Standpunkt nach erhält der Embryo die Seele im dritten Monat der Schwangerschaft und von diesem Zeitpunkt an wird er als lebendes menschliches Wesen betrachtet. Der dritte Standpunkt, zu dem wir die meisten Angaben erhalten haben, lautet folgendermaßen: Der Embryo erhält die Seele, wenn er viereinhalb Monate "alt wird", also in der Mitte der Schwangerschaft, von der "ersten Bewegung" an. In Ungarn gilt allgemein die Auffassung, daß die Abtreibung bis zu diesem Zeitpunkt keine Sünde sei. Auch in unseren Tagen ist diese Überzeugung noch weit verbreitet, obwohl dieser Standpunkt schon in dem Text eines Prozesses im Jahre 1693 bezüglich der Abtreibung aufgetaucht ist: "Ich habe gesagt: Gott wird sie bestrafen. Sie hat aber entgegnet: Keinesfalls, denn die Leibesfrucht hat noch keine Seele besessen." Eine ähnliche Angabe besitzen wir auch aus dem Jahre 1760, wiederum im Text eines Prozesses: "... es ist keine Sünde, das Kind so lange abtreiben zu lassen, wie es keine Seele hat." Das im Jahre 1777 erschienene Buch "Gewerbe der ungarischen Hebammen..." beschäftigt sich auch mit dieser Auffassung: "Die meisten Hebammen vertreten die Überzeugung, daß der Embryo erst dann ein Lebewesen zu sein beginnt, wenn er sich zum ersten Male bewegt: jedoch täuschen sie sich sehr in diesem Urteil.

Die Leibesfrucht wird nämlich gleich nach dem Empfangen lebendig, obwohl sie in den ersten Monaten der Schwangerschaft sehr klein ist und von einer bedeutenden Menge Wasser umgeben wird, so daß sie kaum imstande ist, ihr Existieren durch ihre schwachen Bewegungen mitzuteilen." Schließlich möchte ich aus dem Text eines im Jahre 1954 zu Kecskemêt geführten Prozesses zitieren, wo ein der Abtreibungsbeihilfe angeklagtes Weib sich so zu verteidigen versuchte: "...ich habe jedesmal gefragt, wenn jemand bei mir in der Wohnung erschien, wieviel Monate alt der Embryo sei, und ich habe die Abtreibung ausschließlich bei solchen Personen unternommen, deren Embryo den dritten Monat noch nicht überschritten hatte. Über drei Monate alte Leibesfrüchte habe ich deshalb nicht abgetrieben, weil diese sich schon bald zu rühren beginnen, was ja soviel bedeutet hätte, daß ich in solchen Fällen durch eine Abtreibung das keimende neue Leben getötet hätte." Diese Sicht bedeutet, daß, falls sie die Abtreibung nach dem dritten Monat vollführt hätte, sie damit eine Sünde begangen hätte. Es galt übrigens für eine bedeutend größere Sünde als Totschlag. Verschiedene Strafen erwarteten im Jenseits die Abtreiberinnen. Ein ganzer Glaubenskreis ist mit diesen Fragen verknüpft. Aus diesem wollen wir hier nur ein Beispiel besprechen. Nach diesem Volksglauben wird die Abtreibung der Leibesfrucht im Jenseits dadurch bestraft, daß sowohl die Mütter als auch die Abtreiberinnen in die Hölle gestoßen werden. Der Abtreiberin werden hier die eigenen abgetriebenen Kinder aufgetischt und sie muß sie aufessen. Nach anderen Angaben werden die auf diese Weise getöteten und aufgegessenen Kinder nachher von der Mutter wieder erbrochen, aber sie muß sie wieder herunterschlukken, und erbricht sie wiederholt... und so wird sie auf ewig bestraft. Nach einem anderen Volksglauben soll die Mutter die abgetriebenen Embryos aus ihrer Schürze essen. Daraus sind Legenden entstanden. Frauen, die nach dem Tode keine Ruhe finden können, erscheinen bei den Feuerstellen der Hirten, Getreidelieferanten oder Holzfällern. Dort essen sie ihre Kinder und bitten die dort Sitzenden, den Kopf des letzten Kindes essen zu helfen, weil sie dazu nicht mehr imstande sind. Auch im Sprachgebrauch sind die Spuren dieses Glaubens zu finden. Heutzutage wird von solchen Müttern, die ihre Kinder abtreiben, gesagt: "sie hat ihre Kinder aufgegessen", "Jenseits wird sie genug zum Fressen haben!" "Ihr wird jenseits genügend Braten vorgelegt", usw., usw.

Erlauben Sie mir bitte, durch einige Beispiele zu illustrieren, was für eine Wirkung dieser Volksglaube früher gehabt haben mochte. Noch in den 1960er Jahren war unter den Zigeunern aus dem Porrog/Komitat Somogy ein solcher Glaube verbreitet. Das wird aus Berichten des dort praktizierenden Frauenarztes deutlich. Er berichtete: "Falls eine Frau ihre Leibesfrucht abtreiben läßt oder eine Kürette zuläßt, so wird von ihr gesagt, daß sie den Embryo im Jenseits aufessen muß. Nicht selten taten mir solche Frauen leid, die schon zu viele Kinder zur Welt gebracht hatten und diese kaum ordentlich ernähren konnten. Der erwähnte Glaube hat sich jedoch so tief in ihre Seele eingewurzelt und lebt auch heute so fest bei ihnen fort, daß ich keine von ihnen zu einer Unterbrechung der Schwangerschaft überreden konnte." Eine ähnliche Angabe wurde uns aus Nordrumänien (Komitat Szilágy) bekannt. Eine Frau aus der Gemeinde Halmosd war 1972, trotz den aussergewöhnlich strengen rumänischen Abortusgesetzen, zu einer Kürette berechtigt gewesen. (Magnetophonaufnahme): Der Arzt sagt ihr:"Liebe Mama! Sie sind jetzt 46 Jahre alt, haben 12 lebende Kinder und ein krankes Herz, leiden außerdem noch an Krampfadern... warum wollen sie also zu den 12 Kindern noch ein dreizehntes zur Welt bringen?" Sie erwidert darauf: "Ich will im Jenseits kein Kind essen müssen! Ich will nicht sündigen!" - "Ist das denn keine Sünde, das Kind zu gebären und dann..." - "Ja, aber wenn ich eine Kürette machen lasse, muß ich im Jenseits mein Kind stückweise aufessen!" Diese Beispiele aus den letzten Jahren lassen ahnen, welche Wirkungen solche Vorstellungen in früheren Jahrhunderten gehabt haben mochten. Einige werfen aber auch Licht auf die Tatsache, daß, als im 18. Jahrhundert die weltlichen Behörden die Abtreibung zu verfolgen begannen, die Strafe der Behörden nicht gefürchtet wurde. Es ist nachgewiesen, daß bestimmte Gemeinden, weil sie die Abtreibung nicht für Sünde hielten, die Abtreiberinnen nicht auslieferten, sondern sie durch kollektives Schweigen schützten, obwohl im Dorfe ein jeder von ihrer Tätigkeit wußte. Dieser Schutz der Gemeinde hat nur dann aufgehört, wenn das Unterbrechen der Schwangerschaft nach dem Zeitpunkt der ersten Bewegung des Embryos erfolgte. Da galt die Abtreibung als Mord. Diese Art Vorstellungen erklären wohl auch, warum um die Jahrhundertwende Abtreibungen in sehr geringer Anzahl vor die Gerichtshöfe gebracht wurde. In der Mehrheit dieser seltenen Fälle war die Tat nach viereinhalb Schwangerschaftsmonaten begangen worden.

Die ikonographischen Abbildungen des eben erwähnten Glaubens sind uns aus mehreren Stellen bekannt. In der Kirche Guraszáda im Komitat Hunyad im heutigen Rumänien gibt es eine Freske. Hier sehen wir eine Frau, der in der Hölle ihre abgetriebenen Leibesfrüchte aufgetischt werden. Die Unterschrift des Bildes lautet in deutscher Übersetzung: "Die Frau, die Gräser trinkt, um keine Kinder zu empfangen." Das Bild wird auf 1701 datiert. Auch in der Kirche von Középes, Komitat Bihar im heutigen Rumänien ist eine Frau abgebildet, die gerade den Kopf eines Kindes ißt. Vom Teufel wird ihr schon das nächste Kind überreicht. Überschrift des Bildes: "Die Frau, die kein Kind gebären wollte". Die älteste uns bekannte Abbildung wurde bei den Ausgrabungen der Burg von Diósgyör (Nordost-Ungarn) entdeckt: Es ist das Bruchstück einer Ofenkachel mit grüner Bleiglasur: In der Mitte ist eine Frauengestalt zu sehen, die in beiden Händen ein Kind hält. Den Oberkörper des einen Kindes hat sie schon gegessen. Diese Ofenkachel wurde von Pál Voit und Imre Holl publiziert, die sie um 1530 datiert haben.

ZUSAMMENFASSUNG: Es wird anhand von historischem, folkloristischem und ikonographischem Material der Frage nachgegangen, ob die Abtreibung in Ungarn im Mittelalter bereits bekannt war und angewendet wurde. In Ungarn gibt es einen weit verbreiteten, sich an die Abtreibung knüpfenden Volksglauben. Die Vorstellung, daß eine Frau, die an sich eine Abtreibung vornehmen läßt, im Jenseits die abgetriebenen Kinder aufessen muß, war von der österreichischen Grenze bis zur Moldau überall weit verbreitet und ist auch heute noch nachzuweisen. Bilder und Fresken in alten Kirchen und Volkssagen verdeutlichen das Alter dieses Glaubens. Der Beschluß des Budaer Konzils beweist das Vorhandensein dieser Praxis bereits im 13. Jahrhundert. Aufgrund vorhandener volkskundlicher Analogien kann man sogar schließen, daß Abtreibungen schon zur Zeit der Landnahme 895-896 bekannt waren und angewendet wurden. Es wird darüber hinaus kurz von zwei ungarischen Bevölkerungsgruppen berichtet, auf die die Theorie des demographischen Übergangs nicht zutrifft.

SUMMARY Historic, folkloristic and iconograpnic sources are used to demonstrate that abortion was known and practised in medieval Hungaria, where one finds the widespread belief, that women who undergo artificial abortion are condemned to hell and have to eat the children they refused to have. This still persisting belief is found from the Austrian border to the Moldavia. Paintings and frescos in old churches as well as folk-mythology exemplify the age of these traditions. The decret of the council of Buda indicates that aobrtion-practised existed in the 13th century. Folklore-ethnology provides material which allows the conclusion that abortion was practised already during the annexation of the region in 895-896. Furthermore, two Hungarian ethnic groups are mentioned, for whom the theory of demographic transition does not fit.

Sonderband 1/83 117–120

Baubo - die personifizierte Vulva

George Devereux

Ich beabsichtige hier, den griechischen Mythos der Baubo = Jambe zu besprechen und den Sinn der Entblößung ihrer Vulva zu erklären. Es sei dabei erwähnt, daß ähnliche Mythen und/oder rituelle Handlungen auch in Altägypten, Mesopotamien, Japan und bei Zigeunern vorkommen. Bauboartige Statuen findet man sogar in alten englischen und irischen Kirchen; hockende Frauen mit gespreizten Beinen zeigen sehr auffällig ihre Vulva.

Im Mythos löst die rituelle Entblößung der Vulva entweder Gelächter aus oder spendet Trost. Sie kann aber, wie bei den Zigeunern, auch eine Art Fluch sein. Das Material ist so reich, daß ich nur die griechische Version besprechen und erläutern kann. Die Göttin Demeter irrt trauernd umher; sie sucht ihre von Hades entführte Tochter Persephone. Obschon sie in einem eleusischen Haushalt gastlich aufgenommen wird, weigert sie sich, die ihr dargebotene Speise und den Trank anzunehmen. Diese Zurückweisung der Gabe beleidigt die Dienerin Baubo (oder Jambe): sie hebt ihren Rock hoch und zeigt der Göttin ihre Vulva. Aus ihrem Geschlechtsteil ragen der Kopf und die Arme des jungen Gottes Jakchos hervor; der lacht und klatscht in die Hände. Das veranlaßt die trauernde Demeter zum Lachen, woraufhin sie auch ißt und trinkt, also die angebotene Speise und den Trank annimmt. Es wird auch erzählt, daß Baubo (Jambe) Demeter auch weiterhin zu belustigen wußte. Bevor ich das Geschehen erkläre, möchte ich darauf hinweisen, daß meine Übersetzung dieser Passage sich von anderen unterscheidet. Meines Erachtens wird Jakchos als noch halb in der Vulva seiner Mutter steckend beschrieben. Das ist der einzig mögliche Sinn des betreffenden orphischen Fragmentes, dessen richtiger Auslegung stets der Puritanismus der Übersetzer im Wege stand. Diese Gräzisten vermieden es, sich die Szene richtig vorzustellen. Im übrigen behaupten andere wichtige pythagoräisch-orphische Texte, daß eine magisch behandelte Bohne (*faba*) wie eine Vulva mit einem Kindskopf daran aussehen kann, d.h. meines Erachtens: wie eine Vulva, aus der während der Geburt grade der Kopf des Kindes hervortritt. Andere pythagoräisch-orphische Texte behaupten dagegen, daß die Bohne wie ein männliches Geschlechtsteil aussehen kann. Diese doppelte Deutung der (sprießenden?) Bohne verweist auf die Ähnlichkeit zwischen dem aus der Vulva hervorragenden Kopf und dem männlichen Organ. Meine Interpretation der Geste der Baubo als eine phallische ist daher berechtigt. Auch beachten Gräzisten nicht, daß der Name Jakchos auch die Vulva bezeichnen kann. Daß dieser Name einer männlichen Gottheit gehört, läßt sich mit der Tatsache verbinden, daß Baubo die personifizierte Vulva ist; Baubon dagegen einen künstlichen Phallos bezeichnet, der den Griechinnen zur Selbstbefriedigung diente. Rohde fand diese etymologische Verbindung der Vulva mit dem Phallos unannehmbar. Wilamowitz hingegen erklärt sie für stichhaltig. Rein philologisch betrachtet ist diese Verbindung natürlich. Schon bei Hesiod wird die griechische Liebesgöttin Aphrodite als "jene, der der Penis eigen ist" (*philomeides*) bezeichnet. Die Kwoma in Neuguinea belehren den masturbierenden jungen Burschen, daß sein Glied seiner zukünftigen Frau gehört. Was den Sinn der rituellen Entblössung der Vulva betrifft, so ist diese selbstverständlich als eine phallische Geste aufzufassen. Man fragt sich nun, warum die Ent-

Friedr. Vieweg & Sohn, Braunschweig /Wiesbaden

blößung der Vulva, und besonders der Vulva, aus der bereits der Kopf und die Arme des Jakchos herausragen, die trauernde Demeter tröstet. Der Sinn des Trostes scheint mir klar: Baubo/Jambes Geste sagt "Du hast deine Tochter zwar verloren, hast aber noch deine Vulva und kannst daher eine andere Tochter gebären."

Dies ist eine durchaus griechische Denkart: sowohl Herodot als auch Sophokles heben hervor, daß eine Frau ihr totes Kind leicht ersetzen kann - ist sie aber eine Waise, so ist ihr Bruder unersetzbar. So dachten auch gewisse rebellierende, fahnenflüchtige ägyptische Soldaten, die ihre Kinder und Frauen dabei verließen. Als man ihnen das vorwarf, um sie zur Rückkehr zu bewegen, entblößten sie ihre Geschlechtsteile und sagten: solange wir einen Penis haben, können wir unsere Frauen ersetzen und andere Kinder zeugen. Tatsächlich erwähnt nun ein Mythos, daß die trauernde Demeter in Gestalt einer Stute von ihrem Hengst-Gatten Poseidon geschwängert wurde und nicht nur einen Hengst, sondern auch eine Tochter gebar. Nun kann diese Tochter nur eine andere Persephone sein, da den Uneingeweihten ihr Name nicht genannt werden durfte. - Ich glaube, daß die jährliche Rückkehr der Persephone zu ihrer Mutter eigentlich die jährliche Geburt einer neuen Persephone ist. Diese Interpretation kann ich aber hier leider nicht besprechen.

Man betrachte nun die alljährlich in Eleusis gefeierten Mysterienriten der Demeter und ihrer Tochter Persephone. Zum Ritus gehörte eine Zurschaustellung der Vulva - oder ihres Symbols, der Kammuschel. In Sizilien, einer Insel, die eng mit dem Persephone-Mythos verbunden ist, verteilte man während des wichtigsten (ausschließlich weiblichen) Demeterrituals (den Thesmophorien) vulvaförmige Kuchen. Es scheinen beim Fest auch die Exhibition der Frauen untereinander und möglicherweise auch lesbische Handlungen vorgekommen zu sein. Das ist umso bemerkenswerter, als im alten Griechenland die Vulva das Böse darstellte, der Phallos dagegen das Gute. Man darf dabei nicht vergessen, das der Pubis der Griechin glatt rasiert oder kahlgesengt war. Ich nehme also an, daß die spezifische Exhibition der Baubo/Jambe für Demeter darum tröstlich war, weil sie ihr andeutete, daß sie weitere Kinder würde gebären können. In diesem Zusammenhang sei auch ein Experiment der Analytikerin Yates und der Ethnologin Murray erwähnt. Sie zeigten weiblichen Versuchspersonen einerseits Bilder mit phallischen Figuren, andererseits Abbildungen bauboartiger Figuren aus englischen Kirchen. Die Versuchspersonen fanden die phallischen Figuren abstoßend, wurden aber durch die die Vulva zur Schau stellenden Figuren sexuell erregt, weil sie sich mit diesen, sich sexuell darbietenden Frauenfiguren identifizierten. Baubo/Jambes Geste hat Demeter daher nicht nur durch die Hoffnung auf weitere Geburten getröstet, sie regte sie auch sexuell an. Dabei ist es sicher ein wichtiges Element, daß die Baubo-Figurinen die Vulva sichtbar machen. Diese zur Schaustellung der Vulva widerlegt offensichtlich die Überzeugung vieler Frauen, überhaupt keine Geschlechtsorgane zu haben. Diese Figuren zeigen die Vulva in geradezu aufdringlicher Weise, was ihr natürlich einen positiven, d.h. phallischen Charakter verleiht. Beides trägt dazu bei, daß dieser Exhibitionismus eine sexuelle Erregung auslöst. Auch scheinen diese Darstellungen der schon im Altertum durch Hera vorgebrachten Behauptung zu widersprechen, die Frau genieße den Geschlechtsverkehr gar nicht oder wenigstens weniger als der Mann. Als Zeus und Hera sich über den relativen Anteil des Mannes und der Frau am Genuß des Koitus stritten, sagte der Schiedsrichter Teiresias - der selbst erst Mann, dann Weib, dann wieder Mann war - der Genuß der Frau sei neunmal stärker als der des Mannes. Erbost über seine (wahrhafte) Aussage blendete aber Hera den Teiresias. Die Baubo-Figuren erinnern aber die Frau gerade an ihre sehr starke, obschon oft verleugnete Sexualität und zwingen sie dazu, diese zur Kenntnis zu nehmen. Das war im Falle der Demeter sicher nötig, denn in den Mythen ist sie als sexuell nicht besonders interessiert dargestellt. Sie ist mehr Mutter als Weib - sie wird aber nicht schwanger, ohne Weib zu sein. Auch ist sie - neben Aphrodite und der mannstollen Eos - eine der drei olympischen Göttinnen, die mit einem sterblichen Manne geschlechtlich Verkehr hatten. Gleichzeitig ist Baubo aber auch eines der phallischen Weiber-Gespenster, das Kindern schadet und wohl gelegentlich (wie die Sphinx oder die Sirenen) auch Männer vergewaltigt. Hier erscheint das Thema der Furcht des Mannes vor der sexuell unersättlichen, ja kastrierenden Frau. Die Vulva, so aufdringlich dargestellt, ist mit der Vagina dentata eng verwandt. Nun muß ich auch darauf hinweisen, daß die Baubo gleichsam auch ihre Schwangerschaft und ihr Kreißen exhibiert. Dabei erweckt die obere, schon sichtbare Hälfte des Kindes Jakchos den Eindruck eines übergroßen Phallos. Daß die symbolische Gleichung: Kind = Penis klinisch banal ist, braucht kaum erwähnt zu werden. Hier sei auch erwähnt, daß der *prolapsus uteri* bei den Sedang große Scham und sogar Furcht auslöst: sie stammeln, wenn sie das Wort pärl = cervix aussprechen. Die Geburt wird offenbar als eine Art Koitus - in die entgegengesetzte Richtung aufgefaßt. Für eine meiner analytischen Patientinnen bedeutete die fortgeschrittene Schwangerschaft eine sexuelle Provokation und ein Sich-Brüsten: "Schaut, ich wurde trotz meiner Mutter koitiert!" Über das Erlebnis der Geburt als eine Art Superorgasmus wird heute unter jungen Frauen viel geredet. Auch in diesem Sinn ist Baubos Exhibition ihrer kreißenden Vulva eine sexuelle Provokation.

Zu Demeters Trauer sei folgendes bemerkt: Griechische Göttinnen sind nicht besonders zärtliche Mütter - Zeus liebt sogar seine sterblichen Kinder mehr, als Hera ihre göttlichen liebt. Demeters Mutterliebe ist daher ein Ausnahmefall. Ihre Trauer entspricht scheinbar weniger der einer Mutter als der einer Gattin. Die Beziehung zwischen Demeter und Persephone war offenbar sehr erotisiert. Das ist zwar nur ein Eindruck, der für mich aber überzeugend ist.

Die erotischen Aspekte der Trauer sind bekannt. Auch belegt die klinische Beobachtung, daß in Fällen extrem neurotischer Trauer erotische Phantasien über Tiere vorkommen. Das mag auch erklären, warum im Mythos die trauernde Demeter in Stutengestalt vom Hengst-Poseidon geschwängert wird und sowohl eine nicht zu nennende Tochter, wie auch einen Hengst Areion gebiert. Ein Aufwallen der Libido gerade in der Trauer ist wahrscheinlich eine gesunde Abwehr der Psyche gegen den Verlust einer geliebten Person. Zu diesem Thema ließe sich viel sagen, aber dazu fehlt mir leider die Zeit. Auch kann ich die Darstellung in der Kunst des Torso als Gesicht sowie in der Phantasie eines Patienten von Freud bloß erwähnen.

Als Letztes komme ich auf die Reziprozität der Vulva oder Vagina und des Penis zu sprechen - oder, allgemein gesagt: die Reziprozität von Konkav und Konvex. Zum Beispiel das doppelsinnige deutsche Wort Busen: Ähnlich bedeuten gewisse griechische Worte sowohl konkave als auch konvexe Organe. Z.B. das Wort *kolpos*, und einige andere, wie *koilia* = Gedärme (hohl), aber auch Exkremente (konvex) im Darm usw. Das ist ja der Sinn der von Rohde nicht zugelassenen, von Wilamowitz aber unterstützten Behauptung einer Beziehung zwischen Baubo-Vulva und Baubon = künstlicher Phallus (zur Selbstbefriedigung der Frau). Abschließend möchte ich zwei weitere Reziprozitäten erwähnen: 1) Die *Einstülpung* des Penis "verwandelt" ihn in eine Vagina. Siehe dazu den Fall Schreber. Ich selbst habe entsprechende Daten von fünf Kontinenten. 2) die *Ausstülpung* der Vagina, die diese in einen Penis "verwandelt". Prolapsus uteri, Geburt, Baubomythos. Mit steigender Erregung, kurz vor Beginn des Orgasmus, werden die Grenzen des Geschlechtsteils in rhythmischer Verschiebung wahrgenommen. In einem Augenblick empfindet die Frau den Penis als Teil ihres Körpers, im nächsten Augenblick als zum Körper ihres Partners gehörig. Umgekehrt beim Mann, der die Vagina bald als zu seinem Körper, bald als zu dem seiner Partnerin gehörig empfindet. Es ist dieses "Oszillieren" der Körpergrenzen, das m.E. plötzlich den Orgasmus auslöst. Als pathologische Erfahrung dieses Sachverhalts kann die folgende Phantasie gelten, die sich auf die *vagina dentata* bezieht. Zwei bisexuelle aber total frigide Frauen sagten, sie hätten im richtigen Koitus das Gefühl, "daß der Penis mich von innen auffrißt". - Das tut aber nicht der Penis, sondern der Fötus.

ZUSAMMENFASSUNG: Der griechische Mythos der Baubo und der Sinn der Entblößung ihrer Vulva wird einer Betrachtung unterzogen. Rituelle Entblößung der Vulva war im Altertum und ist noch heute in verschiedenen Kulturen bekannt. Im Mythos löst dies Gelächter aus oder spendet Trost. Die griechische Version des Mythos wird analysiert. Die Dienerin Baubo entblößt gegenüber der um ihre Tochter trauernden Demeter ihre Vulva, in der gerade der Kopf und die Arme des Gottes Jakchos in statu nascendi heraustreten. Das veranlaßt Demeter zum Lachen. Der Mythos wird tiefenpsychologisch analysiert und es wird auf den phallischen wie den reproduktiven Charakter dieser symbolischen Geste hingewiesen.

SUMMARY: The greek myth of Baubo and the meaning of the exhibition of her vulva is discussed. Ritual exhibition of the vulva was known in antiquity and is still today in various cultures. In the myth it causes laughter or it comforts. The greek version of the myth is analysed here. The Female-servant Baubo exhibits her vulva, in which just head and arms of the little God Jakchos are seen in statu nascendi, before the godess Demeter, who is grieving about the loss of her daughter. Demeter is caused to laugh. The myth is being analysed by depth psychology. The phallic and the reproductive character of the gesture are discussed.

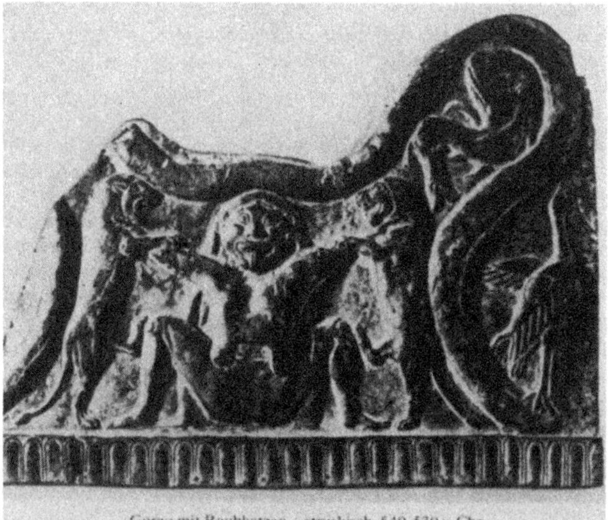

Gorgo mit Raubkatzen – etruskisch, 540-530 v. Chr.
München, Alte Pinakothek

(Titelemblem der vom Autor herausgegebenen Zeitschrift "Ethnopsychiatrica", Ed. la Pensée Sauvage, Grenoble, France)

Ethnologische und anthropologische Überlegungen zur Couvade

Werner Bonin

Der Wilde guckt durch.

(K.Marx, Kommentar in den *Morgan-Exzerpten*)

Der Meermensch, der Urwaldmensch,
der alles aus seinem Bauch gebiert,
.....
der Mann.

(Gottfried Benn: *Alaska*)

I. Die Couvade ist laut HIRSCHBERGs "Wörterbuch der Völkerkunde" das "Männerkindbett, eine im nördlichen und mittleren Südamerika, in Ozeanien, Südostasien, Südindien und Südwesteuropa vorkommende Sitte, bei der der Ehemann bei Geburt eines Kindes entweder das Gebaren der Wöchnerin zur Schau trägt oder sich gewissen magischen und rituellen Vorschriften im Interesse des Kindes unterwirft. Damit wird eine enge Beziehung des Vaters zu dem Kinde betont"(1). Hier haben wir Beschreibung und Deutung - beides nicht ganz falsch. Andere vergleichbare Wörterbücher bringen noch die eine oder andere Abweichung und Ergänzung. So sieht BERTHOLET die Sitte begründet "in einem eigenartigen primitiven Gemeinschaftsgefühl der am nächsten Zusammenlebenden, aus dem heraus es z.B. auch vorkommt, daß der Mann einer kranken Frau die Medizin nimmt, die ihr helfen soll" (2). NÖLLE weiß: "Der Mann gebärdet sich wie eine Wöchnerin, um böse Geister, die der Mutter und ihrem Kind auflauern, zu täuschen" (3). Und bei G. van der LEEUW lesen wir, daß die Couvade ein "weit verbreiteter Brauch" (4) ist.

Couvade soll also sein *Rollentausch*, vielleicht auch *Rollenteilung*, bei der Geburt eines Kindes. Die üblicherweise vorgeschlagenen Deutungen sind: - Irreführung schadenstiftender Wesen, - sympathetisches Eingreifen des Gatten ins Wochenbett, - die Übertragung lindert die Schmerzen der Frau, - Frauenmacht-Demonstration im Mutterrecht, - Rekurs des Gatten auf älteres Mutterrecht in vaterrechtlich organisierten Kulturen (und weitere evolutionsstratographische Hypothesen), - Versuch des Vaters, vorzugeben, er sei so mächtig wie eine Frau, - durch die Teilhabe erwirbt sich der Gatte Anrecht an das Kind, - "Gleichstellung von Mann und Frau" (5), - Schutz der Wöchnerin vor sexuellen Attacken des Gatten, - Motiv der "verkehrten Welt" (was allemal auch Richtigstellung meint).

Eine sehr ausgeklügelte Hypothese, die heute kaum befriedigen kann, aber wie alle psychoanalytischen Hypothesen auch nicht falsifizierbar ist, hat Theodor REIK(6) vorgeschlagen: Er geht von der Ambivalenz ehemännlicher Gefühle aus. Sadistisch steigert der Gatte über projizierte Dämonen die Schmerzen der Frau, gleichzeitig will er ihr aus Mitleid und Zärtlichkeit helfen. Letztlich aber resultieren für REIK die Strapazen (außer passivem Verhalten, Meidungen und dergleichen wird gelegentlich auch Skarifikation berichtet) der Couvade aus der "Vergeltungsfurcht" des Vaters: Er sühnt in ihr den Impuls, das Kind, in dem er seinen eigenen Vater sieht, zu töten.

Friedr. Vieweg & Sohn, Braunschweig /Wiesbaden

II. Wir wenden uns jetzt einigen Überlegungen zu, die vorderhand nichts mit unserem Thema zu tun zu haben scheinen. Wir empfinden Wissenschaft als objektiven Zugang mit objektiver Methodologie zu einer objektiven Wahrheit. Diese Beschreibung lassen wir für die "Wissenschaft" der Naturvölker nicht gelten. Dabei wissen wir ja nicht erst seit KUHN(7), daß Wissenschaft und Religion gerade auch bei uns nicht gar so weit von einander entfernt sind. Die Streitereien der Darwinisten, Lamarckisten, Biometristen und frühen Genetikern: Das waren Glaubenskämpfe, keine Diskussionen *sine ira et studio*. Daß das noch immer nicht ausgestanden ist, zeigen derzeit die seltsamen Auseinandersetzungen zwischen *creation-science* und *evolution-science* in den USA. Auch SCHELSKY(8) hat unsere Wissenschaftler vor kurzem noch als Hohepriester beschrieben. Diese Priester camouflieren ihre religiöse Funktion mit etwas, was sie Rationalität nennen, und wir erinnern uns, daß "rationalisieren" bei den Psychoanalytikern der Fachausdruck für "bemänteln" ist. In dieser wissenschaftlichen Rationalität exzedieren auch viele Völkerkundler. Die ethnologischen Theorien verstellen dann das Wesen der ethnographischen Realität. Stößt man in einem solchen Fall an Grenzen der Erkenntnis, dann liegt das allemal am zu erkennenden Gegenstand, nicht an der methodisch korrekt gewonnenen Theorie.

Was ich kritisiere, wird gelegentlich als "Ethnozentrismus" kritisiert. Ethnozentrismus trifft das Kritisierte insoweit, als solche Wissenschaft nur ihr Verwandtes zu fassen und "auf den Begriff zu bringen" vermag ("sie gleicht dem Geist, den sie begreift"). Die Tatsachen werden verbogen und eingeengt - aber der Wissenschaftler kann nichts dafür. Er meint, was durch die Maschen des Fangnetzes unserer Wissenschaft fällt, ist es nicht wert, wahrgenommen zu werden. Dazu kommt noch manchmal das Verblüffende, daß sich im Netz etwas fängt, was es gar nicht gibt: das wissenschaftliche Artefakt, vulgo eine Projektion. Ich will hier ganz altmodisch einem *physiognomischen Verstehen* das Wort reden - dabei verweigere ich, mich gegen den Vorwurf des Irrationalismus zu verteidigen: Die Rationalität der Wissenschaft ist oft bloßes Rationalisieren, wenn ich das psychoanalytische Wortspiel noch einmal bemühen darf. Anders gesagt: Die Rationalität des Mythos ist nicht von niederer Qualität als die der Wissenschaft. Allerdings: "Mythische und wissenschaftliche Erfahrung, mythische und wissenschaftliche Vernunft, sind in gewissem Sinne inkommensurabel"(9). Mit dieser Inkommensurabilität müssen Wissenschaftler - und vor allem die Völkerkundler! - sowie nicht zuletzt die zu bedauernden Objekte unserer Tätigkeit leben. Als Trost haben beide Teile, daß Inkommensurabilität nicht jede Brücke ausschließt.

"Die Wissenschaft ist nicht blutleer und lebensarm, aber ihr Blut und ihr Leben sind, verglichen mit dem mythischen Erlebnis, von anderer und - wie wir jedenfalls glauben - höherer Art"(10). Bei aller Verehrung für Wilhelm MÜHLMANN vermag ich ihm in diesem Glauben nicht zu folgen: Dies "Blut und Leben" ist "von anderer Art", gewiß, nämlich von der unsren, und ich bekenne mich dazu, aber ist es nicht, gelegentlich, von ärmrer Art?

Hier ist weiters zu fragen, ob ethnographische "Fakten" nicht auch Funktionen der Ethnologie sein können. Sie sind es, und dieses Wissen muß in die Ethnologie eingebracht werden, und damit und nur damit wird die Aussage, daß sie es sind, in wünschenswerter Weise relativiert. "Die Hauptaufgabe des Historikers hat vielmehr darin zu bestehen, die Geschichte immer wieder umzuschreiben, indem er dabei den unvermeidbaren Wandel in Rechnung stellt, dem die Vergangenheit selbst im Laufe der Zeit ausgesetzt ist"(11). Das gilt analog für das Verhältnis der Ethnologie zum spezifischen Gegebensein ihrer ethnographischen Daten. Allerdings bezieht sich das Zitat auf die eigene Geschichte - es wirft neue Probleme auf, die hier nicht diskutiert werden sollen, wenn der Deutende und das Gedeutete verschiedenen Kulturen angehören.

III. Also: Die Ethnographie liefert Daten, der Ethnologe bedenkt sie, ohne immer ihre Faktizität zu prüfen (oder prüfen zu können). Ethnograph und Ethnologe können eine Person sein, das muß aber nicht sein und kann nicht sein bei einem angeblich weltweiten Phänomen wie der Couvade. Die ethnographischen Daten können prinzipiell und selbst bei Nicht-Faktizität "wissenschaftlich" gedeutet werden. Ob man ihnen damit gerecht wird, ist nicht zu entscheiden, da Deutung und Fakten verschiedenen Systemen angehören. (Allenfalls die nichtfaktischen Daten sind dem interpretierenden System zugehörig). Die Daten können ganz oder teilweise Projektionen des Deutenden sein: die Ethnographie als Funktion der Ethnologie. Das gilt folgerichtig auch für unseren Gegenstand, die Couvade.

Die Couvade hat schon früh (z.B. LAFITAU 1724(12)) großes Interesse gefunden, ohne daß man an ihren möglichen Stellenwert in der jeweiligen Kultur dachte. Man hat da differenziert, interpretiert und datiert (etwa "menschheitsgeschichtlich alt", "relativ jung"). Wir müssen folgern, daß dieses Interesse aus der Welt der sich zur Deutung berufen Fühlenden zu deuten ist.

Bekanntlich gibt es Vogelmännchen, die brüten. Couvade, von einem alten französischen Wort für "brüten" abgeleitet, wurde von E.B. TYLOR als Terminus in die Ethnologie eingebracht(13). Das deutsche Wort "Männerkindbett" legt deutlicher den Finger auf das "Perverse" des Ganzen: Der Mann verweiblicht; oft, wie es schien, mit dem Effekt, daß die Wöchnerin ihre Arbeit wieder aufnimmt, der Mann, darniederliegend und allerlei Vorschriften beachtend, sich pflegen läßt. Kliniker kennen Beispiele, wo eben dieses Verhalten in unserer Kultur auftritt, ohne daß der Beobachter nach tieferen Gründen fragt (was zu bedauern ist).

In der Ethnologie hat erst Pater W. SCHMIDT(14) die leichte von der schweren (eigentlichen) Couvade geschieden; die leichte bezeichnet allerlei maritale Gebräuche, die schwere meint allemal Niederlegen ("Brüten") des Gatten. "Männerkindbett" kann diesem Brutakt selbstredend nicht synonym sein. Daß der Sprachgebrauch "eigentliche" Couvade problematisch ist, darauf verweist SCHMIDT selbst; "eigentlich" insinuiert, die "nicht-eigentliche" sei Vorstufe oder Derivat ("Überlebsel") der eigentlichen Couvade.

Ältere Autoren wurden nicht müde, die Couvade fast als eine Art Elementargedanke im Sinne BASTIANS(15) herauszustellen. Antike Autoren bezeugen die Couvade für Europa. Bei quellenkritischer Betrachtung bleibt aber wenig Substantielles. Nur zwei Belege scheinen "echt" zu sein. Immerhin, wenn Diodorus Siculus über die Korsen des ersten nachchristlichen Jahrhunderts schreibt: "Am paradoxesten ist, was bei ihnen geschieht, wenn bei ihnen ein Kind geboren wird. Wenn nämlich eine Frau gebiert, so wird auf ihr Wochenbett keinerlei Rücksicht genommen; aber ihr Mann legt sich nieder als krank, hält die Periode des Wochenbetts inne, als wenn er an seinem Körper Schmerzen erlitte"(16), dann ist das eine ziemlich treffende Beschreibung dessen, was Couvade heißt.

Die Idee der Couvade gibt es also in der älteren Literatur, sicherlich nicht ohne Ursache. Daß dann die Couvade allen möglichen Völkern zugeschrieben wurde - vor allem, nachdem man über einen trefflichen *terminus technicus* verfügte - Basken, Sarden, Iren, Schotten und andere mehr, hat andere Ursachen, die nicht an einer ausgeübten Couvade festzumachen sind. Gerade deshalb aber sind sie von ethnomedizinischem Interesse.

SCHMIDT kennt noch einen weiteren Fall wahrscheinlich echter Couvade in der Antike: die Tibarener südlich des Schwarzen Meers. Der biblische Beleg, 2. Sam. 12, 16-22, scheint dem Theologen entgangen zu sein. Der nächste Fall, den er beibringt (mit drei, vielleicht vier Belegen) begegnet uns in Indien und ein zweiter bei den Miri im Brahmaputra-Tal. Keine Belege liegen z.B. für Australien, Indonesien, Melanesien, Nordostasien und Afrika vor. Die Couvade begegnet uns erst wieder in Amerika, mit wenigen und zweifelhaften Fällen in Nord- und Mesoamerika und einigen sicheren in Südamerika.

Was verstehen wir nun mit W. SCHMIDT unter "Couvade"?: Eine seltene Sonderform unter den weltweit anzutreffenden verschiedenen maritalen (von *maritus* =Ehemann) Gebräuchen. SCHMIDT fand zehn (zuzüglich zweier zweifelhafter) Belege - weltweit! Damit ist die Couvade eine singuläre Erscheinung, ohne einheitlichen historischen Ursprung mit nur typologischen Bezügen. Gegen SCHMIDT will ich allerdings der Couvade nicht den einheitlichen psychologischen Ursprung absprechen.

Kennzeichen der Couvade sind:

- frühe Wiederaufnahme der Arbeit durch die Frau,
- Diät des Gatten,
- Niederlegen des Gatten.

Ob die Geburtswehen gelegentlich empfunden oder simuliert werden, bleibt offen. Hört man in einem Fall von vierzigtägigen "Wehen" des Gatten, so handelt es sich da ganz offenbar um etwas anderes als Wehen. Aber es gibt die Verbindung zu den Wehen: So legt sich in einem indischen Beispiel der Ehemann nieder, wenn die Wehen bei seiner Frau einsetzen; dazu trägt er an der Stirn das Frauenzeichen, ist mit Frauenkleidern bedeckt und bekommt austreibende Mittel. Die strengste Couvade in Südamerika findet sich bei den Kariben - mit mancherlei Abstinenzgeboten, aber ohne "Männerkindbett", sprich "Wehen". Wie schon gesagt ist ja auch vom Wortsinn her ein Unterschied zwischen Männerkindbett und Couvade: Im Kindbett wird unter Wehen geboren, in der Couvade "gebrütet", also *postnatale* Pflege geübt. Der Sinn der karibischen Couvade ist mit SCHMIDT darin zu sehen, daß die Geburt einschließlich der Wehen das Geschäft der Mutter sind. Damit aber der Neugeborene zum lebensfähigen Menschen wird, ist der der Geburt komplementär zu sehende Akt der Couvade durch den Vater notwendig.

IV. Über das Interesse an der Couvade kamen die allgemeinen prä-, peri- und postnatalen maritalen Gebräuche zu kurz. Deren jeweilige ideologisch-mythische Begründung und Rechtfertigung wäre im einzelnen zu erbringen. Ihr genereller Effekt ist das Stiften und Festigen von Beziehungen: zwischen den Gatten, zwischen Vater und Kind, zwischen den Geschlechtern und manchmal wohl auch zwischen Familien. Was die Ethnologie stattdessen, auf die Couvade fixiert, leistete, war das Ausblenden der anthropologisch viel interessanteren "leichten Couvade": unterschiedliche maritale Gebräuche, die unserem Geschlecht zur Ehre gereichen.

SCHMIDT spottet über die "völlige kulturelle Unbedeutendheit" der Couvade, "die in fast erheiterndem Gegensatz zu dem Ernst und Eifer steht, womit so manche Forscher Zeit und Scharfsinn darauf verwendet haben, um in die Geheimnisse dieses merkwürdigen Gebildes einzudringen"(17). Und schon REIK klagte, "die durch den unrechtmäßigen wissenschaftlichen Gebrauch erworbene Unentbehrlichkeit des Wortes nötigt uns also, uns seiner weiter zu bedienen"(18). Die Kritik trifft, aber sie macht noch nicht deutlich, was der Couvade wegen übersehen wurde und warum europäische Gelehrte es übersahen.

V. Die moderne westliche Geburtshilfe lindert die Geburtsschmerzen, die als "natürlich" angesehen werden, mit Lachgas, medikamentös, mit Sauerstoffmaske, Unterdruckglocke und anderem. So geschehen über 95% der Geburten in der Bundesrepublik außerhalb der Verantwortung nicht nur des Vaters, sondern selbst der Mutter. Es fragt sich, ob hier nicht menschliche Vorgänge entmenschlicht werden.

Fernand LAMAZE (gest. 1957), ein französischer Gynäkologe hatte 1951 in Leningrad eine Methode schmerzfreier Geburt kennengelernt, die die Gebärende aktivierte und nicht betäubte. LAMAZE holte die Psychoprophylaktische Methode (PPM) nach Westeuropa. Das hier Interessierende an der PPM ist: Die Frau gebiert aktiv, sie ist nicht Objekt der Techniker, der Mann hilft mit, vorbereitend und während der Geburt. In der Sowjetunion ist der gedankliche Hintergrund der PPM der Konditionierte Reflex Pavlovs. In Frankreich kamen psychoanalytische Überlegungen hinzu, die das mögliche Geburtstrauma des Kindes bedenken.

Noch zu berücksichtigen sind humanethologische Daten: Untersuchungen von KLAUS und KENNELL(19) haben gezeigt, daß Mütter, die nicht nach der Geburt erst einmal von ihren Kindern getrennt werden, geschickter mit ihrem Kind umgehen als andere Mütter. Die Ungeschicklichkeit der letzteren besteht auch noch nach einem Monat und wahrscheinlich noch länger. Beobachtungen der US-amerikanischen Psychologen R.D. Parks und D.B. Sawin sprechen dafür, daß Väter, die bei der Geburt aktiv eingesetzt werden und ihr Kind früh zum Halten und Wickeln bekommen, die Signale des Kindes adäquat zu beantworten verstehen. Solche Väter verlassen allerdings ihre traditionelle Rolle. Das Festschreiben dieser traditionellen Rolle und die Couvade-Ideologie der älteren Autoren (die sich eben nicht nur aus dem Interesse am Curieusen herleitet!) dürften dem gleichen Boden entstammen. Diese Ideologie vernachlässigte in der Ethnographie die Beobachtung maritaler Bräuche und verhinderte in unserer Gesellschaft die frühe Zuwendung des Vaters zu seinem Kind.

Margaret Meads Dictum "Väter sind eine biologische Notwendigkeit, aber eine soziale Zufälligkeit" kann im Angesicht der maritalen Gebräuche der Ethnographie und jüngerer Beobachtungen westlicher Wissenschaftler in unserer Kultur revidiert werden. Nicht nur, weil Männer bei uns während der Niederkunft gern "durchdrehen", wäre eine Ritualisierung des Verhaltens des Mannes bei der Geburt nützlich.

VI. Die Couvade zählt zweifelsfrei zu den maritalen Gebräuchen, ist aber vielleicht besser im Zusammenhang "passagèrer Geschlechtsrollentausch - Bemühen um Aufhebung männlich-weiblicher Dualität" zu sehen; das ist der eigentliche und umfassende Komplex mit reicher ethnographischer Kasuistik. Bei dieser Zuordnung wird dann der Blick frei auf die maritalen Gebräuche der Naturvölker, die für uns nicht nur von wissenschaftlichem Interesse sind, sondern auch praktische Bedeutung erlangen können(20).

ZUSAMMENFASSUNG Die Couvade, im Deutschen das "Männerkindbett", stellt eine Sonderform maritaler (maritus = Ehemann) Bräuche bei der Geburt eines Kindes dar. Der Ehemann kreißt, kommt nieder, und läßt sich im Wochenbett pflegen, während die Frau wieder arbeitet. Zwar werden in der Literatur nur eine Handvoll solcher Fallbeschreibungen einer extremen Verhaltensweise geliefert. Sie haben aber unverhältnismäßige Beachtung gefunden. Damit wurde der Blick auf einen ganz zentralen Aspekt in der Perinatalzeit, d.h. auf maritale Bräuche überhaupt, für die wissenschaftliche Forschung verstellt. Der generelle Effekt maritaler Bräuche ist bei der Geburt das Stiften und Festigen von Beziehungen zwischen Gatten, zwischen Vater und Kind und in der die Familie umgebenden gesellschaftlichen Umwelt. - Das Studium maritaler Bräuche bei Naturvölkern ist deshalb nicht nur von wissenschaftlichem Interesse, sondern auch von praktischem Wert. Moderne westliche Geburtshilfe in der BRD entzieht z.B. in 95% der Geburten die Verantwortung für den Ablauf beiden Eltern und den Erfahrungsbereich Geburt dem Ehemann überhaupt. Humanethologische Daten zeigen, daß Eltern, die nach der Geburt von ihrem Neugeborenen getrennt sind, Ungeschicklichkeit und Unsicherheit im Umgang mit ihren Kindern zeigen. Das Studium des ritualisierten Verhaltens von Männern in verschiedenen Kulturen um die Geburt überhaupt ist deshalb von Interesse.

SUMMARY The Couvade, puerperium of husbands, in which the man labors, delivers and is being pampered during the time therafter, is an extreme form of marital (maritus = husband) customs around birthing. The interest of ethnographic research has focused on this absurdity and thus inhibited a more general study of ritualized marital behaviour around the birth event in general. The aim of marital customs around birthing is probably the consolidation of relations between husband and wife, between father and child, and between family and social environment. The study of marital customs in traditional societies is of practical value. Modern obstetrics in the Federal Republic of Germany exclude in 95 % the husband from experience of/and responsibility for the birthing event. Recent data of human ethological research show the clumsyness and insecurity of parents in the handling of newborns and point towards negative consequences. It is for this reason that the study of marital customs and of ritualized behaviour of husbands in traditional societies deserves more interest.

ANMERKUNGEN

(1) HIRSCHBERG W. (Hrsg.) (1965): *Wörterbuch der Völkerkunde*. Stuttgart, S. 74.// (2) BERTHOLET A. unter Mitarbeit von H. Freiherr von CAMPENHAUSEN (1952): *Wörterbuch der Religionen*. Stuttgart, S. 107. //(3) NÖLLE W. (1959): *Völkerkundliches Lexikon*. München, S. 43.//(4) LEEUW G. van der (²1956): *Phänomenologie der Religion*. Tübingen, S. 273.//(5) LINDING W. u. M. MÜNZEL (1978): *Die Indianer*. München, S. 479.//(6) REIK Th. (1914): Die Couvade und die Psychogenese der Vergeltungsfurcht. *Imago*, III, 5, 409-455.//(7) KUHN Th.S. (1967): *Die Struktur wissenschaftlicher Revolutionen*. Frankfurt/M.//(8) SCHELSKY H. (1975): *Die Arbeit tun die anderen*. Opladen.//(9) HÜBNER K. (1978): *Kritik der wissenschaftlichen Vernunft*. Freiburg/Br.-München, S. 424. //(10) Ein Wort W. MÜHLMANNS, das ich leider ohne Quellenangabe für den Zettelkasten exzerpierte./(11) HÜBNER K.: *a.a.O.*, S. 354.//(12) LAFITAU J.F. (1724): *Moeurs des Sauvages Américains*. Bd. I. Paris// (13) TYLOR E.B. (1865): *Researches into the Early History of Mankind*. London.// (14) SCHMIDT W. (1954): *Gebräuche des Ehemannes bei Schwangerschaft und Geburt*. Wiener Beiträge zur Kulturgeschichte und Linguistik, Bd. X. Wien-München.//(15) BASTIAN A. (1963): *Der Völkergedanke*. In: C.A. SCHMITZ (Hrsg.): Kultur. Frankfurt/M., 54-64.//(16) Zit. n. W.SCHMIDT, *a.a.O.*, S. 7.//(17) Ebd., S. 304f.// (18) REIK Th., *a.a.O.*, S. 410.//(19) KLAUS M.H. u. I.H. KENNELL (1971): Maternal attachment importance of the first Post Partum Days. In: *New England Journal of Medicine*, 286, 460-463.//(20) Benutzte aber nicht zitierte Literatur: DAWSON W.R. (1929): *The Custom of Couvade*. London. - KROEBER A.L. (1925): *Handbook of the Indians of California*. Washington. - KUNIKE H. (1912): *Die Couvade oder das sogenannte Männerkindbett*. Diss., Halle.

Friedr. Vieweg & Sohn, Braunschweig /Wiesbaden

curare Sonderband 1/83 127–130

Schwangerschaft, Geburt und die Zeit danach
Die Iatmul in Papua Neuguinea*

Florence Weiss

EINFÜHRUNG

Es ist bezeichnend für unsere Verhältnisse: eine Frau gebiert entweder selbst, sonst ist die Wahrscheinlichkeit groß, daß sie nie bei einer Geburt dabei sein wird. Um zu erfahren, wie Frauen gebären, mußte ich nach Papua Neuguinea reisen. Auf welche Weise Frauen die Schwangerschaft, Geburt und die Zeit danach verbringen, will ich am Beispiel der Iatmul, einem Volk in Papua Neuguinea, darstellen.* . Dabei handelt es sich um ganz spezifische Lösungen, die untrennbar mit den gesamtgesellschaftlichen Bedingungen dieses Volkes in Zusammenhang stehen und die deshalb nicht auf unsere Verhältnisse übertragbar sind. Gerade diese Unterschiede ermöglichen uns aber, die Stellung der Mutter in unserer Gesellschaft plastischer zu sehen.

Das Volk der Iatmul lebt im Nordosten Papua Neuguineas in großen Pfahldörfern, die an den Ufern des Sepik-Stromes erbaut werden. Trotz der Kolonisierung leben die Iatmul auch heute noch weitgehend von dem, was sie selbst aus ihrer natürlichen Umwelt gewinnen können. Für die Ernährung sind es vor allem Fisch und Gartenprodukte und das stärkehaltige Mehl der Sagopalme, das sie bei einem Nachbarvolk eintauschen.

Die Rolle der Frau und des Mannes in der Ökonomie

Die Iatmul weisen Frau und Mann verschiedene Arbeitsbereiche zu. Die Frau erledigt die alltäglichen Aufgaben. Ihr obliegt die Pflege der Kinder und die Beschaffung der täglichen Nahrung (Fischfang und Marktgang) sowie deren Zubereitung. Sie stellt zudem einen Teil ihrer Arbeitsinstrumente, wie Fischreusen, Fischnetze und Netztaschen, selbst her. Der Mann ist vor allem Handwerker. Er baut Häuser und hält sie instand, schnitzt Kanus, auch für seine Frau und seine Kinder. Er legt in der Niedrigwasserzeit Gärten an (zu bestimmten Jahreszeiten steht die gesamte Landschaft unter Wasser) und er beteiligt sich gelegentlich am Fischfang, selten geht er auf die Jagd. Seine Arbeitsinstrumente stellt er selbst her. Während die Arbeiten der Frau durch das Jahr hindurch gleich bleiben, sind sie beim Mann von der jeweiligen Jahreszeit abhängig. Die komplementären Beziehungen zwischen den Arbeiten der Frau und des Mannes macht aus den Ehepartnern die wichtigste Produktionseinheit; eine kleinere ist nicht möglich und eine größere selten nötig. Diese Arbeitsteilung hat zur Folge, daß Frau und Mann in hohem Maße aufeinander angewiesen sind. Ohne den Beitrag des andern ist die materielle Lebensgrundlage nicht gesichert. Die Abhängigkeit des Mannes ist eine tagtägliche; er braucht eine Frau, die ihn ernährt. Die Frau hingegen benützt wohl täglich die vom Mann hergestellten Produkte: Haus, Kanu und Paddel, doch ist sie nicht täglich auf die unmittelbare Arbeitsleistung des Mannes angewiesen. Unter dem Gesichtspunkt der Arbeitsteilung wird

* Mein Forschungsaufenthalt in Neuguinea fand im Rahmen einer Expedition des Ethnologischen Seminars der Universität Basel statt. Sie stand unter der Leitung von Prof. Dr. Meinhard Schuster und wurde in großzügiger Weise vom Schweizerischen Nationalfonds unterstützt.

Friedr. Vieweg & Sohn, Braunschweig /Wiesbaden

die gesamte Bevölkerung eines Dorfes in zwei Gruppen unterteilt: in Frauen und Männer. Diese beiden Gruppen stellen sich nicht nur ihre Produkte und Arbeitsleistungen gegenseitig zur Verfügung, sie bilden auch in sich abgeschlossene Systeme, deren Grundlage die Reziprozität ist: Frauen helfen Frauen, Männer helfen Männern. Wir werden sehen, daß dieses sozio-ökonomische Bezugssystem, in das jede Frau eingebettet ist, ihre Situation während der Schwangerschaft und der Geburt, aber vor allem in der Zeit danach bestimmt.

Die Schwangerschaft

Während der ersten Schwangerschaft werden Frau und Mann einander in vieler Hinsicht gleichgesetzt. Sie nehmen einen besonderen Status ein; die erste Schwangerschaft verleiht beiden besondere Kräfte, die sich für die Gemeinschaft schädlich auswirken können. Beide dürfen nicht fischen, ja sie sollen die Seen gar nicht befahren, da sie alle Fische vertreiben würden. Mit anderen Worten, die Frau ist der Rolle als Ernährerin ganz enthoben, damit soll sie sich nicht befassen und an ihrer Stelle versorgen andere Frauen, in erster Linie ihre Mutter, Schwiegermutter und ihre Schwestern, sie und ihren Mann mit Fisch und Sagomehl. Bei allen weiteren Schwangerschaften erfüllen Iatmul-Frauen ihre gewohnten Arbeiten. Ob eine Frau in den letzten Wochen der Schwangerschaft weniger arbeitet oder nicht, hängt einzig davon ab, wie sie sich fühlt, Regeln gibt es keine. Bei allen Schwangerschaften müssen die Ehemänner bestimmte Vorschriften einhalten. Einige Wochen vor der Geburt vollziehen sie rituelle Handlungen, binden beispielsweise Rotang zu einem Knäuel zusammen. Setzen bei der Frau die Wehen ein, löst der Mann diesen auf, um das Gelingen der Geburt zu fördern.

Die Gleichsetzung von Frau und Mann bei der ersten Schwangerschaft, die Vorschriften, welche der Mann einhalten muß, können wir dahingehend verstehen, daß die Beziehung zwischen den beiden verstärkt werden soll. Das Kind und alles, was damit in Zusammenhang steht, ist ihr gemeinsamer Bezugspunkt. Erst das erste Kind hebt die Scheu, die zwischen Frau und Mann besteht ganz auf. Jetzt können sie zusammen essen, sich dabei auch anschauen. Das Kind ist ihr gemeinsames Produkt: das Menstruationsblut der Frau ist sein Fleisch und Blut, der Samen des Mannes, seine Knochen. Ist das Kind physisch oder psychisch nicht normal, wird es krank, stirbt es oder auch seine Mutter, ist dies stets die Schuld des Mannes. Er hat sich nicht an die Vorschriften gehalten.

Die Geburt

Die Geburt ist eine Angelegenheit der erwachsenen Frauen, Die Männer sitzen im Zeremonialhaus und warten schweigsam und gespannt den Ausgang ab, ihre Erleichterung zeigt sich, wenn alles gut gegangen ist. Einzig wenn bei der Geburt Komplikationen auftreten, werden sie von den Frauen herbeigezogen: mit Zaubersprüchen versuchen sie die Schwierigkeiten zu beheben.

Alle fünf Geburten, denen ich beigewohnt habe, wiesen denselben Verlauf auf, nur zeitlich unterschieden sie sich, die Erstgeburten dauerten stets länger. Die Iatmul-Frau gebiert in ihrem Wohnhaus, ein Teil wird mit einem Tuch, über eine gespannte Schnur gelegt, vor den neugierigen Blicken der Kinder und vor den Männern abgeschirmt. Setzen die Wehen ein, orientiert die Frau weitere Frauen. All jene, die in anderen Dorfteilen wohnen oder zum Fischfang weg sind, werden mit Trommelsignalen herbeigerufen. Nach und nach versammelt sich eine Gruppe von vier bis acht Frauen. Von ihnen sind die Mutter, die Schwiegermutter und die Schwestern besonders wichtig, zu ihnen hat die Gebärende die intensivsten Beziehungen. Ich war beeindruckt, wie aktiv die Gebärende selbst an allem teilnimmt. Sie trifft mit den anderen Frauen zusammen die Vorbereitungen: eine kleine Feuerschale wird hingestellt, ein Feuer entfacht, eine Bastschnur um einen Balken, der das Dach trägt festgebunden. Daran wird sich die Frau während der Geburt halten. Iatmul-Frauen gebären auf den Knien mit aufrechtem Oberkörper und gestreckten Armen. Von hinten werden sie von einer Frau gehalten, die sich fest gegen ihren Rücken preßt. Zwischen den Wehen wird der Bauch der Gebärenden immer wieder massiert, um - wie die Iatmul sagen - das Kind in die richtige Lage (Kopf nach unten) zu bewegen. Setzen die Wehen aus, geht die Frau umher, spricht mit den anderen Frauen oder ruft Kindern, die im entgegengesetzten Teil des Hauses herumtollen zu, endlich ruhig zu sein. Ist das Kind geboren, unterstützt eine Frau mit Bauchmassage das Ausstoßen der Nachgeburt. Erst jetzt wird die Nabelschnur durchschnitten, das Kind mit erwärmtem Wasser gewaschen und in Tücher gewickelt. In der Regel befindet sich unter den Anwesenden eine Frau, die einen Säugling hat, sie legt das Neugeborene an die Brust und stillt es. Während sich die Frauen um das Neugeborene kümmern, wäscht sich die Mutter und zieht sich um. Mir kam ihr Verhalten so vor, als ob sie vom Fischfang zurückgekommen sei und nicht eine Geburt hinter sich hätte. Die Nachgeburt schließlich wird in eine halbe Kokosnußschale gefüllt, diese in eine kleine, alte Netztasche gelegt und Kindern überreicht, welche sie vergraben.

Die Zeit nach der Geburt

In den folgenden Tagen verläßt die Mutter das Haus nur kurz, denn solange das Stückchen Nabelschnur nicht ausgetrocknet und abgefallen ist, darf das Neugeborene nicht herumgetragen werden. Sie sitzt zuhause, stillt den Säugling und streut von Zeit zu Zeit feines Pulver, von alten Tonscherben geschabt, auf den Nabel. Besuche gehen im Haus ein und aus, besonders Frauen und Kinder kommen, um sich das Neugeborene anzusehen. In diesen Tagen kocht die Mutter nur für sich selbst, andere Frauen bereiten ihrem Mann und eventuellen Kindern das Essen zu. Ist der Nabel verheilt, badet sie das Kind zum ersten Mal und reinigt den Platz, wo sie geboren hat mit bestimmten Pflanzen, damit er wieder für Männer zugänglich wird. Das Kind trägt sie von nun an in ein Tuch gewickelt mit sich, wenn sie das Haus verläßt und es nicht gerade schläft. In den folgenden zwei bis drei Monaten, früher waren es bis zu sechs, geht sie weder fischen noch auf den Markt. Die Iatmul lehnen es ab, daß Frauen Säuglinge in ihren Kanus zum Fischfang oder Markt mitnehmen, denn sie sind der Ansicht, daß eine Frau dabei nicht gut auf den Säugling aufpassen kann. Während dieser Wochen und Monate ist eine Frau darauf angewiesen, daß sie von anderen Frauen ökonomisch unterstützt wird. Wenn wir bedenken, daß es dabei um die tägliche Ernährung von mehreren Personen geht, können wir den Stellenwert solcher Leistungen ermessen. Dies um so mehr, als die Iatmul keine Vorräte anlegen und täglich frische Fische gefangen werden müssen. Dank dem System der gegenseitigen Hilfe ist die Mutter der Hauptarbeit als Ernährerin ihrer Familie enthoben. Sie kann sich ganz dem Kinde widmen, in gewissem Sinn ist sie selbst zum Kind geworden, denn sie wird wie dieses ernährt. Diese Entlastung der Mütter, ihre Erfahrung, in der Frauengruppe aufgehoben zu sein, schafft die Basis für eine entspannte Beziehung zu ihrem Kind.

Das Wohlbefinden der Iatmul ist psychisch wie materiell davon abhängig, zu möglichst vielen Personen enge und gute Beziehungen zu haben. Eigene Kinder spielen dabei eine besonders wichtige Rolle. Das heißt nicht, daß die Beziehungen zwischen Eltern und Kindern stets geglückt sind, es heißt aber, daß viele gesunde Kinder zu haben ein

Friedr. Vieweg & Sohn, Braunschweig /Wiesbaden

Ziel ist. Gemäß ihrer gesellschaftlichen Struktur haben die Iatmul Bedingungen geschaffen, welche ermöglichen, dieses Ziel zu verwirklichen.

ZUSAMMENFASSUNG: Bei den Iatmul weist eine Rollendifferenzierung zwischen den Geschlechtern Frauen und Männern eigene Arbeitsbereiche zu. Daraus resultieren charakteristische Bedingungen, die die Geburt und das Puerperium strukturieren. Der Frau fällt die gesellschaftliche Rolle zu, für die Ernährungsgrundlage der Familie zu sorgen. Dieser Rolle kann sie als Gebärende und Wöchnerin nicht nachkommen. Eine Gruppe von anderen Frauen, voran ihre Mutter, Schwiegermutter und Schwestern, übernehmen ihre Aufgabe und betreuen sie. So ist die Mutter von allen Pflichten entlastet, während der Geburt von Fürsorge umgeben und kann sich danach völlig entspannt ihrem Kind widmen. Es wurden bei einem Feldforschungsaufenthalt insgesamt fünf Geburten dokumentiert, bei denen die Situation, die Interaktionen und die Geburtshaltung beschrieben wurde. Auch die ritualisierte Rolle der Ehemänner findet Beachtung.

SUMMARY: Among the Iatmul role differentiation of the sexes describes different areas of work to male and female. This results in characteristic conditions which structure birth and puerperium. The socially prescribed role for females is to provide for the nutritional needs of the family. As parturient and during puerperium she cannot fulfill this role. A group of women, before others her mother, mother in law and sisters, step in and fulfill her duties and care for her. In this way the mother is relieved from social duties. She is cared for during childbirth and can, fully relaxed, concern herself with the newborn child thereafter. During ethnographic field work a total of five birth were observed. The situation, interaction and birthgiving position are described. The ritualised role of husbands is also being observed.

LITERATUR

WEISS Florence (1981): *Kinder schildern ihren Alltag.* Die Stellung des Kindes im ökonomischen System einer Dorfgemeinschaft in Papua New Guinea (Palimbei, Iatmul, Mittelsepik). Basler Beiträge zur Ethnologie, Band 21. Ethnologisches Seminar und Museum für Völkerkunde, Basel.

In dieser Publikation findet sich ein ausführliches Verzeichnis weiterer Arbeiten über die Iatmul.

curare Sonderband 1/83 131–136

Perinatalzeit einer Erstgebärenden in Bime/Irian Jaya

Gunter und Ursula Konrad

Innerhalb des von Dr. KOCH und Dr. HELFRICH, Museum für Völkerkunde, Preußischer Kulturbesitz, Berlin-Dahlem, ins Leben gerufenen Forschungsschwerpunktprogramms der DFG: "Interdisziplinäre Erforschung von Mensch, Kultur und Umwelt im zentralen Bergland von Irian Jaya, Neuguinea", wurden 1975 von den oben genannten Autoren Untersuchungen zu den Themen "Allgemeinmedizin - Ethnomedizin - Zoologie" im Bimetal durchgeführt. Ergänzende Studien folgten 1978 und 1979. Im Mai 1975 konnte die Geburt bei einer etwa 18jährigen Erstgebärenden gefilmt werden.

Das Bimetal liegt an der nördlichen Abdachung des östlichen Berglandes von Irian Jaya. Bis wenige Monate vor Beginn des Forschungsprogramms war das Gebiet von äußeren Einflüssen nahezu unberührt. Die auf neusteinzeitlicher Kulturstufe lebende Bevölkerung des Bimetales sind überwiegend Pflanzer. Die Gärten sind an den steilen Berghängen des engen Tales angelegt. Der Boden ist karg. Die Gartenerde reicht gerade aus, um den täglichen Nahrungsbedarf mit Süßkartoffeln, Taro und verschiedenen Grünpflanzen zu decken. Die Jagd ist von untergeordneter Bedeutung. Obgleich die Einheimischen Schweinehaltung betreiben, ist Fleisch nur gelegentlicher Bestandteile der täglichen Nahrung.

Aus verteidigungstechnischen Gründen sind die Dörfer hoch oben auf einem schmalen, wenigstens nach drei Seiten steil abfallenden Berggrat angelegt. Die auf etwa 60-100 cm hohen Pfählen errichteten Rundhütten stehen dicht gedrängt. Das Dorfzentrum bilden ein Geisterhaus und einige Männerhäuser, die einen kleinen freien Dorfplatz säumen. Die Ehepaare und Familien bewohnen, verglichen mit den Männerhäusern, etwas kleinere Hütten.

Die nächtlichen Temperaturen (12-14°C) können durch feuchtkalte Winde gegenüber den Tagestemperaturen bis zu 37°C als sehr kalt empfunden werden. Die Einheimischen kennen, wie im ganzen westlichen Hochland Neuguineas, keine wärmende Kleidung. Die Männer tragen Peniskalebassen von gerader bis spiraliger Form und von unterschiedlicher Größe. Die Frauen sind mit zweiteiligen, kurzen, in mehreren Lagen übereinandergebundenen, polsterartigen Grasschürzen bekleidet. Sonst werden nur geflochtene Armreifen, Rotangürtel, sowie Ohr-, Nasen und Halsschmuck getragen. Die materielle Kultur beschränkt sich darüber hinaus im wesentlichen auf das zum Leben notwendige; Bogen und Pfeile, Steinbeile, Netztaschen und kleinere knochen- und steingefertigte Gerätschaften.

Am nahen Dorfrand sind mehrere einzelstehende Frauenhäuser oder Menstruationshäuser (*samai*) erstellt. Hierhin ziehen sich die Frauen zur Menstruation, bei verschiedenen Erkrankungen und auch zum Gebären zurück. Die *samai* sind ebenerdig, rund oder auch rechteckig angelegt. Die Wände bestehen aus einfach in den Boden gesteckten Zweigen. Einige stärkere Stöcke tragen das blätter- oder grasgedeckte Dach. Der kleine Einschlupf kann durch einige Zweige verschlossen werden. Eine dicke Blätterschicht bedeckt den Boden der Hütte, in der außer einer kleinen Feuerstelle nichts an Inventar zu finden

Friedr. Vieweg & Sohn, Braunschweig /Wiesbaden

ist. Das *samai* hat in Bime nicht die Funktion eines gesellschaftlichen Versammlungsortes für Frauen. Es ist kein kommunikativer Treffpunkt. Nur selten sind mehrere Frauen in einem Menstruationshaus zusammen anzutreffen.

Die gravide Frau geht bis zum Einsetzen der Wehen ihren Aufgaben nach. Noch am Tage der Niederkunft tragen die von der Feldarbeit heimkommenden Frauen ganz selbstverständlich große Bündel Brennholz und die tägliche Gartenernte auf dem Rücken, dazu ein Kleinkind auf den Schultern und ein Schwein unter dem Arm nach Hause.

Beginnen die Wehen, wird die Kreißende von Freundinnen und Familienangehörigen praktisch und psychisch betreut. Sie erhält Anleitung und Zuspruch und man hält der auf dem Boden sitzenden und von Wehen gequälten Frau einen Stock, an dem sie sich festhalten kann. Während bei Tageslicht ein Gebären im Freien bevorzugt wird, sucht die Kreißende mit Eintritt der Dunkelheit das *samai* auf.

Bei Atemne, einer Erstgebärenden haben sich heftige Wehen eingestellt. Sie hält sich an zwei Stöcken der Hüttenwand fest. Ulipner, die Mutter von Atemne, zeigt der unter Wehen leidenden Tochter, wo sie sich im Haus hinsetzen soll, demonstriert, wie sie während der Wehen sich an zwei Stöcken haltend, in der Hocke zu pressen hat und wie sie mit der flachen Hand Wehen anreiben kann. Mutter Ulipner hat auch Feuerholz herbeigebracht und fordert Atemne auf es zu entfachen. Nachdem Atemne keine Anstalten macht, der Aufforderung nachzukommen, kümmert sich Deito, die Schwester von Atemnes Vater um das Feuer. Der Ehemann Manket steht in respektvoller Entfernung und blickt sorgenvoll zum *samai*. Als die Wehentätigkeit wieder schwächer wird, lassen die Verwandten die Kreißende allein. Gegen 2.00 Uhr schläft Atemne erschöpft ein. Mit den neu einsetzenden Wehen nimmt die Geburt am darauffolgenden Tag ihren weiteren Verlauf unter freiem Himmel. Atemne ruht sich während der Wehenpausen im Gras liegend aus, wozu sie sich deutlich mehr auf ihre linke Seite legt. Mutter Ulipner und Deito versuchen immer wieder durch Zureden und mit Hochziehen die sich im Gras ausruhende Atemne dazu zu bewegen, sich an den beiden in den Boden gerammten Stöcken festzuhalten und zu pressen, dies auch dann, wenn keine Wehentätigkeit besteht. Selbst der in dieser Situation etwas ratlos erscheinende Ibum wird von seiner Frau und seiner Schwester aufgefordert, die erstgebärende Tochter zu einem aktiveren Geburtsverhalten zu bewegen. Atemne wehrt jedoch die Bemühungen von Seiten ihrer Angehörigen durch Passivität ab. Erst zu der nächsten Wehe richtet sie sich auf, ergreift die Stöcke mit beiden Händen und preßt in Hockstellung unter größter Anstrengung. Sofort ziehen sich die Angehörigen vom Geburtsort zurück. Mit dem Blasensprung und während des eigentlichen Geburtsverlaufes wird der Gebärenden keine Hilfe mehr zuteil. Mit der Austreibung des Kindes und der postpartalen Situation muß sie alleine zurechtkommen.

Atemne gebiert ihr Kind am späten Nachmittag. Ohne daß die Vulva der Kreißenden den Erdboden berührt, gleitet das Kind bei tiefer Hockstellung der Mutter etwa 20 cm frei ins Gras. Es rollt wegen der abschüssigen Hanglage nach hinten und verfängt sich an dem Stumpf eines Zuckerrohrhalms. Die Nabelschnur verläuft unter dem Arm des Neugeborenen hindurch und zieht hinter dem Hals herum zur Vulva der Mutter. Das Neugeborene, ein Mädchen, besitzt eine linksseitige Klumpfußmißbildung.

Durch ein dem Baer'schen Handgriff gleichkommenden Massieren des Abdomen versucht Atemne Unteruskontraktionen zur Austreibung der Nachgeburt anzureiben. Die Placenta wird etwa 15 Minuten nach dem

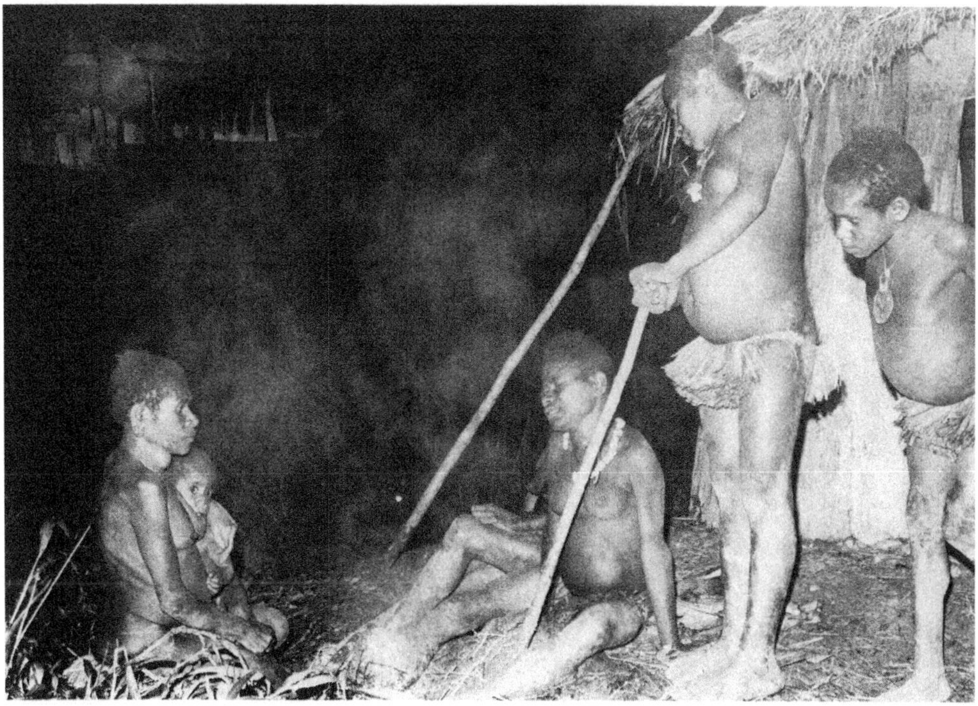

Abb. 1: Zu Beginn der Wehentätigkeit hält eine Freundin der Kreißenden einen Stock an dem sie sich festhalten kann. Die Mutter Ulipner, selbst noch ihr kleinstes Kind stillend, spricht beruhigend und beratend auf ihre Tochter ein.

Durchtritt des Kindes ausgestoßen. In dieser Periode besteht ein günstiges Gefälle zwischen Placenta und Neugeborenem, so daß noch reichlich Blut über die Nabelschnur zum Kind überfließen kann.

Nach der Geburt vergehen über 20 Minuten bevor Atemne einen ersten Blickkontakt mit dem Neugeborenen aufnimmt. Inzwischen ist es recht kühl geworden und hat angefangen, leicht zu regnen. Noch zwei Stunden vergehen, in denen die junge Mutter nur einige flüchtige Blikke nach ihrem Kind wirft. Vor dem Mund des neugeborenen Mädchens bilden sich Schleimblasen, die mit der raschen Ventilation aufgeblasen werden und teilweise platzen. Fliegen versammeln sich in Schwärmen auf dem mit Vernix caseasa behafteten Körper des Kindes und auf der Placenta.

Als es heftiger zu regnen anfängt und empfindlich kalte Windböen aufkommen, erhebt sich Atemne, um ein paar Schritte weiter die von Ulipner über die Büsche zugeworfenen trockenen Bananenblätter aufzusammeln. Mit diesen nimmt sie das Kind zusammen mit der Placenta auf. Sorgfältig beachtet sie dabei, daß sie weder Kind noch Placenta mit ihren Händen berührt. Mit dem **Blätterbündel** begibt sich die bereits naßgeregnete Atemne ins nahegelegene *samai*. Sie zittert vor Kälte und Schwäche. Sie legt das Blätterbündel am Boden des Frauenhauses ab und kauert sich scheinbar schlafend daneben.

Der Geburtsverlauf war bisher nicht mehr als durch unsere Anwesenheit gestört und beeinflußt worden. An dieser Stelle jedoch wird von uns in den weiteren Verlauf eingegriffen. Es bestehen verschiedene

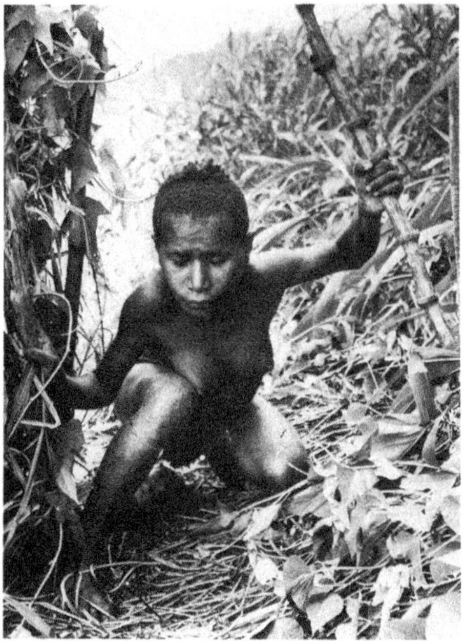

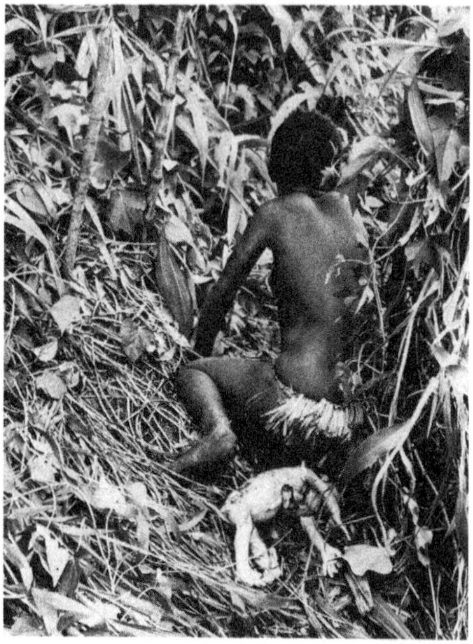

Abb. 2: Hockgeburt im Freien. Die Kreißende hält sich an zwei in den Boden gesteckten Stöcken fest, um zu den Wehen zu pressen. - Abb. 3: Geburtsterritorium in unmittelbarer Dorfnähe. Die Nabelschnur verläuft um Hals und Schulter des Neugeborenen. Die Plazenta ist noch nicht ausgetrieben. Linksseitig besteht eine Klumpfußbildung.

Auffassungen über das Eingreifen in ein sich bei einem Naturvolk abspielendes Ereignis, an dem man zufällig oder auch gezielt teilnimmt. Die individuell zu treffende Entscheidung hängt wohl von der persönlichen Veranlagung und Einstellung des an einer kritischen Situation teilnehmenden Wissenschaftlers ab. Wir entschieden uns, die Rolle des neutralen wissenschaftlichen Boebachters zum Schutz für Gesundheit und Leben von Mutter und Kind aufzugeben, da bei der durch Kälte bedingten, ausgeprägten Cyanose des Neugeborenen eine Asphyxie zu befürchten war. Wir nahmen Mutter und Kind in unserem Haus auf, nabelten das Neugeborene ab und versorgten beide mit Medikamenten. Bei den Bime wird sonst die Nabelschnur Stunden nach der Geburt von der Mutter mit einem Bambusmesser durchtrennt.

Die Anwesenheit von Atemne und ihrem Kind in unserem Haus löste bei den weiblichen Dorfbewohnern eine heftige Reaktion aus. Wir hatten in den Augen der Einheimischen unser Haus mit Vaginalblut verunreinigt. Eiligst sperrten sie alle zu unserem Haus führenden Wege mit abgebrochenen, in den Boden gesteckten Zweigen ab, so daß die vom Feld zurückkehrenden Bewohner gezwungen waren, einen weiten Umweg zu machen, um ihr Haus im Dorf zu erreichen. Für drei Tage blieb unser Haus für alle Dorfbewohner tabu. Danach normalisierte sich unser Verhältnis wieder rasch.

In der Kultur der Bime besitzt die Placenta keine weitere Bedeutung. Sie wird in Blättern eingewickelt recht achtlos an steiler Bergwand ins Tal oder in ein dichtes Gebüsch geworfen. Nach Sistieren des Lochienflusses wird die Mutter mit ihrem Neugeborenen wieder im Familienhaus aufgenommen.

Diskussion

Eine Geburt kann im Menstruationshaus (*samai*), oder auch im Freien stattfinden. Möglicherweise wird eine Geburt im Freien, wobei die Kreißende häufig einer kalten Witterung ausgesetzt ist, durch eine periphere Vasikonstriktion und der konsektiven Zentralisation des Kreislaufes begünstigt. Hypothetisch könnten sich dabei verschiedene Mechanismen nicht nur negativ auswirken.

Das Pressen in Hockstellung, sich an zwei Stöcken festhaltend, ermöglicht eine maximale Kraftentfaltung zum Pressen. Die Beweglichkeit der Kreißenden, die abwechselnd aufsteht und sich wieder entspannend ins Gras niederlegt, sowie durch das Zurückbäumen und wieder niederhocken, harmonisiert den Vorgang der Einstellung des Kindes in den Geburtskanal. Für eine Kreißende, die ganz auf sich gestellt ist und keine Hilfe erwarten kann, ist das Pressen an zwei Stöcken in der Hockstellung, wegen der möglichen Preßkraftentfaltung und Bewegungsfreiheit geradezu als optimal zu bezeichnen. Das von der Hockenden aufgrund des positiven Gefälles zum Kind überfließende Blut ist für die ersten Lebensstunden und Tage bedeutungsvoll.

Erstaunlich ist, daß der Erstgebärenden keine Hilfe in der unmittelbaren Geburtsphase zuteil wird. Eine Person mit Hebammenfunktion ist den Bime unbekannt. Verfolgt man den Geburtsverlauf bei Atemne, so verhält sich die Erstgebärende ausgesprochen wehengerecht, d.h. sie preßt in Hockstellung, sich an zwei in den Boden gerammten Stöcken festhaltend und ruht im Gras liegend während der Wehenpausen aus. Hierbei bevorzugt sie deutlich eine Linksseitenlage. Die moderne Geburtshilfe beachtet eine linksseitige Lagerung der Kreißenden, um ein sogenanntes Cava-Syndrom zu vermeiden. Unter einem Cava-Syndrom versteht man alle Mißempfindungen der gebärenden Frau, die durch einen mangelnden venösen Rückstrom des Blutes aus den unteren Extremitäten verursacht wird. Drückt das Kind im Mutterleib auf die grosse Bauchvene, kann es diese Komprimieren und die Blutzirkulation behindern. Ödeme in den Beinen, Krampfadern und Schmerzsensationen sind die Folge. Durch die Linksseitenlage wird die Vena cava durch die Gewichts- und Druckverlagerung zur Arteria abdominalis hin entlastet und die venöse Blutzirkulation freigegeben. Die Mißempfindungen gehen spontan zurück oder treten erst gar nicht auf. Auch unsere Erstgebärende nimmt unbewußt die richtige Seitenlage ein. Die Ruhepausen werden von den "erfahrenen" Angehörigen, von Mutter Ulipner und Deito nicht richtig beurteilt.

Die Bime haben deutlich Furcht vor einem Geburtsakt und distanzieren sich, um nicht an einem möglicherweise schicksalhaften Verlauf schuldig zu werden. Es wird befürchtet die Geister zu stören, die das Geburtsereignis beeinflussen und zum Guten lenken mögen.

Die lange Latenzzeit bis zum Einsetzen der mütterlichen Fürsorge für das Neugeborene ist möglicherweise aus der relativ hohen Neugeborenensterblichkeit und aus den gefürchteten Komplikationen bei und vor allem unmittelbar nach der Geburt des Kindes zu erklären. Eine zu frühe Kontaktaufnahme und die damit entstehende Bindung zum Kind hinterläßt einen allzugroßen Schmerz bei der Mutter, wenn sich das Neugeborene als nicht lebensfähig erweist.

Ganz ähnliche Reaktionen sind auch in unserem Kulturkreis zu beobachten. Verläuft die Geburt nicht ohne Komplikationen und merkt die Mutter, daß etwas mit ihrem Kind nicht stimmt oder läßt man die Gebärende sogar wissen, daß Schwierigkeiten bei ihrem soeben geborenen Kind bestehen, meidet es die Mutter sehr häufig, auch nur einen Blick ihrem Kind zu schenken. Ohne eine Kontaktaufnahme wird der Schmerz über den Verlust des Kindes leichter getragen.

Dieses intuitive Verhalten dürfte wohl auch bei den Bime ganz im Vordergrund stehen, wie wir dies auch bei anderen Geburtsverläufen beobachten konnten und aufgrund der Aussagen von Informantinnen bestätigt zu werden scheint.

Die späte Reinigung von Vernix caseosa und Blut vom Körper des Kindes, sie wird durch Abwischen mit dürren Farnblättern vorgenommen, ist der heutigen geburtshelferischen Auffassung als positiv zu bewerten. Die moderne Geburtshilfe versucht gelegentlich ebenfalls, durch Einwickeln des Neugeborenen in Folie, das natürliche Milieu möglichst lange zu erhalten. Ein sofortiges Baden und Abwaschen des Neugeborenen wird heute mit mehr Zurückhaltung praktiziert.

Die Mutter durchtrennt die Nabelschnur mit einem Bambusmesser ohne vorherige Unterbindung. Die Nabelschnur hat genügend Zeit sich zu torquieren. Die Durchschneidung der **Nabelschnur** hat keinen oder einen zu vernachlässigend geringen Blutverlust zur Folge.

ZUSAMMENFASSUNG Im Rahmen des Forschungsschwerpunktprogramms der DFG: "Interdisziplinäre Erforschung von Mensch, Kultur und Umwelt im zentralen Bergland von Irian Jaya, Neuguinea", wurde 1975 bei den nahezu unberührten Bime der Geburtsverlauf einer Erstgebärenden beobachtet und gefilmt.
In der steinzeitlichen Pflanzergesellschaft der Bime-Talbewohner sind Geburtshelfer unbekannt. Familienangehörige stehen mit Ratschlägen und Hinweisen nur bis unmittelbar vor der Geburt der Kreißenden zur Seite. Aus Furcht vor Geistern - angesichts des Vaginalblutes - ziehen sich alle zurück und lassen die Kreißende völlig allein. Die auf sich allein gestellte Frau gebiert in einer etwas vom Dorf abseits gelegenen Hütte oder tagsüber bevorzugt im Freien. Die Geburt vollzieht sich in Hockstellung. Die Kreißende preßt, sich an zwei in den Boden gerammten Stöcken festhaltend. Die Kontaktuafnahme zu dem im Gras liegenden Neugeborenen erfolgt Stunden nach der Geburt. Die Abnabelung wird ohne Unterbindung mit einem Bambusspan-Messer vorgenommen. Die Plazenta besitzt im Kulturkreis der Bime keine weitere Bedeutung. Man wirft sie am steilen Berghang ins Tal oder in einen dichtgewachsenen Strauch in der nächsten Umgebung.

SUMMARY In the context of the research program of the Deutsche Forschungsgemeinschaft (DFG) named: "Interdisciplinary research on man, culture and environment in the central highlands of Irian Jaya, New Guinea", 1975 a delivery of a primapara was observed and filmed among the Bime people who have as yet had practically no contact with civilization.
Obstetricians are unknown in the stone age society of planters of the Bime valley. Relatives assist with advice and suggestions only until impending delivery. Fear of spirits on sight of vaginal blood keeps everyone away. The woman delivers alone in a small hut built in the open at some distance from the village. The woman in labour presses in a squatting position holding herself on two sticks driven into the ground. The first contact between mother and newborn, even the first view of the mother for her child laying in the grass only takes place after hours. The umbilical cord is simply cut through with a bamboo knife. For the Bime, the placenta is of no ritual significance and is thrown off a cliff into the valley or just thrown in one of the dense bushes nearby. The course of delivery in a spatting position under the cultural circumstances of the Bime is discussed.

Die Autoren danken der DFG für die gewährte Unterstützung.

Das Geburtsverhalten und der Geburtsverlauf bei den Bime werden in der Schriftenreihe des Forschungsschwerpunktprogramms der DFG: "Interdisziplinäre Erforschung von Mensch, Kultur und Umwelt im zentralen Bergland von Irian Jaya, Neuguinea, publiziert.

Der Erstautor dankt Herrn Prof. Dr. H. Hepp, Direktor der Universitäts Frauenklinik Homburg/Saar für die fachlichen Gespräche und für die vielseitigen Anregungen.

curare Sonderband 1/83 137–141

Geburtshilflich-gynäkologische Beobachtungen bei den Trobriandern

Horst Jüptner

EINLEITUNG

Die Gruppe der Trobriand-Inseln, zwischen der Nordostküste Neuguineas und dem Bismarck-Archipel gelegen, besteht aus vier größeren Inseln, nämlich Kiriwina, Kitava, Vakuta und Kaileuna; dazu zählen auch die Lusancy-Inseln. 1964 hatten die Trobriand-Inseln eine Gesamteinwohnerzahl von über 12.000.

Die Inselgruppe ist vor allem durch die Arbeiten MALINOWSKIs ("The sexual life of savages", "Argonauts of the Western Pacific", "Coral Gardens and their Magic" u.a.) bekannt geworden. Die Trobriander gehören rassisch zu den östlichen Papua-Melanesiern. Sie sind Brandrodungsbauern und unterscheiden sich in verschiedener Hinsicht von ihren Nachbarn: Infolge matrilinearer Erbfolge ist die Stellung der Frau höher als in anderen Kulturen dieses geographischen Raumes, eine weitere Besonderheit ist die Häuptlingswürde, die erblich ist und besonders in früheren Zeiten wesentliche Privilegien beinhaltete. Die Trobriander leben in Dorfgemeinschaften, ihre Nahrung setzt sich vorwiegend aus Yams, Taro, Süßkartoffeln und Fischen zusammen und ist sehr protein- und kohlehydratreich, so daß Unter- bzw. Mangelernährung unbekannt sind, sehr im Gegensatz zu anderen Gebieten Neuguineas.

In der Zeit von 1959-1964 war ich auf den Inseln als Distriktsarzt stationiert. Aus dieser Zeit stammen die hier geschilderten klinischen und ethnomedizinischen Beobachtungen. Die selbstbewußten Trobriander haben dem Akkulturationsdruck seitens der Missionen und der Regierung vergleichsweise wenig nachgegeben, so daß die von MALINOWSKI berichteten ethnologischen Sachverhalte zum größten Teil auch noch zu meiner Zeit zutrafen.

Die Kinder wachsen in bemerkenswerter Freiheit auf und können praktisch tun und lassen, was ihnen beliebt. Das gilt auch in sexueller Hinsicht. Mit etwa 12 Jahren haben sie die Hütten der Eltern zu verlassen (vgl. MALINOWSKI 1968, S. 53). Einige Knaben ziehen in ein Junggesellenhaus, ein sogenanntes *bukumatula*; die Mädchen gehen meist zu einer ihrer Tanten. Sehr bald beginnen die Jugendlichen nun, die Gesellschaft des anderen Geschlechts zu suchen, und sind bis zu ihrer Heirat völlig ungebunden. Von diesem Privileg wird reichlich Gebrauch gemacht, und das *bukumatula* ist der geeignete Ort dafür. Es wäre aber grundverkehrt zu glauben, daß sich nun dort wahre Orgien abspielen! Im Gegenteil wird von jedem Bewohner ein besonders taktvolles Benehmen erwartet und auch beachtet. Es ist streng verpönt, die Tändeleien eines anderen Paares zu beobachten oder etwa gar zu stören.

Der Geschlechtsakt wird in der Weise ausgeführt, daß die Frau auf dem Rücken liegt mit gespreizten und aufgestellten Beinen, der Mann vor ihr kniet oder hockt, ihre Beine erfaßt und zu sich heranzieht. Manchmal wird der Koitus auch im Liegen ausgeführt, wobei das Paar nebeneinander liegt und die Frau das obere Bein über den Mann legt (vgl. op.cit., S. 293).

Friedr. Vieweg & Sohn, Braunschweig /Wiesbaden

Die noch von MALINOWSKI (op. cit., S. 155ff.) beschriebene Vorstellung über die Entstehung der Schwangerschaft, nach der reinkarnierte "Geisterbabys" beim Baden in den Leib der Mutter schlüpfen und der Geschlechtsakt dabei überhaupt keine Rolle spielt, wird von der jüngeren Generation belächelt. Sie wissen sehr wohl Bescheid über diesen physiologischen Vorgang.

E. SCHLESIER geht in seinem Beitrag zu diesem Band auf diese Frage ein, die die ethnologische Forschung und darüberhinaus weite Kreise der interessierten Laien lange Zeit beschäftigt hat; er weist nach, daß der Zusammenhang zwischen Geschlechtsverkehr und Schwangerschaft sehr wohl bekannt war, daß aber zusätzlich weitere Vorstellungen über die Zeugung existierten.

Im Rahmen einer Krebserhebung, die im August 1962 durchgeführt wurde, wurden über 500 Einheimische auf Kiriwina untersucht. Dabei fanden sich bei zahlreichen Frauen im Cervicalkanal Kügelchen oder zylinderförmige Gebilde, die aus zusammengerollten Blättern bestanden. Ihr Zweck war klar und wurde auch von einigen Frauen auf Befragen angegeben: Sie sollten als Okklusivpessare der Schwangerschaftsverhütung dienen.

Weitere Nachforschungen zu dieser Frage ergaben, daß den Einheimischen auch Pflanzen bekannt sind, die nach bestimmter Zubereitung bei oraler Anwendung eine Schwangerschaft verhüten sollen. Diese Beobachtungen wurden 1970 von australischen Forschern bestätigt. HOLDWORTH and HEERS berichten, daß zu diesem Zweck viele Blätter von Hemigraphis aus der Familie der Acanthaceen mit kaltem Wasser eingeweicht und dann ausgepreßt werden. Drei Tassen des Extraktes werden schnell hintereinander getrunken. Es wird berichtet, daß ein einmaliger Genuß dieses Extraktes eine kontrazeptive Wirkung für die Dauer eines Jahres bewirken soll. Diese Beobachtung steht nun in krassem Gegensatz zu MALINOWSKIs Erhebungen, der wörtlich schreibt: "Eines kann ich mit absoluter Sicherheit sagen: Verhütungsmittel irgendwelcher Art sind unbekannt, wie auch die leiseste Vorstellung davon, daß es so etwas geben könnte" (op. cit., S. 167).

Wie läßt sich dieser Widerspruch interpretieren? Daß ein so erfahrener Forscher wie MALINOWSKI sich wie in seinem Bericht über die Vorstellungen zur Entstehung einer Schwangerschaft geirrt hat oder von seinen Gewährsleuten absichtlich irregeführt worden ist, ist eher unwahrscheinlich, wohl aber nicht auszuschließen, insbesondere, da es sich um den von ihm nicht ganz richtig erfaßten Komplex der Zeugung handelt. Die Erklärung für die widersprüchlichen Befunde könnte aber auch darin liegen, daß im Laufe der letzten 40 Jahre Trobriander, die als Kontraktarbeiter in verschiedenen Gebieten Neuguineas gearbeitet haben, diese Kenntnisse der Schwangerschaftsverhütung mit nach Hause gebracht haben.

<u>KLINISCHE BEFUNDE</u>: Eine akute Adnexitis oder gar Pyosalpinx gehörte zu den größten Seltenheiten, ebenso Myome der Gebärmutter. Auch der Prozentsatz an Portiocarcinomen lag unter dem bei Europäerinnen beobachteten, während derjenige der Ovarialcarcinome etwa dem bei uns festzustellenden entspricht. Leider kamen diese Fälle meist in inoperablem Zustand in das Krankenhaus, da die einheimischen Frauen weder auf Regelanomalien achteten, noch bereits bei geringen Schmerzen den Arzt konsultieren. Hinzu kommt noch, basierend auf der matrilinearen Deszendenz, ein starker Einfluß der alten Frauen im Dorf. An einem tragischen Beispiel sei dies aufgezeigt. Eines Tages konsultierte mich eine Schwangere im 6. Monat, mit einem Knoten in der rechten Brust. An der klinischen Diagnose eines Mamma-Carcinoms

gab es keinen Zweifel. Da die Achseldrüsen nicht tastbar vergrößert waren, wurde eine sofortige Operation empfohlen. Sowohl die Patientin als auch der Ehemann waren einverstanden und wollten nur noch die Zustimmung der alten Frauen einholen. Diese aber wurde verweigert. Obgleich ich den Betroffenen in fast brutaler Weise klarzumachen versuchte, was das bedeutete, beharrten die alten Frauen auf ihrem Standpunkt. Das Kind wurde vier Wochen vor dem Termin geboren, die Mutter starb drei Wochen später mit ausgedehnten Metastasen.

katuyausi, ulatile und *yausa:* Zur Zeit des Vollmonds und der Erntefeierlichkeiten sowie bei anderen festlichen Gelegenheiten schmücken sich die Mädchen in besonderer Weise, stecken sich die Blüten einer Lilienart in's Haar und unternehmen, meist in Gruppen, Liebesausflüge (*katuyausi,* vgl. MALINOWSKI, op. cit., S. 227-232) in andere Dörfer. Die Rückkehr einer solchen *katuyausi*-Gesellschaft in das heimatliche Dorf hat oft ein weniger fröhliches Nachspiel: Die Mädchen werden von ihren Liebhabern oder den Burschen des Dorfes beschimpft, geschlagen, manchmal auch öffentlich vergewaltigt.

Das Gegenstück zu *katuyausi* ist *ulatile* (vgl. op. cit., S. 221-227), wobei die Initiative der Liebesexpeditionen in ein anderes Dorf von den Burschen ausgeht. Sowohl *katuyausi* als auch *ulatile* sind dabei durch strengen Anstand und das Fehlen jeden orgiastischen Elements gekennzeichnet. Kurz erwähnt werden soll hier noch ein Brauch im Rahmen der Totenwache (*yawali,* vgl. op. cit., S. 219), die unmittelbar nach einem Todesfall stattfindet, und zu der Bewohner aus allen umliegenden Dörfern kommen. Wenn nämlich in der Nacht die Besucher nach Hause zurückkehren, ist es üblich, daß einige Mädchen zurückbleiben, um mit den jungen Leuten des trauernden Dorfes zu schlafen. Ihre eigenen Liebhaber müssen dies tolerieren und tun das auch. Dagegen sind die Liebesausflüge *katuyausi* und *ulatile* oft Ursachen für kriegerische Auseinandersetzungen zwischen den Dörfern.

Schließlich ist das *yausa,* die von MALINOWSKI (op. cit., S. 231-236) berichteten Überfälle jätender Frauen auf Männer zu erwähnen, die während einer bestimmten Pflanzungsperiode im Süden Kiriwinas und auf Vakuta stattfinden. Nähert sich ein fremder Mann den arbeitenden Frauen, so fallen sie über ihn her, reißen ihm das Schamblatt ab, schlagen, foltern und vergewaltigen ihn. Einige Frauen entleeren ihre Exkremente über seinen Körper, wobei sie besonders das Gesicht beschmutzen. - Es muß allerdings betont werden, daß dieser merkwürdige Brauch sehr selten vorkommt.

Ethnologisch interessant ist in diesem Zusammenhang die Tatsache, daß die Kalkspatel von Vakuta stets eine vaginaartige Form ihres Handgriffs aufweisen.

SCHWANGERSCHAFT UND GEBURT: Während der ersten Schwangerschaft einer jungen Frau findet eine besondere Zeremonie statt. Im 5. Schwangerschaftsmonat wird ihr von einer Tante oder Cousine ein weißer, aus Bananenblattfasern hergestellter Mantel, ein *saykeulo,* überreicht (vgl. MALINOWSKI, op. cit., S. 179-199). Am folgenden Tag wird sie von allen weiblichen Verwandten und ihren Freundinnen zur See geleitet bzw. getragen, wenn sie adeliger Abstammung ist. Am Meer angekommen, bilden die Frauen eine Doppelkette und reichen sich die Hände, über die die Schwangere, gleichsam wie über eine lebende Brücke in das Wasser geht, wo sie ein zeremonielles Bad nimmt. Danach wird sie zum Strand zurückgetragen, auf eine Matte gesetzt, gesalbt, geschmückt und mit dem *saykeulo* bekleidet. Anschließend wird sie zum Haus ihres Vaters oder mütterlichen Onkels getragen und auf eine eigens errichtete Plattform gesetzt. Während der restlichen Dauer

Friedr. Vieweg & Sohn, Braunschweig /Wiesbaden

der Schwangerschaft und zwei Monate nach der Entbindung hat die Frau den *saykeulo* zu tragen. Er soll sie sauber und schön und durch Schutz vor der Sonne ihre Haut möglichst weiß machen.

Vom 5. Schwangerschaftsmonat an bestehen auch gewisse Nahrungstabus für die Frauen. Es sind ihr bestimmte Fischarten, Bananen, Mango und Brotfrucht verboten (vgl. MALINOWSKI, op. cit., S. 192). Im 7. oder 8. Schwangerschaftsmonat verläßt sie die Hütte ihres Gatten und begibt sich zu ihren Eltern bzw. dem Bruder ihrer Mutter. Ist die Stunde der Entbindung gekommen, so müssen alle Männer die Hütte verlassen. Die Gebärende hockt sich auf die Liegestatt, unter der ein Feuer angezündet wird, um, wie MALINOWSKI berichtet, "ihr Blut flüssig zu machen" (op. cit., S. 195). Handelt es sich um eine schwere Entbindung, so wird der Körper der Frau mit aromatischen Blättern eingerieben, auch werden besondere Zauberformeln über sie gesprochen. Die Frauen entbinden in sitzender oder hockender Stellung (vgl. den Beitrag von W. SCHIEFENHÖVEL in diesem Band).

Geburtshilfliche Manipulationen sind den Trobriandern weitgehend unbekannt. Bei einer Placenta adhaerens binden sie einen Stein an den Nabelschnurrest und heißen die Gebärende aufstehen. Hilft das nicht, so weiß man sich keinen weiteren Rat. Eine Placenta adhaerens oder accreta sind sehr häufige Komplikationen auf den Inseln und die Hauptursache der mütterlichen Sterblichkeit. Sie ist deswegen so verhängnisvoll, weil die Frauen oft chronische Anämien und Hypotonien haben - die systolischen Blutdruckwerte liegen selten über 100 mm Hg und betragen oft nur 60-70 mm Hg. Die Frauen geraten daher leicht in einen Geburtskollaps und überleben einen oft stundenlangen Bootstransport nicht. Die Ursache der chronischen Anämien ist in erster Linie die hochgradige Verwurmung der Bevölkerung. In ausgedehnten Reihenuntersuchungen konnte ich nachweisen, daß 97% der Bevölkerung verwurmt sind, wobei in über 70% eine Mischinfektion von zwei oder mehr Wurmarten von Haken-, Rund- und Peitschenwürmern vorliegt.

Die Nabelschnur wird mit einer scharfen, allerdings unsterilen Muschel durchtrennt, so daß Nabeltetanus keine Seltenheit ist. Drei Tage nach der Entbindung kneift die Tante der jungen Mutter den Nabelschnurrest unmittelbar am Körper des Neugeborenen ab. Dieser Rest und die Nachgeburt werden im Garten vergraben, was bewirken soll, daß der Neugeborene später ein guter Gärtner wird (vgl. MALINOWSKI, op. cit., S. 196). Die junge Mutter darf einen Monat lang die Hütte, in der sie entbunden hat, nicht verlassen. Während dieser Zeit wird ein Feuer unter ihrer Lagerstatt unterhalten, dessen Rauch Schutz vor schwarzer Magie geben soll. Nach Ablauf des Monats wird die junge Mutter rituell gewaschen, und es werden unter Hersagen magischer Formeln weiße Lilien und etwas trockenes Holz verbrannt. Danach darf sie mit ihrem Baby einen Rundgang durch das Dorf machen, wobei sie von jedem kleine Geschenke erhält. Schließlich wird sie von ihren Verwandten in die Hütte zurückgebracht, wo sie einen weiteren Monat verbringen muß. Das Baby wird regelmäßig gestillt und erhält zusätzlich Taro- und Yamsbrei. Es wird öfter warm gebadet und mit Kokosöl abgerieben (vgl. op. cit., S. 197-199). Trotz primitivster hygienischer Verhältnisse in den Dörfern habe ich nie eine Mastitis puerperalis gesehen.

Kinder lediger Mädchen werden unverzüglich von ihren Verwandten adoptiert. Die Abnormalität eines unehelichen Kindes wird darin gesehen, daß Mann, Frau und Kind eine familiäre Einheit darstellen und keines der Glieder dieser Einheit fehlen darf. Die Trobriander sagen in einem solchen Fall: "Die Frau hat keinen Mann" oder "das Kind hat keinen Vater". Es gab 1964 bei einer Gesamtbevölkerung von rund 12.000 Trobriandern 60 uneheliche Kinder.

Erstaunlich ist, daß bei der vorherrschenden Liebe zu Kindern das zweitgeborene Zwillingskind stets zugunsten des erstgeborenen vernachlässigt wird. Wir hatten mehrfach im Krankenhaus die Situation, daß eine Mutter mit dem Erstgeborenen über Nacht verschwand und uns das Zweitgeborene zurückließ. Die Kinder wurden solange in der Klinik belassen, bis sie der Milchnahrung entwöhnt waren und sich jemand fand, der sie adoptierte, was nie Schwierigkeiten bereitete. Interessanterweise waren die Adoptiveltern meist keine Verwandten der Mutter.

Abschließend noch ein Wort zu den venerischen Erkrankungen. Fälle von Lues habe ich nie beobachtet, dagegen war Gonorrhoe keine Seltenheit. Allerdings kamen die Patienten nur sehr selten spontan, vielmehr wurden sie bei Reihenuntersuchungen entdeckt. Die Therapie gestaltete sich oft schwierig, da eine ausgesprochene Penicillinresistenz vorlag.

ZUSAMMENFASSUNG: Viele der von MALINOWSKI bereits 1929 beschriebenen ethnologischen Sachverhalte um die Sexualität der Trobriander konnten auch noch bei einem Feldaufenthalt des Verfasser 1959-1964 beobachtet und dokumentiert werden. Dies trifft auch auf Bräuche um Schwangerschaft und Geburt zu. Der Autor hatte Gelegenheit, als Arzt eine große Zahl von Frauen zu untersuchen und dabei auch auf Formen der Schwangerschaftsverhütung zu stoßen, die von MALINOWSKI nicht gefunden worden waren. Darüberhinaus werden Angaben über relative Häufigkeit einiger pathologischer gynäkologischer Befunde gemacht.

SUMMARY: During fieldwork 1959-1964 many of the ethnological observations already described by MALINOWSKI in 1929 about sexuality on the Trobriands could be documented again. This applies, too, for customs concerning pregnancy and birth. The author had the opportunity to examine as physician a large number of women and he discovered forms of contraceptive practices not described by MALINOWSKY. Beyond that pathological gynecological findings are commented upon.

LITERATUR

(1) HOLDWORTH D.K. and G. HEERS (1971): *Some Medical and Poisonous Plants from the Trobriand Islands*. Milne Bay: Records of the Papua and New Guinea Museum, Vol. I, No. 2, 37-40.

(2) JÜPTNER H. (1965): Erfahrungsbericht aus Papua. *Z. Tropenmed. Parasit.*, 16, 77-81.

(3) JÜPTNER H. (1969): *Über das Betelnußkauen auf den Trobriand-Inseln*. Baessler Archiv, Bd. XVII, 371-385.

(4) JÜPTNER H. (1970): Medinisch-ethnologische Beobachtungen auf den Trobriand-Inseln (Neuguinea). *Z. Tropenmed. Parasit.*, 21, 108-111.

(5) MALINOWSKI B. (1929): *Das Geschlechtsleben der Wilden*. Leipzig/Zurück: Verlag Grethlein & Co.

(6) MALINOWSKI B. (1920): *Argonauts of the Western Pacific*. London: Routledge & Kegan Paul.

(7) MALINOWSKI B. (1935): *Coral Gardens and their Magic*. London: Allen & Unwin, 2 Bde.

(8) MALINOWSKI B. (1. Ausgabe 1929) (1968): *The Sexual Life of Savages*. London: Routledge & Kegan Paul.

curare Sonderband 1/83 143–150

Weitere Informationen zur Geburt auf den Trobriandinseln

Wulf Schiefenhövel

INHALT EINES GESPRÄCHS, DAS AM 30.7.1979 ABENDS IM HAUS VON SUSAN SERUPI AUF KIRIWINA GEFÜHRT WURDE

Anwesend waren Susan Serupi, eine ca. 35jährige Frau, eine ca. 25jährige weibliche Verwandte von ihr, ihr Ehemann, Tom Simon, dessen Vater und Ginger, ein im Krankenhaus in Losuia auf Kiriwina tätiger Krankenpfleger. Die Unterhaltung wurde in Hiri Motu, der im Südosten der Insel Neuguinea verbreiteten Lingua franca, geführt(1). Meinen Besuch und meinen Wunsch, etwas über die Geburtssitten auf Kiriwina zu erfahren, hatte ich am Vormittag desselben Tages bei einem Gespräch mit Susan Serupi und ihrem Mann angekündigt. Er, wie auch der Krankenpfleger Ginger hatten beide in den Diensten von Dr. Horst JÜPTNER(2) gestanden, dem langjährigen Leiter des Krankenhauses in Losuia, der überall noch in sehr positiver Erinnerung ist. Daß man mich freundlich aufnahm und meinen Fragen gegenüber sehr aufgeschlossen war, ist sicherlich auch auf diese Tatsache zurückzuführen; ich hatte den Einheimischen die Grüße ihres früheren Arztes übermittelt. Die Familie bewohnt ein "modernes" Haus in der Nähe des Ortes Oiveyowa. - Der damalige einwöchige Aufenthalt diente der Vorbereitung eines Forschungsprojektes auf den Trobriand-Inseln, das nach einem weiteren Besuch 1981 Mitte 1982 begonnen wurde.

Meine Fragen nach den Vorgängen bei einer Geburt wurden, soweit ich das nach den bisherigen Erfahrungen in Neuguinea abschätzen kann, offen beantwortet. Leichte Verlegenheit bzw. zögerndes Antworten waren nur bei den Komplexen 'Sterilisierungs-Zauber','Kindstötung' und 'Zwillingsgeburten' zu bemerken.

MENARCHE Es scheint keine formale Instruktion der jungen Mädchen zu geben, die aber vom Hörensagen um das Menstruationsgeschehen wissen. Die Informantinnen sagten, daß die Mutter möglicherweise die erste Menstruation ihrer Tochter bemerke, in anderen Fällen würden die jungen Mädchen aber die Blutung vor der Mutter und anderen Mitgliedern des Haushaltes und der Dorfgemeinschaft verbergen. Es wird kein Menarche-Fest gefeiert. Auch beim Bemerken der ersten Zeichen einer eingetretenen Schwangerschaft wird keine besondere Zeremonie durchgeführt. Bei der Geburt sind Mädchen erst ab der Pubertät zugegen.

FERTILITÄTS- UND STERILISIERUNGSZAUBER Wenn eine Frau kein Kind bekommt, kann ein Fruchtbarkeitszauber (*katobosuma*)(3) durchgeführt werden. Wenn man dagegen wünscht, daß keine Schwangerschaft eintritt, können ältere Frauen und Männer einen Zauber ausführen (*kayerika*), der dazu führen soll, daß die betreffende Frau kein Kind mehr bekommen kann.

REGELN FÜR ERSTGEBÄRENDE Erstgebärende sollen für etwa drei Monate vor der Geburt im Familienhaus (*bwala*) bleiben. In dieser Zeit wird ihre Haut häufig mit Kokosbast und Wasser abgerieben, so daß sie ganz hell wird. Der Mutterbruder oder ein Heilkundiger können außerdem eine Zauberbehandlung ausführen, bei der keine Medizin gereicht, sondern Wasser mit Formeln besprochen wird, das man dann auf die Schwangere sprengt. Diese Behandlung soll dazu führen, daß die Geburt später schnell und komplikationslos verläuft.

Friedr. Vieweg & Sohn, Braunschweig /Wiesbaden

GEBURT In der Kilivila-Sprache heißt Gebären *valulu*. Es findet im Familienhaus statt. In einigen Fällen wird in einem Teil des Hauses ein Raum durch eine dünne Wand abgetrennt, so daß eine Art Geburtszimmer entsteht. Als Helferinnen bei der Geburt fungieren vor allem die Mütter, ältere Schwestern der Gebärenden sowie andere weibliche Verwandte.

Die Kreißende sitzt auf einem besonderen Holzstück (*kaybobo*), das von Frauen geschnitzt wird; bisweilen verwenden die Gebärenden eine solche Sitzunterlage, die sie selbst zuvor angefertigt haben. Das Gesäß ist durch das *kaybobo* etwas angehoben. Wenn eine Frau besonders "stark" ist, kommt sie ohne das Sitzholz aus.

Diejenige Frau, die die Gebärende hauptsächlich betreut, steht hinter ihr, hält ihren Rücken und massiert ihn leicht. Auch die Lendenregion wird in diese Massage einbezogen. Ermunterungen und gegebenenfalls Belehrungen werden offenbar einfühlsam gegeben. Wenn der Kopf des Kindes erscheint, wird die Kreißende allerdings aufgefordert, fest zu pressen, damit die Geburt schnell vonstatten gehe. Es wird kein wesentlicher manueller Druck auf das Abdomen ausgeübt, noch werden Holzstücke, Stricke etc. zur Unterstützung der Austreibung benutzt.

DAS NEUGEBORENE Die Neugeborenen werden mit einem eigens angefertigten neuen Umhang aus Bananenbast (*saykeulo*) bedeckt. Man zeigte mir einen solchen *saykeulo*, er sieht etwa aus wie eine große Stola, das Material ist sehr weich und riecht angenehm aromatisch.

Das Neugeborene wird zunächst mit der Milch einer jungen Kokosnuß gefüttert. Die Informantinnen sagten, daß die Muttermilch erst nach ca. 12 Stunden zur Verfügung steht.

DIE PLAZENTA Die Plazenta (*sila*) wird in Blätter eingewickelt und in der Nähe des Hauses eingegraben (Motu: *negea kava gauna lasi* = nicht eine Sache, die man einfach wegwirft). Die Nabelschnur wird vor der Ausstoßung der Plazenta nahe des kindlichen Abdomens doppelt abgebunden und von einer Helferin mit einer Miesmuschel (*kaniku*) durchtrennt. - Miesmuscheln mit ihren scharfen Rändern werden auf den Trobriand-Inseln üblicherweise als Messerchen verwendet.

BESONDERE REGELN FÜR ERSTGEBÄRENDE IM WOCHENBETT Nach ihrer ersten Niederkunft bleiben die Mütter für etwa zwei Monate in dem Familienhaus bzw. dem abgetrennten Raum, gleichgültig, ob sie einen Buben oder ein Mädchen geboren haben. Sie dürfen das Haus nicht verlassen, so ist es Sitte von alters her (Auskunft in Motu: *tubudia ena taravatu* = von den Vorfahren stammendes Gebot).

ZWILLINGSGEBURTEN Auf die Frage, was mit Zwillingen geschehe, sagten die Informantinnen und Informanten, daß sie darüber keine richtige Kenntnis hätten. Die Entscheidung, ob einer der beiden Zwillinge oder beide getötet würden, sei der Mutter überlassen, die die Tat gegebenenfalls heimlich ausführe.

KINDSTÖTUNG Nach einhelliger Aussage aller im Haus Anwesenden kommt Infantizid nicht vor. Als Erklärung bekräftigt man dazu auf Motu: *hebogahisihisi bada herea* = sehr großes Mitleid. Auf Kiriwina bestehe bei allen Erwachsenen der Wunsch nach vielen Kindern, die offenbar auch als "Sozialversicherung" angesehen werden, vor allem, wenn es sich um Buben handelt. Die Mädchen würden heiraten und dann von der Familie wegziehen, daher habe man von ihnen weniger.

TOD EINES NEUGEBORENEN Wenn ein Neugeborenes oder ein Säugling stirbt, hat der Ehemann, unterstützt durch seine Familie, an die Familie der Frau eine Kompensation, z.B. in Form von polierten Steinbeilklingen (*beku*) zu leisten. Diese *beku* haben heute noch Wert als Tausch- und Zeremonialgegenstände. Die Verwandten der Frau bestrafen die junge Mutter eventuell auch körperlich, man wirft ihr vor, nicht gut genug für ihr Kind gesorgt, nicht ausreichend auf es aufgepaßt zu haben.

POST-PARTUM-KOITUSTABU Für etwa ein Jahr nach der Geburt eines Kindes darf die Mutter keinen Geschlechtsverkehr haben. Die Aufhebung des Tabus fällt ungefähr mit dem Abstillen zusammen. - Als ich fragte, ob der Ehemann in dieser Zeit nicht ein sehr hartes Los habe, brachen alle in Lachen aus. Sie sagten, daß die Ehemänner während dieser Zeit häufig Affären mit anderen Frauen hätten. Von den Ehefrauen wird erwartet, daß sie diese Seitensprünge ihrer Männer tolerieren. Sollte eine Frau doch eine Eifersuchtsreaktion zeigen, so sei sie vor der Dorfgemeinschaft blamiert. Als Erklärung sagt Susan dazu, die junge Mutter habe doch mit der Pflege des Kindes zu tun, wenn sie weine, weil ihr Mann ein Verhältnis mit einer anderen Frau habe, würde man sie fragen: "Warum weinst Du? Du sorgst doch für Dein Kind!" Eine "gute" Frau (Motu: *hahine namona*) gebe ihrem Ehemann auch verbal die Erlaubnis, sich in der Zeit des post-partum-Koitustabus nach anderen Sexualpartnerinnen umzuschauen.

ROLLE DES KRANKENHAUSES FÜR DIE GEBURTSHILFE Nach Auskunft des Krankenpflegers Ginger bekommen nur etwa 20-30 Frauen pro Jahr ihre Kinder im Krankenhaus von Losuia. - Für die für melanesische Verhältnisse sehr große Gesamtbevölkerung der Trobriandinseln um 20.000 mit starkem Anstieg in den letzten Jahrzehnten, ist das ein geringer Prozentsatz.

Bei meinem Aufenthalt in Kiriwina im Jahre 1981 zeigte mir der Leiter des Krankenhauses, Health Extension Officer Nicholas Takomini, das in Alkohol konservierte Präparat eines Uterus'. Nach seinen Angaben hatten die bei der Geburt assistierenden Frauen in einem der Dörfer auf Kiriwina so stark an der Nabelschnur gezogen, um die retinierte Plazenta herauszubekommen, daß der Uterus nach außen gestülpt wurde. Obwohl zu diesem Zeitpunkt zufällig ein chirurgisch ausgebildeter Arzt in Losuia anwesend war, konnte die Uterusinversion nicht behoben werden. Die Frau starb. Placenta accreta scheint eine recht häufige Komplikation bei den Trobriand Frauen zu sein.

DISKUSSION

Die zeitlich und auch von der Anzahl der befragten Personen her gesehen sehr limitierte Studie erlaubt doch einige vorsichtige Rückschlüsse auf die Entwicklung der geburtshilflichen Praktiken der Trobriander und Vergleiche mit den von H. JÜPTNER (dieser Band) dargestellten Befunden. Zugleich belegt sie die Notwendigkeit derartiger ethnomedizinisch-ethnoobstetrischer Erhebungen, da in den ausgezeichneten, detailreichen Darstellungen MALINOWSKIS (in diesem Zusammenhang ist vor allem sein Buch 'The Sexual Life of Savages in North-Western Melanesia', 1929 bzw. 1968, von Belang) und den danach durchgeführten ethnologischen Arbeiten (POWELL 1956, 1960, 1969a, 1969b; WEINER 1976; MONTAGUE 1974 u.a.) der Forschungsfokus auf anderen Bereichen als der traditionellen Geburtshilfe lag und daher Angaben zu Schwangerschaft und Geburt eher spärlich in der sonst so umfangreichen Literatur sind. Für das beeindruckende Gesamtwerk MALINOWSKIs (op.cit. sowie 1961, 1918, 1920, 1922, 1925, 1926a, 1926b, 1927, 1930, 1931, 1935a, 1935b, 1954, 1967) trifft dieser Mangel allerdings nur für den im engeren Sinne geburtshilflichen Bereich zu, denn er gibt sehr

Friedr. Vieweg & Sohn, Braunschweig /Wiesbaden

ausführlich verschiedene Riten, etwa solche, die während der Schwangerschaft ausgeführt werden, wieder. In den Arbeiten von Susan MONTAGUE und Annette WEINER fehlen Angaben über diesen so wichtigen Lebensbereich der Frauen - ein etwas überraschender Befund, da die beiden Ethnologinnen die sich ihnen bietende Chance des guten Zugangs von Frau zu Frau zu diesem Thema nicht genutzt haben. Das erstaunt um so mehr, wenn man berücksichtigt, daß etwa Annette WEINERS wissenschaftstheoretischer Hintergrund deutlich von der Frauenbewegung geprägt ist. Andererseits muß man natürlich akzeptieren, daß der Schwerpunkt der beiden Autorinnen anders gesetzt, nämlich auf Sozialstruktur, Verwandtschaftsverhältnisse und die Unterschiede und Gemeinsamkeiten in der weiblichen und männlichen Sphäre gerichtet war.

Aus der hier dargestellten Kurzstudie, die auf den Untersuchungen zur traditionellen Geburtshilfe aufgebaut, die in anderen Teilen Neuguineas vorgenommen wurden (SCHIEFENHÖVEL 1969, 1970, 1976, 1978, 1980, 1982) wird erkennbar, daß die Frauen der Trobriand-Inseln in ihren geburtshilflichen Praktiken offenbar ebenso konservativ sind, wie es für die gesamte Bevölkerung zu konstatieren ist, die im Vergleich mit anderen Regionen Melanesiens erstaunlich unbeeinflußt von den sonst zu beobachtenden Akkulturationsvorgängen geblieben ist. Einschneidende Änderungen im Geburtsverhalten scheinen sich seit den Zeiten, zu denen Bronislaw MALINOWSKI seine Feldforschung durchführte, nicht ergeben zu haben.

Dabei muß berücksichtigt werden, daß nach dem Weggang von Dr. JÜPTNER die Rolle des Krankenhauses und der westlichen Medizin immer mehr an Bedeutung verloren hat, d.h. die ärztliche und insbesondere die gynäkologisch-geburtshilfliche Betreuung der Bevölkerung hat stark abgenommen. Ein Phänomen, das auch damit in Zusammenhang steht, daß Papua New Guinea nach Erlangung der Unabhängigkeit im September 1975 weniger Geld für die Aufrechterhaltung der Gesundheitsfürsorge in den entlegenen Landesteilen zur Verfügung hat. Die Trobriand Frauen haben sich offenbar wieder vermehrt ihrer traditionellen Geburtshilfe zugewendet, auch wenn sie bei pathologisch verlaufenden Geburten vermehrt mit mütterlicher und kindlicher Sterblichkeit rechnen müssen. Das Beispiel Kiriwinas zeigt, daß die Bevölkerung herkömmliche Verhaltensweisen und Lösungswege wieder beschreiten kann, wenn etwa die importierte Medizin finanziell und von der Qualifikation des medizinischen Personals her gesehen an Bedeutung verliert. - In diesem Zusammenhang wären Studien besonders begrüßenswert, die die Effekte (auch etwaige Änderungen in den Mortalitätsraten etc.) der Regression im Bereich der Gesundheitsfürsorge zum Gegenstand hätten.

In der sonst so ritualisierten Welt der Trobriander erscheint es erstaunlich, daß die erste Menstruation so unbeachtet, zeremoniell so wenig ausgestaltet bleibt. Leider findet sich in der mir zugänglichen Literatur kein Hinweis darauf, ob entsprechende Bräuche früher beobachtet worden sind, die etwa den so ausgeprägten Schwangerschaftsbräuchen entsprochen hätten. Andererseits erscheint es möglich, daß der Eintritt der Menarche schon immer von den betreffenden Mädchen und der Gemeinschaft als so selbstverständlich angesehen wurde, daß man keine begleitende Zeremonie entwickelt hat.

Die Existenz eines Fruchtbarkeitszaubers wird von MALINOWSKI (1968, S. 151) erwähnt und von ihm als '*kayatuvilena kwega*' bezeichnet. Ob es sich bei dem im Haus von Susan Serupi angesprochenen Zauber (*katobosuma*) trotz der Namensverschiedenheit um einen ähnlichen Vorgang handelt oder nicht, muß vorläufig dahingestellt bleiben. - Erstaunlich ist, daß man mir gegenüber, wenn auch mit gewissem Zögern, angab, daß man durch eine bestimmte Zauberbehandlung Unfruchtbarkeit erzeugen könne. Man hätte erwarten können, daß nach so langem Einfluß von Mission und Administration Weißen gegenüber keine Auskunftsbereitschaft in dieser Frage bestanden hätte. Bei MALINOWSKI und den anderen Autoren findet sich kein Hinweis auf einen derartigen Zauber. Unklar bleibt allerdings auch in meiner Erhebung, ob die Frauen solche Sterilisierungsbehandlungen zu kontrazeptiven Zwecken selbst vornehmen lassen oder ob es sich (wie z.B. bei der Roro-Bevölkerung des Dorfes Babiko in der Central Province Papua New Guineas) um eine Maßnahme handelt, die die Familie der Frau trifft, weil etwa der Brautpreis noch nicht oder nicht vollständig entrichtet ist.

Die Schwangerschaftsriten hat MALINOWSKI (op. cit., S. 179ff.) sehr ausführlich dargestellt. Wenn ich auch in der Kurzstudie keine magischen Formeln aufzeichnen konnte, ist doch ganz offenbar, daß ein Kernstück der Schwangerenbehandlung, die wiederholte zeremonielle Waschung, erhalten geblieben ist. Ihre Haut soll hell, "rein" werden. Fast 75 Jahre westlichen Einflusses haben die Grundidee der Reinigung als religiösem Ritus nicht verändert.

MALINOWSKI erwähnt den eigentlichen Vorgang der Geburt nur knapp. Die Verwendung eines besonderen Sitzholzes ebenso wie die Hilfestellungen der Betreuerinnen dürften aber altes Kulturmerkmal sein. Die Trobriand Frauen folgen offenbar einem weitverbreiteten melanesischen Muster, wenn sie sich bei der Geburt wenig forcierend verhalten. Das Fehlen äußerer oder gar innerer geburtshilflicher Eingriffe scheint mir ebenfalls typisch für diese Region zu sein. Man beschränkt sich auf die körperliche Nähe, den Zuspruch, die Anleitung und die Massage durch die Geburtsbetreuerinnen - auf das Wesentliche jeder geburtsbegleitenden (Be)handlung.

Der angenehm weiche, aromatisch riechende *saykeulo*-Umhang ist, wie zu MALINOWSKIs Zeiten, noch in Gebrauch. Ob er auch bei den Schwangerschaftsriten verwendet wird, konnte ich nicht feststellen. Interessant ist die Information, daß Neugeborene zunächst mit Kokosmilch gefüttert werden, bis die Milchproduktion in der Brust voll in Gang gekommen ist. MALINOWSKI erwähnt ebenfalls die Gabe von Kokosmilch, bezieht sich aber dabei auf offenbar etwas ältere Kinder, die einen solchen Trank erhalten, wenn sie nachts weinen (op. cit., S. 199). Er berichtet auch, daß man Säuglingen Tarobrei zufüttert (op. cit., S. 198). Es scheint sich also bei der Gabe von Kokosmilch um eine herkömmliche Praxis zu handeln; vielleicht hat aber auch die Anlehnung an die westliche Flaschenmilchfütterung eine Rolle gespielt.

Die Plazenta wird, wie in vielen anderen Kulturen auch, nicht als belangloses Geburtsanhängsel, als etwas betrachtet, das man einfach wegwerfen kann. Sie wird sorgfältig vergraben. Die Parallele zu Bräuchen, wie sie von Dorothea SICH aus Korea (im Druck) berichtet werden, ist deutlich.

Wie in vielen anderen Ethnien findet man auf Kiriwina unverändert die Praxis der Seklusion von Wöchnerin und Kind. Welche Funktion mag dieses Verhalten haben? Man kann die Hypothese aufstellen, daß ein neugeborenes Kind für die anderen ein fremdes Lebewesen ist und daß es erst nach einer Phase der Eingewöhnung in die Gemeinschaft eingefügt werden kann. In diesem Zusammenhang wäre auch die von MALINOWSKI (op. cit., S. 197) wiedergegebene Praxis zu sehen, das Neugeborene nach Ende der Seklusion in allen Haushalten förmlich vorzustellen. Aus primatologischer Sicht wären hier ganz identische Verhaltensweisen zu nennen, die Jane LAWICK-GOODALL (1971) bei Schimpansen beobachtet hat.

Das Vernachlässigen eines oder beider Kinder bei Zwillingsgeburten, wie es von H. JÜPTNER (s. dieser Band) beobachtet wurde, ist von MALINOWSKI nicht beschrieben worden. Susan Serupi und ihre Verwandten berichteten, wenn auch etwas zögernd, daß Mütter einen oder beide Zwillingskinder töten. Trotz des fehlenden Hinweises bei MALINOWSKI handelt es sich aber mit großer Wahrscheinlichkeit um eine autochthone Verhaltensweise, die man ja bei vielen Völkern findet. Grundlage für eine solche Entscheidung dürfte die enorme Belastung sein, die einer Mutter durch das Stillen, Versorgen und Tragen von Mehrlingen erwächst. Das ist erst in Kulturen möglich geworden, die über eine sehr gute Proteinversorgung und Einrichtungen verfügen, die die Versorgung der Kinder erleichtern. Am Lake Murray in der Western Province Papua New Guineas habe ich 1971 einen völlig kachektischen Säugling gesehen, dessen Mutter sehr bald nach der ersten Geburt ein zweites Kind bekommen hatte. Für das zuerst geborene hatte sie weder genug Milch, noch Kraft zu seiner Betreuung.

Indirekte Hinweise auf Kindstötung finden sich in der Trobriandliteratur nur bei dem Arzt BELLAMY (1913), der bei seinen medizinischen Patroullien ein sehr ungleiches Zahlenverhältnis der Geschlechter mit Überwiegen der männlichen Seite fand. POWELL (1956) hat diesen Befund aufgegriffen. Infantizid hat in der Geschichte von Homo sapiens als Regulativ für übermäßigen Bevölkerungszuwachs vermutlich immer eine Rolle gespielt. Dort wo, vor allem von weiblichen Untersuchern, sorgfältige ethnographische Erhebungen in Neuguinea durchgeführt wurden (so. z.B. von Margaret McARTHUR 1971 und Marily STRATHERN 1972), finden sich Hinweise auf diese Praxis, die wir, allerdings unter den anderen ökologischen und ökonomischen Bedingungen des Hochlands von West-Neuguinea, bei den Eipo dokumentieren konnten (SCHIEFENHÖVEL, im Druck). Es erscheint nicht ausgeschlossen, daß auch auf den Trobriand-Inseln präferentieller Mädcheninfantizid ausgeübt wurde, da dadurch die deutlichste Beschränkung des Geburtenüberschusses erzielt werden kann. Das unausgewogene Geschlechterverhältnis bei BELLAMY würde so eine mögliche Erklärung finden. Daß man bei einer ersten Befragung heutzutage keine Hinweise auf Infanitizid bekommt, verwundert nicht, denn Kindstötung wird natürlich von den Missionen besonders nachdrücklich bekämpft.

Interessant erscheint die Regelung, daß nach dem Tod eines Neugeborenen, die Familie der Frau eine Kompensation erhalten muß. In den verschiedenen Beschreibungen ähnlicher Ausgleichszahlungen (insbesondere bei MALINOWSKI und A. WEINER) fehlt die Schilderung derartiger Bräuche. Von A. WEINER wird vor allem das System des Gebens und Nehmens von Grasröcken geschildert, das die Frauen untereinander verbindet und das in Gang kommt, wenn ein Erwachsener gestorben ist. Es erscheint denkbar, daß der Tod eines Neugeborenen ähnliche Verpflichtungen nach sich zieht.

Humanethologisch-psychologisch interessant ist die Einstellung der Trobriander zum sexuellen Verzicht der Frauen während des postpartum-Koitustabus, das möglicherweise heute nicht mehr über etwa zwei Jahre eingehalten wird, wie von MALINOWSKI (op. cit., S. 197) beschrieben. Die Sorge um den Säugling, der nahezu ständige Hautkontakt mit ihm deckt nach Meinung der Informanten so viel an Bedürfnissen ab, daß man den Frauen das Verkraften der sexuellen Abstinenz generell zutraut. Anders als es etwa von HEIDER (1976) für die Dani beschrieben wurde, wo seinen Angaben zufolge auch die Ehemänner die dort bis zu sechs Jahren währende Abstinenz einhalten, gilt es offenbar auf Kiriwina, wo man recht pragmatische Regelungen der sexuellen Aktivität feststellen kann, als normal, wenn der betroffene Ehemann sich in der Tabuzeit eine Geliebte sucht.

Wie schon erwähnt, hat das Krankenhaus in Losuia als Zentrum der ambulanten und stationären Behandlung aber auch als Basis für die in den Außenbezirken beschäftigten medical orderlies und für die externen Gesundheitskampagnen seine frühere Bedeutung verloren; die medical aidposts sind ebenfalls weniger wirkungsvoll als früher. Diese Entwicklung wird auch darin deutlich, daß nur mehr 20-30 Kinder pro Jahr im Krankenhaus geboren werden. Ideal wäre es, wenn eine gute ärztliche Versorgung wiederhergestellt werden könnte, die bereit und in der Lage wäre, den traditionellen medizinischen Praktiken, insbesondere in der Geburtshilfe, den ihnen zukommenden Platz einzuräumen.

ZUSAMMENFASSUNG: Es wird über ein Informationsgespräch berichtet, das mit zwei Frauen und drei Männern auf der Hauptinsel der Trobriandgruppe über Schwangerschaft und Geburt geführt wurde. Es konnten einige Praktiken ermittelt werden, die bisher in der Literatur nicht erwähnt wurden, so z.B. der Gebrauch eines besonderen Sitzholzes während der Geburt, die Durchführung von Zauberbehandlungen zur Erzeugung von Unfruchtbarkeit bei Frauen oder die Verpflichtung zu Kompensationszahlungen an die Familie der Mutter im Fall des Todes eines Neugeborenen oder Säuglings. Daneben finden sich auch klare Parallelen zu den Angaben MALINOWSKIs (1968) und JÜPTNERs (s. dieser Band). Auffällig ist der Rückgang der Klinikgeburten, der seinerseits auf Mangel an Mitteln und Einsatz von weniger qualifiziertem Personal zurückzuführen ist. Die Trobriand-Frauen sind also wieder vermehrt auf Methoden der traditionellen Geburtshilfe angewiesen. Für künftige ethnomedizinische Forschungen wäre interessant festzustellen, ob und wie stark etwa die perinatale Mortalität bei Mutter und Kind dadurch zugenommen hat. Von der zukünftigen medizinischen Versorgung von Schwangeren, Gebärenden und Wöchnerinnen wird erhofft, daß sie die erforderliche Hilfe zu leisten imstande ist und gleichzeitig der traditionellen Geburtshilfe den ihr gebührenden Raum läßt.

SUMMARY: The author reports an interview on pregnancy and childbirth he held with two women and three men on the main island of the Trobriand group. Some practices were found which were so far not reported in the literature, e.g. the usage of a special wooden "cushion" on which the parturient sits, the carrying out of magic ceremonies in order to produce infertility in women or the rule that compensation has to be payed to the family of the mother in case her child dies. Besides that clear parallels to the findings of B. MALINOWSKI (1968) and H. JÜPTNER (this vol.) were documented. The decline in the frequency of hospital deliveries is quite obvious and apparently caused by financial cuts and less qualified personell. Trobriand women, therefore, are more dependent again on the methods of traditional obstetrics; for future ethnomedical research it would be interesting to determine whether and how much perinatal mortality of mother and child has increased through this. It is hoped that future health care will be able to give the necessary medical treatments and, at the same time, respect traditional birth practices.

ANMERKUNGEN

(1) Das entsprechende Tonband wird im humanethologischen Filmarchiv der Max-Planck-Gesellschaft aufbewahrt. (2) S. sein Beitrag in diesem Band. (3) Die Schreibweise entspricht der in MALINOWSKIs Arbeiten, sofern die Wörter dort enthalten sind; in den anderen Fällen ist meine phonetische Umschrift wiedergegeben.

LITERATUR

BELLAMY R.L. (1913): Magisterial report, Trobriand Islands. *Papua Annual Reports*. Port Moresby.

HEIDER K. (1976): Dani sexuality: a low energy system. *Man*, 11, 188-201.

JÜPTNER H. (dieser Band): Geburtshilflich-gynäkologische Beobachtungen bei den Trobriandern.

Van LAWICK-GOODALL Jane (1971): *Wilde Schimpansen*. Hamburg: Rowohlt.

MALINOWSKI B. (1916): Baloma. The spirits of the dead in the Trobriand Islands. *J. of the Roy. Anthropol. Inst.*, 45. Reprinted in Magic, science, and religion and other essays, by B.K. MALINOWSKI. New York: Doubleday, 149-254.

MALINOWSKI B. (1918): Fishing and fishing magic in the Trobriand Islands. *Man*, 53, 87-92.
--(1920): Kula: The circulating exchanges of valuables in the archipelagos of eastern New Guinea. *Man*, 51, 97-105.
--(1922): *Argonauts of the western Pacific*. New York: E.P. Dutton.
--(1925): Magic, science, and religion. In: J.A. NEEDHAM (ed.): *Science, religion and reality*, London. 20-84. Reprinted in Magic, science, and religion and other essays, by B.K. MALINOWSKI. New York: Doubleday, 17-98.
--(1926a): *Crime and custom in savage society*. New York and London: International Library of Psychology, Philosophy, and Scientific Method. (Paterson: Littlefield, Adams, 1962).
--(1926b): *Myth in primitive psychology*. Psyche Miniatures General Series 6. London. Reprinted in Magic, science, and religion and other essays, by B.K. MALINOWSKI. New York/ Doubleday, 99-148.
--(1927): *Sex and repression in savage society*. New York: Meridian Books.
--(1929): *The sexual life of savages in north-western Melanesia*. New York:Harvest Books.
--(1931): Culture: In: *Encyclopaedia of the social sciences*. New York: Macmillan, vol. 4, 621-646.
--(1935a): *Coral gardens and their magic: A study of the methods of tilling the soil and of agricultural rites in the Trobriand Islands*. New York: American Book Co., vol. 1 (Bloomington: Indiana University Press, 1965).
--(1935b): *Coral gardens and their magic: A study of the methods of tilling the soil and of agricultural rites in the Trobriand Islands*. New York: American Book Co., vol. 2 (Bloomington: Indiana University Press, 1965).
--(1954): *Magic, science, and religion and other essays*. New York: Doubleday.
--(1967): *A diary in the strict sense of the term*. London: Routledge & Kegan.
--(1968): *The sexual life of savages in north-western Melanesia*. London: Routlege & Kegan Ltd., 3. Auflage, Nachdruck von 1932 (vgl. 1929).
McARTHUR Margaret (1971): Men and spirits in the Kunimaipa valley. In:L.R. HIATT and C. JAYAWARDENA (eds.): *Anthropology in Oceania*. Sydney.
MONTAGUE Susan (1974): *The Trobriand society*. Ph.D. dissertation, University of Chicago.
POWELL H.A. (1950): *Trobriand islanders*. Produced by University College, London.
--(1956): An analysis of present day social structure in the Trobriand Islands. Ph.D. dissertation, University of London.
--(1960): Competitive leadership in Trobriand political organization. *J. of the Roy. Anthropol. Inst.*, 90, 118-148.
--(1969a): Genealogy, residence, and kinship in Kiriwina. *Man*, n.s. 4, 117-202.
--(1969b): Territory, hierarchy, and kinship in Kiriwina. *Man*, n.s. 4, 580-604.
SCHIEFENHÖVEL W. (1969): Die Anwendung von Heilpflanzen und die traditionelle Geburtenkontrolle bei Eingeborenen Neuguineas. Sitzungsberichte der Physikalisch-medizinischen Sozietät zu Erlangen. Bd. 83/84. 1964-69, 114-133 u. 179-182.
-- (1970): Ergebnisse ethnomedizinischer Untersuchungen bei den Kaluli und Waruga. in Neuguinea. Dissertation, Medizinische Fakultät der Universität Erlangen.
-- (1976): Die Eipo Leute des Berglands von Indonesisch-Neuguinea. *Homo*, 26, 4 263-275.
--(1980): "Primitive" childbirth-anachronism or challenge to "modern" obstetrics? Proceedings, 7th European Congress of Perinatal Medicine. A. BALLABRIGA & A. GALLART (eds.), Barcelona, 40-49.
--(1982): Die natürliche Geburt. *Neue Zürcher Zeitung*, 19.5, 65.
--(in Druck): Preferential female infanticide and other mechanisms regulating population size among the Eipo. (Beitrag zu Harvard Seminar 'Population and Biology').
SCHIEFENHÖVEL Grete u. W. (1978): Eipo, Irian Jaya (West-Neuguinea) - Vorgänge bei der Geburt eines Mädchens und Änderung der Infantizid-Absicht. *Homo*, 29, 121-138.
STRATHERN Marilyn (1972): *Women in between*. London: Seminar press.
WEINER Annette B. (1976): *Women of value, man of renown*. London: University of Texas Press.

curare Sonderband 1/83 151–158

Me'udana (Südost-Neuguinea)
Die Empfängnis-Theorie und ihre Anwendungen

Erhard Schlesier

VORBEMERKUNG

Die alte evolutionistische Spekulation von der angeblichen Promiskuität in der frühen Menschheitsgeschichte (vgl. PLISCHKE 1924) und der aus der Promiskuität ('mater certa, pater incertus') folgenden Matrilinealität kann als erledigt gelten. Wenn hin und wieder solche Spekulationen in (unilinearen) Evolutionstheorien (bes. in Aussagen der marxistischen Ethnografie und Vorgeschichte zur sogenannten 'Urgesellschaft') vorgebracht werden, erhalten sie rasch Antwort (kürzlich z.B. H. BEHRENS durch G. KURTH und O. RÖHRER-ERTL 1977).

Mit oder ohne Bezug zu dieser Feststellung (Promiskuität oder nicht, aber Unkenntnis der physiologischen Vaterschaft) ist wiederholt vorgebracht worden, z.B. von SPENCER und GILLEN (1899:112ff., 1904:281f.) für Zentralaustralien, von ASHLEY MONTAGU (1937) für alle Australier, von MALINOWSKI (1916) für Trobriand, daß bestimmten Ethnien der Zusammenhang zwischen cohabitatio und conceptio unbekannt sei. Jedes dieser Beispiele kann nach meinem Urteil heute als widerlegt gelten, die Fälle aus Australien durch STREHLOW (1947: 16ff., 86ff.), MOUNTFORD (1960:118) und andere, der Fall Trobriand durch AUSTEN (1934/35), JÜPTNER (1970), Susan MONTAGUE (1973); (vgl. ferner z.B. FORD 1964:34-36, DEVEREUX 1937, HUNTER und WHITTEN 1976: 321).

Wir können also davon ausgehen, daß der Zusammenhang zwischen cohabitatio und conceptio den Menschen in der "ethnologischen Gegenwart" überall bekannt war und bekannt ist, aber mangels naturwissenschaftlich-'erforschter' Einsicht nicht nur a n d e r s gesehen wird als w i r es gegenwärtig "wissen", sondern daß dieser Zusammenhang auch insgesamt verschiedenartig gesehen wird. Stellenweise (wie in Australien oder auf Trobriand, deshalb die ersten Fehlurteile) wird die Kenntnis des Zusammenhangs von cohabitatio und conceptio überdeckt und verdunkelt von eingreifenden mythischen Bildern und Glaubensvorstellungen (Einwirkung von Ahnen aus dem Totenland, von Heilbringern und Geistwesen an Plätzen magischer Kommunikation, z.B. den 'Geistkindplätzen'), die den Menschen etwas 'erklären', was auch die Kenntnis des Zusammenhangs von cohabitatio und conceptio mangels naturwissenschaftlicher Einsicht nicht erklären kann, nämlich die Entstehung eines neuen Menschen. Ich sehe darin keinen Widerspruch.

Die Empfängnis-Theorie gehört zum jeweiligen Weltbild (der Welt-Erkenntnis) einer Ethnie (im Sinne von 'ethno-science'), auf diese Erkenntnisse sind Alltagshandlungen und das soziale Leben variantenreich bezogen (vgl. z.B. DOUGLAS 1975:60-72). Dabei ist stellenweise ein Zusammenhang mit matrilinearer/patrilinearer Deszendenz gegeben, wenn entsprechend der Deszendenzregel der Anteil des einen Geschlechts an der Zeugung eines Kindes besonders betont wird, in patrilinearen Gesellschaften etwa die Wörter 'gebären' und 'nähren' auf den Mann bezogen werden können (siehe dazu ELKIN 1963/64:90 und YOUNG 1971:40). - Das Problem "Couvade" ("Männerkindbett") ist ein anderer, aber hier angrenzender Vorstellungsbereich.

Friedr. Vieweg & Sohn, Braunschweig /Wiesbaden

Der Fall Me'udana (Normanby Island, Duau Census Division, Milne Bay Province, Papua New Guinea): MALINOWSKI hat die Probleme und die Schwierigkeiten, die es bei der ethnologischen Feldarbeit im Intimbereich der untersuchten Bevölkerung zu beachten und zu überwinden gilt, eingehend dargestellt (1929: 201, 361ff.). Die Forschungssituation, die den folgenden Daten zugrundeliegt, kann so zusammengefaßt werden: Ich habe 1961/62 nach viermonatigem Aufenthalt in Me'udana versucht, mit einigen Männern Gespräche über den sexuellen Lebensbereich zu führen. Als sich zeigte, daß eine Gesprächsbereitschaft bestand und negative Auswirkungen auf die gesamte einjährige Feldarbeit nicht zu befürchten waren, wurde der Kreis der Befragten erweitert. Die Männer waren auch bereit, über alle Fragen mit ihren Frauen zu sprechen und mir deren Ansicht mitzuteilen. Direkte Gespräche zwischen ihren Frauen und mir wurden von den Männern zwar nicht zurückgewiesen, aber als nicht schicklich bezeichnet, ich unterließ sie deshalb. - 1974/75 wurden auch diese Angaben im Rahmen einer 'restudy' (SCHLESIER 1977) überprüft und in einigen Punkten erweitert. Die Bereitschaft zu Gesprächen hierüber hatte sich auch durch die öffentliche Diskussion der "family planning" verbessert (Plakate und Schautafeln in den Verwaltungsstellen, im Radio, mit den einmal monatlich auf "patrol" zur Betreuung schwangerer Frauen und von Säuglingen nach Me'udana heraufkommenden Schwestern von dem Hospital Bwaruada).

Es gab keine Differenz in den Aussagen, daß für die Zeugung eines Kindes Geschlechtsverkehr notwendig und Mann und Frau - wenn auch nicht im gleichen Maße - an der Entwicklung des Foetus beteiligt seien. Die Samenflüssigkeit des Mannes und die Sexualsekrete der Frau - beide als molo bezeichnet -, dazu das Fruchtwasser (*bwasi-bwasi*), über dessen Bedeutung nichts ausgesagt werden konnte, und Blut aus dem Körper der Frau sind die vier Bestandteile, die für die Empfängnis und den Aufbau des Foetus bis zur Geburt des Kindes als nötig erachtet werden. Von einer weiblichen Eizelle ist nichts bekannt. Bei dem Blut handelt es sich aber nicht um das normale Blut (*lala* oder *bweyaha*) der Mutter, sondern um ein Blut (*tabutabu* oder *maliana*), das die Frau s p e z i e l l für die Generationsfähigkeit besitzt und ihren Körper sonst bei der Menstruation verläßt. Alle vier 'Bestandteile' mischen sich im Leib der Frau. Des Mannes molo ist als Zeugungsstoff unbedingt notwendig, und daß die Rolle des Mannes als Miterzeuger eines Kindes anerkannt wird, zeigt auch der Genitornachweis aufgrund von Ähnlichkeitsmerkmalen.

Wichtig ist nun, daß von allem, besonders aber vom molo, genug im Leib der Frau angereichert sein muß, ehe sich eine Schwangerschaft einstellen kann. Das besagt, daß eine Schwangerschaft wiederholten, häufigen Geschlechtsverkehr voraussetzt. Wenn ein Ehepaar ein Kind sehr schnell haben möchte, müsse es zumindest einmal täglich über längere Zeit Verkehr haben. Soll das Kind noch auf sich warten lassen, geht der Mann nur ein- oder zweimal wöchentlich zu seiner Frau. E i n m a l i g e r Geschlechtsverkehr kann nach Auffassung der Me'udana unmöglich zu einer Schwangerschaft führen. (Eine ganz ähnliche Empfängnis-Theorie haben die Kalauna auf Goodenough Island, vgl. YOUNG 1971:40).

Es ist deutlich, daß eine solche Auffassung zu erheblichen sozialen Spannungen und Konflikten, auch zwischen Eheleuten oder allgemein Sexualpartnern, führen kann. So wurde berichtet, daß vor Jahren ein australischer Patrol Officer in Sipupu ein schwangeres Mädchen, dessen Namen er sich notierte (um übers Jahr sich nach dem Kinde erkundigen zu können) und das noch nicht im e'une-(=Verlobungs-)Stadium war, aufforderte, ihm alle Männer zu nennen, mit denen es geschlafen habe. Das geschah, aber einen wollte sie als potentiell Unterhaltspflichtigen, die alle notiert wurden, ausgeschlossen wissen mit der Begründung, mit ihm wäre sie nur einmal zusammen gewesen, er könne sicher nicht der Vater des Kindes sein. Die diesen Vorfall berichtenden Me'udana-Männer waren fest davon überzeugt, daß der Patrol Officer dem jungen Mann, den er nicht von seiner Namensliste strich, Unrecht getan habe.

Schwierigkeiten kann es geben, wenn eine Frau (Witwe) nach der Probenacht, die sie vor einer Wiederheirat mit einem Witwer verbringen darf, schwanger wird und dieser daraus schließen muß, daß sie auch mit einem anderen Mann oder anderen Männern zusammen war, vielleicht sogar in den Monaten nach dem Tode ihres Ehemannes, bevor mit dem Fest *bwabware* alle Tabus aufgehoben worden waren.

Das molo kann selbstverständlich von verschiedenen Männern stammen, und das Kind wird demjenigen Manne ähnlich sehen, mit dem die Mutter am meisten verkehrt hat. Wenn nach der Eheschließung ein Kind schnell kommt, aber das Ehepaar nicht mehr als ein- bis zweimal wöchentlich zusammen war, muß der Mann annehmen, daß seine Frau in den Monaten der Ehe oder in der Verlobungszeit noch einen anderen Mann gehabt hat (es sei denn, die beiden hatten schon vor der Eheschliessung über längere Zeit regelmäßig miteinander Verkehr). Er kann dann seine Rolle als Genitor, die ja im Normalfall mit den (sozialen) Verpflichtungen als Vater identisch ist, in Frage stellen. Ein solcher Fall tauchte z.Zt. meiner Anwesenheit in Me'udana nicht auf. Es heißt (Befragungsergebnis), daß ein solcher Mann dann einen der (früher von der australischen Verwaltung eingesetzten, später gewählten) village councillor oder den policeman holen kann, der die Frau über ihre Kontakte mit anderen Männern befragt. Gibt sie für die Zeit nach der Eheschließung solche Kontakte zu, liegt es am Mann, ob er sie verläßt bzw. sie wieder wegschickt. Beharrt sie aber, sie habe keinen anderen Mann in der *e'une*-Zeit und nach dem *helatu*-Hochzeitsritus gehabt, wird der Mann seine Entscheidung aufschieben und sich zunächst das Kind anschauen. Erkennt er das Kind nach Ähnlichkeitsmerkmalen als seines an, ist die weitere Eheführung gesichert. Andernfalls holt er wiederum einen councillor oder den policeman und bringt seine negativen Beweise vor und nennt auch u.U. den Mann, den er für den Vater des Kindes hält und an den er seine Frau nun verweisen will. Ist der neutrale 'Gutachter' gleicher Ansicht, wird der andere Mann veranlaßt, die Frau zu heiraten oder, wenn er schon verheiratet ist und eine polygyne Eheführung aus diesem oder jenem Grunde nicht erwünscht ist, sie und das Kind mit Nahrung zu versorgen. Lehnt er ab, bzw. bestreitet er die Vaterschaft, wird die Angelegenheit als 'case' vor den Patrol Officer gebracht. In früherer Zeit habe die Sippe eines Mädchens bzw. einer Frau die Angelegenheit in die Hand genommen und den Vater des Kindes ausfindig gemacht. Kämpfe zwischen den Sippen aus diesem Grunde seien häufig gewesen.

Anders als beim Menschen, der sich ohne Geschlechtsverkehr zwischen Mann und Frau nicht vermehren könne, sei es möglich, eine Sau auch ohne Eber und nur durch *oba*-Zaubersprüche und andere zauberische Mittel zu schwängern.

In den letzten Monaten der Schwangerschaft erfährt die Frau verständnisvolle Schonung, vor allem darf sie keine schweren Körbe mehr tragen. In den ersten Monaten der Schwangerschaft hat sie keine Tabus zu beachten, in den letzten zwei bis drei Monaten soll sie nicht mehr Betel kauen und nichts von der Kokosnuß genießen, auch nicht mit Kokosmilch zubereitete Nahrung, weil sonst starke Schmerzen bei der Entbindung aufträten. Rauchen darf sie. Für den werdenden Vater gibt es keine pränatalen Tabus. Solange man der Frau die Schwangerschaft nicht am Leibe ansehe, bedeute Geschlechtsverkehr keine Gefahr für das Kind. Dann soll sich der Mann zunehmend zurückhalten und in den letzten zwei bis drei Monaten, wenn die Nahrungstabus für die Frau einsetzen, vom ehelichen Verkehr absehen, um das Kind nicht 'zu zerdrücken'.

Die Auffassung der Me'udana geht dahin, daß ein Ehepaar Kinder haben soll. Begründung: sie helfen in der Pflanzung und helfen besonders, wenn die Eltern alt werden, sie bringen Nahrung und bauen ein neues Haus. Andererseits wünscht man sich nicht zu viele Kinder, da sie ja alle ernährt werden müßten. Die Sippendiagramme (in SCHLESIER 1970) zeigen in den Generationen 1/2/3, daß nur wenige Ehepaare (noch) ohne Kinder waren, daß andererseits einzelne Ehepaare eine recht hohe Zahl an Kindern aufwiesen (maximal 8 und 9), von denen aber meist einige in jungen Jahren oder bald nach der Geburt verstorben waren. Die kinderreichste Mutter war 1962 Bosuwateli mit neun Kindern, von denen sieben am Leben waren (SCHLESIER 1970:81, Nr.163, Diagramm Nr.12, Linie I/Gen.3). Die Kinderzahl sechs wurde mehrfach erreicht. Die demographischen Gegebenheiten, die 1974 in allen Me'udana-Weilern erneut aufgenommen wurden, bestätigen die Ergebnisse von 1961/62. In fast allen 1962 jungen und noch kinderlosen Ehen waren inzwischen Kinder geboren worden.

Kinderlose Männer und Frauen nennt man me'agala. Agala heißt auch der Zauber, den junge unverheiratete Mädchen oder junge Frauen gleich nach der Heirat anwenden, um noch kein Kind zu bekommen und auch ältere Frauen, die kein weiteres Kind wünschen. Sie wenden sich an einen Mann oder an eine Frau, die als Spezialisten für diesen Zauber gelten und bitten sie um Hilfe. Jeder 'Spezialist' hat seine eigenen, als wirkungsvoll angesehenen Zaubersprüche und Blätter. Das Thema der Gewinnung dieser Blätter, ihre Anwendung zusammen mit Zaubersprüchen kann hier nicht weiter verfolgt werden. Aufgrund seiner ärztlichen Tätigkeit auf Trobriand kann H. JÜPTNER (1970:109) mitteilen, daß - ähnlich Me'udana - "angeblich ... bestimmte Pflanzen bekannt sein sollen, die nach bestimmter Zubereitung bei oraler Anwendung eine Schwangerschaft verhüten sollen", mit Sicherheit aber, daß auf Kiriwina die Kenntnis wirksamer, den Uterus verschließender Präventivmittel vorhanden war. Vergleichbares habe ich in Me'udana nicht gehört, doch war bemerkenswert die absolute Sicherheit, mit der die Männer behaupteten, daß ein Mädchen oder eine Frau kein Kind bekommen müsse, wenn sie es nicht wolle. Es ist nicht ausgeschlossen, daß es auch in Me'udana andere Präventivmittel gibt, die mir nicht genannt wurden.

Es soll nicht selten vorkommen, daß eine Frau, die keine Kinder bekommt, ihrem Mann gesteht, sie habe als Mädchen zu viel agala gemacht. In solchem Falle wird dann versucht, mit einem anderen oba-Zauberspruch den agala-Zauber zu brechen und die Frau (wieder) fruchtbar zu machen. - Die von mir vorsichtig ins Gespräch gebrachte Ansicht, daß vielleicht der Mann nicht zeugungsfähig sei, wurde von meinen Gesprächspartnern strikt abgelehnt: Jedes Mannes molo sei gut, (der Empfängnistheorie entsprechend), und sie waren sehr verwundert, von mir zu hören, daß es in Europa zeugungsunfähige Männer gebe.

Nach der Geburt eines Kindes sollen die Eheleute für die Zeit, in der das Kind gestillt wird, also für etwa zwei Jahre, nicht geschlechtlich verkehren. (Dieses Sexualtabu wird mit ähnlichen Begründungen häufig in Neuguinea angetroffen). Nach etwa zwei Jahren, wenn das Kind laufen und etwas sprechen kann und sich gut entwickelt hat, meint man, daß es nun genug Muttermilch erhalten habe. Es wird

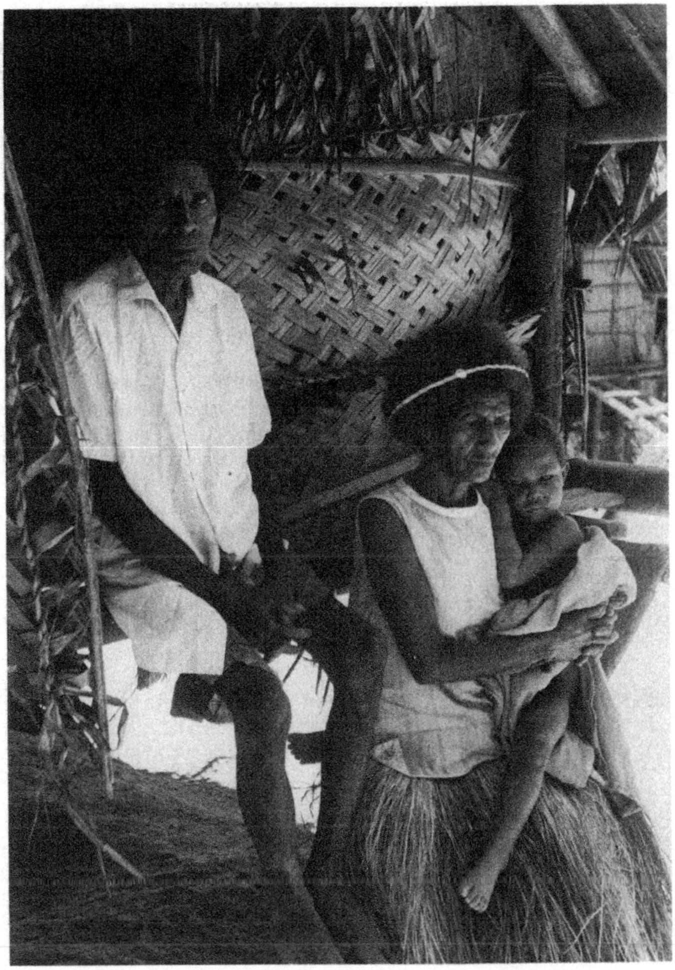

Frau Gabeya'u, eine Heilkundige in Me'udana, gilt als Spezialistin für die Behandlung kranker schwächlicher Kleinkinder und war deshalb eine vielbeschäftigte Heilkundige in Me'udana.

für einige Tage zur Muttermutter oder Mutterschwester gegeben und so entwöhnt. Erst jetzt sollten die Eheleute den Geschlechtsverkehr wieder aufnehmen. Solange das Kind gestillt wird, schadet ihm jeder sexuelle Verkehr der Eltern sehr. Das molo von Mann und Frau geht in die Muttermilch und verdirbt sie, das Kind bekommt Würmer (*mwatamwata*), sei schwächlich, lerne nicht laufen, werde schlimm krank oder stürbe gar. Wenn eine neue Schwangerschaft schnell folgt, nimmt das werdende Kind keinen Schaden, wohl aber das Kind, das noch gestillt wird. Es sterbe oder werde krank und schwächlich, selbst wenn es schon laufen konnte. Wenn Kinder früh sterben oder sehr in der Entwicklung zurückbleiben, haben die Me'udana vor allem diese Erklärung bereit: die Eltern schlafen zusammen (und Beispiele waren schnell zur Hand). Hat ein ehelicher Verkehr nicht stattgefunden, so beschuldigen sich die Ehepartner wechselseitig, außereheliche Beziehungen unterhalten zu haben. Auch der Mann darf also lange Zeit keinen Geschlechtsverkehr haben, er schade der Frau und dem von ihr gestillten Kind. Er bringe den Schweiß der anderen Frau(en) mit nach Hause, reiche mit seiner Hand der Frau oder dem Kind Nahrung. Diese Erkrankung (*nima so'o;* nima=Hand, so'o=verbinden) wird auch als Wurmkrankheit aufgefaßt. Solche Vorwürfe, er habe mit anderen Frauen geschlafen, hat ein Mann zu gewärtigen, dessen Frau und kleines Kind krank werden oder sterben. Er habe *nima so'o* ins Haus gebracht. (Diese Krankheit bekommt in polygyner Ehe auch eine Frau, deren Mann nur oder zu oft mit der anderen Frau verkehrt).

Es ist unwahrscheinlich, daß Frauen und vor allem Männer eine so lange Zeit, die eher länger als zwei Jahre als kürzer ist, enthaltsam leben. Die befragten Gewährsleute sagten ohne Ausnahme, sie hätten sich immer richtig verhalten. Die Situation erinnerte deutlich an den hypothetischen Auftritt des Ethnologen vom Mars, der sich über die Ehemoral in Europa informieren will, bei MALINOWSKI (1929:362f.). Da also keine ehrliche Antwort erwartet werden konnte und der Abstand im Alter der Kinder kaum korrekt abzuschätzen war, hatten weitere Befragungen keinen Sinn. Manchmal hatte ich bei Geschwistern doch den Eindruck, daß sie nur ein Jahr oder wenig mehr auseinander waren. *Mwatamwata* bekommt man auch, wenn man zu viel Fleisch oder Fisch ißt, und beides ist in Me'udana knapp. Möglicherweise besteht hier ein Zusammenhang derart, daß das Sichversagenmüssen eines Wunsches durch solche Furcht vor Bestrafung erleichtert wird, die zudem im Falle des Sexuallebens eine kulturgebundene Antwort auf die hohe Kindersterblichkeit sein kann. - Wenn ein Kind tot zur Welt kommt, ist den Eltern ehelicher Verkehr nach etwa vier Wochen wieder erlaubt.

Der Zustand kleiner Kinder, die sich nicht günstig entwickeln, die schlecht laufen und sprechen lernen, sehr dünn sind, viel schreien und eine ungesunde Hautfarbe zeigen, nennt man auch *aisuya*, wörtlich: 'ein Bein über ein anderes legen'; das Wort *suya'iya* (Dobu: *suyatao*) bedeutet einerseits 'über etwas hinwegschreiten', ist aber auch eine Metapher für die Ausübung des Geschlechtsverkehrs. Deshalb wiesen meine Gewährsleute bei der Erörterung dieses Themas auf den Geschlechtsverkehr der Eltern hin, dem der Zustand des Kindes zuzuschreiben sei. Als Hilfe gibt es Zaubersprüche, die eine Befreiung von den *mwatamwata* und eine günstige Entwicklung des Kindes bewirken sollen.

Wenn ein Kind weder der Mutter noch dem Vater, auch nicht einem der Großeltern, ähnlich sieht, hat man nur eine Erklärung: Es ist zu viel molo von anderen Männern beteiligt. Das nimmt man beim ersten Kind im allgemeinen hin, weil es als normal gilt, daß ein Mädchen mehrere Freunde hat, deren molo neben dem des Ehemanns noch den Leib des Kindes m i t aufgebaut hat. Vom zweiten Kind an aber wird darin ein Beweis erblickt, daß die Frau mit anderen Männern zusammen war. Ein solcher Mensch, der weder Vater noch Mutter oder einem der Großeltern ähnlich sieht, kann niemals *gomabwaina* bzw. *sinebwaina*, ein 'schöner Mann' bzw. eine 'schöne Frau' sein. Dieses Kriterium taucht hier deutlich neben anderen, etwa einer schönen Haut, auf. Es wird besonders geschätzt, wenn man im Gesicht des Kindes und später des Erwachsenen typische Merkmale einer Sippe (*susu*) erkennt, besonders natürlich, da matrilineale Struktur, der Sippe der Mutter. Nach meiner Ansicht sind in Me'udana solche Lokaltypen in einzelnen Sippen an der Gesichtsbildung zu erkennen.

Außer an den Gesichtszügen meint man , an den H a n d l i n i e n die Vaterschaft erkennen zu können. Am besten sei es, wenn die linke Hand die Linien von Mutters linker und die rechte Hand die Linien von Vaters rechter Hand zeigen, gut sei auch, wenn die Linien an beiden Händen entweder mit denen der Mutter oder denen des Vaters übereinstimmen. Skeptisch wird man, wenn ein Kind weder die Handlinien des Vaters noch der Mutter aufweist oder nur an einer Hand die der Mutter, an der anderen Hand dagegen fremde Linien. Jetzt wird geschlossen, daß die Mutter des Kindes noch anderen Verkehr gehabt haben müsse, und aus der Art der Handlinien versucht man zu entnehmen, welcher Totemgemeinschaft der an der Zeugung dieses Kindes auch Beteiligte angehören könnte. Doch ist dieser 'Genitortest' auch nach Ansicht der Gewährsleute nicht widerspruchsfrei und bedürfe der Auslegung; denn das Kind könne auch die Handlinien eines der Großeltern haben (und in den vier Großelternteilen sind in den meisten Fällen alle drei in Me'udana vorhandenen Totems vertreten). (Die für die Totem charakteristischen Handlinien vgl. später in Teilband II zu Me'udana'; SCHWIDETZKY 1962:753; 755 stellt fest, daß die in Melanesien anzutreffende Ansicht, "daß sich die Heiratsklassen in den 'Handlinien' unterscheiden, könnte ... auf tatsächlichen Beobachtungen beruhen". So unterscheiden sich nach ihren Ergebnissen die beiden exogamen 'Heiratsklassen' der Insel Biem "hochsignifikant in der Häufigkeit der Thenarmuster, noch signifikanter in den Endfeldern der D-Linie und den Hypothenarmustern, nicht dagegen in Fingerbeer- und Interdigitalmustern").

Die Empfängnistheorie der Me'udana gehört zu den in Neuguinea weitverbreiteten Varianten der 'Akkumulationstheorie', etwa: der männliche Zeugungsstoff dient als 'stopper', bringt das Menstruationsblut zum Gerinnen, aus dem dann Ahnen oder Geister das Kind formen. - Eine vergleichende Betrachtung der Empfängnistheorie in Melanesien liegt noch nicht vor.

ZUSAMMENFASSUNG: Der Verfasser geht davon aus, daß den Menschen in allen Kulturbereichen der 'ethnologischen Gegenwart' der Zusammenhang zwischen cohabitatio und conceptio bekannt war und bekannt ist, daß dieser Zusammenhang aber sehr verschiedenartig beurteilt wird. Die Empfängnistheorie ist Teil der jeweiligen Welt-Erkenntnis einer Ethnie im Sinne von 'Ethno-science'. - Die Me'udana vertreten eine Variante der sogenannten 'Akkumulationstheorie': Eine Frau wird schwanger, wenn genug Sexualsekrete von Mann und Frau in ihrem Leib angereichert sind, der Foetus bildet sich aus diesen Sexualsekreten, dem sonst bei der Menstruation abgehenden Blut der Frau und dem Fruchtwasser. Die sozialen Probleme und potentiellen Konflikte, die aus dieser Akkumulationstheorie erwachsen, werden diskutiert.

SUMMARY: The author argues that mankind in all culture areas of the 'ethnological presence' is and was aware of the connection between cohabitatio and conceptio. The special theory of procreation in an ethnic group is part of its cognition of the world in general in the sense of 'ethno-science'. - The Me'udana advocate a variant of the so-called 'accumulation theory': A woman becomes pregnant when sufficient sexual secretions of both man and woman had accumulated in her womb, the foetus forms out of these sexual secretions, the menstruous blood and the amniotic fluid. The social problems and potential conflicts coming up of this theory are discussed.

LITERATUR

ASHLEY-MONTAGU M.F. (1937): *Coming into being among the Australian Aborigines.* A study of the procreation beliefs of the native tribes of Australia. London

AUSTEN L. (1934/35): Procreation among the Trobriand Islanders. In: *Oceania*, 5, 102-113.

DEVEREUX G. (1937): Der Begriff der Vaterschaft bei den Mohave-Indianern. In: *Zs. f. Ethnol.*, 69, 72-78.

DOUGLAS M. (1975): *Implicit meanings.* Essays in Anthropology. London.

ELKIN A.P. (1963/64): Rethinking Anthropology: A review. In: *Oceania*, 34, 81-107.

FORD C.S. (1964): *A comparative study of human reproduction*. Yale Univ. Publ. in Anthr. 32 (reprint, erste Auflage 1945).

HUNTER D.E., WHITTEN Ph. (eds.) (1976): *Encyclopedia of Anthropology*. New York.

JÜPTNER H. (1970): Medizinisch-ethnologische Beobachtungen auf den Trobriand-Inseln (Neuguinea). In: *Zs. f. Tropenmed. u. Parasitologie*, 21 (1), 108-111.

KURTH G., RÖHRER-ERTL O. (1977): Bemerkungen zu "Die Lokalgruppe, die sozialökonomische Grundeinheit in der Steinzeit" von Hermann Behrens. In: *Archaeologia Austriaca* 61/62, 9-30.

MALINOWSKI B. (1916): Baloma. The spirits of the dead in the Trobriand Islands. In: *Journ. of the Roy. Anthr. Inst.* 46.

MALINOWSKI B. (1929): *Das Geschlechtsleben der Wilden in Nordwest-Melanesien*. Leipzig.

MONTAGUE S.P. (1973): Copulation in Kaduwaga. In: *Man, N.S.*, 8 (2), 304-305.

MOUNTFORD Ch. P. (1960): Phallic objects of the Australian Aborigines. In: *Man*, 60, 118.

PLISCHKE H. (1924): Die Promiskuitätslehre als völkerkundliches Problem. In: *Japanisch-Deutsche Zs. f. Wissenschaft u. Technik*, 2, 12, 463-476.

SCHLESIER E. (1970): *Me'udana*, Teilband I: Die soziale Struktur. Braunschweig (Teilband II in Vorbereitung).

SCHLESIER E. (1977): Re-study of Me'udana (Papua New Guinea). A preliminary report. In: *Bull. of the Int. Com. on urgent anthr. and ethnol. research*, 19,89-93.

SCHWIDETZKY I. (1962): Papua and Melanesier in Nordost-Neuguinea nach dem anthropologischen Material von Georg Höltker. In: *Anthropos*, 57, 748-756.

SPENCER B., GILLEN F.J. (1899): *The native tribes of Central Australia*. London. (zit. nach dem reprint von 1938).

SPENCER B., GILLEN F.J. (1904): *The northern tribes of Central Australia*. London.

STREHLOW T.G.H. (1947): *Aranda Traditions*. Melbourne.

YOUNG M.W. (1971): *Fighting with food. Leadership, values and social control in a Massim Society*. Cambridge.

NACHBEMERKUNG Die existentiellen Bedingungen eines Ethnologen, seine täglichen Erfahrungen und das, was er im Tagebuch niederschreibt, sind sachlich nicht von seinen 'Daten' zu trennen. Beispiel: ... kurz vorm Dunkelwerden kommt Alo'ela an meinem Haus vorbei (junger, unverheirateter Mann), sauber gekleidet, eine Hibiskusblüte im nipuna-Oberarmband, seine Gitarre und eine Kerosinlampe in den Händen. Auf meine Frage, wohin er denn so spät noch wolle, lächelt er fröhlich zurück. Alo'ela ist bekannt dafür, daß er gern den Mädchen nachstellt und wenig in den Pflanzungen arbeitet; plötzlich 'dichtet es in mir':

Der Herrgott hat auch einen Me'udana,
der heißt mit Namen Alo'ela,
wenn der zu einem Mädchen geht,
steckt er sich erst die Lampe an,
damit er sicher sehen kann,
daß es auch 'ne andre ist,
die er heute abend küßt.
Kommt er zur gleichen sanauna (=das zehnte Mal),
er wird gwama tamana (Kindesvater),
dann wird die Gitarre ruhn
Alo'ela muß was tun.

Das war 1962; 1974 war Alo'ela polygyn verheiratet. Von seiner ersten Frau hat er drei Kinder, dann nahm er noch eine Witwe mit einem Kind zu sich. Er arbeitete für seine große Familie hart in den Pflanzungen.

Dieser Beitrag wurde erstmalig in curare 2 (1979): 97-104 veröffentlicht

curare Sonderband 1/83 159–172

Birth on Ponape: Myth and Reality

J. L. Fischer

The aim of this paper is to compare the traditional customs of birth and related phenomena with their corresponding mythical images in the culture of the island of Ponape, Caroline Islands (Micronesia) and consider the nature of the relationship between myth and reality. In many ways the birth customs and myths about birth on Ponape resemble those of other small, non-literate societies, but we shall pay special attention here to those features of custom and myth which are relatively unusual or distinctive.

Ponape, like most formerly isolated small societies, is now coming into increasing contact with the rest of the world. The island has automobiles, a jet airfield, radio, and television, for instance. Birth customs are changing along with everything else. This paper, however, will largely deal with what has sometimes been called the "ethnographic present", that is, the earliest period for which the culture can be plausibly reconstructed in rather full detaily by ethnographic methods. For Ponape this is probably some time in the mid or early nineteenth century. We shall consider recent data as well, but primarily as evidence for this earlier period. Of course, evidence for this earlier period is not as good as for the modern period, since our conclusions about the earlier period must be based primarily on tradition and the recollections of old people rather than on direct observation by trained observers. The justification for our interest in the earlier period is that Ponapean culture, like most comparable cultures, has been gradually losing its distinctiveness and has been getting mixed with modern world civilization. We have more to learn about the limits and basic features of human nature from Ponape as it was a century or more ago than as it is today. Moreover, the traditional myths which I propose to discuss took shape in an earlier period.

Ponape is a mountainous high island in the eastern part of Micronesia, the geographical and cultural area of the "small islands" in the west central Pacific. Ponape is the largest island within hundreds of miles, although it is only about twelve by ten miles in length and width. It is surrounded by a lagoon and barrier reef. The shores of the island itself are largely encircled with mangrove swamps. Most of the people lived near the shore in order to have access to the lagoon for fishing. At the beginning of the colonial period in 1887 the island was divided into five independent states or chiefdoms, each having about 1.000 people. Earlier in the nineteenth century there was considerable depopulation due to introduced diseases, and precontact population may have been around 20.000 or so. At present the population is rapidly increasing and is likely to reach a comparable size in the near future. Compared to most other islands in Micronesia, Ponape had a more elaborate political system with a greater emphasis on rank and personal achievement.

While Ponape was a matrilineal society it seems likely that the ancient Ponapeans believed that the fetus was initially constituted from the semen introduced by the male in sexual intercourse, although

Friedr. Vieweg & Sohn, Braunschweig /Wiesbaden

blood from the mother was required for its growth. Perhaps for this reason it was traditionally the custom for the husband to claim the children in case of divorce, although matrilineage membership of the children remained unchanged. However, the principle that the father should get the children in case of a divorce was also adhered to in the islands of Truk District to the west of Ponape, and it is my impression that the male role in conception was less emphasized there than in Ponape. Probably it is now impossible to settle the question conclusively for peoples of either district, since both groups have been in contact with western and oriental cultures for a century or more, and are familiar with the outlines of our ideas on the matter of conception, which they tend to endorse.

According to the report of the German ethnographer Paul HAMBRUCH (1932: subvol. 2: 86) Ponapeans generally desired children and did not practice infanticide even when the infant was obviously defective. Informants made similar statements to my first wife, Ann, and myself nearly a half century later. Informants also tended to deny the practice of abortion, although both HAMBRUCH and my wife found that some informants reported knowledge of techniques without using them. In view of matrilineal descent, illegitimacy was traditionally not such a serious handicap on Ponape. Adoption was common, so a mother who wanted to be free of her child could easily find someone else glad to take it.

On many islands in the Pacific there were apparently various methods of population control: abortion, infanticide, late marriage, homosexuality, coitus interruptus. None of these seems to have operated much on Ponape, although we should consider that the extremely positive attitude toward children reported by the ethnographers may have been conditioned by the severe depopulation of the early and middle nineteenth century. However, even before this fertility may have been depressed in the rainy climate by widespread filariasis, intestinal parasites, and yaws. There was and is no malaria.

Women were generally in their late teens before producing their first child. This was also about the time of first marriage. Recent statistics indicate that very few children are produced by girls just after puberty. In the old days parents would often pay on older man to take the virginity of their daughters. The man chosen was not expected to have a continuing affair with the girl. It was felt that he would be experienced and gentle; also his erect penis should be tapering to a small head to avoid unnecessary pain. While informants in the 1950's stated that this practice had been abandoned, what information we were able to get suggests that sexual intercourse for both boys and girls used to begin at an early age, often right after puberty or two or three years before puberty for girls. A few informants told my wife that menstruation was initiated by repeated sexual intercourse, although others recognized that even virgins would menstruate on reaching a certain age.

During pregnancy sexual intercourse was forbidden between husband and wife. However, it was considered natural and proper for the husband to want to remain sexually active, but also important for the pregnant wife not to be worried about her husband's infidelity. The traditional solution for this was for the husband to have a temporary liaison with one of his wife's junior unmarried sisters or cousins, who were labeled as secondary "wives" in the traditional kinship terminology.

During pregnancy the expectant mother was supposed to be especially well fed. Her husband as well as her parents and brothers were supposed to be active in providing food for her. Food whims were expected and were indulged. Men, on the other hand, are supposed to eat sparingly at all times, and even today it is my impression that middle-aged women are much more likely to be overweight than men.

Women often returned to the house of their blood relatives to give birth, especially for their first child. (In some cases the couple was probably already living with the wife's parents anyway). Giving birth involved the danger of death, and it was considered important for a woman to die among her blood relatives, especially a young woman who might be dying before her time. Men, however, in contrast to women, were supposed to be warriors, and it was therefore all right for men to die wherever they might be.

A woman's labor was considered a rather private matter. Attendants apparently were often restricted to a couple of senior experienced close relatives of the mother: her own mother, aunt, or older sister. Some women who had given birth at home reported to my wife in 1953 that their husband had attended, but no other male relative. In Ponapean custom there was a strong avoidance between brother and sister, and it would have been highly inappropriate for a brother or other male blood relative to assist a woman in labor.

Women would also want to avoid having any unrelated man as a birth attendant, and this attitude appears to be still rather strong. According to statistics of the Public Health Department of the Trust Territory of Micronesia, in recent years only two of the six districts in the Territory have made much use of traditional midwives: these are the adjoining districts of Truk and Ponape; of these Ponape has the greater use of midwives, and also a greater incidence of home births without midwives. Also, when births take place in the District Hospital the proportion attended by female nurses rather than male medical practitioners is highest on Ponape.

There appear to be two conscious reasons for this avoidance of outside attendants, especially outside male attendants, at birth. One is connected with a desire to conceal the female genitalia from strangers. Ponapean women used to "decorate" their external genitalia by pulling on them and enlarging them, and also by having them tattooed. This was considered to be sexually provocative to husbands and lovers -- and to any other man who might see them. There was a fear that a strange man would be likely to gossip about what he had seen and make embarrassing comparisons with other women.

Another reason for preferring female attendants may have been the extreme emphasis placed on the show of bravery in labor by the mother. So far as possible she was supposed to remain silent and not exhibit evidence of pain while in labor, no matter how painful it might actually be. Nevertheless, women probably feared that they might have some lapses from this ideal and wanted only people present who could be relied on to keep any show of weakness secret. This may be an important reason why even the husband was not usually present at birth in the old days. Very likely exceptions were made for the husband in the later births of women whose previous births had been easy.

One woman interviewed by my wife in 1953 had given birth out of doors, mostly alone, with some aid from her husband in the final moments. She had a number of children before this without complications and said that she went outside the house because she didn't

Friedr. Vieweg & Sohn, Braunschweig /Wiesbaden

want to bother the sleeping children. Other women joked about her and said she had "given birth in the woods like an animal", but seemed to admire her casual courage. There were no problems with this birth.

For delivery the woman was seated on a mat. My wife's notes contain some mentions of someone (in two cases the husband) holding the legs of the woman in labor. The umbilical cord was cut with a cane or bamboo knife, still sometimes used in the early 1950's, and tied with a thread. The afterbirth was buried in a deep hole. It was said that burying the afterbirth would ensure the attachment of the child to his native place: the deeper the burial, the stronger the attachment. When the umbilical cord fell off, this was tied to a food tree, usually a breadfruit tree, which was said to be given to the child. Evidently this was both a way of providing something for the child and of ensuring ritually that he should flourish and grow like the tree.

One complication of delivery with which Ponapean midwives were familiar was a prolapsed uterus. My wife reported that Ponapean women spoke of this to her as a "walking uterus" and talked as though the uterus was a separable organ which was in danger of leaving the woman entirely and proceeding on its own way, more or less like a snail. Probably this is simply a figure of speech, but the midwives do have a treatment for it, and generally manage to persuade the uterus to walk back inside the mother, apparently with massage and possibly astringent herbs. I do not, however, find a detailed description of the treatment. This would be something for which a midwife would be called if not present for the delivery.

Ponapeans believe that the uterus can get out of position at other times than birth; if it does this can cause illness, and they attempt to correct it by massage and adjustment. A displaced "uterus" can occur, it is thought, in men as well as women, for men also have a small internal organ which is equated with the female uterus, as discussed further below.

The newborn child was not fed the colostrum, but given some warm coconut cream (expressed from grated coconut) flavored with turmeric. At the same time, the mother was encouraged to eat and drink freely in order to produce abundant milk for the child. The mother should eat with other family members during the day but should also have several special feedings at night (in the 1950's one special midnight meal was still typical). Certain foods rich in fat and protein were considered to be especially helpful in producing a copious flow of milk. Fish, the flesh of wild birds, and especially a certain kind of small mollusc were supposed to be good; also starch foods prepared with coconut cream.

While the infant was small the mother and all who handled it were supposed to avoid sexual intercourse. The father could continue his temporary pregnancy liaison if he wished, but then could not hold his child or come into close contact with it. If this taboo was broken the child was supposed to become sickly and flabby. In the 1950's the duration of this post-partum sex taboo was quite short, perhaps about two weeks or so on the average, although it seems to have been somewhat longer originally. However, it is my impression that even in pre-colonial times it may have been only three or four months, which would be short compared to many traditional non-literate cultures.

Ponapeans began introducing some kind of supplementary food at an early age. The Ponapeans had certain foods which they believed were sufficient to keep an infant alive if the mother should die in childbirth or prove unable to nurse the infant. These included most notably a variety of banana with bright orange flesh and short, stubby fruit (Ponapean *karat*), unfermented coconut toddy (the sweet sap tapped from the coconut flower stalk), coconut milk (the fluid inside the green coconut), coconut cream (expressed from grated mature nuts), and probably some kinds of fish.

Weaning from the breast was apparently most often accomplished by the age of about one year, which is again early for traditional non-literate peoples. I suspect that the effort required to provide night feedings for the mother came to be considered annoying once the child appeared to be well established in life. In 1953 I did observe one mother who was still nursing a son about four years old. She seemed to worry whether she was doing the right thing. The child was unusually fat for his age. Possibly the mothers initiated weaning in response to the child biting the breast. If so they might hide this from ethnographers because of the great cultural value placed on enduring pain without complaint.

Once the infant was old enough to be weaned there were many supplemental caretakers available. In the early 1950's teen-age girls seemed to enjoy playing with babies of their own or their neighbours' households, and children of any age old enough to lift an infant would accept responsibility for a one or two year old child. This is now changing, because many children and teen-agers are attending school much of the time and the older children also have some opportunities to work for pay. When I was last on Ponape in 1974 I was told that young baby-sitters expect to be paid a little cash for their services now.

Adoption may have been another reason for early weaning in some cases. Ponapeans believe that adoption should ideally take place before a child is able to talk, so that the child will become attached to his foster parents. At the same time, some contact with the true parents is often maintained.

Babies in Ponape traditionally received genital stimulation from parents and caretakers as a part of social play. This was especially common in the first year. Most often parents would lift up the baby and mouthe, blow on or sniff the genitals. In Euro-American middle class culture genital stimulation, except that incidentally involved in cleaning the baby, is avoided, although it is held that unscrupulous nursemaids may make use of it to quiet a crying baby. While it may have been used occasionally on Ponape to quiet crying babies, it was used primarily to express affection and to excite the baby pleasantly, much as western parents use tickling of the other parts of the body, which Ponapeans also perform.

Many Ponapean mothers began "training" their babies to defecate and urinate on command soon after birth, by grunting for the infant to defecate and hissing for it to urinate. The main point was to prevent the baby from soiling the mother's clothes. Mothers who practised this generally considered that they were successful most of the time when holding the baby. Western child development specialists maintain that so-called training of elimination at such a tender age really involves learning only on the part of the mother, who comes to recognize subtle signs that the baby is ready to urinate or defecate, and puts the baby in an appropriate position; the baby

Friedr. Vieweg & Sohn, Braunschweig /Wiesbaden

is said to be incapable neurologically of controlling elimination. Ponapean mothers believe that the baby was learning something, but whether or not they are correct, this seems to be evidence of the close attention of the caretakers to the baby's needs and behaviour.

Parents hoped that their children would grow rapidly, speak precociously, etc. Magical spells were performed over the infant to help his health and rapid development. There was some competition between parents in this respect, with fear of possible sorcery. Some of the spells purported to remove the bad features from the child receiving magical treatment and send them to some other (unspecified) child. Some of these spells were said over pieces of string which were tied around the wrists or ankles of the baby or small child. Parents used to sometimes give their children demeaning nicknames to avoid provoking envy and also to distract the attention of hostile spirits.

Ponapeans not only say they want children; they take good care of babies as shown by figures on survival rates. The 1973 territorial census gives figures by district for the percent of survival and death of the most recent children born two or more years ago of still living mothers. In effect this amounts to a fairly good measure of infant mortality. Ponape District has a significantly higher than average rate of survival of babies and ranks second best among the six districts: 6.5% of such children had died in Ponape as compared with a territorial average of 7.7% (this is out of 11.489 births for the entire territory, of which Ponape District contributed 2.263). The lowest death rate is in Palau, 4.6%, and the highest in the Marshalls, 9.7%.

Let us now turn to a consideration of the depiction of birth and related phenomena in Ponapean myths. The myths to be considered are mostly clan origin myths, dealing with the origin and early history of the twenty or so matrilineal clans found on Ponape. Ponape, like much of Micronesia, has no generally accepted origin myth for the entire world or for all humanity. Most of the clans are thought to have had an unique and separate origin, although some are considered to have split off from other clans, and others are thought to immigrated from other islands, with their ultimate origin unknown. While one important function of the clan origin myths is to serve as a focus of clan identity, the clan myths taken as a group also provide a kind of model of the life cycle and associated values.

Ponapeans usually have reason to take an interest in a number of clans and clan myths other than their own. Since the clans are exogamous, a child's father generally belongs to a different clan, and the father's clan is considered to be important. In fact, in one survey (FISCHER, FISCHER, and MAHONY 1959) Ponapean men were more likely to observe the food taboos of their father's clan than their own (which is also their mother's). The father's father's totem animal (usually a fish) was also considered important by the men. Traditionally it was considered impolite to kill or eat the totem of anyone in that person's immediate presence, and it was considered dangerous for anyone to eat his own totem. In a family household, therefore, one might observe taboos on the following totems in addition to one's own: father's, father's father's, spouse's, a man's previous wife's children, adopted child's, foster parents', half-sibling's through father, sibling's spouse's, and probably others. The taboos of the local chief's totem might also be respected to some extent. In short, while each clan origin myth was the special property of a matrilineal segment of the society, most Ponapeans had a strong secondary interest in the myths of a number of other clans as well, through marriage, adoption, and paternal ties.

In addition to the origin myths Ponapean also had a number of stories told primarily to entertain children. These were considered to be probably false and to have no important consequences for daily life. While some writers refer to these children's stories as "myths", I would regard them as a distinct genre and will not consider them here for lack of space. There are also accounts of personal experiences which become fitted into the framework of mythical beliefs, e.g., accounts of the illness of a living person attributed to sorcery, visits of the dead in dreams or in the trances of spirit mediums. Undoubtedly there are some accounts of this sort connected with birth, but I recall only one, and will not discuss these at length for lack of data.

In this one account a man told me that when he had been born, an eel, his totemic fish, had appeared in the house where his mother had given birth. His mother's brother had then returned the eel to the stream in a bucket. Apparently the freshwater eels do sometimes climb out of the water to get around waterfalls and rapids in their search for high pools in the mountain streams, and I have heard a number of reports of people finding eels on land, which is thought to happen at times when members of the Great Eels Clan undergo some life crisis, such as birth, sickness, or death. I asked this man how he knew about the eel's appearance at his birth, and he replied that he remembered it. When I asked him how he could remember something on the day of his birth, he said that of course he did not remember that particular eel, but that he was the oldest of a number of children, and the same thing had happened at the birth of all his younger siblings, which he did remember. I have recorded a number of personal accounts of encounters with totem animals on occasions not connected with birth. These support the general belief that the totem animal helps members of its own clan and attacks its enemies, and is concerned with the fate of its human relatives.

The moment of impregnation or conception is for the most part not mentioned in myth texts. The principal exception is the conception of the hero Isoh-Kelekel, who according to tradition invaded Ponape and displaced the earlier Deleur dynasty, which had ruled the whole island from the artificial island town of Nan Matol (*Nan Moadol* in standard orthography). Isoh-Kelekel was the first supreme chief (*Nahnmwarki*) of the petty state of Matolenim, ceremonially the first ranking state on Ponape today. Like the recent supreme chiefs of Matolenim, he belonged to the Under-the-Breadfruit-Tree Clan.

According to tradition, the Lord of Deleur (the earlier ruler of the island) had angered the Thunder God, who was the clan god of the Under-the-Breadfruit-Tree Clan. The Thunder God fled east to the high island of Kusaie, where he encountered a woman of his clan, said in some versions to be his sister. He made her pregnant in some way by using a sour citrus fruit. Some say he gave it to her to eat, perhaps along with some raw fish; others say that he squeezed the juice on her body or perhaps in her eyes. In any case she shuddered when she came into contact with the sour juice and became pregnant with the child Isoh-Kelekel, who later avenged his clan god by deposing the Lord of Deleur. Some versions add that the hero's mother was an old woman past menopause.

RIESENBERG has suggested (FISCHER, RIESENBERG and WHITING 1977: vol. 2: 62) that the apparent brother-sister incest in this myth, though considered forbidden, may have carried the implication of increased rank and mana for the offspring. A number of other clans have origin myths in which a clan god commits incest with his sister. Possibly the introduction of the miraculous method of conception in the myth of Isoh-Kelekel is motivated by a desire to render the incestuous relationship more acceptable by disguising the act of sexual intercourse. Brother-sister incest was traditionally regarded as the most reprehensible form of incest (see FISCHER, WARD, and WARD 1976). The variability of the accounts of how the hero's mother became pregnant suggests that this was regarded by narrators as a delicate topic.

Mythical mentions of the state of pregnancy are rare. One possible reference occurs in the myth of the god Luhk. Luhk was born on earth as the child of a flying man who came from Heaven and married the daughter of a high Ponapean chieftain. Later Luhk went to Heaven, where he married a woman named Queen of Heaven (*Ked-inleng*). After marriage he decided to visit his mother on earth, which involved climbing down the Eaves of Heaven to the horizon and approaching Ponape by walking across the sea. Suddenly his wife expressed a craving for a pandanus fruit, possibly a sign that she was pregnant, since they were newlyweds. Luhk told her this would be difficult. Nevertheless, on their way across the sea they encountered a pandanus tree full of ripe fruit in the middle of the water and the wife repeated her request. Luhk reluctantly picked one for her, apparently because of his obligation to satisfy his wife's food cravings in pregnancy. At that moment a huge shark appeared and swam toward the couple to attack them. Luhk killed the shark by throwing at it a piece of the pandanus fruit over which he had said a spell. Perhaps this part of the myth reflects both the husband's obligations to feed and satisfy the food whims of his pregnant wife, and his feeling at the same time that it is a great burden to do so. Ponapeans spent much of their spare time cultivating food for contributions to feasts; their advancement in social and political status depended largely on their participation in these feasts, and their obligations to wife and children could conflict with the feast contributions.

An earlier episode of the same myth deals with the birth of Luhk. His father -- the flying man -- was flying to a ceremony with a friend. His wife - the chief's daughter - was pregnant and about to give birth to the baby Luhk. At first the flying man did not want to leave his wife, but his friend suggested that the wife could go also if he would carry her in his hairknot, which he then did. En route through the clouds the wife began to give birth and blood trickled down into her husband's face. He complained, "You have broken our ceremony!" and landed for her to give birth to their son, the god Luhk. It is interesting to note the implication here that the problem with the husband's presence during his wife's labor was that her blood might ceremonially pollute him, not that there might be any danger to the mother or the child. However, according to the myth even this does not seem to have been much of a problem, for the couple left the newborn infant with the wife's mother's sister, who fortunately happened to live nearby, and both parents then flew off to attend the ceremony, which apparently was not invalidated by the husband's contact with the blood from his son's birth. Likewise, contact with menstrual blood is a matter of minor concern to Ponapeans, in contrast to the people of some of the Micronesian islands farther west. The reaction to blood from menstruation and birth seems to be a sign of a generally positive attitude of the Ponapeans toward sexual intercourse and reproduction.

Friedr. Vieweg & Sohn, Braunschweig /Wiesbaden

Incidentally, the baby Luhk, like some other Ponapean heroes, bent down and bit off his own umbilical cord and ran off into a taro swamp. Obviously, no real Ponapean baby would be expected to behave so precociously, but this incident does serve as a sign of the Ponapean desire for the rapid development of their children. Rapid development would free both parents to participate in the round of feasts and to resume sexual relations.

As mentioned above, there are a number of clan origin myths in which the first human ancestress of a clan is said to have been born in the form of an animal (generally a fish or shellfish). If the husband is specified he is generally human, however. Elsewhere I have proposed that this depiction of the first clan mother as animal reflects a feeling that pregnant women and women with small infants constitute a kind of irruption of nature into the realm of culture. Young mothers are much admired for giving birth, yet it is expected that they are likely also to have many arbitary strong desires which it is up to their husbands and male relatives to fulfill at the expense of their regular routines and career advancement (FISCHER 1975).

Another factor which probably contributes to the picture of the mother as animal is her role as the principal frustrator of the child, at the same time that she is initially his chief source of satisfaction. Most Ponapean parents never strike a small baby in anger and comment disapprovingly on western parents who may occassionally slap a baby before it is old enough to speak fluently. The Ponapean mother was traditionally free to stay with her infant practically all the time in the first few months after birth, and it was and is felt that crying babies deserve to be comforted. However, the myth of Luhk's birth may suggest in exaggerated form a truth about Ponapean parents: after a while they would like to be free of the responsibilities of constant child care, and they readily turn the child over to a host of waiting relatives and neighbours, who are willing to share the responsibilities and are well-intentioned. In extreme form this early separation from the mother is exemplified by adoption, which ideally takes place with an early weaning. Ponapeans recognize that adopted babies will be initially unhappy, but feel that the child can learn to adjust to the change in caretakers, as they do in one way or another. But even with children who are not adopted there is likely to be a sudden transition at weaning from the more or less continual presence of the mother, who has provided the breast as needed, to the shifting presence of a variety of caretakers, who lack the breast milk and who are less familiar with the particular needs and characteristics of the baby in question.

For whatever it is worth, I would note that Ponapean origin myths lack motifs of birth from strange parts of the human body -- ears, shoulders, abcesses, knees, etc., as are found in some other parts of Micronesia and Oceania. The motif of being born from a tree is present elsewhere in Micronesia (e.g., Palau) but seems to be absent from the clan origin myths in Ponape, although attested in a tale not connected with clan origins in Hambruch's ethnography (HAMBRUCH and EILERS, subvol. 3: 392). On the other hand, according to some informants there are at least two instances of an animal ancestress giving birth to trees (the ancestral eel mother giving birth to the *dohng* tree (*Campnosperma brevipetiolata*) and the *kotop* palm (*Clinostigma ponapensis*): there is a dispute here whether the eel really gave birth to trees or to people of two subclans named after the trees), and there are other instances where the corpse of a deceased male clan member was said to have given rise to several cultivated trees.

One of the most popular and elaborate of the clan origin myths deals with the Great Eels Clan (*Lasialap*), which is a large clan with high rank in the states of Uh and Matolenim, which are respectively the second and first in ceremonial rank of the five petty states on the island. This is available to us in a number of variants from both HAMBRUCH and later investigators (for an English translation of one version see FISCHER, RIESENBERG, and WHITING 1977: chapter 44). The latter part of the myth is the most popular and is all that I will summarize here:

A couple fishing find a floating stone or seed in their net. They take it home and it hatches into a tiny eel. They put it into a pool and raise it until it is large. They then plot to kill it and eat it, but the eel overhears their plans and chases them into the forest. The couple hide in a cave and think they have escaped, but the eel finds them anyway and eats them.

The eel then meets and marries a high chief. She goes fishing to provide a wedding gift from the bride's side. On her way back she meets another chief, who has been fishing for eels. She is frightened and hides from him in a hole in a river, where she gives birth to her first daughter, the (human) ancestress of the genealogically senior subclan. She returns to her husband's place and offers the fish by vomiting them forth. Her husband's people express their disgust at this presentation, so she leaves and goes down to the lagoon shore.

Here she develops a head at both ends. One head is on the shore path and the other is in an estuary. She starts to eat passersby, taking one out of every three. She also gives birth here to two daughters, one of whom marries the Master Navigator of Ponape, who lives nearby. A song about the eel suggests that she also devoured two of her granddaughters by the Navigator ("... My two children/ went to fetch water/ and have no more returned..."). However, no Ponapean has either admitted to me that the eel did this or explained to me what else might have happened to the children. If Ponapeans do believe that the eel ate two of her granddaughters they would certainly regard this as horrible, since no totem animal should harm members of its clan, any more than they should harm it.

In any case, a magician eventually devises a self-propelled canoe with noise-making devices which he sails down the channel past the eel to lure her out to sea. Here, according to some, she is attacked by small fish dashing at her belly, but these desist when she appeals to them on behalf of her yet unborn children. She goes east to the high island of Kusaie, where she gives birth to another subclan ancestress. She then becomes homesick for Ponape. On the way back she again runs into trouble with a shark off the atoll of Pingelap. She manages to escape and return to Ponape and give birth to the last subclan ancestress, and then dies, her body forming a long peninsula across the bay from the modern town of Kolonia.

Whether or not the eel is thought to have devoured a couple of her grandchildren, it is generally agreed that her foster parents did plan to devour her, and that she in turn did devour them. I believe that this incident of mutual cannibalism reflects among other things the infant's frustration and anger at weaning. In view of the timing of the weaning it seems to me possible that many mothers may initiate weaning when the baby begins to bite the breast. This might be an ideal situation to stimulate fantasies of oral aggression in the child with a corresponding fear of oral punishment, i.e., being eaten by the mother. This part of the eel myth can also be regarded as a reflection of largely unconscious fears of the difficulties of relationships between foster parents and their adopted children.

The desire of the typical Ponapean expectant mother to leave her husband and return home for the birth of her child, especially the first, may have a connection with the account of the birth of the eel's eldest daughter. The eel fisherman that she meets has a chiefly title very similar to her human husband's. She is frightened of him because he is wearing a belt from which hang a number of dead eels. These could be understood as symbols of his romantic successes. Traditionally Ponapeans strongly valued sexual intercourse for pleasure and for social status, not simply for procreation. A young man might have a series of romantic conquests before he got married formally, and his wife might justly worry whether he had at last settled down or whether she represented merely the latest in a series of lovers to be abandoned.

A further motivation for the isolation of women from men at birth may have been that the women sensed that men were jealous of their procreative powers. A Ponapean proverb states, "Women eat to give birth; men eat to be cut." "Being cut" refers to an unusual custom formerly practiced by the young men, in which one testicle was removed as an "ornament" and mark of adulthood. This operation, which has been called semi-castration, was considered to be very painful. Submitting to it whithout complaint was a mark of bravery in men, just as bearing children without complaint was a mark of bravery in women. As women were isolated in childbirth to avoid gossip about any possible lapses from the standard of bravery, so were young men isolated during the operation of semi-castration and the recovery period. (This practice is discussed somewhat more fully in FISCHER 1970).

Practitioners of Ponapean traditional medicine say, moreover, that men as well as women have a womb (Ponapean *poahson*, literally, "foundation"), as mentioned previously. I am not sure just what organ they refer to in men. Perhaps it is the prostate gland, as it is said to be a small internal organ which can be adjusted when "out of place", like the uterus in women. If this belief in a male womb reflects a strong male womb envy among Ponapeans, this might be a further reason why the women would feel uncomfortable about giving birth in the presence of a man, even a husband. In the eel myth, it would be further reason for strengthening the eel's fear of the eel fisherman, whom I take to represent a bad husband figure. Some versions describe the eel fisherman as a demon.

Incidentally, HAMBRUCH published one myth (subvol. 3: 213-214) which alleges that men used to bear children, not women, and that it was painless for men to do so. A magician named Lapoange became pregnant and told two women about it. They in turn told a boy, much to the anger of Lapoange. In revenge the magician magically transferred the fetus into the belly of one of the women and decreed that henceforth women would bear children and not men. This text, however, may be questionable. I have never heard anything like it from a modern Ponapean. HAMBRUCH gives it only in translation, which may mean that it was one of the first texts he recorded, before he became familiar enough with the language to transcribe texts directly. It is also clear that some of his early texts contain conscious distortions and inventions by his informants. This myth sounds to me a little more like one from New Guinea or New Britain. At the time there were German-trained soldiers from those areas on Ponape. Further field study is necessary before accepting this myth of male childbearing

Friedr. Vieweg & Sohn, Braunschweig /Wiesbaden

as an indigenous Ponapean myth. However, it would fit in nicely with the postulation of strong male womb envy on Ponape.

The attack of the small fish on the ancestral eel as she is lured out to sea by the magic canoe appears to reflect sibling rivalry. Slightly older children often exhibit some jealousy of a young baby and occasionally try to attack it. This is one of the few things for which they may be slapped and scolded. While ideally siblings are supposed to help each other at all times and usually do, Ponapeans recognize that siblings get into arguments which can sometimes lead to the breaking off of relations. There is a proverb which says, freely, "Siblings snap like *kih* wood". This kind of wood is supposed to be quite strong, but when it is finally bent to the breaking point it snaps cleanly in two without remaining attachment. One hears a fair amount of talk about "favorite children" (*seri soisoi*) on Ponape. The favourite child is chosen by the parents on the basis of personal characteristics regardless of birth order, although birth order is also considered quite important for inheritance and also in the matter of deferential etiquette. Probably it is inevitable that some of the preadolescent sibling caretakers of infants at weaning age are noticeably inferior to the mother in motivation as well as in experience. Yet they are probably kept in line fairly effectively by parental discipline and the realization that they will be in trouble if the baby cries too much.

While infanticide appears to be rare on Ponape if it occurs at all, there are a number of different myths in which a man tells his pregnant wife to let their child live if it is a girl but to kill it if it is a boy. This motif occurs in all the versions of the story of the son of the conqueror Isoh-Kelekel, whose birth was discussed above. It is said that Isoh-Kelekel took a woman from the Great Eels Clan as one of his wives. She became pregnant by him and he gave these instructions to her when she was about to give birth. The child turned out to be a boy, and she gave the baby to a relative to raise secretly. Later the boy returned to confront his father. The father repented and welcomed his son, even though the boy let himself be seduced by his father's sister and had children by her. Eventually the father gave his son a share of his kingdom. Similar happy reconciliations characterize the other accounts of Ponapean mythical fathers who wanted daughters and planned to kill their sons.

When modern Ponapeans are asked whether they would like to have a son or a daughter they usually say they want a son if they specify a preference. Some informants think that this is a recent development influenced by the land reform in the German period, which gave commoners ownership of their land and specified patrilineal inheritance. Under this arrangement the eldest son is expected to remain on the family land and care for his parents in their old age, eventually inheriting the land from them. It is questionable, however, whether in the past daughters regularly stayed with their parents after marriage, and it seems more probable to me that children of either sex might stay on, with older children more likely to remain than younger. In the myth of Isoh-Kelekel's son, one version states that the father was suspicious of the political loyalties of his wife: he suspected that she might still have some allegiance to the deposed ruler and his heirs, and felt that it would be dangerous for her to pass this attitude on to a son. In the precolonial period this sort of political influence on husband-wife relations was probably important, for at that time there were periodic blood feuds between the clans or matrilineages. It is quite plausible that a man would take a wife from a clan with which his own clan had been feuding.

However, on the whole, father-son relations seem to have been reasonably good on Ponape, as in many matrilineal societies. This is because the authority over the children is divided between the father and the children's mother's brother. Given matrilineal inheritance of political titles, and perhaps also of land rights before the German reform, father and son were removed from direct competition with each other, while the positive side of the relationship was free to develop. Ponapean custom permitted a man's son to take many liberties with him and speak with him in familiar fashion, liberties which would not be permitted to the man's younger brother or matrilineal cousins or nephews, who would constitute potential heirs and rivals. Of course, some tension between father and son did occur, as the father's threat to the son in the myth suggests. This tension may have been especially strong when the father and son were both of high rank, and one was in line for advancement to the position of supreme chief, while the other was in line for advancement to the position of *Nahniken*, which may be roughly translated as executive officer, first minister, or talking chief.

CONCLUSION

There are some major technical problems in comparing myth and custom in societies undergoing rapid culture change and modernization, such as Ponape. Theoretically it makes the most sense to compare myth texts and reports of customary rules and behaviour that are contemporaneous with each other. But in the case of myths about birth customs, the actual practices may change more rapidly than the myths -- at least more rapidly than the surviving indigenous myths, for these are being replaced by missionary teachings, and for many modern Ponapeans the birth of Jesus is more important than the birth of the local hero Isoh-Kelekel or of the various clan ancestresses. The form of the new Christian myth is fixed in the Bible, although it might be interesting to investigate which biblical accounts of the birth of Jesus, Moses, and other biblical figures are best known to contemporary Ponapeans, and what they think about these events.

The relationship between traditional myths about birth and birth customs is complex. If we regard the myth as a representation of custom, it is a selective and distorted representation. It would be a very difficult task to try to reconstruct the real-life practices from even a very full corpus of myth texts, if only for the reason that what is fantasy among some people may be customary practice among others (e.g., cannibalism). On the other hand, given some knowledge of traditional practice, the distortions, omissions, and selective emphases of myth provide clues as to the emotional significance of the customary practices to the believers in the myth. From the myths we may learn something of the attitudes and motives which control the practice of custom but which our informants would prefer to avoid admitting to inquisitive foreign anthropologists or even, at times, to themselves.

SUMMARY This paper compares traditional birth customs in Ponape, Caroline Is., with the depiction of birth and related behaviour in the mythology. Many of the practices related to birth in Ponape are similar to those found widely among nonliterate peoples elsewhere. The following practices seem somewhat distinctive: feeding of pregnant mothers and indulgence of food whims, very little abortion or infanticide, little concern about illegitimacy, a strong desire for privacy for the mother in labor, high valuation of the mother's bravery in labor with suppression of cries of pain, much feeding of nursing mothers to produce abundant milk, early supplemental feeding of solid foods and early weaning, short post-partum taboo on sexual intercourse. - The Ponapean population is divided into about twenty matrilineal exogamous totemic clans. Each clan typically has an origin myth which tells of the birth of the first human member of the clan from a non-human ancestress, most often some kind of fish. While the clan origin myths serve as emblems of group identity and separateness ("we are eels, but you are stingrays, and they are sharks", etc.), they also serve as models for the life cycle and for nuclear family relationships. Precisely because the clans are exogamous, each person has a secondary relationship with a number of matrilineal clans other than his own. One's father's clan, one's spouse's clan, one's father's father's clan, one's chief's clan, the clan of a man's child by an earlier spouse are all of some interest. Many Ponapeans traditionally observed the food and other taboos of some of these clans, in addition to those of their own clan, and took an interest in the mythology of these other clans.- In this paper we shall consider clan origin myths primarily as models of the customary life cycle and nuclear family relationships, and we shall pay special attention to those portions of the myths dealing with birth and the position of the newborn infant in the family. We note, for instance, that in the origin myths women in the role of mothers are usually depicted as non-human, while men in the role of fathers are depicted as human. This mythical difference in the depiction of the sexes may be related to a cultural view of pregnancy and birth that sees mothers as impulsive creatures in the grip of powerful natural forces which free them from the ordinary cultural requirements of adult life and necessitate their special indulgence by their husbands and male relatives.

ZUSAMMENFASSUNG In dieser Arbeit werden traditionelle Bräuche um die Geburt auf Ponape (einer Karolinischen Insel) mit Verhaltensweisen verglichen, wie sie in der Mythologie dargestellt werden. Die geschilderten Bräuche scheinen für Ponape charakteristisch zu sein: Reichliche Ernährung der Schwangeren und Befriedigung der Schwangerschaftsgelüste, geringe Häufigkeit von Abtreibung oder Infantizid, geringe Beachtung illegitimer Schwangerschaften, Wunsch der Gebärenden nach Privatatmosphäre unter der Geburt, hohe Bewertung von Tapferkeit mit Unterdrücken von Schmerzschreien unter der Geburt, reichliche Ernährung der stillenden Mutter, frühe Zufütterung von festen Speisen und frühes Abstillen der Kinder, kurzes Sexualtabu nach der Geburt. - Die Bevölkerung auf Ponape besteht aus ca. 20 matrilinealen, exogamen Totemklanen. Jeder Klan hat typischerweise seinen eigenen Entstehungsmythos, in dem sehr häufig ein Fisch als nicht menschlicher, weiblicher Vorfahr eine Rolle spielt. Die Klanentstehungsmythen dienen als Embleme der Gruppenidentität und Separation ("wir sind Aale, ihr seid Rochen"). Es werden Klanentstehungsmythen als Modelle für den üblichen Lebenszyklus und für die Beziehungen in der Kernfamilie betrachtet. Dabei wird besonderes Gewicht auf den Teil der Mythen gelegt, der sich mit der Geburt und der Stellung des Neugeborenen in der Familie befaßt. - In den Entstehungsmythen sieht man beispielsweise, daß die Rolle der Frau als Mutter gewöhnlich eine nicht menschliche ist, während Männer in der Rolle des Vaters menschlich sind. Diese unterschiedliche Darstellung der Geschlechter in den Mythen könnten in Beziehung zum kulturellen Verständnis von Schwangerschaft und Geburt stehen, in dem Mütter als impulsive, gewaltigen Naturkräften ausgesetzte Kreaturen gesehen werden, die sie von den gewöhnlichen Erfordernissen kulturellen Lebens Erwachsener befreien und sie der speziellen Fürsorge des Ehemannes und anderer männlicher Verwandter anvertrauen.

LITERATURE

FISCHER J.L. (1970: Semi-castration in Ponape. Proceedings, 7th International Congress of Anthropological and Ethnological Sciences, held in Moscow, August 1964, vol. 8: 89-97.

FISCHER J.L. (1975): Sex, nature, and culture in Ponapean myth. In: T.R. WILLIAMS (ed.): *Psychol. Anthrop.*, The Hague: Mouton, 501-504.

FISCHER J.L., Ann FISCHER, and F. MAHONY (1959): Totemism and allergy. *Internat. J. of Soc. Psych.*, 5: 33-40.

FISCHER J.L., S.H. RIESENBERG, and Marjorie GRANT WHITING (translators and editors) (1977): *The Book of Luelen: A Ponapean Manuscript History* (2 vols.). Canberra: Australian National Universtiy Press.

FISCHER J.R., R.L. WARD, and Martha C. WARD (1976): Ponapean conceptions of incest. *J. of the Polynesian Soc.*, (Auckland, New Zealand) 85: 199-212.

HAMBRUCH P., and Annleliese EILERS (1932-36): *Ponape* (3 subvols.). Volume 7 of G. THILENIUS (ed.), Ergebnisse der Südsee-Expedition 1908-1910, Series IIB. Berlin: Friedrichsen, de Gruyter.

curare Sonderband 1/83 173–180

Research Studies of Pregnancy Supersitions to explain Human Congenital Malformations in two Contemporary Societies

John Pearn

During the course of current paediatric practice in Australia, one has had the opportunity to study and document beliefs and attitudes to the birth of infants with congenital abnormalities. I worked as a clinical paediatrician in both modern urban teaching hospitals, and in the field both in Australia and in New Guinea with patients living contemporary paleolithic and neolithic life-styles. One has been struck by the similarity, in these two quite polar cultures (modern Western urban, and contemporary paleolithic) of pregnancy superstitions and beliefs concerning the aetiology of congenital malformations. This report describes a research study to document the comparative features of such beliefs in (a) a modern urban community of contemporary Western women - The Brisbane Study, and (b) a contemporary paleolithic group of Australian Aborigines living on Mornington Island in the Gulf of Carpentaria, Australia.

THE BRISBANE STUDY

Mothers attenting the public ante-natal clinic at the Royal Women's Hospital, Brisbane, were interviewed at random stages of pregnancy by a trained social worker. Prospective mothers were asked a series of both open-ended and leading questions specifically concerning their beliefs into the causes of congenital malformations. These questions were embodied in a broader structured interview in depth at a point where good rapport would normally have been established between subject and interviewer.

QUESTIONNAIRE: The following questions were included:

1. Do you find that you ever worry about whether the baby will be normal or whether he will have complications - a lot, sometimes, never? 2. Have other people (friends, neighbours, other women, etc.) ever told you any old wives' tales about having children - Yes or No? 3. Do you think any of these could be true - Yes, maybe, no? 4. Have these sort of stories ever bothered you - often, sometimes, never? 5. Is there anything that you believe can happen to the mother before the birth that will affect the baby - yes or no? 6. Are there some things a mother can experience, can do or see or even think that will in some way affect the unborn baby? This question was left open-ended.

SAMPLE POPULATION: The primary population from which the sample was drawn comprised 4000 women who attended the Royal Women's Hospital (Brisbane), public ante-natal clinic for two or more visits over a recent 15 month period. The sampling method used was that of accidental random selection. Interviewing was conducted at every clinic session time including night sessions. It was felt that the motivation of potential subjects would be severely impaired if participation in the survey necessitated their spending any longer at the ante-natal clinic than they were already required to do. Bearing this in mind, it was arranged that participants would be drawn randomly from the group of women waiting to see their obstetrician. Patients obviously had the right to refuse and there was a small proportion (five percent) who did so.

Friedr. Vieweg & Sohn, Braunschweig /Wiesbaden

RESULTS

The group studied was one which was characteristic of the urban population attending a major public maternity hospital of a modern Western city of one million people. In all, a total of five hundred and nine subjects were interviewed and they formed the parity and age patterns typical of a public maternity hospital population. Occupational groupings of the pregnant women and of the fathers are shown in Table 1. Educational groupings of the study group are shown in Table 2. A chi-square test showed that there was no correlation between educational level attained by the mothers and the professed belief in old wives' tales. The survey showed that 72 percent of pregnant women are told "old wives' tales" and Table 3 gives the broad

Table 1: Occupational Status of Pregnant Women in the Brisbane Study (5-point scale)

Occupational Status		Percent of women
Class I	(Professional)	3.2
Class II	(Business Proprietors, semi-professional etc.)	11.4
Class III	(Clerical, sales, skilled workers)	47.9
Class IV	(Semi-skilled workers)	20.2
Class V	(Unskilled)	15.0
Other	(never employed; pensioners, students etc.)	2.3
Total		100

Table 2: Educational status of Pregnant Women attending a modern urban maternity hospital in Australia

Educational Status		Percent
Primary	(to 17 years of age)	94.3
Secondary	(16 to 18 years of age)	4.3
Tertiary	(University or equivalent)	1.4
Total		100

Table 3: Pregnancy superstitions and their prevalence in modern urban mothers

Pregnancy Superstition	Percent of mothers
Foetal sex determined by maternal shape, etc.	23.4
Mother's posture affecting foetus	21.4
Child affected by mother's state of mind etc.	21.7
Mother's symptoms reflecting physical state of foetus	9.8
Ohter pregnancy superstitions mentiond	23.7
Total	100

outline of the commoner themes of superstitions circulated amongst the public hospital population sampled. Perhaps the most interesting statistic is shown in the answers to question 4, ana from the answers to this question it appears that a minimum of one quarter (139 out of the total 509) of the pregnant population still believe in the possibility of the dysmorphogenetic influence of "maternal impression". "Maternal Impression" is the age-old superstition that visual, auditory or tactile contact by the pregnant woman with various environmental objects will produce corresponding stigmata in the infant. Inherent in the belief is the implication that the environmental factor causes foetal dysmorphogenes through the intermediary of the mother and not directly on the foetus itself.

Table 4: Types of pregnancy superstitions in a contemporary paleolithic society of Australian Aboriginals

Type of Superstition	Examples	Notes
Maternal Impression	If a pregnant mother ate the black water-snake ("ginin", a slowmoving but harmless reptile) the baby would be born with weak and crippled limbs.	Congenital malformations attributed to maternal impression may be either retributive or without any overtones of tribal laws.
	Oil from the dead body of a son, dripping from a platform burial on to a mother's body, will ensure that another child will be born with similar good qualities.	
Totemic identification	A baby was born with a small ear. It was said that this was due to the fact that the family totem, the dugong, also had small ears	This type of belief affords an universal and adaptive explanation of all potential neo-natal physical stigmata. Its employment has the salutatory effect that physical abnormalities may become points of pride and respect, rather than embarassement.
	An informant's aunt had several fused digits; this malformation was said to resemble the claws of the crocodile, the family totem.	
Spirit Influence	No woman who was pregnant could walk near the old Bora ring ("Blurgear") without a firestick; if so, her son would be born already circumcised.	This type of superstition was used to keep Lardil women away from some of the old sacred sites. It did not apply to the Kaiadilts whose rites were not secret.
	An ear malformation was said to be due to the fact that the father had been hunting in a sacred and taboo area.	

DISCUSSION

The almost universal belief in maternal impression has been recorded in the early writings of many cultures. One of the best recorded accounts is that in Genesis in which one reads of the way in which Jacob influenced the hair colour of Laban's flocks by utilizing maternal impression of the pregnant ewes. In the ancient Hindu Ayerveda (BHISHAGRATNA 1963) congenital malformations were considered to be due to both maternal impression and paternal hereditary transmission. Ancient Cherokee tradition had it that the eating of rabbit meat during pregnancy would cause the developing infant to manifest rabbit-like features (MOONEY and ORBRECHTS 1932). There was a civic law in Norway which forbade butchers to hang rabbits in public view for fear that the sight would cause pregnant women to have children with hare lip (REED 1963). One diary of the Middle Ages, referring to congenital abnormalities, records "They are usually caused by some Frights and strong Fancies, which are usually the cause of monstrous births" (ROGERS 1964). An edition of the Boston Evening Post in September 1770, referring to cleft palate, notes - "The Impression these unhappy Sights are apt to make on married Women, should be an Inducement to have this defect in Nature rectified early in life, as there are numerous instances of the Mother's affection having impressed her offspring with the like Deformity" (ROGERS 1964). SANDERS (1934) writing from Holland notes that local physicians still gave credence at that time to the concept of maternal impression as a cause of congenital deformity. The problem of pregnancy superstition as it relates to the foetus is a common one, and we feel that the seventy-two percent of mothers admitting to having been told such stories during their pregnancy is certainly a minimum estimate. The significance of the fact that a minimum of one in every ten of our "urban public hospital" prospective mothers admits to the general belief in maternal impression is difficult to interprete. One wonders whether that quarter of the sample (26.8 percent) who think that maternal impression "maybe" could be true might account for a significant percentage of the mothers who are retrospectively convinced of its veracity if in fact they bear a child with some congenital abnormality. Statistical analysis of the entire sample showed that neither educational standard nor occupational grouping bore any relationship to the incidence of this belief. Because of the universality and intensity of these pregnancy superstitions, it might be anticipated that their origins occurred early in cultural development; and that core beliefs of paleolithic groups might provide evidence of the origins and reasons for these modern day superstitions relating to reproduction. Thus it was deemed appropriate to study such pregnancy beliefs, encountered in the Brisbane Study, in a contemporary but paeleolithic group of Australian Aborigines.

THE MORNINGTON ISLAND (AUSTRALIA) STUDY (with Sister Judith Sweet R.N.)

Present day Mornington Islanders, in the Gulf of Carpentaria, have a rich cultural tradition. Recent studies, publicity and publication (both indigenous (ROUGHSEY 1971) and anthropological writings (SIMMONS 1973; CAWTE 1972)) of many aspects of their non-material culture have rekindled interest and pride in these important aspects of human existence.

Mornington Island is perhaps unique among Aboriginal communities in that it maintains strong links with its traditional past (TINDALE 1962a; 1962b), without denying the encroachments of Western life and technology (MEMMOTT 1976). The three main ethnic groups on Mornington Island (Lardils, Kaiadilts and Mainland Aborigines) have retained their ethnic status and identity. Superstitions relating to

Friedr. Vieweg & Sohn, Braunschweig /Wiesbaden

reproduction, and food taboos during pregnancy have not been a threat to the teaching and endeavours of missionaries or Government institutions; because of this, we feel that such legends have probably remained relatively intact, and reflect accurately one facet of culture that existed prior to Anglo-Saxon contact.

Geography and Ethnology: Mornington Island, within the Gulf of Carpentaria, is the largest member of the Wellesley Islands. The island is irregularly oval, 64 kilometres long and 13 to 16 kilometres wide, with an area of 950 square kilometres (Dept. Architecture U. of Q 1976). The climate is modified monsoonal. The island is covered by dense savannah woodland in which are found a wide variety of ethnobotanical items (WOOLSTON 1973) (e.g. food plants, medicinal and fish-poisoning plants) of particular interest to the subject of pregnancy food taboos. The population of 650 (of whom 300 are children under the age of 16 years) lives about the Presbyterian Mission. There are 5 distinct genetic groups: Lardils (TINDALE 1974:179), the original inhabitants of Mornington Island, with whom significant cultural contact was first made in 1914; Kaiadilts (TINDALE 1962; 1974: p.173), the original inhabitants of Bentinck Island, who have remained culturally and genetically isolated probably for thousands of years (SIMMONS 1973; SIMMONS, TINDALE and BIRDSELL 1962), and with whom significant cultural contact even with other Aborigines was established only in 1948; mixed Lardil-Kaiadilt Aborigines; Mainland Aborigines from tribes surrounding the Carpentaria littoral; and mixed-race subjects with Anglo-Saxon or Mongolian parents. The pre-1948 isolation of the Kaiadilts has led to a physical and cultural microevolution (pure Kaiadilts have no A blood group gene, and pure Lardils have no B gene (SIMMONS, GRAYDON and TINDALE 1964), although geographically the two parent islands are only eight kilometres apart). The languages of the Lardisl and Kaiadilts are distinct, although related (ROUGHSEY: p.96). All groups follow a traditional hunting, fishing and gathering culture, heavily modified by Western influence.

Interviews: A total of 11 adult informants provided specific details about pregnancy superstitions. The author expressed interest in this subject and generated discussions; some data was obtained early in interviews by leading questions, but the bulk of information was supplied by unstructured discussion.

RESULTS

Type of Beliefs: Physical features of neonates and children (both normal variations and congenital abnormalities) are explained by one or more of three mechanisms - maternal impression, totemic identification and spirit influence. Examples are shown in Table 4. It was believed that baby spirits live in small bubbling holes in the intertidal littoral, and upon entering a woman's body activated to growth the egg already in the uterus (ROUGHSEY: p.50). On Mornington, as in other Aboriginal groups (ROHEIM 1933), the awareness of conception dates from the time that foods have an unusual taste, or upon their making a woman ill. Maternal impression was mentioned independently by all informants, and is a universal belief. Specific examples are shown in Table 5. Maternal impression was used to modify behaviour during pregnancy, and also as a retrospective explanation of any unusual physical feature obvious at birth. This process thus affords an explanation of any birth defect, and can be varied infinitely to meet any contingency. The risks of maternal impression can be avoided by the institution of food taboos during pregnancy, although the latter have other functions as well (KABERRY 1939). Although genetically distinct (SIMMONS, TINDALE and BIRDSELL 1962),

Table 5: Specific examples of "maternal impression" in a tribe of contemporary Australian Aboriginals

Disease or Malformation	Superstitious Causal Object	Tribe
Deformed or paralysed	Eating water-snake ("gabin","ginin")	Lardil
Weakness of limbs	Eating species of large fish (especially rock cod,barracuda and pumpkin head)	Lardil, Kaiadilt
Unsightly large mouth	Eating species of large fish (especially rock cod "dibidi" L.)	Lardil, Kaiadilt
Deformed ears	Shooting wallaby through ear whilst wife pregnant	Lardil
Generalised weakness	Eating unborn dugong foetus	Lardil
Toe abnormalities	Eating sardines	Kaiadilt
Ungainly long legs	Eating large fish (especially reef groper and barracuda)	Kaiadilt

all tribal groups on Mornington had identical themes for these pregnancy taboos. Examples of these are listed in Table 5. Those from the Kaiadilts of Bentinck Island related exclusively to fish, but the Lardils and Mainlanders included pregnancy taboos on the eating of terrestrial reptiles and mammals as well. A universal theme of the maternal impression myths is that anything *large* is taboo - in the case of Kaiadilts, any large fish was forbidden. This theme of *large* game being a specific pregnancy food taboo is recorded from other mainland tribes in Central Australia (especially ARANDA and NGATATARA)(ROHEIM 1933). Explanation of congenital abnormalities by totemic identification is also common. Most common mammals, reptiles and fish are totem animals for extended family groups; again, the scope for linking a particular malformation with a specific totemic animal is very wide. Examples are given in Table 4. A desirable feature of totemic identification is that a physical malformation which would otherwise be a focus of embarrassment or guilt is rendered neutral, or in some cases becomes a feature of proud interest. It is our impression that the third type of belief, spirit influence, is less commonly evoked than either maternal impression or totemic identification. Spirit influence (purporting to cause physical stigmata) has connotations of retribution for the transgression of sacred laws or rites. Some important spirits are: Thuwathu, the Rainbow Serpent; Yarragurra, the Hawk Spirit; Balumul, a Fish Spirit; Thawa, the Rat Spirit. An example of this type of belief - "No pregnant woman could walk near the old Bora ring ("Blurgear") without a firestick; if she did and her unborn baby was a boy, he would be born already circumcised" - was very effective since circumcision formed such an important initiation rite in later childhood.

DISCUSSION

Every ethnic group, by ancient necessity, has cultivated attitudes to enlighten their understanding of disease (MANDELL 1974). Many of the widely held modern day beliefs relating to pregnancy are already fully developed in the hunting and gathering culture described in this report. The belief in maternal impression particularly has remained unchanged throughout cultural evolution; it is, therefore, less surprising that it is so fiercely adhered to by modern parents in urban Western society. Its ego-defense function and its universal retrospective adaptability to explain most congenital malformations make it particularly valuable. One can trace the analogy between modern genetic theories of the transmission of inherited physical characteristics, to beliefs in totemic identification. In the Australian Aboriginal legends, if parent and child each have an identical limb or ear deformity, this is not surprising as each resembles the totem animal common to, and the focus of, the family group. Likeness within families is explained either by totemic identification in the Aboriginal culture, or genetic influence in Western culture; the similarities between the two beliefs are obvious. The theme of totemic identification has an important role in protecting an individual (with a congenital malformation) from embarrassement (for example, a unilateral hypoplastic auricle, similar to that of the common totem animal, the dugong, was an object of interest and possibly pride; the family totem, the dugong, is a much respected creature forming a significant part of the traditional food, culture and life of the Aboriginals). As it is not possible to look further at earlier cultural groups, one can only speculate on the origins of these pregnancy superstitions. Two alternate possibilities exist. The first is that the birth of an abnormal child itself demands an answer, and that specific explanations are generated to resolve this. This approach implies that the pregnancy beliefs have developed independently of folk lore relating to the explanations of all other natural phenomena. The second possibility is that pregnancy superstitions, and the behavioural taboos associated with them, have arisen from general tribal law and have become specific to one facet of life (pregnancy) which is associated with special mystique and significance. The chance association of a known rite-transgression with the subsequent birth of an infant with a congenital malformation would serve to reinforce the original tribal law; its association with pregnancy might thus persist long after its general application to *all* individuals had become attenuated.

Whatever their origin, once generated, such beliefs provide a flexible and adaptable framework for ego-defense and tension-release; as such, the counselling of modern day parents (of infants with congenital malformations) using scientific explanations must ensure similar safeguards to assuage parental guilt. There has been little qualitative change in beliefs and superstitions relating to pregnancy and the development of the neonate, through cultural evolution to modern times. These two research studies illustrate the similarities of such attitudes to pregnancy and foetal development throughout diverse cultural groups.

SUMMARY: Pregnancy superstitions relating to abnormal foetal development are common in modern societies. Their prevalence, intensity and form have been studied in a modern Western urban maternity hospital population, in Brisbane, Australia (population 900.000). "Maternal Impression" is one of the more common superstitions relating to foetal development, and is given credence by almost one-third of mothers in modern society. Types of this belief, its occurrence in historical perspective and its frequency in the social group sampled, have been described. Overtones imparted by a belief in maternal impression to parental counselling are discussed. The universality and intensity of such beliefs suggests that their origins might be found in less modified cultural groups. Accordingly, a parallel study was undertaken in a small tribe of contemporary paleolithic Australian Aborigines. This study, from Mornington Island, in the Gulf of Carpentaria, Australia, indicates that such beliefs are already highly evolved in Aboriginal peoples. Three types of beliefs are identified - maternal impression, spirit influence and totemic identification. Examples of each type are presented, as they relate to congenital malformations, and reasons are advanced for their origin and cultural stability.

Friedr. Vieweg & Sohn Verlag, Braunschweig/Wiesbaden

ZUSAMMENFASSUNG: Aberglauben, der abnormale fetale Entwicklung in der Schwangerschaft betrifft, ist in modernen Gesellschaften weit verbreitet. In dieser Arbeit werden Prävalenz, Intensität und Formen solchen Aberglaubens in der Klientel eines modernen städtischen Krankenhauses in Brisbane in Australien (900.000 Einwohner) untersucht. Mütterliches "Versehen" ist dabei eine der häufigeren Formen von Aberglauben bezüglich der Fetalentwicklung, und ihm hängen nahezu ein Drittel von Müttern in der modernen Gesellschaft an. In diesem Artikel werden die Art des Glaubens, sein Vorkommen und seine Häufigkeit in einer Stichprobe beschrieben und im Hinblick auf Elternberatung diskutiert. - Häufigkeit und Verbreitung solchen Aberglaubens läßt aber vermuten, daß man seinen Ursprung in weniger differenzierten Kulturgruppen finden kann. Deshalb wurde in einem kleinen Stamm gegenwärtig lebender paläolithischer Ureinwohner Australiens eine Paralleluntersuchung vorgenommen. Diese Untersuchung auf Mornington Island zeigt drei hochentwickelte Arten solcher Vorstellungen: Mütterliches 'Versehen', Einfluß von Geistern und Totemidentifikation, die zu angeborenen Mißbildungen in Beziehung stehen, und Gründe für die Entstehung und ihrer kulturellen Stabilitität werden angeführt.

REFERENCES

BHISHAGRATNA K.K. (1963): *The Chowkhamba: Sanskrit Studies* vol. XXX. Eng. trans. of "The Susruta Samhita", vol. 2, pp. 81, 106, 469. 2nd Ed.; India: Chowkhamba Sanskrit Series off., Varanasi -1.

CAWTE J. (1972): *Cruel, Poor and Brutal Nations*. Honolulu: Univ.Pr.of Hawaii:36.

DEPT. OF ARCHITECTURE, University of Queensland (1976): *Ethnoarchitectural data*. Archive Map. Mornington Island Phot-mosaic.

KABERRY P.M. (1939): *Function of Food Taboos in Aboriginal Woman Sacred and Profane*. London: Routledge and Sons Ltd.: 223.

MANDELL F. (1974): Gypsies: culture and child care. *Pediatrics*, 54: 603-607.

MEMMOTT P. (1976): Mornington Island's Strengthening Cultural Identity in UNESCO Submission on Community-involved Education in Australia. Sinnamon, I. (ed.) Department of Architecture, Univ. of Qld.

MOONEY J. and ORBRECHTS P.M. (1932): "The Swimmer Manuscript. Cherokee Sacred Formulas and Medicinal Prescriptions". *Smithsonian Inst. Bull.*, 99:120.

REED S.C. (1936): Harelip in the House Mouse. I. Effects of the external and internal environments". *Genetics*, 21: 339.

ROGERS B.O. (1964): Harelip repair in colonial America: a review of 18th Century and earlier surgical techniques, Plast. reconstr. *Surg.*, 34: 142.

ROHEIM G. (1933): Women and their life in central Australia. *J. Roy. Anthrop. Inst. Gt. Brit. Irel.*, 63: 207-265.

ROUGHSEY D. (1971a): *Moon and Rainbow*. An Autobiography of an Aboriginal. Sydney: H.A. and A.W. Reed.

SANDERS J. (1934): Inheritance of harelip and cleft palate. *Genetics*, 15: 433.

SIMMONS R.T. (1973): *Blood Group Genetic Studies in the Cape York Area in the Human Biology of Aborigines in Cape York*. Canberra: Aust. Inst. Aboriginal Studies (publ. 44). 13.

SIMMONS R.T., GRAYDON J.J. and TINDALE N.B. (1964): Further blood group genetical studies on Australian Aborigines of Bentinck, Mornington and Forsyth Islands and the Mainland, Gulf of Carpentaria, together with frequencies for natives of the Western desert, Western Australia. *Oceania*, 35: 66-80.

SIMMONS R.T., TINDALE N.B. and BIRDSELL J.B. (1962): A blood group genetical survey in Australian Aborigines of Bentinck, Mornington and Forsyth Islands, Gulf of Carpentaria. *Amer. J. Phys. Anthrop.*, 20: 303-306.

TINDALE N.B. (1962a): Geographical Knowledge of the Kaiadilt People of Bentinck Island, Queensland. *Rec. S.A.Mus. Adel.*, 14: 259-296.

Ibid., (1962b): Some population changes among the Kaiadilt people of Bentinck Island, Queensland. *Rec. S.A. Mus. Adel.*, 14: 297-336.

TINDALE N.B. (1974): *Aboriginal Tribes of Australia*. Canberra: Aust. Nat. Univ. Pr.

WOOLSTON F. P. (1973): Ethnobotanical items from the Wellesley Islands, Gulf of Carpentaria. Univ. of Qld. Anthro. Mus. Occas. Papers, 1: 95-103.

curare Sonderband 1/83 181–190

Die traditionelle Geburtshilfe bei den Madegassen

Lotte Schomerus-Gernböck

EINFÜHRUNG

Madagaskar ist mit einer Fläche von 590.000 km^2 die drittgrößte Insel der Erde und wird heute von über acht Millionen Madegassen bewohnt, die eine einheitliche Sprache sprechen. Die madegassische Sprache gehört zur westindonesischen Sprachfamilie. Die Vorfahren der heutigen Madegassen sind wahrscheinlich im ersten Jahrtausend unserer Zeitrechnung mit Auslegerbooten aus dem indo-ozeanischen Raum gekommen. Die ersten Einwanderer waren mit Sicherheit nicht afrikanischer Herkunft und die Vazimba, die lange Zeit als die Ur- oder Erstbevölkerung Madagaskars galten und afrikanischer Abkunft sein sollten, gehören sowohl in sprachlicher als auch kultureller Hinsicht zur gleichen Gruppe von Einwanderern aus dem indonesichen Raum wie die übrigen Madegassen, mit Ausnahme der Hova, die nach ihren Überlieferungen erst im 15. oder 16. Jahrhundert aus Java eingewandert sind. Das konnte ich während meiner Feldforschungen in Madagaskar 1963/64 herausfinden.

Die Bevölkerung Madagaskars wird heute offiziell in achtzehn grössere Volksgruppen eingeteilt, die auch als Stämme oder Ethnien bezeichnet werden. Sie sind keine rassischen oder linguistischen Einheiten. Sie haben sich erst zwischen dem 15. und 19. Jahrhundert als größere und kleinere territoriale Einheiten unter der Führung von Herrscherdynastien herausgebildet. Die französische Kolonialverwaltung hat diese damals namentlich bekannten Volksgruppen offiziell als *tribu* (Stämme) bezeichnet. Heute heißen sie *foko*, wobei *foko* dem Namen der Gruppe vorangesetzt wird, wie z.B. Foko-Mahafaly, der Stamm oder die Gruppe der Mahafaly. Zu diesen achtzehn Volksgruppen gehören die Mahafaly im Südwesten der Insel. Bei der Volkszählung 1970 wurden 90.573 Mahafaly erfaßt. Sie bewohnen die sandigen Ebenen und das Kalkplateau zwischen den Flüssen Menarandra im Süden und Onilahy im Westen, eine Fläche von ungefähr 25.000 km^2.

Als ich bei den Mahafaly lebte, hatte ich gute und sehr freundschaftliche Beziehungen zu den Frauen in den Dörfern des Mahafaly-Landes, weil ich jederzeit bereit war, ihnen bei Krankheitsfällen und familiären Schwierigkeiten zu helfen. Von allen, die ich kannte, wurde ich als Schwester oder Mutter betrachtet. Es gab daher kein Verbot (*fady*) für sie, mit mir über Themen zu sprechen, über die man sonst nur mit der eigenen Schwester oder einer guten mütterlichen Freundin reden darf. Im allgemeinen "schämt sich" (*mahamengatse*) eine junge Mahafaly-Frau, ihre eigene Mutter oder Tante in sexuellen Dingen um Rat zu fragen, und Mütter und Tanten wollen sich nicht "in die Angelegenheiten ihres Kindes einmischen, auch wenn es einen guten Rat nötig hätte", sagt man.

Viele junge Frauen sind kaum über Empfängnis, Schwangerschaft und Geburt aufgeklärt. Doch wissen die meisten jungen Mädchen, daß man kein Kind bekommen kann, wenn man nicht mit einem Mann "zusammengewesen ist", wie die Mahafaly sagen. Ein uneheliches Kind ist keine Schande für die Familie der jungen Mutter, doch Mutter und Kind entstehen wirtschaftliche Nachteile, deshalb versucht man mit verschie-

Friedr. Vieweg & Sohn, Braunschweig /Wiesbaden

denen Mitteln, ungewollte Schwangerschaften zu vermeiden oder Fehlgeburten herbeizuführen. Für die Mahafaly, wie für alle Madegassen, ist es ein Unglück, wenn sie kinderlos bleiben. Da weder Männer noch Frauen glauben, daß auch ein Mann steril sein kann und nicht nur eine Frau, kommt es oft vor, daß sich ein Mann von seiner Frau trennt, wenn sie kinderlos geblieben ist und sich nacheinander mit einer zweiten, dritten oder gar vierten Frau verheiratet, weil er unbedingt Kinder haben möchte. Auch wenn aus allen diesen Ehen keine Kinder hervorgehen, glauben er und seine Familie, daß es das Schicksal ist, das ihm keine Kinder gönnt.

Glücklich verheiratete Frauen wünschen sich Kinder, um den Ehemann "zu erfreuen" und zu verhindern, daß er sich eine andere Frau nimmt. Frauen, die in einer schlechten Ehe leben oder unverheiratet sind, wollen meist keine Kinder, weil ein Kind ein Hindernis für eine neue Ehe bedeuten kann. Man hört von europäischen Reisenden oft die Bemerkung, daß eine junge Madegassin erst dann zu einer begehrten Ehefrau wird, wenn sie schon vor der Ehe Kinder geboren und damit den Beweis gebracht hat, daß sie fruchtbar ist. Ich muß dieser Ansicht nach dem, was ich selbst beobachtet habe, widersprechen. Bei allen Bevölkerungsgruppen, die ich besucht habe, ist es zwar kein Unglück, wenn ein unverheiratetes Mädchen ein Kind bekommt, das meist vom Bruder der jungen Mutter adoptiert wird oder bei den Großeltern im Dorf aufwächst. Aber ein Kind ist ein Hindernis für eine neue Ehe, denn es gibt viele Männer, die kein Kind ernähren wollen, das nicht ihr eigenes ist, wie sie sagen. Jedoch die Mahafaly-Männer, die zu ihrer zukünftigen Frau sagen: "Dein Kind sei auch mein Kind, ich kann es miternähren", werden als außergewöhnlich gute Menschen, *soa fanahy*, angesehen.

SCHWANGERSCHAFT

Sind die ersten Jahre einer Ehe kinderlos geblieben, versucht die Ehefrau, durch Massage ihres Leibes und durch Einnehmen von Medizin schwanger zu werden. Bleibt auch das erfolglos, so geht sie allein zu einem *kily masy* (heiligen Tamarindenbaum), pflückt einen *ravetsehetay* (Zweig) ab und betet: "Segne mich, o Gott, segne mich, der Du im großen Tamarindenbaum bist, denn ich möchte ein Kind haben". *"Tahio Andrianahary, tahio-ra ankilibe, hana-anake Andrianahary"*. Erst wenn nach diesem Bittgang die *miliutse* (Menstruation) drei oder viermal ausbleibt, wenn sich Erbrechen und Magenschmerzen einstellen oder Kindesbewegungen zu spüren sind, erzählt die Frau ihrem Ehemann, daß sie ein Kind erwartet und ein Dankopfer dargebracht werden muß. Nun geht die Frau in Begleitung ihres Ehemannes zum gleichen heiligen Tamarindenbaum, opfert Honigwein (heute kauft man im indischen Laden auch gewöhnlichen Rum) und betet: "Ich bin glücklich, weil ich ein Kind erwarte, ich habe Rum als Opfergabe gebracht". *(Faly raho, fa bevoka raho, manesse toaka)*. Sind Schwangerschaft und Geburt glücklich verlaufen, geht die junge Mutter mit dem Kind acht Tage nach der Entbindung, begleitet von dem Ehemann und ihren Verwandten, zum gleichen Tamarindenbaum. Nun wird ein Ochse geopfert. Für diese Art der Danksagung wird der Ochse nicht am Opferpfahl (*Hazomanga*) geopfert. Diese Bitt- und Danksagungen werden nur von Frauen durchgeführt, die um Kindersegen gebetet haben. Ist auch dieser dritte Bittgang erfolglos geblieben, so findet sich die Frau mit ihrem Schicksal ab. Sie gilt dann als *betsiteraka* oder *tsimangaanake* ("alt und noch nichtgeboren" oder "hat keine Kinder"). Dies ist keine Schande, denn sie teilt ihr Schicksal mit vielen Mahafaly-Frauen. Im Alter aber ohne Kinder und Enkelkinder zu sein, gilt als Unglück.

Jede Frau, ob sie nun verheiratet oder nicht verheiratet ist, berichtet dem Vater des werdenden Kindes erst von der Schwangerschaft, wenn ihre Menstruation mindestens dreimal ausgeblieben ist. Sie sagt dann, "in einem Jahr werden wir ein Kind haben, wenn Gott es will". Dann erst erzählt der Mann seiner Familie von dem bevorstehenden Ereignis, und die Frau unterrichtet ihre eigene Familie. Dadurch wird bei den Mahafaly die Schwangerenfürsorge erschwert, die vom staatlichen Gesundheitsdienst eingerichtet ist und die jede Mahafaly-Frau bereits vom 2. Schwangerschaftsmonat an in Anspruch nehmen sollte.

Bei den Mahafaly ändert eine gesunde Frau, die nicht unter den bekannten Schwangerschaftsbeschwerden leidet, ihre normale Lebensweise nicht. Sie muß nur einige Verbote und Gebote (*fady*) beachten: das Holzspalten und das Sitzen auf Steinen sind verboten, weil die Geburt dann mit Komplikationen verbunden ist. Wasserholen, Maisstampfen und weite Tagesmärsche bis zu 20 km gelten als unerläßlich für eine leichte Geburt. Verboten ist der Genuß von *voakazohamba* (Zwillingsfrüchten), z.B. zusammengewachse Bananen, damit keine Zwillinge zur Welt gebracht werden, von *habobo* (Sauermilch), *ronon-ose* (Ziegenmilch) *kapike* (Erdnüssen), *henavondrake* (fettem Fleisch) und allem Fleisch von Tieren, die an einer Krankheit oder an einem Unfall verendet sind. Empfohlen wird der Genuß von frischen Gemüsen und Früchten, wie *voasavo* (Wassermelonen) und Zitrusfrüchten wie Orangen, Zitronen und Pampelmusen, weil sie das Blut des Kindes reinigen. Eine werdende Mutter darf an keiner Totenbestattung teilnehmen und muß sich von allem fernhalten, was sie zum Weinen bringen könnte, damit das Kind kein "krankes Herz" bekommt.

Die meisten Mahafaly-Frauen glauben, daß sich der Embryo nur deshalb bildet, weil sich das Blut des Mannes mit dem Blut der Frau mischt. Der Embryo soll bis zum 5. Schwangerschaftsmonat nur aus Blut bestehen und erst später (im 6. Monat) entwickeln sich die Arme, Beine und der Kopf. Die Mutter spürt nun wie sich das Kind bewegt. Im 7. Monat sind Augen, Ohren und Nase vorhanden.

GEBURT

Wenn der Mond zum zehnten Mal an der gleichen Stelle am Himmel steht, an der er zur Zeit der letzten Menstruation stand, weiß die werdende Mutter, daß sie vor der Entbindung steht. Nur Frauen, die nicht intelligent sind, sagen die Mahafaly, werden von den einsetzenden Wehen überrascht. Heute müssen alle Frauen zur Entbindung ins Krankenhaus gehen. Früher fand die Entbindung im Wald statt, damit das Haus vom vielen Blut nicht verunreinigt würde. Kein Mann durfte seine Frau in den Wald zur Entbindung begleiten und auch heute noch ist es für ihn verboten, seine Frau im Krankenhaus in der Entbindungsstation zu besuchen. Nur weiblichen Familienmitgliedern ist dies gestattet. Es kommt auch heute noch vor, daß eine Frau auf dem Weg ins Krankenhaus von den Wehen überrascht wird. Die Entbindung findet dann auf die gleiche Weise statt, wie es früher üblich war. Dreimal habe ich eine solche Entbindung miterlebt und sie unterschied sich in ihrem Verlauf nicht viel von dem, was man mir bereits berichtet hatte: Wenn die Wehen beginnen, *avy mandrorutse*, erzählten die Frauen, setzt sich die Geburtshelferin, eine ältere erfahrene Verwandte, auf den Boden, spreizt ihre Beine, legt ein Stück Stoff dazwischen, setzt die Gebärende auf ihre Oberschenkel und massiert ihr den Bauch mit Ochsenfett, wenn die Schmerzen sehr groß sind. Manchmal sagt sie auch "Wenn es Gott gefällt, so soll die Geburt schnell vonstatten gehen" (*Tahio Andrianahary mivututse masika*). Dann drückt sie mit den Händen auf den Rücken der Mutter. Wenn der Kopf des Kindes erscheint, springt die Hebamme auf, hilft der Mutter beim Aufstehen und fängt das Kind mit beiden Händen auf. Das Neugeborene legt man auf eine saubere, neue Matte und wartet bis die Nabelschnur blutleer ist. Dann erst wird sie soweit wie möglich vom Nabel des Kindes entfernt mit einem kleinen silbernen Messer, dem *kelilahy* durchtrennt. Dieses Messer darf nur für diesen Zweck verwendet werden. Andere Verwandte haben in der Zwischenzeit ein Holzfeuer angefacht. Über dieses Holzfeuer wird das Neugeborene vorsichtig mehrmals hin und herbewegt. Bei den Mahafaly bleibt die Nabelschnur lose hängen (im Gegensatz zu den benachbarten Antandroy, die sie an einer Schnur festbinden und dem Kind um den Hals legen). Dann wird das Kind mit Tüchern abgetrocknet. Die Mutter muß aufstehen, einige Schritte gehen und sich dann wieder hinhocken, damit die Nachgeburt schnell abgeht. Die Nachgeburt wird an Ort und Stelle vergraben. Nach der Entbindung geht die Mutter zu Fuß entweder in ihr Dorf zurück oder, wenn das Krankenhaus nahe ist, setzt sie ihren Weg dorthin fort. Sobald der Vater erfährt, daß sein Kind ein Junge ist, tanzt er mit dem Speer und singt: "Ich bin glücklich" (*faly r-aho drrrrrrr...)*.

WOCHENBETT, STILLPERIODE UND SÄUGLINGSPFLEGE

Heute bleibt die Frau 5-6 Tage im Krankenhaus und kehrt dann zu Fuß in ihr Dorf zurück. Hier zieht sie sich in ihr Haus zurück mit ihrem Kind und nun beginnen alle Zeremonien, die seit alters her für die Frau im Wochenbett üblich sind. Ein Feuer brennt Tag und Nacht im Raum, selbst bei der größten Hitze. Auf das Gesicht der Wöchnerin wird eine Maske aus Tonerde und dem Saft von Tamarindenfrüchten- oder -blättern aufgelegt. Sie muß viel warmes Wasser trinken und Reis in viel Wasser gekocht, *vary soso*. Sie darf nichts Kaltes trinken, sonst könnte die Milch versiegen. Der erste *tay* (Kot) des Säuglings wird in ein Stück Stoff eingewickelt und vier Monate später in ein Feuer geworfen, das für diesen Zweck entzündet wird. Die Fontanellen des Kindes bestreicht man mit einem Brei aus zerstoßenen Wurzeln und Blättern des Lamotybaumes. Etwas Holzasche von der Feuerstelle wird mit Wasser verrührt und dem Säugling als erste Nahrung eingeflößt.

Die junge Mutter darf sich niemals kalt baden (wie das von den Betsimisaraka berichtet wird), denn "das macht krank". Das Neugeborene (*terabao*) nennt man, solange die Haut hell ist auch *azaza mena* (rotes Kind) und die junge Mutter nennt man *ampela misamake*, was bedeutet: "nicht ich habe das Kind geboren, sondern meine Schwester".

Michel GUERIN berichtet von den benachbarten Antandroy, daß ein Säugling noch nicht als menschliches Wesen angesehen wird "Le nourrission n'est pas considerê comme un être humain. Le mot terabao designe le veau et l'enfant qui vient de naitre". Ich habe mich eingehend bei den Mahafaly und auch bei den Antandroy danach erkundigt, wie es zu dieser Annahme gekommen sein könnte. Sie muß auf einem Mißverständnis beruhen: Das Wort "terabao" heißt wörtlich "neugeboren" (von miterake = geboren und vaovao =neu). Alle neugeborenen Tiere wie Kälber, Katzen, Hunde, Ziegen und Schafe werden ebenso wie neugeborene Menschenkinder als "terabao" bezeichnet. Der menschliche Säugling ist aber in keiner Weise dem Kalb gleichgestellt wie GUERIN glaubte, und ist durchaus ein menschliches Wesen mit einer Seele, *fiay*.

Das Wochenbett dauert bei Frauen, die einen Jungen geboren haben, drei Monate, ist das Kind ein Mädchen, zwei Monate und starb das Kind gleich nach der Geburt, dann nur einen Monat. Stirbt ein Kind kurz nach seiner Geburt, so wird es am nächsten Morgen in einem einfachen Steingrab ohne Zeremonie beerdigt. Die Mutter darf nicht lange trauern (im Gegensatz zu sonstigem Brauchtum). In der Zeit des Wochenbettes müssen die weiblichen Verwandten alle Arbeit im Haushalt besorgen, die Wäsche der Mutter und des Kindes waschen, das Essen kochen und Wasser holen. Der Ehemann muß für besonders gutes

Essen sorgen. Für alle Männer, auch für den eigenen Ehemann und für Frauen, die nicht mit der Mutter verwandt sind, ist es in dieser Zeit verboten, das Haus zu betreten. Sie dürfen auch nicht die Wäsche der Mutter oder des Kleinkindes waschen. Die weiblichen Verwandten der Mutter dürfen erst dann das Haus betreten, wenn sie ihre Hände über ein Feuer gehalten und die Stirn mit verbrannter Holzkohle eingerieben haben. Die Mutter darf nur das Haus verlassen, wenn sie in dicke wollene Tücher gehüllt ist und auch nur, um abseits und nicht weit vom Haus entfernt ihre Bedürfnisse zu verrichten.

Der Ehemann muß in dieser Zeit bei einer seiner Nebenfrauen übernachten oder im Haus seiner Mutter, wenn er keine Nebenfrauen hat. Hat er auch keine Mutter mehr, so darf er seinen Schlafplatz in der gemeinsamen Hütte neben seiner Frau haben, wenn er am Boden schläft und seine Frau auf einem erhöhten Bett. Sexueller Verkehr ist streng verboten und erst vier Monate nach der Entbindung für die Ehefrau wieder erlaubt. Mahafaly-Männer, die mehr als eine Frau haben, vermeiden jeden sexuellen Verkehr mit der jungen Mutter solange sie ihr Kind stillt. Das kann bis ins dritte Lebensjahr des Kindes dauern. Es ist *fady*, ein Jahr später wieder ein Kind zu gebären. Tritt jedoch ein solcher Fall ein, so sagen die Eltern, das Kind sei zu früh geboren. In den ersten Tagen des Wochenbettes dürfen keine Besuche gemacht werden. Nur ganz nahe weibliche Verwandte dürfen die Hütte betreten, wenn sie die Hände über ein Feuer gezogen und sich die Stirn mit Asche aus dem Herdfeuer bemalt haben. Niemals darf man sagen, das Kind ist schön, weil sonst die bösen Geister auf das Kind aufmerksam gemacht werden. Man muß sagen: *raty ty zaza, soa ty volo* (das Kind ist häßlich, aber die Haare sind schön).

Es gibt keine besonderen Stillzeiten. Sobald das Kind schreit, legt die Mutter es an die Brust, die sie mit der Hand zur Brustwarze hin massiert, bis der erste Tropfen Milch sichtbar wird. Kein Tropfen Milch darf woanders hinfallen als in den Mund des Säuglings. Hat eine Frau selbst zu viel Milch, darf sie auch ein anderes Kind nähren, aber weder Geld noch andere Geschenke dafür nehmen (bei den benachbarten Antandroy darf die Mutter nur ihr eigenes Kind stillen). Hat eine Frau nicht genügend eigene Milch für das Kind, gibt sie ihm Ziegenmilch und wenn es älter ist Kuhmilch. Ist keine Milch im Dorf vorhanden, was in früheren Zeiten oft der Fall war, dann verrührt man etwas Maniok mit Wasser und flößt es dem Kind ein. Heute kaufen auch Mahafaly, die ihr Kind nicht lange genug stillen können, Kondensmilch, die mit Wasser vermischt dem Kind mit Hilfe der Kapila (Schnabelschälchen) eingeflößt wird.

Der Tag, an dem die junge Mutter zum ersten Mal nach zwei oder drei Monaten Wochenbett ihre Hütte verläßt, ist ein Festtag. Die Mutter nimmt vorher in der Hütte ein warmes Dampfbad. In einem großen Kochtopf wird Wasser mit Blättern vom Pisakepisakestrauch und von der Aloe Vahombe zum Kochen begracht. Eine große Matte wird so um den Kochtopf und die Wöchnerin gelegt, daß sie in einem Dampfbad sitzt. Dann wird sie mit einer Kalebasse lauwarmen Wassers von den weiblichen Verwandten abgeduscht. Ihr Körper wird mit Parfüm oder wohlriechenden Pflanzen und das Gesicht, von dem man die Maske abgenommen hat, mit Fett eingerieben.

Der erste *tay* (Kot) des Kindes, den man in einem Korb für diesen Tag aufbewahrt hatte, wird nun ins Feuer geworfen. Alle Familienmitglieder, auch entfernte Verwandte und Freunde dürfen kommen und das Kind betrachten. Auch jetzt darf niemand sagen: "Wie hübsch ist das Kind", jeder muß entsetzt rufen: "Wie häßlich ist das Kind, es hat ja gar keine Haare". Der Vater tanzt mit seinem Kind auf dem Rücken und mit dem Speer in der Hand um ein Feuer, das im Freien entzündet wurde. Dann reicht er seiner Frau das Kind, die es erst der Großmutter und dann dem Großvater in dem Arm legt. Die Mutter bekommt neue Kleidung, Ochsen und Ziegen, zahlreiche Hühner und oft auch noch Silberschmuck und Geld zum Geschenk. Das Kind hat noch immer keinen Namen, es heißt nur *kulu* (Junge) oder *kisy* (Mädchen). Jeden dritten Tag wird es mit einer handwarmen Abkochung von Katrafayrinde abgeduscht. Windeln gibt es keine. Der After wird mit den entkernten Maiskolben gereinigt. Erst wenn das Kind beginnt, auf allen Vieren zu kriechen, bekommt es einen Namen. Es darf aber kein Name sein, den es bereits im Dorf gibt und auch kein Name, den ein verstorbenes Familienmitglied, an das man sich erinnern kann, gehabt hat. Die Mutter trägt das Kind, wenn sie auf das Feld, zum Wasserholen oder auf den Markt geht, immer auf dem Rücken, festgebunden durch ein Tuch (*Lamba*). Nur im Dorf unter der Aufsicht der Mutter oder den weiblichen Verwandten darf das Kind auf dem Boden kriechen. Wenn es sich zum ersten Mal aufrichtet, wird es von den Erwachsenen gehalten und man übt mit dem Kind "Laufen". Nicht nur die Väter, auch die übrigen männlichen Verwandten beschäftigen sich mit dem Kleinkind, sie tragen es im Dorf auf der Hüfte herum, spielen und liebkosen es. Hat eine Familie zwei Kleinkinder, so trägt der Vater das ältere auf der Schulter, wenn die Familie unterwegs ist. Die Mutter ist in erster Linie für das Kind verantwortlich, aber sie kann es jederzeit einer anderen weiblichen Verwandten, die im Dorf lebt, in Obhut geben.

KINDERERZIEHUNG (*minene*)

Es ist genau festgelegt, in welchem Alter Kinder lernen müssen, was sie tun und lassen dürfen. In erster Linie ist die eigene Mutter dafür verantwortlich. Wenn Mütter sich diese Mühe nicht machen, gelten ihre Kinder als "schlecht erzogen". (Die Mahafaly unterscheiden bei den Kindern: Schnellentwickler (*misy malaka*) und Spätentwickler (*misy malao*). Die Schnellentwickler bekommen im 8. Monat ihren ersten Zahn und haben im 12. Monat alle Zähne. Die Spätentwickler bekommen ihren ersten Zahn im 10. Monat. Die Schnellentwickler lernen im 9. Monat Laufen, die Spätentwickler beginnen damit im 18. Monat, manchmal auch erst nach dem vollendeten 2. Lebensjahr. Die Schnellentwickler beginnen mit 15 Monaten einzelne Wörter auszusprechen und beherrschen im 3. Lebensjahr das zusammenhängende Sprechen. Die Spätentwickler sprechen erst mit 2 Lebensjahren einzelne Wörter. Sobald das Kind einzelne Wörter aussprechen kann, muß es lernen, seine Körperteile zu bezeichnen. Damit beginnt man bereits nach Vollendung des ersten Lebensjahres. Die Mutter oder eine Tante fragt, *"Eia ty maso?"* (Wo sind deine Augen?) und zeigt dabei auf die Augen, *Eia ty nify?* (Wo sind deine Zähne?), *Eia ty vava?* (Wo ist dein Mund?) Auch die Geschlechtsteile des Kindes werden dem Kind gezeigt und benannt: *isy* (weiblich), *voto* (männlich) *voly roe* (Popo). Ist das Kind ungefähr sechs Jahre alt geworden, darf es diese Bezeichnungen nicht mehr verwenden. Die weibliche Brust, *nono*, darf man nur im Zusammenhang mit dem Stillen erwähnen.

Bereits nach dem 3. Lebensmonat wird das Kind zur Sauberkeit erzogen. Jeden Morgen und jeden Abend gegen 5 Uhr klopft man dem Baby zwei bis dreimal auf den *voly* (Popo) bis es Harn läßt, *mamany*. Die Mutter hockt sich auf den Boden, streckt ihre Beine etwas gespreizt und angewinkelt aus und legt das Baby so auf ihre Schienbeine, daß es von ihren Füßen gehalten wird, bis es Stuhlgang gehabt hat. Der Kot wird sofort mit einem Stück Holz vergraben. Wenn das Kind ein Jahr alt ist, muß es sich selbst melden. Die Mutter fragt nur *hamany?* (pipi) oder *hangere?* (kaka), dann muß es entweder mit Kopfschütteln antworten oder *"eka"* (ja) sagen. Die ersten Worte, die ein Kind lernt sind: *inene* (Mutter), *baba* (Vater) und *tay nene*, das heißt:

ich muß... Ein Kind, das älter als ein Jahr ist, darf nur morgens, aber nicht mehr untertags Stuhlgang verrichten. Nur wenn es Durchfall hat, wird es nicht mit einem Klaps auf den Popo dafür bestraft, wenn es untertags "muß". Solange es noch nicht laufen kann, nimmt es die Mutter abseits, später muß es sich allein ins Gras hocken und anschließend alles vergraben. Auch ein kleines Kind muß wissen, daß es nicht betteln darf. Niemals darf es sagen *"omeo* (gib), wie eine Katze, die um Futter bettelt". Wenn die Kinder noch sehr klein sind, sagt man zu ihnen, wenn alle um die Essensschüssel auf dem Boden herum sitzen: "Wenn ihr um Essen bettelt, bekommt ihr nichts". Dann fragt man sie: "Habt ihr Hunger?" Sie müssen antworten: "nein, wir haben keinen Hunger, wir sind satt". Erst dann werden sie aufgefordert, sich etwas aus der Schüssel zu nehmen oder werden von den Erwachsenen mit dem Löffel gefüttert. Will sich ein Kind etwas aus der Schüssel nehmen, ohne daß es dazu aufgefordert wurde, so klopft man ihm auf die Finger. Wenn Gäste kommen, dürfen keine Kinder bei der Bewirtung anwesend sein, damit sich die Gäste nicht veranlaßt fühlen, ihnen etwas zu geben. Will man einem Kind ein Geschenk machen, so sagt man "*Tana roe*" (beide Hände) und legt das Geschenk in die beiden nach oben gerichteten Handflächen.

Bis zum 6. Lebensjahr braucht ein Kind im allgemeinen keine Pflichten zu übernehmen. Jungen und Mädchen dürfen gemeinsam spielen. Nur manchmal werden sie aufgefordert etwas zu tun, wie z.B.: "hol den Korb", "bringe das hinaus" und ähnliches. Erst wenn sie älter als sechs Jahre sind, begleiten sie die Eltern oder größeren Geschwister auf das Feld und helfen bei der Aussaat von Körnern und bei der Ernte oder beim Ziegenhüten. Sind die Kinder zwölf Jahre alt geworden, haben sie bestimmte Pflichten. Die Jungen und auch Mädchen helfen beim Hüten der Rinder- und Ziegenherden. Manche Mädchen helfen im Dorf ihren Müttern und Tanten bei der Zubereitung der Mahlzeit, holen Wasser oder Feuerholz und betreuen die kleineren Kinder.

DER ERSTE HAARSCHNITT (*volaveta*)

Früher wurde einem Kind das Kopfhaar erst geschnitten, wenn es volle drei Jahre alt war, denn die *ambune hevu* (Fontanellen) sind noch nicht geschlossen und das Gehirn muß durch das Haar vor den starken Sonnenstrahlen geschützt werden, sagen die Mahafaly. Heute werden dem Kind schon im 6. Lebensmonat die Haare geschnitten, weil die Läuseplage sehr verbreitet ist, und ihm als Sonnenschutz eine Wollmütze oder ein Hut aus Stoff oder Stroh aufgesetzt wird.

Fast immer ist es der *hombiasa* (Medizinmann), der mit dem *sikily* (Orakel) den Tag bestimmt, der für den ersten Haarschnitt geeignet ist. Vor dem Schneiden des Haares bestreicht der Vater oder die Mutter die Stirn des Kindes mit zerriebener Holzkohle und sagt: *"Tahio Andrianahary tsimanahy, ka tsinihamboake fa manome an Andrianahary ahike"* (Gott sei es gedankt, daß es dem Kind, das mir Gott geschenkt hat, an nichts gebricht). Mit dem *fiheratse kelilahy* (kleinen Messer) werden alle Haare bis auf einen Schopf abgeschnitten und am Fuß eines Tamarindenbaumes vergraben. Bei einem zweijährigen Kind heißt der Haarschopf *tsilamokane* "die Scheitelnaht ist noch nicht geschlossen", bei einem älteren Kind *tsukuntsu*.

DIE BESCHNEIDUNG (*savatse*)

Bei den Mahafaly soll es vor Ankunft der Maroseranana-Könige keine Beschneidung gegeben haben, wurde mir erzählt. Woher die Sitte der Beschneidung kam, läßt sich nicht genau sagen. Viele Madegassen meinen, die Araber, die den Osten der Insel im 8. Jahrhundert besiedelten, hätten diese Sitte nach Madagaskar gebracht. Auch heute noch seien nicht alle jungen Männer beschnitten. Eine Beschneidung der Mädchen hat es nie gegeben.

Die Mahafaly erzählten: In früheren Zeiten wurde nur der älteste Sohn eines beschnittenen Mannes beschnitten, damit er der Erbe sein konnte. Weil viele von den in der Kindheit beschnittenen Söhne starben, war der eigentliche Erbe zwanzig Jahre alt geworden, wenn er beschnitten werden mußte, damit er das Erbe des Vaters übernehmen konnte. Da die Beschneidung in diesem Alter sehr gefährlich ist, haben viele Väter, die selbst beschnitten sind, beschlossen, alle Söhne bereits im Alter von 6 Monaten während der kühlen Jahreszeit vom Infirmier (Krankenpfleger), der dem staatlichen Gesundheitsdienst angehört, beschneiden zu lassen.

Der Tag für die Beschneidung wird aber immer noch vom Medizinmann, *hombiasa*, oder Wahrsager, *mpisikidy*, vorherbestimmt. Am Abend vor der Beschneidung werden in das Dorf des mütterlichen Onkels (*renilahy*) Gäste und alle Familienmitglieder eingeladen. Heute muß die Familie den Gästen außer Reis und Fleisch auch Wein und gebratenes Geflügel anbieten können und Musikanten zur Unterhaltung engagieren. Die Beschneidungsfeste sind deshalb sehr teuer und nicht jede Familie kann es sich leisten, ihre Söhne beschneiden zu lassen. Bei Einbruch der Dunkelheit nimmt der älteste Bruder der Mutter (*renilahy*) den zu beschneidenden Jungen auf seine Schultern und läßt ihn dort sitzen bis zum Morgengrauen. Meistens schläft das Kind dabei ein und muß vom Onkel festgehalten werden. Ist der Junge zu groß, um noch auf den Schultern sitzen zu können, so muß er sich ständig an einem Zipfel des Überwurfes oder des Lendentuches festhalten, mit dem der mütterliche Onkel bekleidet ist. Die ganze Nacht muß getanzt, gesungen und getrommelt werden. Um 5 Uhr morgend nimmt der mütterliche Onkel den Jungen von seinen Schultern, hockt sich hin und nimmt den Jungen zu sich, spreizt ihm die Beine, mit einem einzigen Schnitt trennt der Beschneider die Vorhaut ab. In manchen Gegenden wird die Vorhaut vom Vater des Jungen in die Luft geblasen oder mit einem Gewehr in die Luft geschossen. Sehr oft wird die Vorhaut auch auf ein Stück Holz aufgespießt und 2-3 Monate später, wenn die Wunde abgeheilt ist, zum Opferpfahl gebracht. Es gibt besondere Pfähle für die Beschneidung bei den Antanosy, die in das Mahafaly-Land ausgewandert sind. Im Mahafaly-Land selbst habe ich selten diese Pfähle gesehen. Man sagte mir, sie werden nur dort aufgestellt, wo viele Jungen beschnitten werden, wie z.B. bei den Antanosy in Bezaha, deren Vorfahren arabischer Herkunft sein sollen. Der mütterliche Onkel muß für die Opferung am Opferpfahl ebenfalls einen Ochsen geben, der *Ofo boto* genannt wird.

Beschneidungsfeste sind im Mahafaly-Land selten. Meist sind es die vom Hochland eingewanderten Betsileo oder Merina, die sich mit Mahafaly-Frauen verheiratet haben oder im Mahafaly-Land lebende Antanosy, die ihre Kinder beschneiden lassen und ein Familienfest veranstalten, wie Rabê, der als Betsileo vom Hochland stammte und in der Nähe von Ampanihy wohnte. Im Juli 1966 ließ er den ältesten Sohn einer Mahafaly-Frau beschneiden. Der Junge war drei Jahre alt und der Bruder der Mutter (*renilahy*) war der Pate des Kindes. Rabê hat für das Fest 5000 FMG ausgegeben, damals umgerechnet knapp 100 DM. Alle Eingeladenen gaben mindestens einen Hundertfrancschein als Geschenk, damit ein Teil der Unkosten gedeckt werden konnte.

ADOPTION (*Zaza-atsangana*)

Als *bodo* (Waisen) gelten nur Kinder, deren Vater und Mutter verstorben sind. Ein Kind, dessen Vater gestorben ist und dessen Mutter noch lebt, gilt nicht als Waise. Es wird, wenn die Mutter damit einverstanden ist, von der Familie des verstorbenen Vaters aufgenommen und ist erbberechtigt. Sind Vater und Mutter gestorben, so muß das Waisenkind offiziell adoptiert werden, meistens vom ältesten Bruder der verstorbenen Mutter, sonst von den Verwandten der mütterlichen Familie. Vor versammelter Dorfgemeinschaft erklärt der Adoptivvater: "*asuroko fahoanako fa tsimisy haba*" (ich nehme dieses Kind als mein eigen an, denn es hat keinen Vater). Ein *anakemantsahe* (uneheliches Kind) wird vom Bruder der Mutter adoptiert, wenn dessen Frau einverstanden ist. (Sie ist nicht immer einverstanden, weil dadurch das Erbe ihrer eigenen Kinder geschmälert wird). Nimmt eine verwitwete Frau das uneheliche Kind ihrer Tochter zu sich, muß einer ihrer Söhne, der mütterliche Onkel des Kindes, *renilahy*, die Vormundschaft übernehmen. Kinder, die keine Adoptiveltern fänden, müßten als Bettler durch das Land ziehen, sagte man mir. Das sei jedoch noch nie vorgekommen.

Jeder Mahafaly-König hatte früher die Kinder adoptiert, die durch Kriege oder Epidemien ihre Eltern und ihre Verwandten verloren hatten. Sie wurden durch diese Adoption nicht den Kindern der königlichen Familie gleichgestellt, sie waren aber auch keine Sklaven. Kinderlose ältere Frauen konnten im Einverständnis mit dem König ein Kind adoptieren, wenn sie einen älteren Bruder hatten. Zu der Zeit, als die Könige noch regierten, mußten alle Kinder, die an einem Donnerstag geboren wurden, getötet werden. Konnte man das Geburtsdatum vor den Kundschaftern des Königs verheimlichen, war das Kind gerettet, sonst versuchten die werdenden Mütter durch Gehen im kalten Flußwasser die Geburt zu verzögern oder sie durch Hüpfen, Springen und Stampfen zu beschleunigen, damit der Tag der Entbindung nicht auf einen Donnerstag fiel. Nur Kinder aus der königlichen Familie, die an einem Donnerstag geboren wurden, blieben am Leben.

ZUSAMMENFASSUNG: In Madagaskar gibt es 18 große Volksgruppen. Eine von ihnen sind die Mahafaly im Süden der Insel. Die Autorin hatte bei Feldaufenthalten gute Kontakte mit den Frauen dieser Ethnie. Sie konnte Sitten und Vorstellungen über Fruchtbarkeit, Schwangerschaft, Embryologie und Geburt aufzeichnen. Heute müssen alle Frauen im Krankenhaus entbinden. Doch häufig werden Frauen von Wehen überrascht und kommen auf traditionelle Weise nieder. Die Autorin wohnte drei solcher Geburten bei. Nach der Rückkehr, zu Fuß, aus dem Krankenhaus, wird das Wochenbett auf traditionelle Weise begangen mit Riten, Zeremonien und Diätvorschriften. Das Wochenbett nach der Geburt eines Jungen dauert drei Monate, nach der eines Mädchens zwei. In dieser Zeit hat die Mutter keine Pflichten, sondern wird betreut und umsorgt. Ihr Mann darf ihr nachts nicht nahekommen. Für die Reintegration der Mutter in Arbeits- und Gemeindeleben gibt es spezielle Riten. Auch für den Ehemann werden verschiedene maritale Bräuche beschrieben.

SUMMARY: In Madagascar exist 18 large tribes. One of them are the Mahafaly in the South of the island. The author had during her field studies good contact with the women of this tribe. She could document customs and understanding about fertility, pregnancy, embryology and birth. Today women are supposed by law to deliver in hospitals. However, not infrequently women are surprised by labor and in that case traditional birthing customs are observed. The author had opportunity to participate in three such events. Women who delievered in hospitals return therafter on foot and then observe the puerperium in traditional manner at home, with rites, ceremonies and dietary prescriptions. Puerperium after birth of a boy is considered to last three months, after birth of a girl, two months. During this time the young mother is relieved of all duties, and she is being pampered. Her husband is not allowed to stay with her at night. At the end of this period there are certain re-integration rites for mother and newborn into the community. Marital customs to be observed by the husband exist for pregnancy, birth and puerperium.

Friedr. Vieweg & Sohn, Braunschweig /Wiesbaden

LITERATUR

SCHOMERUS-GERNBÖCK Lotte (1981): *Die Mahafaly, eine ethnische Gruppe im Südwesten Madagaskars*. Berlin: Reimer, 232 p., ISBN 3-496-00 184-4.

LINTON R.(1933):The Tanala, a Hill Tribe of Madagaskar. *Field Mus. of Nat. Hist. Anthropolog. Series*, Vol. XII, Chicago/USA.

GUERIN M. (1969): Les Transformations Socio-Economiques de l'Androy. Universitê de Madagascar, p. 69.

Friedr. Vieweg & Sohn, Braunschweig /Wiesbaden

curare Sonderband 1/83 191–196

Prävention in der traditionellen Frauenheilkunde der Hausa*

Luitgard Fleischer

Die Hausa-Frau lebt in einer islamischen Gesellschaft, die die scharfe Trennung der Geschlechter in allen Sozialbereichen aufzwingt und die die Frau aus dem öffentlichen Leben von Wirtschaft, Politik und Religion ausschließt. Die Rolle der Frau ist nahezu unbeweglich festgelegt und begrenzt auf die der Ehefrau, mehr noch auf die der Mutter. Dementsprechend wird von der Gesellschaft und der Frau selbst höchster Wert gelegt auf sexuelle Fähigkeit, Fruchtbarkeit und Mutterschaft.

Die Prävention in der traditionellen Frauenheilkunde der Hausa kann nur gegen diesen Hintergrund analysiert und verstanden werden. Sie hat somit zwei wesentliche Ziele:

1. Die Fruchtbarkeit, die Empfängnis- und Gebärfähigkeit einer Frau zu gewährleisten, zu schützen und zu maximieren;
2. der Unfruchtbarkeit einer Frau vorzubeugen oder sie zu beheben. Denn Unfruchtbarkeit ist das Frauenleiden per se.

Die Prävention spielt eine bedeutende Rolle in der gesamten traditionellen Heilkunde der Hausa; in der Frauenheilkunde wird sie aber besonders ernst genommen, denn hier geht es um Bestehen oder Nicht-Bestehen der Frau als soziales Wesen. Der größte Teil der präventiven Maßnahmen wird von Frauen selbst wahrgenommen; zunächst, indem sich jede Frau bemüht, sich im Rahmen gesellschaftlicher Vorschriften und Tabus zu bewegen, denn Gesundheit ist nur möglich, wenn der Einzelne sich im Gleichgewicht befindet mit der sozialen und natürlichen Umwelt, der Welt der Geister und kosmischen Kräfte. Dabei wird ihr geholfen von Frauen, die selbst fruchtbar waren, jetzt aber jenseits der Menopause die 'heiße' gebärfähige Phase hinter sich haben - also Mütter, Großmütter und ältere weise Frauen. Die traditionelle Hebamme (*ungozoma*) kommt aus dieser Frauengruppe. Ihr obliegt nicht nur die Sorge um Gebärende, sondern gerade sie hat beratende Funktion, wie Fruchtbarkeit gefördert und wie Unfruchtbarkeit vorgebeugt werden kann.

So wichtig ist das Phänomen Fruchtbarkeit der Frau, daß alle traditionellen Heiler der Hausagesellschaft Frauenheilkunde als ganz entscheidenden Teil ihrer Arbeit sehen. Der '*Malam*', der Korangelehrte also, vermittelt zwischen den Menschen und Allah, dem Schöpfer aller Zeugungskraft und allen Lebens; Der '*Mai-Bori*' vermittelt zur Geisterwelt, die im besonderen Maße im Zusammenhang mit der Reproduktion und damit mit Frauenleiden steht; Der '*Wanzami*', der Barbier-Chirurg, der sich besonders auf Haematologie versteht, der zur Ader läßt und Inzisionen anbringt und der Herbalist, der sich in der bedeutenden Welt der Kräuter und Heilpflanzen kundig weiß (*Mai Magani*). Das ganze Spektrum traditioneller Heilkunde bemüht sich auf dem Gebiet der Frauenheilkunde.

---

* Das Material wurde während eines 2-jährigen Forschungsaufenhaltes 1970-1972 gesammelt und konnte 1976 während eines erneuten Aufenthaltes ergänzt werden.

Friedr. Vieweg & Sohn, Braunschweig /Wiesbaden

Sehr früh schon beginnt die Sorge um die Gesundheit einer Frau, die sich am deutlichsten in der verschwenderischen Fruchtbarkeit bewahrheitet. Beim neugeborenen Mädchen wird am 3. Tag nach einer Geburt vom Barbier-Chirurgen eine kleine Inzision an der Clitoris vorgenommen, die "den Weg für späteren Coitus bahnen und die Geburt eines Kindes ermöglichen helfen soll". Das Ideal der virgo intacta wird hochgehalten durch gesellschaftliche Normen und Tabus, strenge Erziehung der Mädchen und vor allem frühe Eheschließung (im Alter von 12-14 Jahren, oft schon vor der ersten Regelblutung). Es geht dabei nicht hauptsächlich um bewahrte Jungfräulichkeit, sondern um das Verhindern vorehelicher Schwangerschaft, die eine Belastung für die spätere Fruchtbarkeit der Frau darstellt.

Sexuelle Tabus sind jedoch nicht nur auf die Zeit vor der Ehe beschränkt. Außerehelicher Geschlechtsverkehr der Frau - besonders während einer bestehenden Schwangerschaft - wirkt sich fatal aus: "Das Blut des Ehebrechers vermischt sich mit dem Blut des Vaters, würgt den Fötus ab und führt zum Ausfließen der Schwangerschaft", also zur Fehlgeburt. Das Brechen des Gebotes sexueller Abstinenz während der Stillzeit, das "zum Zeugen eines Kindes auf den Kopf seines Vorgängers" führen könnte, beeinträchtigt die Gesundheit des Neugeborenen (das sichtbare Zeichen der Fruchtbarkeit der Frau) und läßt dem Uterus keine Chance, sich zu erholen. Damit wird das Potential späterer Fruchtbarkeit geschmälert. Als vorbeugende und heilende Maßnahme wird hier Schwangerschaftsabbruch empfohlen.

PRÄVENTION WÄHREND DER SCHWANGERSCHAFT

Eine jung verheiratete Frau wird mit einer Vielzahl von Medizingürteln, Fruchtbarkeits-Amuletten und Liebesmedizinen eingedeckt, die eine möglichst frühe Schwangerschaft gewährleisten sollen. Ist die Frau schwanger, so muß sie sich an eine ganze Reihe von Vorschriften und Tabus halten, um die Schwangerschaft zu erhalten.

1. Sie muß die Schwangerschaft so lange als möglich nach außen verbergen, um Neid, Mißgunst und böse Außeneinflüsse fernzuhalten.
2. Gewisse Essensvorschriften sind genau zu beachten:- Leber, Palmöl und grünes Blattgemüse soll vermehrt gegessen werden zum Vermehren des Blutes.- Vermeiden bitterer und extrem sauerer Früchte und Gemüse, die eine Fehlgeburt einleiten könnten (unreife Lemonen, eine grüne Tomatensorte 'lemon gauta' z.B.), Einschränken von süßen Früchten, etwa Zuckerrohr und salziger Speisen, da sie das Wasserlassen hemmen und zu einer langwierigen schmerzhaften Entbindung führen und den Körper erst wieder im Urin verlassen müssen. Empfohlen, besonders ab dem 7. Schwangerschaftsmonat, wird das Zusetzen von Pottasche zu jeder gekochten Speise und das Einnehmen harntreibender Heilmittel, etwa Extrakte der Bambarra-Nuß.
3. Einschränkung der Bewegungsfreiheit: besonders während der ersten Schwangerschaftsmonate sollten Reisen vermieden werden "um die Schwangerschaft nicht durcheinander zu schütteln". Das Haus soll nur, wenn unbedingt nötig, verlassen werden, um übermäßige Ermüdung und dem 'bösen Blick' und seinen Auswirkungen entgegenzuwirken.
4. Die Mittagszeit, wenn die Sonne am höchsten steht, und die Mitte der Nacht sind Zeiten, während denen Geister menschliche Siedlungen vermehrt besuchen und Schwangere sind besonders den Angriffen von Geistern - die sie um das heranwachsende Leben beneiden - ausgesetzt. Die Schwangere darf sich z.B. nie auf die Türschwelle setzen, sonst dringen die Geister in den Uterus ein, ergreifen Besitz vom Föt und bewirken eine stockende Geburt aufgrund von Wehenstillstand "das Kind sitzt an der Schwelle der Gebärmutter, statt sich durch den Gebärkanal nach draußen zu bewegen."

KOMPLIKATIONEN WÄHREND DER SCHWANGERSCHAFT UND GEBURT UND WIE IHNEN VORGEBEUGT WERDEN KANN

1. *Gishire* und *zirzir*: Ein Zustand, eine Krankheit, von Geistern verursacht, die den Gebärkanal blockiert, "den Schoß verschließt". 'Aluma' ein vom Herbalisten hergestellter Puder muß vor der Geburt in die Vagina eingeführt werden und oft - so wird berichtet, muß die Hebamme während der Geburt *Gishir* und *zirzir* durchschneiden. Von Verletzungen des kindlichen Schädels wird berichtet.
2. *Kwantacce:* Es wird berichtet, daß eine zunächst sich normal entwickelnde Schwangerschaft plötzlich zum Stillstand kommt "sich hinlegt und ausruht". Dieser Zustand kann nach Aussagen die Schwangerschaft um viele Monate verlängern und wenn sie gar trotz Einnehmen der '*Rubutu*' Medizin für immer im Körper abgekapselt bleibt, ist die weitere Empfängnisunfähigkeit der Frau besiegelt. Der Hausa Schriftsteller und Lehrer MADAUCHI führt diesen Zustand auf den fehlgeschlagenen Versuch einer Schwangerschaftsunterbrechung zurück.
3. *Shawara* und *Koriya* "die Krankheit, die das Blut der Mutter und des sich entwickelnden Kindes trinkt" soll besonders im letzten Schwangerschaftsmonat und gleich nach der Entbindung "wenn sich neues Blut im Körper der Mutter sammelt" Beschwerden machen. (Stark anaemische Frauen klagten über diesen Zustand). Für vorbeugende und heilende Medizin gegen *shawara* und *koriya* ist der Barbier-Chirurg zuständig. Die Krankheit verläßt nach Einnahme der Medizin den Körper in dunklem Urin und in Erbrochenem. Viele Frauen nehmen während der ganzen Schwangerschaft vorbeugend solche Medizin ein.
4. Die Ursachen, die für eine Fehlgeburt (dem Niederfallen, dem Ausfließen oder dem Verderben der Schwangerschaft) verantwortlich gemacht werden, sind vielfältig. Nichtbeachten der oben genannten Präventivmaßnahmen (Essenstabus, Einschränkung in der Bewegungsfreiheit, soziales Fehlverhalten wie Ehebruch) werden als Ursachen genannt. In vielen Fällen wird der Geist '*Mijin dare*', der 'Ehemann der Nacht' als auslösender Faktor angeführt. Dieser Geist kommt zur Schwangeren in Träumen in der Person eines nahen Verwandten, etwa des Schwiegervaters oder Bruders. Er zwingt die Frau zum Geschlechtsverkehr (Inzest) und die Fehlgeburt ist die Folge. Vorbeugend beschafft man sich '*Rubutu*' und Amulette vom Malam (diese bestehen meist aus einem auf Papier geschriebenen Koranzitat, dem die abgeschnittenen Fingernägel der Frau und einige Haare beigefügt sind). Dieses Amulett wird im Haar der Frau befestigt, ins Nachttuch eingenäht oder unter das Kopfkissen gelegt. Dies verhindert das Träumen und somit das Begegnen mit '*Mijin dare*'.

Nach einer Fehlgeburt müssen dieselben Waschungen wie nach einer Geburt vorgenommen werden. Es wird empfohlen, den starken Blutverlust durch reichliches Essen von Leber, Palmöl und Gemüse auszugleichen und eine weitere Schwangerschaft so lange hinauszuschieben, bis der ermüdete, erschöpfte Uterus zur Ruhe gekommen ist.

PRÄVENTIVE MASSNAHMEN BEI UND NACH DER GEBURT

Bei Beginn starker und regelmäßier Wehen wird '*Hanun Binta*' (die Pflanze Rose von Jericho) in ein Gefäß mit Wasser gelegt und quillt dort auf. Von diesem Wasser trinkt die Gebärende in kurzen Abständen. Man verspricht sich eine schnelle, reibungslose Geburt von dieser unterstützenden Medizin. Geboren wird in kniender Position (die Frage 'wie oft hast du geboren?' heißt in Hausa wörtlich 'wie oft hast du dich niedergekniet?'), da dies für Mutter und Kind am schonendsten sei. Nach der Geburt gilt die ganze Sorge der vollständigen Lösung der Plazenta. Ein enger Gürtel wird von der Taille nach unten gepreßt, die Frau wird zum Husten, Niesen und Erbrechen gereizt. Nach dem Ausstoßen der Plazenta wird mit dem Einflößen von Kräutersuden das Fließen des Blutes gefördert "um den Uterus gründlich zu reinigen".

Eine Zeit vollkommener Zurückgezogenheit ist nach der Geburt für die Frau angeordnet (5 Monate bei Erstgebärenden, mindestens 40 Tage bei Mehrgebärenden). Während dieser Zeit muß sie morgens und abends kochendheiße Bäder und Waschungen vornehmen "um das Blut, das schlecht ist, loszuwerden" und die Rückbildung des Uterus zu fördern. Das Bad soll reinigen im Sinne einer Läuterung, es soll stärken und gesunderhalten.

Warmhalten nach der Geburt ist ein absolutes Muß, um Gesundheit nicht zu gefährden. Fenster und Türen werden sorgfältig geschlossen. Immer brennt ein kleines Feuer im Zimmer der Entbundenen. Im traditionellen Hausa-Haus findet man noch das Lehmbett, in dessen Unterbau eigens eine Feuerstelle eingelassen ist. Nach jedem Bad stellt sich die Frau über die Glut, angereichert mit Heilkräutern, um die Wärme in sich einziehen zu lassen. Auch die mit *'Yaji'* (scharfe, heiße Gewürzmischung) angereicherte Kost für Wöchnerinnen muß heiß gegessen werden. Sie selbst darf während der fünf Monate bzw. 40 Tage weder Essen kochen noch mit anderen aus demselben Topf essen. Da sie blutet, ist sie heiß und unrein und stellt somit eine Gefahrenquelle für den ganzen Haushalt dar.

Bevor dem Neugeborenen die Brust gereicht werden kann, muß diese gründlich gereinigt und zum Fließen gebracht werden. Die Brust wird mit einer Brühe aus *'kanwa'* (rote Pottasche) und *'sabar'* (Auszüge aus der Pflanze Guiera senegalensis) gewaschen und das Kolostrum, das für das Kind als besonders schädlich gilt, wird ausgepreßt. Damit werde einer Mastitis vorgebeugt.

Letztlich ist das Einhalten sexueller Abstinenz, das grundsätzlich für die ganze Stillzeit gilt, während der ersten Monate von besonderer Wichtigkeit.

DAS PROBLEM DER UNFRUCHTBARKEIT

Gründe für die Unfruchtbarkeit einer Frau werden zunächst im Bereich sozialer Beziehungen gesucht. Wo es Spannungen zwischen Mitfrauen im polygamen Haushalt gibt, ist die Empfängnisfähigkeit einer Frau bedroht. Präventiv richtet jede Frau zunächst ihr Verhalten so ein, daß es nicht gegen die soziale Norm verstößt - sie bemüht sich etwa um gute Beziehungen; sie bedient sich aller nur möglichen Schutzmaßnahmen (Rubutu, Amulette, Tonika, Aphrodisiaka), um feindlichen Angriffen von außen entgegenzuwirken und ihre eigene Position zu stärken; und schließlich geht sie über zur Offensive, d.h. sie beschafft sich Medizin, die ihr gegenüber ihren Mitfrauen Vorteile einräumt und deren Fruchtbarkeit beeinträchtigen soll. Der *'Mijin dare'*, der Geist, der auch bei der Fehlgeburt als ausschlaggebend genannt wurde, kann auch die totale Unfruchtbarkeit einer Frau verursachen. Wenn das Einhalten der vorbeugenden Maßnahmen (schützende Amulette, die Feuerstelle während der Nacht, das Beachten der Zeit- und Raumansprüche der Geister) diese nicht in den Bann schlagen kann, hilft nur noch die kurative Medizin der Masu Bori. Weiter wird *'kaba'* als Ursache von Sterilität beschrieben: "es ist etwas Lebendiges, das wächst, sich im ganzen Körper bewegt, aufsteht und sich wieder zur Ruhe begibt. Es kann mit Medizin eingeschläfert werden, kann aber wieder aufwachen". *'kaba'* soll große Schwierigkeiten bei der Regelblutung, der Schwangerschaft und Geburt eines Kindes bereiten. *'kaba'* scheint ein Sammelbegriff für verschiedene Krankheitsbilder zu sein.

Frauen, die zum Hospital kamen und über *'kaba'* klagten, hatten entweder Ovarialzysten, Entzündung der Eileiter, Harnwegsinfekte, einen retrovertierten Uterus oder Würmer. Der Uterus muß gereinigt werden, um damit auch *'kaba'* auszustoßen. Diese Reinigung wird mit Kräuterbrühen, die getrunken werden müssen, unterstützt und immer wieder wird *'wanken jiki'* das 'Auswaschen der Gebärmutter' die Curretage als westliche Prävention (inhaltlich jedoch getragen und bestimmt von der traditionellen Reinigungsmethode) verlangt.

In Situationen, in denen "das Blut der Frau sich mit dem des Mannes nicht verträgt" oder "der Mann keine Kinder in sich trägt, die er der Frau einpflanzen kann" und damit Kinderlosigkeit für die Frau droht, ist die Trennung der Partner, Ehescheidung und Schließen einer neuen Ehe der einzige Weg. Letztlich ist es Allah, der Kinder schenkt oder verweigert. Ein Leben strikt nach den Regeln des Islam - Waschungen, die täglichen Gebete, Einhalten der Fastenzeit, Almosengeben und die Pilgerfahrt nach Mekka - ist auch in der Frauenheilkunde die unabdingbare Präventivmaßnahme.

ZUSAMMENFASSUNG: Hausa Frauen leben in einer islamischen Gesellschaft und strenger Rollenfestschreibung der Geschlechter. Fruchtbarkeit und Mutterschaft sind für Frauen gesellschaftlich von höchstem Wert. Prävention zur Erhaltung dieser Fähigkeit spielt in der traditionellen Frauenheilkunde die größte Rolle und kann nur gegen diesen Hintergrund verstanden werden. In der Hausmedizin gehören dazu gesellschaftliche Vorschriften und Tabus. Dabei spielt die Vorstellung der Harmonie mit natürlichen und übernatürlichen Kräften eine zentrale Rolle. Für alle traditionellen Heiler der Hausa Gesellschaft ist die traditionelle Frauenheilkunde ein entscheidender Teil ihrer Arbeit. Dies betrifft den Korangelehrten, den Barbier-Chirurg und andere Heiler. Die Gesundheitsvorsorge beginnt schon beim neugeborenen Mädchen, das vom Barbier-Chirurgen am dritten Tag eine Klitorisinzision erhält zur Bahnung späteren Sexualverkehrs und von Geburten. Für die Schwangerschaft gelten eine Reihe von Vorschriften, die der Neidabwendung, gesunder Ernährung und dem Begegnen der Einwirkung böser Geister dienen. Es gibt darüber hinaus eine Reihe von Maßnahmen zur Vorbeugung vom Komplikationen in der Schwangerschaft, für die Geburt, das Wochenbett und für das Stillen.

SUMMARY: Hausa women live in islamic society with fixed roles for men and women. Fertility, childbearing and motherhood are of highest social value for women. Preventive practices to retain this ability are of greatest concern in traditional gynecology and can be understood only against this background. In Hausa medicine this includes social prescriptions and taboos. The idea of harmony with natural and supernatural forces is of central importance. For all traditional healers in Hausa society traditional gynecology is a major part of their work. This is true for the Koran scholar, the barber surgeon and other healers. Preventive health care begins already with the newborn girl. The barber-surgeon conducts a clitoris incision at the age of three days. This is supposed to facilitate sexual intercourse and birth of children lateron. In pregnancy a number of presciptions for conduct and diet are supposed to counteract acts of envy and evil spirits and to uphold the health of mother and unborn child. Beyond that a number of measures are known that are supposed to prevent complications of pregnancy, birth, puerperium and lactation.

Friedr. Vieweg & Sohn, Braunschweig /Wiesbaden

LITERATUR

BALA A.J. (1951): Koranic and Muslim Law Teaching in Hausaland. *Nigeria Magazine*, 37, 27-28.

COHEN A. (1967): *The Hausa in the 'City of Ibadan'*. The City of Ibadan (LLOYD P.L., MABOGUNJE A.L., and AWE B. (ed.), Cambridge.

DRY P.P.L. (1950): The Family-organization of the Hausa of Northern-Nigeria. Unveröffentl. Studie.

DRY P.P L. (1952): The Place of Islam in Hausa Society. Manchester University.

FLEISCHER F.K.N. (1971): Anaemias in Children: A Case Study at Jos' Maternity Hospital. Unveröffentl. Studie.

GREENBERG J.H. (1947): Islam and Clan Organization among the Hausa. *Southwestern Journal of Anthropol.*, 3, 193-211.

GREENBERG J.H. (1960): *Negro-Mohammedan Culture Contact among the Hausa*. Cultures and Societies of Africa, OTTENBERG S. und P. (ed.), New York.

HILL P. (1972): *Rural Hausa: A Village and a Setting*. London.

KRIEGER K. (1967): Notizen zur Religion der Hausa. *Paideuma*, Mitteilungen zur Kulturkunde, XIII, 96-121.

MADAUCHI I. 1968): *Hausa Customs, Northern Nigerian*. Zaria: Publishing Company.

MINER H. (1960): Culture Change under Pressure: A Hausa Case. *Human Organization*, 19, 164-167.

ONWUEJEOGWU M. (1969): *Cult fo the Bori Spirits among the Hausa*. In: Man in Africa, DOUGLAS M. and KABERRY P.M. (ed.), London.

PALMER H.R. (1914): Bori among the Hausa. *MAN*, vol. 14, 52, 113-117.

PLOTNICOV L. (1967): *Strangers to the City: Urban Man in Jos*. Nigeria-Pittsburg.

SMITH M.F. (1954): *Baba of Karo: A Woman of the Muslim Hausa*. London.

TRIMINGHAM J.S. (1959): *Islam in West Africa*. Oxford: Clarendon Press.

TRIMINGHAM J.S. (1962): *A History of Islam in West Africa*. London.

curare Sonderband 1/83 197–200

Schwangerschaft und Geburt bei den indo-arabischen Gruppen der Swahili-Küste

H. Sheik-Dilthey

ETHNOGRAPHISCHE EINLEITUNG Die ethnographischen Daten zu diesem Thema wurden im Sommer 1978 in Mombasa gesammelt und beziehen sich auf die Jahrzehnte vor dem Zweiten Weltkrieg, als es an der ostafrikanischen Küste noch kaum Krankenhäuser und Ärzte nach kolonialem Muster gab und üblicherweise Hebamme und Schwiegermutter die Hauptverantwortlichen beim Verlauf einer Geburt waren. Das Material stammt aus zwei städtischen Gesellschaften Ostafrikas, Zanzibar und Mombasa - Hafenstädten, die seit altersher zu den wichtigsten Umschlagsplätzen des Handels im westlichen Indischen Ozean zählten und die beide kulturell stark durch den arabischen Islam geprägt sind. In ihrer Eigenschaft als Hafenstädte integrierten sie seit Jahrhunderten Angehörige vieler verschiedener Ethnien und Rassen und sind von der kolonialen Segregationspolitik der Briten nur wenig erfaßt worden. Jene ethnischen Gruppen, von denen im folgenden die Rede ist, sind neben führenden Swahiliclans (gemischter afrikanischer und/oder arabischer und/oder asiatischer Abstammung) vor allem die Omani und Hadhrami, rein arabischer Herkunft und Baluchi, Memon, Bohra und Badhala, asiatischen Ursprungs. Sie lebten meist vom Handel und bestimmten das Stadtleben maßgeblich bis zum Zweiten Weltkrieg. Obwohl ein Teil dieser Ethnien streng endogam ist, verbinden sie doch alle neben gemeinsamer Religion (Islam) und Sprache (Kiswhili) eine Menge von Sitten und Bräuchen, zu denen auch das medizinische Wissen zählt.

Die Befragten waren durchweg Frauen über 65, die entweder 1964 von Zanzibar nach Mombasa geflohen waren oder ihr ganzes Leben in der Altstadt von Mombasa verbracht hatten. Alle teilten sie ihr Wissen aus der Sicht der Schwangeren oder Schwiegermutter mit. Eine Hebamme aus jener schon historisch gewordenen Zeit habe ich nicht gefunden; und so kann aus dem vielfältigen Aufgabenbereich nur ein gewisser Ausschnitt ihres Wirkens festgehalten werden, der nicht ganz der Rolle einer Hebamme von damals gerecht wird.

HILFSPERSONEN

Der Schwangeren, Kreißenden und Wöchnerin standen Schwiegermutter, Hebamme und die Gehilfin der Hebamme, meistens eine Badhalafrau, bei. Ihre Aufgabenverteilung sah folgendermaßen aus:

1. Kontrolle und Organisation lagen in den Händen der *Schwiegermutter*. Sie bereitete die Medizinen zu, wachte über Nahrungszubereitung und Wäsche und sorgte für Almosen, die während der Entbindung ausgeteilt wurden.
2. Die *Hebamme* sorgte für den mechanischen Ablauf der Geburt, bzw. ordnete die Medizinen an, die die Schwiegermutter zubereiten sollte. Sie kam nach der Entbindung 40 Tage lang ins Haus, jene Zeit, die die Wöchnerin das Haus nicht verließ. Bezahlt wurde die Hebamme nie für den Einzelbesuch, sondern immer pauschal für eine Geburt. Die Höhe des Honorars richtete sich nach der Zufriedenheit der Schwiegermutter, die alle Extrakosten, die mit der Geburt in Zusammenhang standen, beglich (für den ersten Sohn einer Frau z.B. konnten damals 300-500 Shs. gezahlt werden).
3. Die *Gehilfin der Hebamme* war während und nach der Entbindung für die Wasserversorgung zuständig (d.h. sie hatte das Wasser vom Wasserverkäufer oder vom Brunnen zu holen). Sie mußte außerdem ein Feuer unterhalten, auf dem man in großen Kesseln das heiße Wasser während des ganzen Geburtsvorgangs bereit hielt. Sie war Wä-

Friedr. Vieweg & Sohn, Braunschweig /Wiesbaden

scherin und Masseuse und hatte im übrigen allen Anweisungen der Hebamme zu folgen. Auch sie erschien regelmäßig im Haus der Wöchnerin, bis das 40tägige Wochenbett beendet war.

SCHWANGERSCHAFT

Sobald eine Frau wußte, daß sie schwanger war, las sie täglich die Sure Mariyam. Sie trug dann auch meist ein Amulett mit Teilen dieser Sure um den Leib oder legte es in oder unter ihr Bett.

Bis zum 3. Monat war für alle Fragen der Frühschwangerschaft die Schwiegermutter zuständig, in deren Haus und Obhut die junge Frau sich gewöhnlich mit der Heirat begab. Ende des dritten Monats konsultierte die Schwangere dann erstmals eine Hebamme, oft nach Wahl der Schwiegermutter. Bei den wohlhabenderen Familien der indo-arabischen Gesellschaft war dies stets eine Hebamme der Omani, die auf der Rangskala der ethnisch pluralistischen Stadtgesellschaft an erster Stelle standen. Ab dem 7. Monat übernahm die Hebamme dann die medizinische Verantwortung für den weiteren Verlauf der Schwangerschaft und kam ins Haus, wann immer *sie* es für nötig befand. Wichtig dabei war, daß die Schwangere nie allein mit der Hebamme sein durfte, sondern jede Untersuchung in Anwesenheit der Schwiegermutter oder aber zumindest einer älteren weiblichen Person des Haushaltes stattfinden mußte. Dies war vor allem eine wichtige Vorkehrung gegen die Gefahr des Bösen Blicks und der Zauberei und damit unerläßlich für die Wahrung der Familienehre (*heshima*). Es gehörte von nun an zur Routineuntersuchung der Hebamme, den Herzschlag des Kindes mit dem Ohr zu hören. Im 8. und 9. Monat kam die Hebamme häufiger ins Haus und stellte nun eine Badhalafrau an (aus der in der Stadtgesellschaft am geringsten angesehenen asiatischen Gruppe der Seefahrer- und Seemannskaste). Wenn die Kindslage kurz vor Geburtstermin nicht richtig war, versuchte die Hebamme das Kind durch äusserliche Dreh- und Druckbewegungen in die richtige Position zu bringen. Half dies nicht, verabreichte sie zusätzlich einen halben Teelöfel Rhizinusöl.

Während der ganzen Schwangerschaft sorgte die Schwiegermutter für gute Kost. Außer den üblichen Mahlzeiten mußte die Schwangere täglich Milch mit Kürbis gekocht trinken, die zusätzlich vielerlei kleingeraspelte Nüsse und Datteln enthielt. Ansonten redete man mit keinem Fremden über die Schwangerschaft, damit kein Böses Auge die werdende Mutter befalle.

GEBURT

Wenn die ersten Wehen einsetzten, wusch sich die Kreißende, und alle Hilfspersonen kamen zusammen, um die Vorbereitungen für die Geburt zu treffen. Hierzu gehörte auch, daß die Schwiegermutter Eßwaren zur Almosenvergabe richtete, die die Kreißende berühren mußte. Sie wurden an die vorbeikommenden Bettler verteilt (jedoch durfte niemand wissen, daß die Almosen von einer Kreißenden berührt worden waren), und der Dank des Bettlers sollte den Geburtsschmerz lindern helfen. Während der Eröffnungswehen lief die Kreißende entweder im Zimmer auf und ab oder saß bzw. lag auf dem Bett, auf dem sie entbinden sollte. Einläufe wurden selten gemacht, da man spätere Verstopfung befürchtete. Wenn aber ein Einlauf von der Hebamme für nötig befunden wurde, dann mit Seife. Gegen den Schmerz reichte die Schwiegermutter warme Milch mit sehr viel Ghi (ausgelassene Butter) darin. Wurden die Wehen heftiger, bekam die Kreißende starken Kaffee aufbereitet mit Joen (eine kleinsamige Kümmelart zu den Umbelliferen gehörig bzw. Bergfenchelsamen), Dillsamen, Bockshornklee (Foenum graecum), Zimt, Nelken, Kardamom, frische Betelblätter und getrocknete Molasse.

Die Hebamme wusch sich unter der Geburt laufend die Hände mit heißem Wasser, um optimal sauber arbeiten zu können. Eine Vaginaluntersuchung erfolgte weder vor noch während der Geburt. Die Kreissende gebar auf einem Bett in Rückenlage. Während der Austreibungsphase half die Hebamme nur ausnahmsweise mitpressen aus Angst vor dem "Platzen des Bauches", einer Uterusruptur. Den Damm schützte sie mit einem dick zusammengeknüllten Baumwolltuch. Beim Halten der Beine war die Badhalafrau behilflich. Um einer Preßwehe mehr Kraft zu verleihen, stieß die Kreißende Laute wie Aam - mammammaam - oder Haam - mammammaam aus, wenn Preßdrang einsetzte. Lautes Schreien mußte jedoch vermieden werden, da dies der Familienehre (*heshima*) schadete und den Bösen Blick heraufbeschwören konnte. Gegen die Müdigkeit der Kinnladen und das Trockenwerden der Mundschleimhaut legte man der Kreißenden kleine Stücke getrockneten Ingwers in die Backentaschen.

Sobald das Kind geboren war, wurde es in Tücher geschlagen. Die Hebamme band dann die Nabelschnur mit einer langen schwarzen Baumwollschnur ab und durchtrennte sie dann. Die schwarze Schnur blieb 10 Tage lang um den Hals des Kindes, bis die Nabelschnurreste abgefallen waren. Man hob sie entweder unter dem Kissen des Kindes auf oder band sie an das Bettchen. Die Plazenta wurde mit etwas Salz und ein paar Münzen von der Hebammengehilfin im Hof vergraben (dies mußte jedoch in Verschwiegenheit geschehen, aus Furcht vor dem Bösen Blick).

Die Hebamme faltete nun ein breites Baumwolltuch mehrfach, das in der Regel ein Wickelrock (*kanga*) war. Sie band es ganz fest um den Leib der Mutter und preßte damit das restliche Blut aus dem Uterus. Einige Stunden blieb dann die *kanga* fest geschürt, damit der Leib zurückging. Ein Kohlebecken mit Glut wurde unter das Bett der Mutter gestellt, um einer Erkältung vorzubeugen. Als Vorlagen verwendete man Baumwollappen, mehrfach gefaltet, mit Joen-Einlagen dazwischen, die stets bei Bedarf, aber mindestens einmal am Tag, gewechselt wurden.

Das Geschlecht des Kindes teilte die Hebamme der Mutter erst dann mit, wenn sie das Kind gebadet und der Schwiegermutter gezeigt hatte. Brauch war es, daß dann alle Kinder des Haushaltes zu Verwandten, Bekannten und Nachbarn geschickt wurden, um die "gute Nachricht" zu verbreiten. Sie erhielten dafür Geld oder Süßigkeiten. Freunde und Verwandte machten nun Besuch im Hause des Neugeborenen und gaben Geschenke an Mutter und Schwiegermutter. Jedoch bekamen sie das Kind vor dem 40. Tag nicht zu sehen, eine Maßnahme gegen den Bösen Blick und das Krankwerden des Kindes.

WOCHENBETT

Die ersten Tage nach der Entbindung setzte man die Frau einmal täglich auf ein Räucherbecken, in dem Joen, Akazienharz (Lubaan), das weißliche Blatt des Nim-Baumes (das auch als Luftreiniger in Räumen abgebrannt wurde) und Gummi arabicum abgebrannt wurde, um erstens der Infektionsgefahr vorzubeugen und zweitens evtl. entstandene Risse zu heilen. Die Wöchnerin bekam täglich Massagen mit Maisöl (nicht Kokosöl, das sonst für kosmetische Zwecke verwendet wird), das mit Joen und getrocknetem Ingwer gekocht wurde, bis es schwarz war. Unabgeseit wurde die Masse für eine Vollkörpermassge benutzt, die auch das Haupthaar mit einschloß. Am ersten Tag nach der Entbindung bereitete die Schwiegermutter ein starkes Kaffeegetränk mit folgenden Gewürzen darin für Mutter und Kind zu: 5 Tassen Wasser wurden mit sehr viel zerstampften Kaffeebohnen, zwei Betelblättern, 1 Löffel getrockneten Dill, 1 Teelöffel Joen, zwei Stangen Zimt, 5 ganzen Kardamom, 5 Nelken und zwei Teelöffel Molasse so lange gekocht, bis 2 kleine Kaffeetäßchen abgeseiter Flüssigkeit übriglieben. Die erste Tasse trank die Mutter am Morgen des ersten Tages nach der Entbindung vor dem Frühstück. Das Kind bekam davon auch ein wenig eingeflößt, um den Darm vom schwarzen Stuhl zu reinigen. Die zweite Tasse wurde der Mutter am zweiten Tag gereicht und sollte die Gebärmutter von Blut und Restbeständen reinigen.

Bis zum Einschießen der Milch bekam das Kind Molasse zu lutschen. Ab dem 6. Tag erhielt es neben der Muttermilch auch Wasser, das mit Dillsamen gekocht und abgeseit war. Dieses Getränk erhielt auch die Mutter ab 2. oder 3. Tag nach der Geburt. Eine Besonderheit bei der Zubereitung war, daß ein Eisenstück kurz in das kochende Wasser gehalten werden mußte. Der Trank sollte Sodbrennen, den Schmerz der Nachwehen und Gliederschmerzen lindern. Am 10. Tag nach der Entbindung erhielt die Mutter ihr erstes Bad, eine Art Duschbad, und am 40. Tag, dem Ende des Wochenbettes, durfte sie ein Vollbad, d.h. ein Sitzbad, nehmen. Jetzt verließ sie auch erstmals das Haus und auch das Kind wurde der Öffentlichkeit vorgestellt.

SCHLUSS. Viele medizinische Praktiken und Bräuche aus dem indo-arab. Kulturbereich gehörten noch bis zum Zweiten Weltkrieg zur alltäglichen Abwicklung von Schwangerschaft und Geburt. Kaffee, das Geselligkeits- und Zeremonialgetränk für Männer wie Frauen, spielte dabei eine äußerst wichtige Rolle. Bitterer Kaffee galt nicht nur als schmerzlinderndes Mittel bei Periode und Geburt sondern auch als Reinigungsmittel für Uterus und Magen-Darmtratk unmittelbar nach der Geburt. Wie der Kaffee das Mittel war, den Körper von innen her in seine alte Ordnung zurückzuführen, so war die Massage das Mittel, dies von außen zu tun. Unter den für Geburt und Wochenbett in Verwendung stehenden Gewürzen maß man vor allem Joen große Bedeutung bei, das innerlich und äußerlich angewendet wurde. Es zählt auch heute noch zu den wichtigsten Hausmitteln an der ostafrikanischen Küste.

ZUSAMMENFASSUNG: Die ethnographischen Daten über Schwangerschaft und Geburt beziehen sich auf den Zeitraum Anfang dieses Jahrhunderts, als es noch kaum Krankenhäuser und Ärzte nach kolonialem Muster an der ostafrikanischen Küste gab. Üblicherweise waren Hebamme und Schwiegermutter die Hauptverantwortlichen beim Verlauf einer Schwangerschaft und Geburt. Das Material stammt aus den städtischen Gesellschaften von Zanzibar und Mombasa, an der ostafrikanischen Küste. Die Befragten waren durchweg Frauen von über 65 Jahren, aus der rassisch wie ethnisch gemischten Bevölkerung, die sehr stark vom arabisch/indischen Kulturgut geprägt ist. Die Hebammen, von denen die Rede war, lebten zum Zeitpunkt der Befragung (Sommer 1978) nicht mehr; und so konnte aus ihrem vielfältigen Aufgabenbereich nur ein gewisser Ausschnitt ihres Wirkens festgehalten werden, der sicher nicht ganz der Rolle einer Hebamme von damals gerecht wird. Außer dem Geburtsablauf werden die Praktiken für Mutter und Kind an den auf die Geburt folgenden Tagen beschrieben und die dazugehörigen Heilmittelrezepte.

SUMMARY: The ethnographic data of this article are concerned with the time at the beginning of this century when there were rarely any hospitals and physicians at the East African coast. Midwife and mother in law customarily were mainly responsible for the course of pregnancy and birth. The presented materials were derived from questioning of women in the urban societies of Zanzibar and Mombasa at the East-African Coast. Respondents were without exception women above the age of 65 from the racially as well as ethnically mixed population which is strongly influenced by indo-arabian cultural traits. At the time of field study (1978) none of the midwives in question were still alife. Subsequently only a certain part of their manyfold activities could be traced, and this may not completely do justice to the role of midwife at that time. Course of birth and practices for mother and child in the following days as well as related medical prescriptions are described.

SALIM I.J. (1971): *The Swahili-Speaking Peoples of Kenya's Coast.* Nairobi.

TRIMINGHAM J.S. (1964): *Islam in East Africa.* Oxford

Friedr. Vieweg & Sohn, Braunschweig /Wiesbaden

curare Sonderband 1/83 201–206

Quantitative Daten zur Schwangerschaft und Geburt in vier Indianergesellschaften Ecuadors

Barbara Blessin, Axel Kroeger

EINLEITUNG

In der neueren Literatur wird ein zunehmendes Interesse an den geburtshilflichen Praktiken traditioneller Gesellschaften erkennbar. Dabei werden vor allem drei Gesichtspunkte deutlich: das völkerkundlich ethnographische Interesse am Beschreiben und Katalogisieren; das sozial-anthropologische Interesse am Verstehen und Deuten der Andersartigkeit von Gebräuchen; das ärztliche Interesse an der Nutzbarmachung in Vergessenheit geratener Techniken für die moderne Geburtshilfe. Zu diesem praxisbezogenen Gesichtspunkt gehören auch die Bemühungen einer zunehmenden Zahl von Tropenländern, die Ressourcen der traditionellen Hebammen zu nutzen.

Welcher Stellenwert der traditionellen Geburtshilfe in den Gesundheitsdiensten in Ländern der Dritten Welt zukommt, insbesondere in den zahlreichen Übergangsgesellschaften, läßt sich aus den globalen Vitalstatistiken der Gesundheitsministerien nicht ablesen. Sonderuntersuchungen sind notwendig. So war es in einer von uns durchgeführten Studie bei vier Indianergesellschaften in Ecuador(5) unter anderem ein Ziel, Aussagen zu gewinnen über das Verhalten der Schwangeren und Gebärenden gegenüber dem Angebot der stammesüblichen Heilkunde und der modernen Medizin.

BEOBACHTUNGSGRUPPEN

Es wurden je zwei Indianergesellschaften aus dem Hochland und zwei aus dem Amazonastiefland Ecuadors ausgewählt, die aufgrund langjähriger Vorerfahrungen, die einer der Autoren hatte, als typisch für den entsprechenden Großraum angesehen werden können.

1. *Quichuas aus dem Kirchspiel (parroquia) Narbón* (Prov. Azuay-Cantón Girón). Etwa 1000 Personen. Sie teilen mit den meisten Hochlandindianern Ecuadors die Geschichte einer jahrhundertelangen Unterdrückung durch Großgrundbesitzer, haben sich aber vor etwa 40 Jahren freikaufen können. Sie sind jetzt Minifundienbesitzer (durchschnittlicher Besitz: 2,5 ha einschließlich Ödland).

2. *Saraguro-Quichuas* (Prov. Loja-Cantón Saraguro und Loja). Etwa 10 000 Personen. Sie sind stets selbstständig und nur wenige von ihnen in Abhängigkeit von Großgrundbesitzern gewesen. Im Vergleich zur ortsansässigen Mestizenbevölkerung sind sie relativ wohlhabend (6,5 ha einschließlich Ödland (4, 5)).

3. *Shuar* (Prov. Morona Santiago, Prov. Pastaza, Prov. Zamora Chinchipe). Etwa 20 000 Personen, vom Typus der unabhängigen, erst während der letzten 35 Jahre in stärkerem Maße kolonisierten Indianer des tropischen Regenwaldes. Besitz im Durchschnitt 41 ha Land, z.T. nicht legalisiert. (1,2,3,4,).

4. *Quijos-Quichuas* (=Quichuas del Napo, Prov. del Napo). Etwa 10 000 Personen, die repräsentativ sind für Urwald-Indianer, die aufgrund ihres geographischen Siedlungsgebietes im Zentrum sich kreuzender Handelswege lagen und daher zu unbekannter Zeit die Sprache der Hochlandindianer übernommen haben. Durchschnittlicher Landbesitz 28 ha, z.T. nicht legalisiert (7).

Friedr. Vieweg & Sohn, Braunschweig /Wiesbaden

Unter den genannten Gruppen wurden von April bis August 1978 727 Haushaltsinterviews vorgenommen und damit 4170 Personen erfaßt (etwa 10% der untersuchten Bevölkerung). Eine randomisierte Stichprobenwahl war wegen der fehlenden demographischen Unterlagen nicht möglich. Da wir es mit recht homogenen Gesellschaften zu tun haben - bei denen im komplizierteren Fall unterschiedliche Akkulturationszustände eine Rolle spielen(2) - war es unser wichtigstes Ziel, eine geographisch so weit wie möglich gestreute Stichprobe zu finden. Dieses wurde durch die Zufallswahl von einheimischen Interviewern möglich, die aus allen Teilen der jeweiligen Untersuchungsgebiete stammten. Größter Wert wurde auf deren Ausbildung gelegt, um so weit wie möglich eine Meinungsbeeinflussung zu vermeiden und die Barrieren des Mißtrauens zu überwinden.

ERGEBNISSE

1. *Krankenhaus-Nutzung:* Von 720 befragten Ehefrauen waren 58 (=8%) im letzten halben Jahr im Krankenhaus zur stationären Behandlung gewesen, 14 von ihnen wegen Schwangerschaftsbeschwerden bzw. zur Geburt und 10 wegen Blutungsanomalien. Die übrigen 34 der Behandelten hatten andere Klagen. Von den 14 geburtshilflichen Patientinnen kamen allein 11 aus dem Amazonasteil (vor allem von den Quijos Quichuas) und die übrigen 3 aus Saraguro.

Die 14 Krankenhausaufenthalte dauerten durchschnittlich 4 Tage (zwischen 1 und 12), die Kosten bewegten sich zwischen 24 - 800 Sucre (Mittelwert 369 Sucres/12 Sucre = 1.-DM); der durchschnittliche Tagesatz betrug 23 S im Hochland und 97 S im Tiefland. Wegen der unterschiedlichen Schwere des Verlaufes und der kleinen Untersuchungszahl sind dies natürlich nur sehr grobe Vergleichszahlen. 13 Mütter waren mit der Krankenhausbehandlung zufrieden, 1 ging nachher noch zum Schamanen. Die Krankenhausbenutzung ist abhängig von der Entfernung. Die Angaben stimmen mit den in aller Welt erhobenen Daten über den geringen Einflußradius des Hospitals überein. Das Alter des Familienvaters hatte keinen Einfluß auf die Entscheidung, zum Krankenhaus zu gehen. Die formale Erziehung hatte nur insofern ein Gewicht, als Analphabeten ihre Frauen nicht zur Krankenhausbehandlung schickten. Da diese aber alle außerhalb der Dreistundengrenze liegen, ist wohl die Entfernung der entscheidendere Hinderungsgrund gewesen.

2. *Schwangerschaft: Vorstellungen, Behandlungswahl bei Beschwerden:* Wie wird eine Schwangerschaft in ihrer Schwere eingeschätzt? Auf welche Ursachen führt man sie zurück? 222 gaben hierauf eine Antwort. Zwei Drittel der Befragten stuften die Schwangerschaft als ein ernstzunehmendes schweres Ereignis ein (vor allem die Quichuas in Narbón und am Napo), während die übrigen nur von leichterem Unwohlsein sprachen. Die biologische Herkunft der Schwangerschaft war allgemein bekannt, doch glaubte etwa ein Viertel (23%) von 111 Haushalten, daß übernatürliche Kräfte - Gott, der heilige Geist, - den eigentlichen Ausschlag für die Konzeption geben. Fast die Hälfte (45%) gaben dagegen natürliche Ursachen mit einem falschen Konzept an "zu viel Arbeit, große Anstrengung, plötzliches Erschrecken", und das restliche Drittel (32%) nannte mit offenen Worte die eigentlichen Bedingungsfaktoren: "Weil Mann und Frau zusammenliegen, aus Verlangen und Lust, wegen biologischer Notwendigkeiten".

Die theoretisch bevorzugte Behandlung von Schwangerschaftsbeschwerden ist in Fig. 1 gezeigt. Was sie tatsächlich taten, sagten uns die 51 zum Befragungszeitpunkt tatsächlich Schwangeren (= 7% Aller Mütter): 4 von ihnen waren in den letzten 14 Tagen beim Arzt oder der Hilfskrankenschwester (= "Arzthelfer") gewesen und 2 beim traditionellen Heilkundigen. Die 6 erkrankten Schwangeren waren durchschnittlich 23 Tage nicht zur Arbeit gewesen und hatten im Mittel 430 S zur Behandlung ausgegeben. Drei Frauen waren mit der ärztlichen Behandlung unzufrieden. Eine weitere war laut Bericht trotz ärztlicher Behandlung am Abort gestorben.

Fig. 1: Die Behandlungswünsche bei Schwangerschaftsbeschwerden in 4 Indianergesellschaften gegenüber den verschiedenen Gesundheitsdiensten. (n= 262 Antworten).

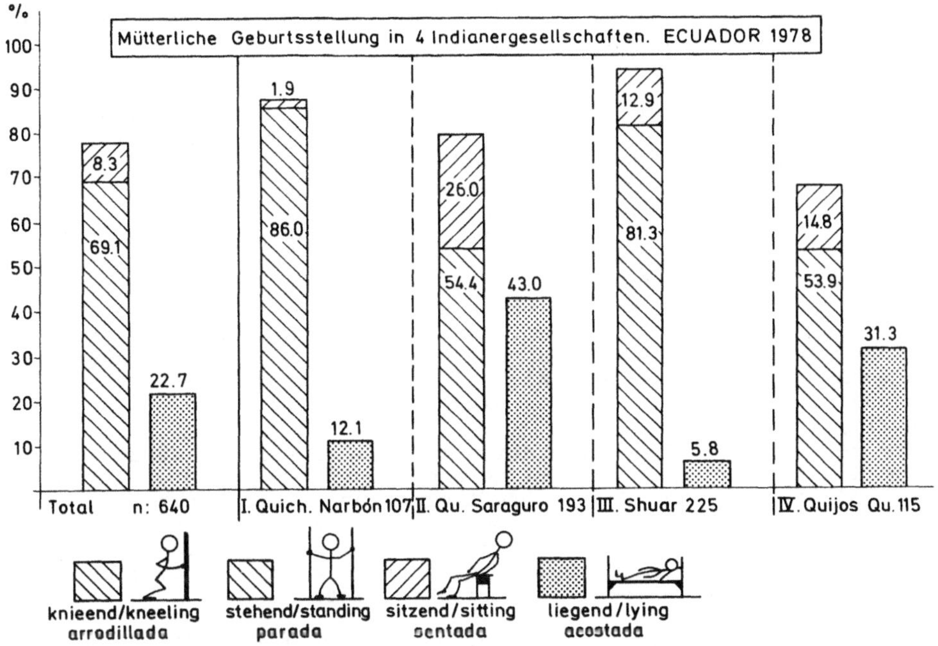

Fig. 2: Geburtsposition bei der jeweils letzten Geburt vor der Befragung

I. und II. Therapeutenwahl bei Schwangerschaftsbeschwerden

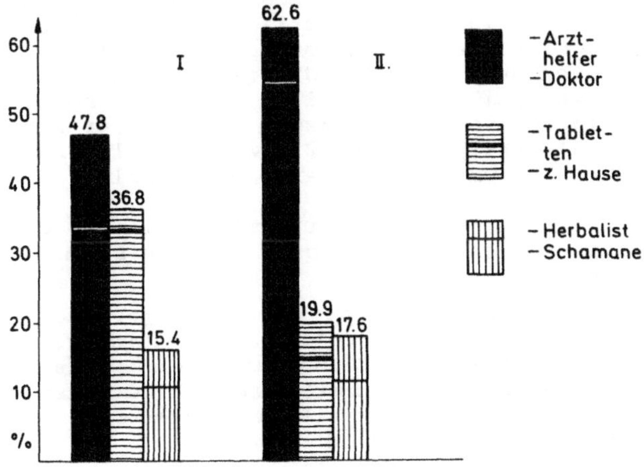

Friedr. Vieweg & Sohn, Braunschweig /Wiesbaden

3. *Geburtshilfe:* Die Wahl des Geburtshelfers unterliegt viel strengeren sozio-kulturellen Normen als die des Therapeuten bei Schwangerschaftsbeschwerden (Fig. 3). Bemerkenswert ist die Vielfalt der möglichen Geburtshelfer, was im Gegensatz zu Angaben aus der Literatur steht(1,6). Nur 15% gingen zum Arzt (und dies auch meistens erst nach eingetretenen Komplikationen). Mütter und Schwiegermütter spielten überall eine bedeutende Rolle, eine noch größere jedoch der Ehemann. Dieser jedoch meist unter Anleitung der Mütter oder Schwiegermütter. Traditionelle Hebammen gibt es nur im Hochland, während im Regenwaldgebiet ein kleinerer Teil der Frauen ohne Hilfe gebiert. Die bevorzugte Geburtsstellung (Fig. 2) war Knien oder Stehen, seltener Sitzen. Lediglich in Saraguro, dem wohl am weitesten akkulturierten Stamm, war die liegende Geburt weiter verbreitet und wurde sogar von der traditionellen Hebamme geleitet.

Gibt es *Generationsunterschiede?* Spielt die *Entfernung* vom modernen Gesundheitssystem eine Rolle oder hat die *Schulbildung* einen Einfluß auf die Wahl des Geburtshelfers?

In 642 Haushalten fanden wir folgende Antworten: von den jungen (unter 25-jährigen) Ehemännern gingen 24% mit ihren Frauen zum Arzt bzw. Arzthelfer; das ist zweieinhalbmal häufiger als bei den Alten (über 45-jährigen) (9,5%). Von den ehemaligen höheren Schülern (mehr als 6 Jahre Schulbildung) gingen 33,3% mit ihren Frauen zum modernen Gesundheitssystem, d.h. 5 mal häufiger als die Analphabeten, die nur zu 7,3% den Arzt aufsuchten. Von den 99 Entbindungen durch das moderne Gesundheitssystem im Krankenhaus kamen 82 aus der näheren Krankenhausumgebung (weniger als 3 Std.), 16 aus der weiteren Umgebung und nur 1 Schwangere hatte eine Wegstrecke von über 1 Tag zurückgelegt.

Bei der jüngeren Vätergeneration ließ die Bereitschaft zur Geburtshilfe bis auf über die Hälfte nach gegenüber den über 45-jährigen. Die Mütter oder Schwiegermütter sprangen dafür ein (bei den Shuar zusätzlich eine auf das Doppelte angestiegene Selbsthilfeziffer). Die Zurückhaltung der jungen Väter bei der Geburtshilfe könnte einerseits auf einen Akkulturationseffekt, zum anderen aber auch auf eine Lernphase bei der ersten Geburt hinweisen.

4. *Familienplanung:* 663 Familien gaben ein Votum zur Familienplanung ab. Hierbei muß beachtet werden, daß nicht die Frauen gesondert, sondern mit dem Ehepartner zusammen befragt wurden. 44,5% sprachen sich für eine Familienplanung aus und 55,5% dagegen. Die Tieflandindianer waren zu 57% dafür, die Hochlandindianer (wohl aufgrund eines stärkeren kirchlichen Einflusses) nur zu 29%. Überraschend war, daß das Alter der Väter und deren Schulbildung zwar einen statistisch signifikanten (chi^2-Test), aber keinen sehr deutlichen Unterschied ausmachte: die Alten hatten gegenüber den Jungen nur 18% weniger Ja-Stimmen und die Analphabeten gegenüber den Grundschulabsolventen 15% weniger. Unter der kleinen Zahl von ehemaligen höheren Schülern (38 Personen) waren auffälligerweise die wenigsten Befürworter einer Familienplanung (9% weniger als Analphabeten, 23% weniger als Grundschüler), obwohl es sich durchweg um jüngere Personen handelte.

Aufklärungsarbeit über die Möglichkeiten der Familienplanung gibt es in den Untersuchungsgebieten nicht, höchstens - besonders im Hochland - eine kirchliche Gegenpropaganda.

Die Vergütung der Interviewertätigkeit wurde, wegen des entwicklungspolitischen Aspektes der Gesamtarbeit, von Brot für die Welt ermöglicht. Die Deutsche Forschungsgemeinschaft finanzierte insbesondere die EDV-Auswertung. Die Mobilisierungskosten der Autorin wurden von der Joachim Jungius Gesellschaft der Wissenschaften e.V. übernommen. Wir danken für diese bereitwillige Unterstützung. Herrn Dipl-Phys. P. Naujokat sei sehr für seine technische Hilfe gedankt.

Fig. 3: Die bei der jeweils letzten Geburt tätigen Helfer. (I. Quichuas-Narbón = etwa 50 km südlich von Cuenca. II. Quichuas Saraguro = etwa 50 km nördlich von Loja. III. Shuaras = östlich und südlich von Macas bis zur Staatsgrenze. IV. Qujos Quichuas = östlich Tena bis zur Grenze).

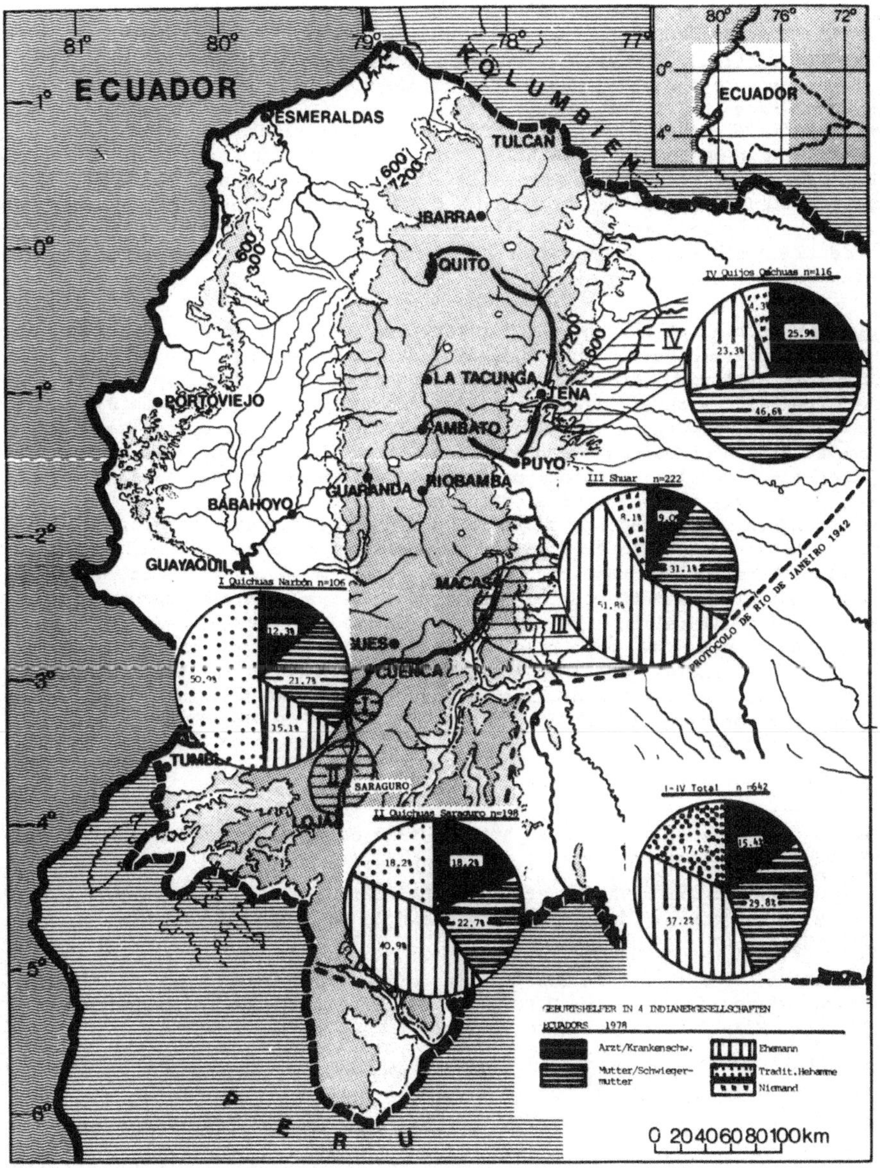

ZUSAMMENFASSUNG : Bei zwei Indianerstämmen aus dem Hochland und zwei aus dem Amazonasteil Ecuadors wurden mit Hilfe einheimischer Interviewer 727 Haushaltsinterviews durchgeführt. Dabei wurden folgende für Geburtshilfe und Gynäkologie relevante Daten gesammelt: 1. Das *Krankenhausangebot* wird nur selten genutzt und auch dann nur, wenn die zeitliche Entfernung höchstens drei Stunden (in Ausnahmefällen etwas mehr) beträgt. 2. Stärkere *Schwangerschaftsbeschwerden* werden etwa zur Hälfte vom modernen Gesundheitsdienst behandelt. Der Rest bleibt zu Hause oder geht zum traditionellen Heiler. Meinungen über Schwere und Ursachen der Schwangerschaft werden mitgeteilt. 3. *Geburtshilfe* wird nur zu 15% vom modernen Gesundheitsdienst geleistet. Als traditionelle Geburtshelfer kamen in Frage: im Hochland in der Reihenfolge: traditionelle Hebamme, Ehemann, Mutter/Schwiegermutter; im Tiefland: Ehemann, Mutter/Schwiegermutter, alleine. Das bedeutet für das Regierungsprogramm, daß die Weiterbildung von traditionellen Hebammen nur einen begrenzten Effekt hat. Jüngere Väter leisten weniger Geburtshilfe (Akkulturationseffekt? Lernphase?); sie werden durch Mütter/Schwiegermütter und durch Selbsthilfe der Gebärenden ersetzt. 4. Die *Geburtsposition* ist meist kniend oder stehend, seltener sitzend und nur in 23% liegend. 5. Gegenüber der Möglichkeit einer *Familienplanung* zeigen sich 44,5% der Haushalte aufgeschlossen, mehr im Amazonasteil als im Hochland. Die positiven Meinungen nehmen signifikant aber nicht sehr deutlich mit zunehmendem Alter ab. Eine höhere Schulbildung vermindert die Ja-Antworten.

SUMMARY: A total of 727 household interviews by native interviewers were conducted in two Indian tribes of the highlands and in another two tribes in the Amazonas region. The following data relevant for gynecology and obstetrics were collected: 1. The hospital is rarely used even if it can be reached in less than 3 hours time. 2. Severe pregnancy complaints are only in about half of the cases brought to the attention of modern health services. The others are treated at home or by the traditional healer. Opinions on severity of pregnancy and causes are communicated. 3. In only 15% obstetrical care is done by modern health services. Attendants at birth are in the highlands in subsequent frequency: traditional midwife, husband, mother/mother in law; in the Amazonas region: husband, mother/mother in law, none. This implies that the government program to train traditional midwives can have only limited effect. Younger husbands serve as birth attendants more infrequently (acculturation effect? learning phase?). 4. Position at birth is mostly kneeling or standing, more rarely sitting and only in 22% in supine position. 5. 44.5% of households were open for family planning opportunities, more in the Amazonas region than in the highlands. Positive attitude declined with increasing age, but not significantly so. Higher education coincided with declining positive attitude.

LITERATUR

(1) HARNER M. (1972): *The Jivaros*. Amer. Museum of Nat. History, Doubleday. New York: Natural History Press.

(2) KROEGER A., E. ILEČKOVÁ, H. HEYNA, G. PAWELZIG (1976): Epidemiologie der Gesundheitsbedingungen bei den Shuara-Indianern in Ecuador. *Ther. d. Gegenw.* 115: 2127-2156.

(3) KROEGER A. (1982): *Health Implications of Cultural Change. The Situation of Southamerican Indians.* In: DIESFELD H.G. (Hrsg.): Medizin in Entwicklungsländern. Frankfurt: Peter Lang Verlag. Nr. 11.

(4) KROEGER A. (1980): Housing and Health in the Process of Cultural Adaptation. *J. trop. Med. Hyg.* 83: 53-69.

(5) KROEGER A. (in Vorbereitung): *Health Care in a Cross Cultural Perspective.*

(6) TEMME M. (1972): Wirtschaft und Bevölkerung in Südecuador. Diss. Univ. Köln.

(7) WHITTEN N.E. (1977): *Etnocidio Ecuatoriano y etnogénesis indígena: resurgencia amazónica ante la colonización.* In: NARANJO M.F. (ed.): Temas sobre la continuidad cultural ecuatoriana. Ed. de la Univers. Católica, Quito, 171-213.

curare Sonderband 1/83 207–214

Contruction and Implementation of a Modern Midwifery System in Turkey

Tekil Sevil Hüseyin

(with summary and comparison to a traditional midwifery system in the Republik of Niger by Gerhard Astor)+

Great importance has been given to the midwife who works along with other personnel in health care services. Before, in the Republic of Turkey, particularly in rural areas, midwifery services used to be run by traditional midwives who had no training. These persons used to treat diseases and to assist in delivery. But the activities of these midwives have been legally forbidden. Contemporary health care services are now based on scientific medicine. Yet in some places the people still use folk medicine, because health care services are insufficient in their areas. Therefore, at present, it is correct to say, that midwifery in rural areas is run by both, the traditional midwife and trained health care personnel.

I. Village midwives and their duties:

According to statistical information, the number of the villages in Turkey is around 40.000. The midwife is a unique person among health care personnel to extend health services to the farthest house. But at present the number of the active midwives is only 14.000. All of these graduated from primary schools and had three years midwivery training. A graduate of the midwifery "Health School" is called "Village Midwife". She has to work in the villages for six years. The village midwives who complete six years compulsory services in villages have the right of working in towns. But they must successfully complete another six months training. It is impossible for them to work in the towns before completion of these six years.

There are some preparations, to change this system of compulsory services in 1979. According to the new project, the midwifery services will be run by nurse-midwives. In addition, there will be no separation of rural and urban area services. New approaches to training and education of health personnel will take place. The new health personnel will be graduates of health colleges, and shall be responsible of running the health services both in villages and towns. The health colleges are technical schools who give training and education for four years after secondary school graduation. In this way, it shall be possible to have better qualified health personnel and provide unified services.

According to this program which will increase the effectiveness of health activities in rural areas, the new village midwife working in the village health center will perform additional services to the community. The extent and varieties of these duties have been layed down by laws and regulations. A list of these duties is given as annex. Subsequently, the village midwives do not only work in mother and child care, but also in environmental health care, family planning, nutrition, health training, epidemics control and community development.

+Das Referat über das traditionelle Hebammenwesen in der Republik Niger wurde leider nicht für die Publikation verfügbar. Nur die Zusammenfassung durch G. ASTOR faßt beide Beiträge zusammen. Dabei wird das Problem der Konfrontation zwischen modern ausgebildeter und traditioneller Hebamme zum Ausdruck gebracht.

Friedr. Vieweg & Sohn Verlag, Braunschweig/Wiesbaden

The program which has started in 1963, is still under revision. At present, in 40 towns out of 67 towns in Turkey, and in 5 health training groups, this health system is implemented. At the beginning of 1979, the three towns, Ankara, Istanbul and Izmir will be covered by the program, too. In this way, three quarters of the population of Turkey (43 Millions) will benefit from the new health program.

II. Traditional midwifery services:

In most countries, where modern health services have not reached rural villages, there are traditionally people in the villages, who perform midwifery services. And so it is in Turkey. They learn their trade as apprentices of an older person who serves as a midwife in the community. They are respected in the village and their services are appreciated. They also take care of the sick or of those in trouble. Sometimes these services are performed by several persons in one family, so that this family is a kind of a traditional health center.

Among the traditional midwives, there are persons who like their job, believe in the importance of it and send the patient to doctors or refer the case to the health organization when necessary. But there are also those who do this job only for money, yet have no sufficient knowledge and proficiency in midwifery, therefore causing the patients undesired and difficult conditions, and even death due to the wrong handling.

From the community health point of view, the care and the observation of the pregnant women during the pre-delivery period, is very important. These services are now provided by trained official village midwives. The traditional midwives are not concerned with the care before and after delivery but make themselves responsible only for delivery. The traditional midwives have their own private methods and techniques. Mostly they attend the delivery in such a way, that the patient does not lie on the table but they let them squat down. They are not efficient enough to take hygenic measures in delivery preparation, before, during and after delivery. Consequently infections are caused.

It is interesting that in some villages the local midwives rub the child with salt which is also approved in by the village community. It is believed that the child will thus be protected from any kind of bad smells and sores and that it will be strong and healthy. In a case where a child is weak and repeatedly sick, it is also believed that this is only so, because it had not been rubbed with salt after delivery. It can be observed that the local traditional midwives try to advise some health measures beyond delivery care, particularly to patients complaining of psychological troubles and of small and unimportant problems. We definitely think that these local midwives, though it is "against" the law, will continue to work in their own traditional way until a sufficient number of nurse midwives is provided for each community. However, we gladly observe that the number and the effectiveness of these traditional local midwives is continously getting less and less.

Explanation of Slides

Taken within the CMET Project by Mrs. Anna Soehring

1. You see the midwife of health subcenter working in the village near Ankara.
2. When she starts her daily work, she prepares the records of those patients which she is going to visit.
3. She starts on her way.
4. Walking through the village.
5. Part of the village which is serviced by the midwife.
6. Talking with pregnant woman about prenatal care.
7. Taking blood pressure of pregnant woman.
8. Weight control of pregnant woman.
9. Checking heart beat of the fetus.
10. People say goodby to midwife with great pleasure when she finished the home visit.
11. Here, you see discussion about postnatal care, and health care of baby, between mother and midwife.
12. Weighing the baby.
13. She also shecks the motor and mental development of child, this makes good relations with family and midwife.
14. It is necessary to immunize the child for prevention of communicable diseases. Midwife does immunizations periodically.
15. Another midwife at the home of a pregnant woman, talking with her.
16. Examination of pregnant woman.
17. After various examinations, it is decided that the delivery will be normal.
18. Preparation of place for the delivery.
19. The place and mother is ready for the delivery.
20. Preparation of mother for delivery.
21. Delivery is attended by the midwife.
22. Cleaning and preparation of new born baby. He is healthy.
23. Midwife gives advise for the care of baby.
24. Duty of midwife is to continue her service to the family. Here, you see her examining the baby.
25. Midwife gives information and advise about health problems of baby.
26. The most important source of nutrition for the baby is mothers milk. Breast feeding of baby.
27. Here, you see the midwife explain the IUD to a mother who has many children.
28. Insertion of IUD.
29. Again explanation of IUD.
30. Demonstration of IUD inserting.

31. Midwife has other duties besides mother-child care. Here, midwife listens to the complaints of an old villager.
32. Taking the blood pressure of villager.
33. First aid is also one of the functions of midwife.
34. First aid to an injured child.
35. Midwife is curing an injury of a baby.
36. School health, health control of students and vaccinations are also duties of midwife.
37. Midwife tries to develop good relationship with the villagers.
38. Because of these relationships she can easily learn other causes which can affect health in the village.
39. She shares the problems of villagers as a member of village.
40. She has a positive effect on the relation between the villagers.
41. As the fuel in some villages is dried dung midwife advises sanitary handling of dried dung.
42. Checking the drinking water of villagers.

JOB DESCRIPTION OF RURAL MIDWIVES IN TURKEY

Task: To give domiciliary ante-natal care to pregnant women:

Job:
- Determine the pregnant women from various sources.
- Make a home visit to the pregnant women.
- Make a pregnancy diagnosis from the signs.
- Fill in the pregnancy follow-up forms.
- Examine the pregnant woman periodically according to the number of months pregnant.
- Periodically check Hb, weight, blood pressure, edema, varicose veins and albumin in urine.
- Listen for the foetal heart and determine position of the fetus.
- Evaluate the findings resulting from the examination.
- Give instruction on nutrition of the pregnant mother and pregnancy hygiene.
- Give tetanus vaccine inoculation to those proved to be pregnant.
- Determine high-risk pregnancies and carry out the necessary health education, refer to the relevant institution if required.
- Give the pregnant woman information on birth, child care and preparations for the baby.

To deliver the baby:
- Keep ready all the material needed in her maternity bag.
- Attend the delivery of the baby whenever called and deliver those she has been following.
- Prepare the necessary material for both the mother and the infant that will be needed immediately after the birth.
- Prepare the pregnant woman for a comfortable and hygienic delivery.
- Wash her hands, put on an apron, cover her hair for a hygienic delivery.
- Give the mother the required help during the delivery.

- Carry out the first care of the newly born infant.
- Check the placenta.
- Comfort the mother, make frequent checks on vaginal bleeding.
- Give the mother information on baby care and self care.
- Determine the complications during the delivery and refer immediately if necessary.

To give post-natal care:

- Fill in the required forms.
- Give the mother health education in post-natal hygiene.
- Check for bleeding and follow the involution of the uterus.
- Follow temperature, pulse and blood pressure and evaluate findings.
- Carry out health education in breast feeding and breast care of the mother.
- Carry out health education in nutrition of the mother during the weaning period.

To give care to the newly born infant:

- Provide the necessary care to the baby immediately after birth.
- Determine the pathological and congenital anomalies observed. Give the required care and education.
- Make a physical examination of the infant, observe the infant's reflexes.
- Fill in the required forms and records.

To follow up and take care of 0-1 year old baby at home:

- Periodically examine the baby.
- Check the motor and mental development of the baby:
  a) reflexes
  b) motor activity
  c) fontanelle
  d) weight and height
  e) socialization

To follow up and take care of 1-6 year old child:

- Plan feeding of the child according to age.
- Follow the psychological, physiological and psycho-social development of the child by periodic examination.
- Instruct the mother on accidents and how to prevent them.
- Give health education to the family on care of infectious diseases.

To care for the premature baby:

- Instruct the family, give care on:
  a) Feeding; b) Dressing; c) How to protect the premature baby from infections.
- Observe and evaluate the vital signs.
- Observe and evaluate the physiological development.

Prevention and control of infectious and social diseases:

- Give health education to the families on immunization procedures.

- Immunize 0-6 year old children.
- Give the necessary immunization to appropriate age groups.
- Follow up the effect of the immunization.
- Keep a record of those already vaccinated in a secure and easily attainable place.
- Give health education to people on immunization and how to protect against communicable and social diseases.
- Report any communicable or social diseases discovered, give continuous care and treatment.
- Collect laboratory material for identification and for prevention of epidemics.
- Collaborate with Saglik Ocak staff or other institutions according to the severity of the communicable or social disease.

To carry out first aid services:

- Determine the priorities for intervention in an injured person according to the importance of the injury.
- Carry out routine first aid services as well as special care.
- After giving the required first aid prepare the patient for transportation.
- Refer the patient to the appropriate medical institution.

To carry out emergency care:

- Identify the patients needing emergency care.
- Distribute the medicaments supplied and follow up the patients (diarrhoea, broncho-pneumonia, etc.).
- Give health education related to the use of medicaments.
- Give the necessary instructions for home care.
- If possible, send those cases to be referred to the appropriate institutions.

To undertake family planning services:

- Apply contraceptive methods: a) distribute and follow-up pills; b) apply IUD under the supervision of the physician, follow up.
- Give health education and support to families on contraceptive methods.
- Identify the families needing family planning services.
- Serve the family as a consultant on family planning.
- Collaborate with community leaders regarding family planning.

To collect vital data and keep health records:

- Fill in the delivery form accurately.
- Identify deliveries from various sources (the ones she has not attended herself) and immediately make home visit to fill in the form.
- Fill in a Death Form for those that die in her region.
- Send these forms to the medical secretary at the Saglik Ocak every month.
- Every year make a survey of the population in her area.
- Give information on migration, marriages and divorces to the medical secretary at the Saglik Ocak every month.
- Fill in her Children and Pregnant women follow-up cards according to the instructions in book (item No. 131).

- Keep family planning records for married women aged 15-49 in her region.
- Notify the Saglik Ocak physician on any suspected infectious disease in her region.
- Make an assessment of the health problems of the region from the collected data and records.

To participate in environmental sanitation activities in her region:

- Determine the most important environmental problems in her region and inform the responsible staff.
- Observe the environmental condition of the houses during home visits and give advice.
- Provide communication between the villagers and the responsible institutions to solve the problems.

To participate in and conduct health education activities:

- Determine the training needs of the individual, the family and the community and establish priorities.
- Collaborate with the responsible people and institutions for health education activities.
- Give training according to the problem of the individual, make programmes for group training, determine the method, time and place of same.
- Prepare the necessary audio-visual aids and use in health education of the public.
- Evaluate the training results and try to determine the behavioural changes.
- Keep records and forms related to health education activities.

To participate in the community development activities or initiate the activities related to health:

- Determine the socio-economic and cultural conditions of the community she is living in.
- Discuss with the villagers and village teachers, their needs, problems and priorities.
- Determine the real and required needs.
- Make programmes and plans of these activities.
- Encourage the village people to participate in these activities.
- Collaborate with the responsible people and institutions for community development activities.
- Make an evaluation of her efforts and participate in developing new health schemes.

SUMMARY: 60-80% of births in developing countries occur in traditional form, that is, the woman gives birth in the presence of female family members, supported by a woman experienced in births. Many developing countries foster this traditional system for development-political and financial reasons. One of them is the Republic of Niger in West-Afrika. This country clearly acknowledged its economic conditions since its independence in 1960. It trained its traditional midwives and integrated them into the development plan of their health care system. Mediterranean countries, and among them Turkey refuse continuous training of traditional midwives and train government-midwives instead. A comparison of both countries, however, is possible, since both systems have ackowledged a wider form of obstetrics, by which is meant the integration of obstetrics with maternal and child health and with basic health care. The challenges in this area are pregnancy care, obstetrics, health education for mothers, newborn infant and child care up to age 6, nutrition, family planning, and community medicine including general health education, community diagnosis, epidemiology, statistics, school health care, and curative care in first child and emergency primary care. Niger, which used traditional midwives, decided already in 1963, that the challenges would have to be approached by a village team, consisting of traditional midwife, child care nurse, and a male for first aid. Turkey decided in 1977/1978 to delegate this work to government trained midwives. In both cases studies about traditional birth and work of traditional midwives are the foundation for an adapted training plan. After difficulties in the beginning, on recommendation of WHO, Niger decided to do indepth studies in this area. In Turkey studies on sense and nonsense of the traditional birthing system are only in the beginning. Studies of this kind are necessary, however, since Government-trained midwives are confronted in their daily work with existence and activity of traditional midwives. The article of Mr Sevil, Director of the Center of Medical Education Technology elaborates upon the job description of turkish Government midwives.

ZUSAMMENFASSUNG: 60-80% der Geburten in Entwicklungsländern erfolgen in der sogenannten traditionellen Form, das heißt, daß die Frau im Kreis der weiblichen Familienmitglieder, unterstützt von einer in Geburten erfahrenen Frau, gebiert. Ein großer Teil der Entwicklungsländer hat aus entwicklungspolitischen und finanziellen Gründen auf diesen Umstand Rücksicht genommen. Eines dieser Länder ist Niger in West-Afrika, das in der klaren Einsicht seiner wirtschaftlichen Möglichkeiten seit 1960 - Datum seiner Unabhängigkeit - die Weiterbildung dieser sogenannten traditionellen Hebammen in den Entwicklungsplan des Gesundheitswesens integrierte. - Mittelmeerländer, darunter die zu Europa zählende Türkei, lehnen die Weiterbildung der traditionellen Hebammen ab und bilden staatliche Hebammen aus. Ein Vergleich beider Länder ist trotzdem möglich; das heißt ein Vergleich zwischen Ländern mit der Weiterbildung traditioneller Hebammen oder staatlich ausgebildeter Hebammen, da diese Länder die erweiterte Form der Geburtshilfe akzeptiert haben. Unter dieser erweiterten Form verstehen wir die Integration der Geburtshilfe in Mutter- und Kinderfürsorge und den Basis-Gesundheitsdienst. - Die in diesem Bereich zu erfüllenden Aufgaben betreffen Schwangerenvorsorge, Geburtshilfe, Mütterberatung, Säuglings- und Kinderfürsorge von 0 bis 6 Jahren, Ernährung, Familienplanung und Gemeindemedizin mit Gesundheitserziehung, Gemeindediagnostik, Epidemiologie, Umwelthygiene, Statistik, Schülerbetreuung, sowie kurative Bereiche in erster Hilfe und medizinischer Erstversorgung. - Das Land Niger, das die traditionelle Hebamme weiterbildet, hat in seinem ersten Gesundheitsplan, 1963, schon festgelegt, daß die Aufgaben von einem Dorfteam erfüllt werden müssen. Dieses Team ist zusammengesetzt aus traditioneller Hebamme, Kinderfürsorgerin oder sogenannter 'Verbindungsfrau' und einem Mann für erste Hilfe. - Die Türkei hat sich in den Jahren 1977/1978 entschlossen, diese Aufgaben der staatlich ausgebildeten Hebamme zu übertragen. In beiden Fällen sind die Untersuchungen über die traditionelle Geburt und die Tätigkeit der traditionellen Hebammen Basis eines angepaßten Lehr- bzw. Weiterbildungsplans. Nach anfänglichen Schwierigkeiten hat sich Niger 1976 auf Empfehlung der WHO entschlossen, intensive Studien in diesem Bereich durchzuführen. In der Türkei stehen die Untersuchungen über Wert und Unwert der traditionellen Geburtshilfe erst in den Anfängen. Eine Weiterführung der Untersuchungen ist aber notwendig, da die staatliche Hebamme in ihrer täglichen Arbeit im Dorf mit der Existenz und der Aktivität der traditionellen Hebamme konfrontiert wird.
Herr Tekin Sevil Hüseyin , Direktor des Centre of Medical Education Technology erläuterte anhand von Lichtbildern die umfassende Aufgabenstellung der türkischen Hebamme. Eine 'job description' ihrer umfassenden Aufgaben ist im Annex gegeben.

curare Sonderband 1/83 215–220

Die Rolle traditioneller Geburtshelfer im öffentlichen Gesundheitswesen von Entwicklungsländern

Helga und Boris Velimirovics

Die Gesundheitsbehörden in Ländern der Dritten Welt sind sich darüber einig, daß die Form der Gesundheitsversorgung, wie sie in wohlhabenden und industrialisierten Ländern praktiziert wird, keineswegs den Erfordernissen vernachlässigter oder isolierter Bevölkerungsgruppen in Entwicklungsländern gerecht werden kann. Da in absehbarer Zeit eine allgemeine medizinische Versorgung mit geschulten Kräften nicht gewährleistet werden kann, hat man Alternativlösungen in Erwägung gezogen. So hat man sich in einigen Ländern dazu entschlossen, traditionellen Geburtshelfern (-helferinnen, Traditional Birth Attendants = TBAs) eine Grundausbildung zu geben, um sie - unter Aufsicht - im Rahmen der offiziellen Gesundheitsdienste den jeweiligen Gegebenheiten eines Landes gemäß zu verwenden.

Obwohl es zahlreiche Berichte über Methoden, Gebräuche und Glaubensvorstellungen von traditionellen Geburtshelfern und über die sozio-kulturellen Aspekte von Geburtshilfe und von Gynäkologie im allgemeinen gibt, existiert doch wenig Literatur, die den neuen Trend in Bezug auf traditionelle Geburtshelfer auswertet. Besonderes Interesse wird ihrer möglichen Integrierung in die Gesundheitsdienste eines Landes entgegengebracht und zwar vor allem auf den Gebieten der Versorgung von Mutter und Kind und der Familienplanung. Das Ziel ist eine bessere Ausnutzung des örtlich vorhandenen Menschenmaterials für die Gesundheitsdienste. Dementsprechend wurden Schritte unternommen, um Verwendung, Ausbildung und Überwachung traditioneller Geburtshelfer auf diesen Gebieten zu verbessern.

In Lateinamerika, wo die höchste Rate der Bevölkerungszunahme in der Welt zu verzeichnen ist, finden heute noch bis zu 84% aller Entbindungen zu Haus statt, ohne qualifizierte Überwachung und dies vor allem in ländlichen Gebieten aber auch in gewissen Ausmaß in den Städten(1). In afrikanischen Ländern ist der Prozentsatz sogar höher; etwa 89% der Entbindungen werden von ungeschulten Personen beaufsichtigt und etwa 90% in einigen nordafrikanischen Ländern. Der Durchschnitt aller Entbindungen, die in Entwicklungsländern unter Aufsicht von nicht-professionellen Personen stattfinden, wird mit 67% angegeben(2).

Es wird argumentiert, daß eine traditionelle Geburtshelferin, deren schädliche und gefährliche Praktiken durch eine Grundausbildung ausgeschaltet wurden, immer noch besser sei als eine völlig ungeschulte TBA und keinerlei Zugang zu irgendwelchen Gesundheitsdiensten. Eine solche Verbesserung wäre mit geringen Kosten verbunden, sollte jedoch als vorübergehende Phase betrachtet werden, bis eine ausreichende Anzahl von professionellen Geburtshelfern zur Verfügung stehen würde.

Obwohl die traditionelle Geburtshelferin meistens hohes Ansehen in den ländlichen Gebieten Asiens, Afrikas und Lateinamerikas genießt, ist ihr in vielen Ländern gesetztlich verboten, ihre Tätigkeit auszuüben, jedoch wird dadurch die Bevölkerung nicht immer abgehalten, ihre Hilfe aufzusuchen. Dieses wird hauptsächlich darauf

Friedr. Vieweg & Sohn, Braunschweig /Wiesbaden

zurückgeführt, daß sie die Lebensweise und das Wertsystem ihrer Klienten teilt, die gleiche Sprache spricht und darüber hinaus häufig mit ihnen verwandt ist. Infolge ihres engen Kontaktes mit der Bevölkerung hält man sie, sofern sie den vorgeschriebenen Schulungskursus durchgemacht hat, für eine potentielle Trägerin des Fortschritts, indem sie die Gesundheitserziehung in abgelegene Gebiete bringen kann.

Gelegentlich gehörte optimistische Darstellungen in Bezug auf die Leistungen ungeschulter TBAs werden widerlegt durch die Ergebnisse von Umfragen, die unter traditionellen Geburtshelfern durchgeführt wurden, um den Stand ihres Wissens vor der Teilnahme an einem Ausbildungskursus festzuhalten(3). Man fand in Mexiko, daß trotz oft jahrelanger Erfahrungen ihr Wissensniveau eher niedrig ist. Obwohl man mit einem minimalen Standard rechnen muß, wenn man die Begrenzungen berücksichtigt, die für häusliche Entbindungen auf dem Lande gelten, wird die Hilfeleistung, die von den meisten TBAs bei normalen Entbindungen gegeben wird, als mangelhaft klassifiziert. Die Situation ist noch weniger günstig, wenn es sich um komplizierte Fälle handelt.

Gegner der Tendenz, TBAs in die Gesundheitsdienste zu integrieren, betonen, daß erhebliche Gefahren für Leben und Gesundheit von Mutter und Kind bestehen, wenn eine TBA die Entbindung leitet. Es wird z.B. berichtet, daß das Wirken von traditionellen Geburtshelfern zu den hohen Krankheits- und Sterbeziffern von Müttern und Kindern in ländlichen Gebieten der Philippinen beitrug (4).

Dies alles schafft eine zweideutige Situation. Wenn keine Alternative geboten werden kann, ist es dann klug, sich über vorsichtige erzieherische Maßnahmen hinaus einzumischen? Die folgende Position wurde immer deutlicher: Status und Erfahrung der TBAs lassen es wünschenswert erscheinen, sie aktiv zu halten bis eine ausreichende Anzahl von geschulten Geburtshelfern zur Verfügung steht, allerdings sollte ihnen nur dann erlaubt werden zu praktizieren, wenn sie eine Grundausbildung in moderner Geburtshilfe und Hygiene nachweisen können.

Bevor solche Trainingskurse geschaffen werden konnten, mußten allerdings erst Untersuchungen auf verschiedenen Gebieten angestellt werden, die mit ihrem Wirken in Zusammenhang stehen. Eine Reihe von Expertenkomitees der Weltgesundheitsorganisation befaßten sich mit Geburtshilfe im Zusammenhang mit dem Training von Hilfspersonal für Gesundheitsdienste, einschließlich der TBAs. Die Zeit reicht hier nicht aus, um im einzelnen auf diese einzugehen. In dem Bewußtsein der Notwendigkeit, die Bevölkerung mit primären Gesundheitsdiensten zu versorgen und in zunehmendem Maße mit Familienplanung vertraut zu machen, wurden von vielen Regierungen Programme aufgestellt, zuweilen mit Hilfe der WHO oder von UNICEF oder von beiden Organisationen zugleich. Das Ziel dieser Projekte ist, Klarheit über eine Reihe von Fragen zu verschaffen, wie z.B.:

- Wer sind die TBAs und welches sind ihre sozio-demographischen Charakteristiken?
- Wie groß ist der Anteil aller Entbindungen, die sie beaufsichtigen?
- Wieviel verstehen sie von wissenschaftlicher Geburtshilfe? Wieviel von dem, was sie wissen, praktizieren sie?
- Was wissen sie über Familienplanung und Geburtenregelung, und wie stellen sie sich zu diesen Fragen?
- Was sollte ihnen gelehrt werden, um sie in die Versorgung von Mutter und Kind einzuschalten, vor allem in die Programme von Familienplanung?(3) usw..

Es kann hier nicht auf die Einzelheiten solcher Forschungsumfragen eingegangen werden und nicht auf die Fragestellungen, die sich daraus ergeben.

Wie stellen sich offizielle Gesundheitspraktiker zu diesen Problemen? Die Ärzteschaft ist in jedem Falle skeptisch. Ein Einverständnis ist schon deshalb nicht möglich, weil traditionelle Geburtshelfer außerhalb der modernen Gesundheitssysteme arbeiten. Der häufig beobachtete Ethnozentrismus, der oft Hand in Hand einhergeht mit sogenannten "westlichen" Praktiken im Rahmen von Missionsarbeit oder Entwicklungshilfe, könnte einer der Gründe sein für die Voreingenommenheit. Darüberhinaus sieht das professionelle Personal eine Ansammlung von Komplikationen, die Konsequenzen des Wirkens von traditionellen Geburtshelfern, die sich in Spitälern einfinden, während wenige Berichte über die vergleichsweise größere Anzahl von normalen häuslichen Entbindungen zu ihren Ohren dringen.Ärzte und professionelle Geburtshelfer lehnen vielleicht auch die billigere TBA ab, die ihnen finanzielle Vorteile und Status durch ihr Wirken streitig macht, obwohl sie selbst wenig Lust verspüren, die ganz Armen zu behandeln oder in entlegenen Gebieten zu praktizieren. Diese Opposition ist vielleicht noch dadurch bestärkt, daß TBAs oft zusätzlich auch auf anderen Gebieten der medizinischen Praxis helfen und alles behandeln, was ihnen gebracht wird und moderne Medikamente verwenden, ohne deren Auswirkungen zu kennen. TBAs andererseits verwahren sich gelegentlich dagegen, daß sie von Personen überwacht werden, die nicht aus der eigenen Dorfgemeinschaft kommen, nachdem sie selbst viele Jahre hindurch ungestört und ziemlich erfolgreich praktiziert haben.

Ein Problem, für das sich keine allgemeine Lösung anbietet, betrifft die Auswahl von TBAs zur Teilnahme an Ausbildungskursen. Wer ist beispielsweise kompetent, die Auswahl zu treffen? Welche Kriterien sollen einer solchen Auswahl zugrunde liegen? Alter? Frühere Ausbildung? Geschlecht? Alte TBAs, die in ihrer Gruppe hohes Ansehen genießen, stoßen während der Ausbildung auf eine Reihe von Schwierigkeiten, wenn sie z.B. Analphabeten sind oder sich ihrer besonders traditionsgebundenen Einstellung wegen kaum für die Verwendung bei der Familienplanung eignen. Junge Frauen dagegen, die vielleicht einige Jahre der Schulung durchgemacht haben und flexibler sind für die Aufnahme neuer Ideen, haben nicht die gleiche Erfahrung und vor allem nicht das Vertrauen der Dorfgemeinschaft.

Es gibt eine große Anzahl von Arbeiten, die die Studienpläne von Trainingskursen betreffen. Als besonders wichtig wird die Frage betrachtet, ob man die TBA a) neue Methoden und Konzepte lehren soll, oder b) ob das Training darauf hinzielen soll, ihre Tätigkeit zu fördern, um gefährliche Praktiken auszuschalten. In diesem Zusammenhang spielt auch die Haltung der Gesundheitsbehörden eine Rolle: ob die TBAs völlig in die Gesundheitsdienste integriert werden sollen oder ob man beabsichtigt, mit ihnen für eine begrenzte, wenn auch unbestimmte Zeit, eine Lücke zu füllen.

Das Konzept der Verwendung von TBAs wirft einige philosophische Fragen auf. Ist es klug, in der Zeit des schnellen Verfalls von traditionellen Gesellschaften traditionelle Praktiken zu ermutigen? Werden traditionelle Kulturen nicht einfach zu Kulturen der Armut reduziert?

Die positive Einstellung der TBA gegenüber ist nicht universell in allen Entwicklungsländern. Einige Regierungen lehnen es völlig ab, jegliche Art von traditionellen Heilpraktikern zu fördern(5).

Friedr. Vieweg & Sohn, Braunschweig /Wiesbaden

In einigen Ländern ist offensichtlich beabsichtigt, TBAs in möglichst kurzer Zeit durch eine Kategorie zu ersetzen, die zwischen TBAs und professionellen Geburtshelfern liegt.

Kritische Stimmen behaupten, daß es in den Ländern, in denen TBAs favorisiert werden, an politischem Willen fehlt, um kühnere Schritte bei der Reorganisierung der Gesundheitsdienste zu wagen. Die vorgeschlagenen Maßnahmen seien bestenfalls ein Ablenkungsmanöver, das wenig oder nichts klärt, außer, daß dadurch die Selbsthilfe kommerzialisiert wird. Darüber hinaus sei die Verwendung selbst von geschulten TBAs keine bewußte Anstrengung, der "totalen Verarztung" (total medicalization) der Gesellschaft entgegenzuwirken. Indem man der TBA einen offiziellen Status, wenn auch den niedrigsten, innerhalb des Gesundheitssystems zuweist, schafft man zweierlei Standard für das Volk: es werden damit die Privilegien der Stadtbevölkerung institutionalisiert und, indem man den Eindruck erweckt, daß etwas getan wurde, verschiebt man in der Tat die tiefgreifenden Veränderungen in den Gesundheitssystemen. Die Notwendigkeit für eine Veränderung ist jedoch allgemein anerkannt, z.B. im Hinblick auf die steigenden Kosten im Gesundheitswesen.

Die Verwendung von geschulten TBAs sollte vielmehr verstanden werden als eine Übergangsmaßnahme, dafür bestimmt, abgeschafft zu werden, wenn die Nachfrage nach professionellen Geburtshelfern oder anderen Formen des Gesundheitspersonals für alle Bevölkerungsgruppen zufriedengestellt werden kann.

Das Fehlen von objektiven vorläufigen Auswertungen der Resultate von Trainingsprogrammen ist auffallend, obwohl es eine Reihe von Programmen gibt, die oftmals einige Jahre andauern. Es scheint, daß man sich bisher nicht über eine einfache Methode zur Bestimmung der Kriterien für die Auswertung hat einigen können. Was waren z.B. die Ergebnisse der Schulungskurse in Bezug auf die Anwendung des Wissens nach einer bestimmten Zeit; welches ist der Impakt der Schulung auf die Abnahme von Infektionen, Komplikationen, Fehlgeburten, Frühgeburten, intrapartum Sterblichkeit, Morbidität bei Müttern, Impakt auf die Überweisungen an professionelle Stellen, Wirksamkeit und Kosten von Verwaltung und die Versorgung mit Material? Die wenigen bisher vorhandenen und fragmentarischen Daten sprechen für zahlreiche Schwierigkeiten und für einen eher niedrigen Stand der Anwendung von Ausbildungserfahrungen.

Es erhebt sich auch die Frage, ob nicht die Bemühungen, andere Formen von Gesundheitspersonal auszubilden, eher dem Wunsch entgegenkommen, primäre Gesundheitsdienste auf ungenügend versorgte Bevölkerungsgruppen auszudehnen. Man hat erkannt, daß zur Beseitigung der meisten Probleme bei den präventiven und kurativen Diensten für Mutter und Kind nicht teures Material und Ausrüstung nötig sind, sondern Arbeitskräfte. Man hat in manchen Ländern beobachtet, daß es weniger schwierig ist, jede Art und Zahl von Gesundheitspersonal zu schulen (einschließlich Ärzte) als ihr gutes Funktionieren und die Qualität ihrer Arbeit zu gewährleisten.

Die Versorgung von Mutter und Kind besteht nicht nur aus Entbindung, sondern auch aus prä- und postnataler Betreuung der Mutter und des Neugeborenen, Familienplanung, Elternberatung, Immunisierung und Anleitung zur richtigen Ernährung, Folgeuntersuchungen von Säuglingen und Kleinkindern, etc. Solche Funktionen stellen höhere Anforderungen als selbst optimal geschulte TBAs bieten könnten. Hätten sie das Potential, sich in eine neue Kategorie zu verändern? Wäre es sinnvoll, eine Dienstleistung zu institutionalisieren, parallel zu einer, die ohnehin geschaffen werden muß. Es wurden Bedenken geäussert, daß à la longue TBAs, falls sie integriert wurden, möglicherweise zum Hindernis werden könnten für eine Weiterentwicklung der Gesundheitsdienste. Es ist gut möglich, daß sie eine begrenzte und bestenfalls Übergangsrolle spielen können.

ZUSAMMENFASSUNG : Die Gesundheitsbehörden in Ländern der Dritten Welt sind sich darüber einig, daß die westliche Form der Gesundheitsversorgung den Bedürfnissen der Entwicklungsländer nicht gerecht wird. Unter den Alternativvorschlägen finden sich auch Programme, traditional birth attendants (TBA) nach einer Grundausbildung in moderner Medizin im Gesundheitswesen einzusetzen. - Der Prozentsatz der Hausgeburten beträgt z.B. in Lateinamerika 84%, in Afrika 89%; im Schnitt aller Entwicklungsländer leisten bei 67% aller Geburten nichtprofessionelle Personen Geburtshilfe. Die Autoren weisen auf die Schwierigkeiten hin, die mit einer Integration der TBAs in die Gesundheitsversorgung verbunden sind: ihr medizinisches Wissen ist auch nach Absolvieren von Grundkursen unzureichend, komplizierte Geburtssituationen können sie nicht bewältigen, die Ärzteschaft reagiert ablehnend (Ethnozentrismus und Furcht vor der Konkurrenz mögen Gründe dafür sein), die traditionellen Geburtshelfer möchten sich nicht von Fremden überwachen lassen. Trotzdem lassen Status und Erfahrung der TBAs es wünschenswert erscheinen, sie aktiv zu halten bis eine ausreichende Anzahl von geschulten Geburtshelfern zur Verfügung steht, allerdings sollte ihnen nur erlaubt werden zu praktizieren, wenn sie eine Grundausbildung in moderner Geburtshilfe und Hygiene nachweisen können. Verschiedene Regierungen haben Programme aufgestellt, die folgende Punkte untersuchen sollen: wer sind die TBAs, wie ihre soziodemographischen Charakteristiken, wie hoch ist ihr Anteil an den Entbindungen, wieviel verstehen und praktizieren sie in moderner Geburtshilfe, wie sind Kenntnis und Einstellung zur Familienplanung, wie sollten Lehrprogramme für die TBAs beschaffen sein? - Einige Regierungen lehnen traditionelle Geburtshelfer generell ab, andere möchten ihren Ausbildungsstand anheben. Bei diesen Fragen wirkt sich auch die Einstellung zum Kulturwandel aus - soll der Wechsel schnell oder behutsam vollzogen werden? Kritische Stimmen behaupten, daß es in den Ländern, in denen TBAs favorisiert werden, an politischem Willen fehlt, um kühnere Schritte bei der Reorganisierung der Gesundheitsdienste zu wagen. Die vorgeschlagenen Maßnahmen seien nur Ablenkungsmanöver und durch sie werde die Selbsthilfe kommerzialisiert. Darüber hinaus sei die Verwendung selbst von geschulten TBAs keine bewußte Anstrengung, der 'totalen Verarztung' der Gesellschaft entgegenzuwirken. - Im Augenblick fehlen objektive Bewertungsmaßstäbe für Erfolg oder Mißerfolg der Einbeziehung von TBAs, deren neuer Tätigkeitsbereich ja auch die prä- und postpartale Fürsorge, Familienplanung, Impfprogramme etc. enthalten würde.

SUMMARY: Health administrations in the 3rd World agree, that Western forms of health care do not correspond to the needs of developing countries. Among alternative suggestions, there are programs to train traditional birth attendants (TBA's) in modern medicine and use them in public health care. - The percentage of home birth in Latin America is 84%, in Africa 89%. In average in 67% of all births in developing countries no medically trained attendant is present. However, there are difficulties in the utilization of TBAs. Even after basic training in modern medicine, their medical knowledge remains very limited. They cannot handle complicated obstetrical situations, the medical profession refuses cooperation (ethnocentrism and fear of competition maybe some of the reasons), TBAs do not want to be controlled by outsiders. However, status and experience of TBAs make it desirable to keep them active untill a sufficient number of obstetrically trained personnell becomes available. However, they only should be allowed to practice, after they had basic training in modern obstetrics and hygiene. Many government designed programs examine the following points: who are the TBAs, what are their socio-demographic characteristics, how high is the percentage of births they attend, how much do they understand and practice modern obstetrics, what is their knowledge and attitude towards family planning, how should the training programs of TBAs look like? Some governments refuse TBAs in general, others want to improve their training standard. In the answer to these questions the attitude towards cultural change is of importance. Shall the change be sudden or subtle? Some critical voices maintain, that countries favouring TBAs, lack political will power to take bolder steps in the re-organisation of their health care system. The suggested measures would be distracting and they would only lead, to commercializing self help. The utilization of even trained TBAs would be no conscious effort to counteract total medicalization of society. At the present moment no objective standards exist, to judge success or failure of integration of TBAs, whose new work area includes pre- and postnatal care, family planning, vaccination programs etc.

LITERATUR

(1) Guîa de Orientaciôn y Supervisiôn de Parteras Empîricas. Informe de Enfermerîa N. 12. Organizaciôn Panamericana de la Salud/OMS, Revisiôn 1970.

(2) VERDERESE Maria de Lourdes, and Lily M. TURNBULL (1975): The Traditional Birth Attendant in Maternal and Child Health and Family Planning. Geneva: WHO.

(3) HUERTA Josê Arias and Alan KELLER (1976): La Partera Empîrica: Colaboradora Potencial del Programa Nacional de Salud Maternoinfantil y Planificaciôn Familiar? In: *Salud Pública de México*, V, XVIII, 5, Sept./Oct.: 883-892.

(4) MANGAY-ANGARA, Amancia (1977): Paso Libre a las "Hilotas". In: *Salud Mundial*, Nov., : 19-21.

(5) DIESCH (1976): Traditional Medicine and its Role in the Development of Health Services in South East Asian Region. WHO Doc. SEA/OMC/Trad. Med.Meet./3, 1-3, Inter Reg. Cosn. Trad. Med. Progr., 4-8 Oct., New Delhi.

Training and Supervision of Traditional Birth Attendants. Report of a Study Group. Brazzaville, 9-12 December 1975. Regional Office for Africa, Brazzaville: WHO.

DJUKANOVIC, W., and E.P. MACH (eds.) (1975): Alternative Approaches to Meeting Basic Health Needs in Developing Countries. A Joint UNICEF/WHO Study. Geneva: WHO.

VERDERESE Maria de Lourdes (1973): Report of Review and Analysis of Information and Data on Traditional Birth Attendants. 13-20 March, Geneva:WHO.

Der Artikel stellt die deutsche Kurzfassung der Originalarbeit dar: The Role of Traditional Birth Attendants in Health Services, curare 1 (78), 85-96.

curare Sonderband 1/83 221–224

Entstehung und Problematik der geburtshilflichen Scheidenfistel in Äthiopien

Alfons Huber

Der Australier Hamlin, der schon über 1.000 Vesico-Vaginalfisteln in Äthiopien operiert hat, schätzt, daß dort täglich etwa 1o neue Fälle (bei etwa 300.000 Geburten jährlich) auftreten. Diese Fisteln sind fast alle während der Geburt entstanden. Das Schicksal der betroffenen Frauen ist trostlos, sie werden von ihren Männern verlassen, leben als Außenseiter der Gesellschaft, von allen gemieden und siechen meist in einer abgelegenen Hütte außerhalb der Gemeinschaft dahin. Eine hohe Fistelmorbidität ist überall in Afrika zu finden, in Äthiopien erscheint sie besonders hoch. Das ist sicher einmal auf den Mangel an ausgebildeten Hebammen, an fehlenden Transportmöglichkeiten aber nicht zuletzt auf die traditionelle eingeborene Geburtshilfe zurückzuführen. Von der Regierung werden seit Jahren Anstrengungen gemacht, medizinisches Hilfspersonal auszubilden, da der Großteil der Geburten noch in den Dörfern und Tukuls der ländlichen Bevölkerung ohne fachkundige Hilfe stattfindet. Der Geburtsvorgang bei primitiven Völkern, ohne fachkundige Geburtsleitung durch Hebammen oder gar durch einen Arzt geht bei weitem nicht so "natürlich" vor sich, wie oft von manchen angenommen wird, die nicht unter diesen Bedingungen Geburtshilfe betrieben haben.

Geburtsvorgang

Schon während der normalen Eröffnungsperiode, nicht nur bei primärer Wehenschwäche, wird die Gebärende in Äthiopien von den zahlreichen anwesenden "helfenden" Frauen viel zu früh zum Mitpressen aufgefordert. Es kommt dadurch oft nicht nur zu einer vorzeitigen Erschöpfung der Kreißenden, sondern auch zu einer Schädigung am noch nicht vollkommen eröffneten Muttermund. Ein Ödem der prolabierten Muttermundslippen (Abb. 1), ja auch ödematöse Schwellungen am Damm und Vulva kommen nicht selten zur Beobachtung. Wenn der kindliche Schädel endlich am Beckenboden steht, ist die Gebärende meistens so erschöpft, daß sie keine Kraft zum Mitpressen mehr hat. Zusätzlich kommt die Angst vor dem Durchschneidungsschmerz, so daß am Ende der Geburt das Kind geradezu zurückgehalten wird. Vulva, Damm und Vagina sind einem Dauerdruck durch den kindlichen Kopf ausgesetzt, werden durch das Begleitödem mit der Zeit gefühllos und es kommt zum Absterben der Frucht. Das tote oder meist schwer geschädigte Kind wird dann mit verhältnismäßig wenig Schmerzen ausgestoßen. Da der kindliche Kopf oft sehr lange am Beckenboden steht, ist es erklärlich, daß es zu Druckschädigungen von Blasen- und Mastdarmwand kommt, die nekrotisch werden können. Diese Nekrose wird dann unter Bildung einer Fistel abgestoßen (Abb. 2).

Jedem Arzt, der Gelegenheit hatte, Geburtshilfe in unterentwickelten Ländern, besonders in Afrika, zu betreiben, wird in Erinnerung sein, wie Frauen primitiver Volksstämme häufig während der Eröffnungsperiode stark mitpressen und dann in der Austreibungsperiode jede Mitarbeit einstellen und das Pressen möglichst zu vermeiden versuchen. Wenn niemand anwesend ist, der die Gebärende energisch zur Mitarbeit auffordert, kann es in manchen Fällen, wie oben geschildert, zur Ausbildung einer Scheidenfistel kommen.

Friedr. Vieweg & Sohn, Braunschweig /Wiesbaden

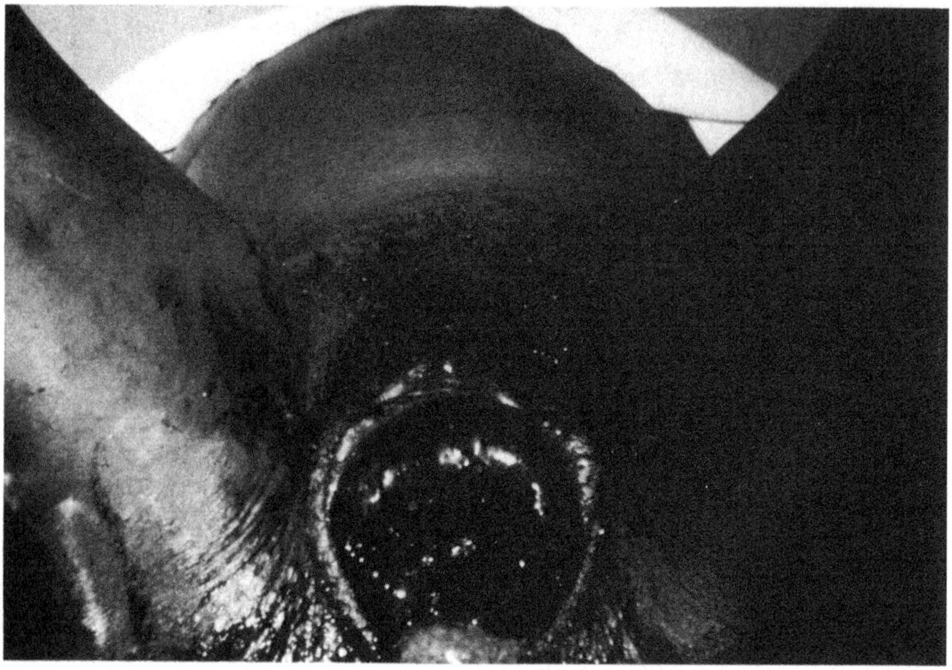

Abb. 1: Durch frühzeitiges Mitpressen ist die ödematöse Portio, noch uneröffnet, vor die Vulva prolabiert.

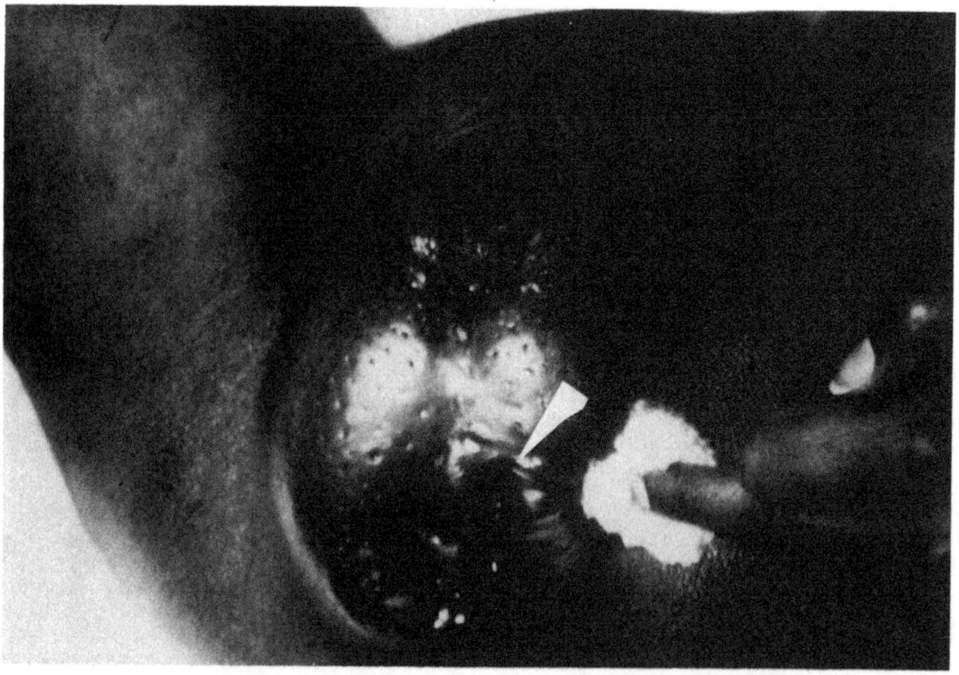

Abb. 2: Beginnende Rektovaginalfistel (Pfeil) bei ischämischer Drucknekrose am Perineum (Kind abgestorben)

Zusammen mit BOLDT überblicken wir bis in die 60er Jahre in Addis Abeba ein Krankengut von 511 Fistelfällen, die nach ihrer Entstehungsursache aufgeschlüsselt sind (Tab. 1).

Spontangeburten	495 (96,8%)
Postoperativ	5
Traumatisch	7
Andere Erkrankungen	4
	511

495 (96,8%) der Fisteln sind geburtshilflicher Genese und sind meist nach Spontangeburten aus Schädellage entstanden. Erwähnenswert wäre, daß 25 bei Multiparen ohne wesentliche Beckenveränderung zur Beobachtung kamen. Viel seltener sind andere Entstehungsursachen; erwähnenswert wären noch sieben traumatische Fisteln, meist Koitusverletzungen, darunter bei Kindesehen im Landesinneren. Ein Brauch, der trotz langjährigen Verboten noch immer zu finden ist. Postoperative Fisteln (5) werden in Zukunft sicher häufiger werden, da die Operationsfrequenz in den Krankenhäusern ansteigt, die Erfahrung der Operateure damit aber nicht immer Schritt hält.

Die Ausdehnung der Fisteln ist oft sehr groß und hängt von der Lokation und der Dauer der Druckwirkung des Kopfes ab. So kann ein Teil der Blasenwand oder auch die Urethra vollkommen fehlen. 80% sind reine Vesikovaginalfisteln, 10% reine Rektalfisteln und der Rest kombinierte Vesiko-Rectovaginalfisteln, mit und ohne Beteiligung der Urethra (Tab. 2).

Vesikovaginal-Fisteln (mit und ohne Urethra-Beteiligung)	406
Vesikorektovaginalfisteln (mit und ohne Urethrabeteiligung)	65
Rektovaginalfisteln	40
	511

Therapie

Eine operative Versorgung nach einem angemessenen Zeitpunkt ist in jedem Falle anzustreben, prinzipiell wird in der Regel vaginal operiert. Auf die Operationstechnik (Füth, Latzko, Bulbokavernosus nach Martius) kann hier nicht näher eingegangen werden.

Die Nachbehandlung ist von großer Wichtigkeit, aber schwierig, da Mangel an ausgebildeten Schwestern überall besteht und die postoperativen Komplikationen vorallem ein pflegerisches Problem darstellen (Katheterverstopfung, Herausreißen des Katheters durch die Patientin oder Exploration der Wunde durch die Patientin mit eigenen Fingern etc.). *Funktionelle Resultate:* In der Literatur wird im allgemeinen angegeben, daß eine Inkontinenz in etwa 30% Fällen zurückbleibt, beim eigenen Material waren es nur 12% (Tab. 3). Zusätzliche Operationen, Plastiken, Schlingenoperationen sind daher erforderlich.

Bei neuerlicher Gravidität ist eine Sectio caesaria anzuraten. Die Behandlungsergebnisse sind in Tab. 3 zusammengestellt.

Nicht behandelt	3	0,6 %
Geheilt	427	83,5 %
Inkontinent	61	11,9 %
Ungeheilt	16	3,2 %
Gestorben	4	0,8 %

Diskussion

Fisteloperationen sollen nur in dafür spezialisierten Krankenhäusern und Zentren von erfahrenen Gynäkologen, eventuell Urologen durchgeführt werden. In Äthiopien ist dies schon zum Teil geschehen. Abgesehen von entsprechend ausgebildetem Personal verbleibt immer noch ein großes finanzielles Problem, so daß man dem meist unnötigen, häufigen Vorkommen der Genitalfistel in Afrika nur langsam Schritt für Schritt wird beikommen können.

Aufklärung und Verbesserung der heimischen Geburtshilfe durch Schulung der Hebammen und Hilfshebammen im ländlichen Raum wird viel zur präventiven Verhütung dieser vermeidbaren geburtshilflichen Komplikation beitragen können.

ZUSAMMENFASSUNG: Obwohl die Morbidität der geburtshilflichen Blasen-Scheidenfisteln in ganz Afrika hoch ist, erscheint sie besonders hoch in Äthiopien. Fehlende Transportmöglichkeiten, aber auch der Mangel an ausgebildetem medizinischem Personal (Hebammen) sind zum Teil dafür verantwortlich. Dem ärztlichen Beobachter scheint aber die Hauptursache ein weit verbreitetes, fehlerhaftes Verhalten beim Geburtsvorgang zu sein. Schon in der Eröffnungsperiode, also viel zu früh, wird die Frau zum Mitpressen aufgefordert. Dadurch kommt es zu einer frühzeitigen Erschöpfung der Gebärenden, zum Geburtsstillstand, und das Kind kann nicht mehr ausgestoßen werden. Es stirbt im Geburtskanal ab, der kindliche Schädel erzeugt eine Drucknekrose, die schließlich zur Fistelbildung führt. Die Behandlung dieser oft ausgedehnten Blasen-Scheidenfisteln, welche die betroffene Frau zur Außenseiterin der Gesellschaft machen, ist dankbar, erfordert aber spezielle operative Erfahrung, entsprechend ausgebildetes Personal und ist natürlich auch ein finanzielles Problem. Aufklärung, vor allem im ländlichen Raum und Schulung von Hilfspersonal über den richtigen Geburtsablauf wird zur Verhütung dieser folgenschweren, aber durchaus vermeidbaren geburtshilflichen Komplikation beitragen.

SUMMARY: Though morbidity of obstetrical vesico-vaginal fistulas is high throughout Africa it is even higher in Ethiopia. Lack of transport, lack of trained auxilliary personnel (midwives) are not alone responsible for the deplorable condition. The main reason seems to be a faulty course of labour. Bearing down is encouraged already in the first stage of labour, much too early. Consequently dystocia occures and a premature arrest of labour pains. The child's head does not move on and its pressure leads to necrosis and consequently to vesico-vaginal fistulas. Treatment of this condition requires special operative skill and experienced trained personnel and some financial support. Further education, training of doctors and auxilliary personnel in rural areas will contribute towards prevention of this avoidable obstetrical complication.

LITERATUR

HUBER A., BOLDT H.W. (1968): *Probleme der Geburtshilfe und Gynäkologie in einem afrikanischen Entwicklungsland*. S. Karger, Basel/Schweiz - New York.

Nach einem Vortrag bei der XV. Jahrestagung der Österreichischen Gesellschaft für Tropenmedizin am 13.11.1981 in Wien

curare Sonderband 1/83 225–228

Besonderheiten der Geburtshilfe in Libyen

Wilhelm Föllmer

Es wird von dem jungen libyischen Mädchen erwartet, daß es unberührt in die erste Ehe geht. Stellt sich heraus, daß dies nicht der Fall ist, so hat der Bräutigam das Recht, die Eheschließung als ungültig zu erklären, oder er kann zumindest das gezahlte Brautgelt zurückverlangen. Mit aus diesem Grunde werden die libyschen Mädchen sehr jung verheiratet. Einige Zahlen mögen dies verdeutlichen. Von 100 Frauen heirateten 32 vor Eintritt der Menarche, 36 im ersten Jahr nach der Menarche und 32 im zweiten Jahr oder später. Die Ehen werden mit allen Konsequenzen durchgeführt, so daß manche Mädchen ihre Geschlechtsreife durch eine eingetretene Schwangerschaft feststellen. Von den Frauen, die vor der Menarche geheiratet hatten, wurden 78,6% während des ersten Jahres nach der Menarche schwanger. Von einer physiologischen Sterilität während der ersten Jahre nach Eintritt der Menarche kann also in diesen Fällen nicht gesprochen werden.

Da das intakte Hymen solch eine große Rolle für die Zukunft des Mädchens spielt, kommen Eltern nicht selten mit ihrer Tochter zum Arzt mit der Angabe, das Mädchen habe einen Unfall gehabt, habe auch geblutet, es solle nachgesehen werden, ob alles intakt sei. Der Arzt muß wissen, daß in diesen Ländern eine Gravidität bei intaktem Hymen keine Seltenheit ist. Sollte eine Schwangerschaft bestehen, so wird in einem solchen Fall nicht selten der Wunsch geäussert, daß am Ende der Schwangerschaft eine Schnittentbindung durchgeführt wird, um das Hymen zu erhalten. Der Arzt wird dann andere Maßstäbe anlegen müssen als in Europa. Die Schwangerschaft verläuft unter der Betreuung durch die Angehörigen. Während der Schwangerschaft werden oft vaginale Manipulationen vorgenommen, z.B. Blätter eingeführt. Dadurch kann es zur Verklebung des Cervikakanales und zu Schwierigkeiten bei der Entbindung kommen. Man sollte annehmen, daß bei diesen jungen Mädchen mit infantilen, hypoplastischem Uterus die meisten dieser Schwangerschaften mit einer Fehlgeburt enden würden. Das ist aber nicht der Fall und zeigt, daß die Größe des Uterus prognostisch für den Verlauf einer Schwangerschaft nicht zu verwerten ist. Eine in der Anlage gesunde Uterusmuskulatur wird auf die hormonalen Reize entsprechend gesund reagieren. Zur Entbindung, die im Hause stattfindet, wird gewöhnlich eine "weise Frau" hinzugezogen. Die Bedeutung dieser Frauen geht aus folgendem hervor: In Suk-el-Juma, einem Marktflecken nicht weit von Tripolis, fanden 80% der Entbindungen mit der Hilfe dieser "weisen Frauen" statt, 10% durch geschulte Assistenz und 10% der Frauen entbanden ohne jegliche Hilfe. Dabei standen in Tripolis eine ganze Anzahl von ausländischen Hebammen zur Verfügung.

Es wurde versucht, diese "weisen Frauen" in die MCH-(= Mother-Child-Health) Organisation zu integrieren. Ich habe dabei selbst Unterricht gegeben, um festzustellen, welchen Bildungsgrad und welche Intelligenz diese Frauen besaßen. Diese "weisen Frauen" waren durchaus intelligent, hatten aber keinerlei wirkliche Kenntnisse, um eine sinnvolle Geburtshilfe zu betreiben.

Friedr. Vieweg & Sohn, Braunschweig /Wiesbaden

Wie verläuft nun eine Entbindung: Die Entbindende sitzt in halb liegender Stellung auf dem Boden. Die "weise Frau" setzt sich ihr gegenüber, häufig auch mit gespreizten Beinen, so daß die Unterschenkel der Kreißenden gespreizt über den Beinen der Hebamme gelagert sind. Die Hebamme hat neben sich einen Topf mit Olivenöl oder mit feinem, puderähnlichem Sand. Mit ihrer Hand, die mit diesem unsterilen Öl oder dem Sand benetzt wird, geht sie wiederholt in die Scheide massierend ein, um den Geburtskanal für das Kind vorzubereiten. Hinter der Gebärenden sitzt eine andere Frau, die den Leib der Gebärenden mit beiden Armen umfaßt. Bei jeder Wehe übt sie einen kräftigen Druck auf den Leib und damit auf die Gebärmutter der Kreißenden aus. Außerdem wird die Entbindende aufgefordert, kräftig mitzupressen. Obwohl die "weise Frau" vaginale Manipulationen vornimmt, ist ihr unbekannt, welche Schlüsse sie aus einer vaginalen Untersuchung für den Geburtsverlauf ziehen kann. Ebenso ist ihr das Hören der Herztöne unbekannt. So wird, lange bevor der Muttermund eröffnet ist, mit dem Pressen begonnen. Meist schon dann, wenn die ersten kräftigen Wehen auftreten. Die Folgen einer solchen "Geburtshilfe" müssen nicht erwähnt werden. Die Anzahl der Kinder, die unter der Geburt oder kurz danach sterben, ist offenbar groß. Es fällt den einfachen Frauen in Libyen schwer, die Bauchpresse zur Entleerung der Nachgeburt richtig einzusetzen. Daher wird sie aufgefordert in eine leere Flasche zu blasen, um auf diesem Wege das Pressen auszuführen. Wird die Plazenta nicht ausgestoßen, so wird an der Nabelschnur gezogen. Bringt das keinen Erfolg, wird auch tagelang abgewartet. Tritt eine Blutung auf, so scheut sich die "weise Frau" nicht, in den Uterus einzugehen, um die Nachgeburt zu holen. Diese Versuche sind meist mit wenig Erfolg verbunden. Blutet es stärker, so werden weitere Maßnahmen ergriffen.

In einem Fall erlebte ich folgendes: Eine extrem ausgeblutete Patientin wurde in das Krankenhaus aufgenommen. Reste der Plazenta wurden entfernt. Außerdem fand ich einen Tumor im Uteruscavum, von dem ich annahm, daß er ein Myom sei. Ich konnte ihn entfernen und nach Abspülen unter der Wasserleitung zeigte sich eine größere Knoblauchzwiebel. Sie war von der "weisen Frau" in den Uterus praktiziert worden, eine angeblich beliebte Methode. Auch extreme Anämien sind bei den Schwangeren keine Seltenheit. Es ist daher zu verstehen, daß die Frauen eine Blutung außerordentlich fürchten. Dagegen wird Fieber im Wochenbett nicht allzu ernst genommen.

Hat das Kind die Gefahren der Geburt glücklich überstanden, so stehen ihm weitere Prüfsteine auf seinem Lebensweg bevor. Die Nabelschnur wird von der "Hebamme" entweder durchgebissen oder mit einem Messer durchschnitten. Sie wird dabei sehr lang gelassen und mit einem Band aus dem nicht sterilen Haar der Mutter unterbunden. In Ermangelung von Puder werden die Nabelschnur und der Nabel mit Sand bestreut. Die Nabelschnur stellt sich oft nach wenigen Tagen als ein stinkender schwarzer Strang dar. In der Wüste bei den Nomaden ist der oberflächliche Wüstensand durch die Sonnenbestrahlung zwar bis zu einem gewissen Grade steril. In der Umgebung der Dörfer ist er aber durch Pferde- und Esel-Ausscheidungen und anderes verschmutzt. Jedenfalls: 27,3% der Neugeborenen, die während des ersten Lebensjahres starben, starben an einer Tetanusinfektion während der ersten Lebenswoche. Die Augen des Kindes werden zum Schutz gegen eine Trachom Infektion mit schwarzem geriebenen Kajal rund um die Lider eingepudert. Hände und Füße werden mit Henna gefärbt. Die Beine fest gewickelt, damit sie möglichst gerade wachsen. Gleich nach der Entbindung erhält das Neugeborene Eigelb, in Olivenöl geschlagen, zu trinken, damit der Darm gereinigt wird. Die Ernährung besteht weiterhin nur aus Muttermilch, andere Möglichkeiten sind nicht bekannt.

Wird die Mutter krank und ist nicht mehr ausreichend Milch vorhanden, so ist das Leben des Kindes gefährdet. Das Gleiche gilt bei Zwillingen. Dann bemühen sich andere Familienmitglieder, meist die Mutter der Kindsmutter, die sonst zum Tode verurteilten Säuglinge zu stillen. Dazu nehmen diese Frauen eine Volksmedizin, die hauptsächlich aus schwalbenschwanzähnlichen Blättern besteht. Nach der Einnahme legen sie regelmäßig die Kinder an, und nach 3-5 Tagen setzt die Milchproduktion ein. Ich habe zwei solcher Frauen mit einer Lactatio agravidica besuchen können.

Der arabische Ehemann ist nicht verpflichtet, wie in anderen Ländern üblich, sich auf längere Zeit nach der Entbindung von seiner Frau fernzuhalten. Zum Schutze des Neugeborenen, aber auch der Frau hat der Prophet Mohamed nun den Frauen empfohlen, das Kind für zwei Jahre zu stillen, da während dieser Zeit keine Schwangerschaft eintreten würde. Es interessierte uns, wie weit die Frauen diesem Rat folgten: Von 100 Frauen stillten 75 Frauen länger als 12 Monate. Weiterhin wurde festgestellt, daß 55 Frauen die Laktation beendeten, bevor eine neue Schwangerschaft eintrat. Die Familienplanung durch Laktation war bei diesen Frauen also erfolgreich.

Zum Schluß möchte ich noch von einem Kuriosum berichten. Ich wurde wiederholt von Patientinnen oder ihren Ehemännern gefragt, ob ein Kind in der Gebärmutter schlafe. Ich wunderte mich über diese Fragestellung und erhielt dann folgende Erklärung: Ein islamischer Religionsphilosph hatte die Feststellung getroffen, daß ein Kind nach der Befruchtung im Leibe der Mutter schlafen könne. Wird also ein Kind geboren, nachdem der Ehemann vor 12 Monaten gestorben war, oder 12 Monate nachdem der Ehemann mit einer Karawane das Dorf verlassen hatte, so stammte das Kind trotzdem von dem Ehemann. Es hatte im Mutterleib geschlafen und sich erst später weiterentwickelt. Ich habe über diese Theorie, an die die Bevölkerung fest glaubt, erst gelächelt, bis mir klar wurde, daß es dadurch keine unehelichen Kinder in diesen arabischen Ländern gibt.

ZUSAMMENFASSUNG: Es wird über geburtshilfliche Besonderheiten in Libyen aus frauenärztlicher Sicht berichtet. 32% der Frauen heiraten vor Eintritt der Menarche, 36% im Jahr danach. Manche Mädchen stellen den Eintritt der Geschlechtsreife durch die Schwangerschaft fest. Ein intaktes Hymen ist für die Eheschließung Voraussetzung. Die Schwangerschaft wird von der Familie betreut. Obgleich z.B. in Tripolis modernes geburtshilfliches Personal zur Verfügung steht, zieht die Mehrzahl der Frauen (80%) während der Geburt den Beistand einer traditionellen 'weisen Frau' vor. Deren Kenntnisse vom biologischen Ablauf der Geburt sind gering, manche ihrer Praktiken müssen aus der Sicht des modernen Geburtshelfers als ausgesprochen gefährlich gelten.

SUMMARY: The author reports on characteristics of obstetrics in Lybia from the modern obstetrician's point of view. 32% of women marry before the onset of Menarche and 36% within one year thereafter. Some girls notice the begin of maturity by a pregnancy. An intact hymen is precondition for marriage. Pregnancy is being cared for by the family. Although modern obstetrical services are available, as for instance in Tripolis the majority of women (80%) prefers at childbirth the attendance of a 'wise woman'. The knowledge of these women about the biological course of birth are minimal. Some of their practices must be considered as extraordinarily dangerous.

LITERATUR

(1) Besonderheiten der Geburtshilfe und Gynäkologie in den Entwicklungsländern und den Tropen. Klinik der Frauenheilkunde und Geburtshilfe. Verlag Urban und Schwarzenberg, Bd. I.

(2) Laktation und Laktationsamenorrhoe und Schwangerschaft bei Frauen in einem Entwicklungsland. *Gebfra*, 22, 11, 1391.

(3) Besonderheiten der Geburtshilfe und Gynäkologie in Libyen. *Der Landarzt,* 34, 5, 136-140.

(4) Die Säuglings- und Kindersterblichkeit in einem Entwicklungsland. *Dtsch. Med. Wchschrft.*, 85, 45, 1993.

(5) Geburt- und Geburtskomplikationen bei jungen Müttern eines Entwicklungslandes. *Gebfra,* 24, 1, 40.

(6) Lactatio agravidica. *Arch. f. Gyn.,* 204, 2/3.

(7) Die Indikation zur Schnittentbindung in Entwicklungsländern. *Dtsch. Ärzteblatt,* 68, 5, 307-309.

(8) Menarche und Schwangerschaft. *Arch. f. Gyn.* 194, 355-364.

curare Sonderband 1/83 229–234

Einfluß des Nahrungsmittels Palmöl auf die niedrige Atemnotsyndromrate bei Frühgeborenen in Westafrika

R. Großpietzsch, F. Klink, O. Okoh, L. v. Klitzing

Das Atemnotsyndrom (ANS) tritt am häufigsten bei unreifen Neugeborenen auf, ist also im wesentlichen ein Problem der Frühgeburtlichkeit. Durch einen Mangel an oberflächenaktivem Material an der Alveolaroberfläche kommt es infolge der zu hohen Oberflächenspannung zum Kollaps der Alveole. Die Folge davon sind Atelektasen der Lunge mit Ventilationsstörungen, gefolgt von Hypoperfusion und Rechts-Linksshunt. Am Ende stehen dann hyaline Membranen, die als Folge der Schädigung der Alveolarwand diese überdecken und durch die dadurch bedingte Diffusionsstörung den circulus vitiosus schließen (KEUTH 1973). Der Hauptbestandteil dieses oberflächenaktiven Materials ist ein chemisch definiertes Lecithin (Di-palmitoyl-phospho-cholin) (OBLADEN 1979) (Abb. 1). Aufgrund früherer experimenteller Studien

Abb. 1: Schematische Darstellung des Di-palmitoyl-phospho -cholins und der Palmitinsäure

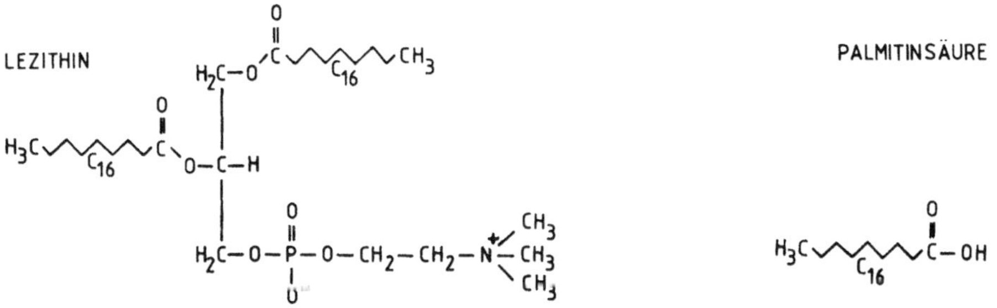

konnte nachgewiesen werden, daß durch intraamniale Applikation (Amniozentese) angebotenes Lecithin vom Feten abgeschluckt, resorbiert, verteilt und nach einer definierten Bedarfssteuerung in den einzelnen fetalen Organen eingebaut wird (GROSSPIETZSCH 1977).

In Nigeria und anderen Westafrikanischen Ländern wurde nach der Mitteilung von Ransome-Kuti, Olowe und Azubuike anläßlich einer Podiumsdiskussion beim 4. Internationalen Kongreß für Pädiatrie in Ibadan, Nigeria, 1976, pointiert darauf abgehoben, daß das ANS bei nigerianischen Frühgeborenen selten zur Beobachtung kommt (RANSOME-KUTI, OLOWE, OKOH, AZUBUIKE 1976). Diese Feststellung wurde erneut beim National Congress of the Nigerian Pediatric Association in Kaduna, Nigeria, 1978 diskutiert. Nach allgemeiner Ansicht dürften rassische oder klimatische Unterschiede keine ausschlaggebende Rolle spielen. Diese Ansicht wurde auf Literaturhinweise gestützt, nach denen in Äthiopien (FREIJ, WALL 1977, 1977a), in Hawai (SCHWARZ, BAUER 1965) und in Jamaica (BUCKINGHAM, SOMMERS 1960), wo ähnliche klimatische Verhältnisse herrschen wie in West Afrika, das ANS trotzdem häufiger als in Nigeria zur Beobachtung kommt.

Einige statistische Angaben über die Häufigkeit des ANS in West-Afrika waren uns zugänglich: Von insgesamt 4.296 Lebendgeburten in der Universitätskinderklinik Enugu, Nigeria (1973-1975), waren 235 unreife Frühgeborene im Gestationsalter bis zur 37. SSW und einem

Friedr. Vieweg & Sohn Verlag, Braunschweig/Wiesbaden

Geburtsgewicht bis zu 2500 g. Von diesen 235 Frühgeborenen konnten AZUBUIKE und IZUORA in sechs Fällen (= 2,55%) klinische und radiologische Zeichen eines Atemnotsyndroms diagnostizieren. OLOWE et al. fanden neun Fälle unter 10.435 Lebendgeborenen im Zeitraum von 1973-1976 in Lagos. 1974-1976 fanden OMENE et al. in Benin City bei einem Geburtengut von 3.550 Neugeborenen aus der Universitätsfrauenklinik 226 unreife Frühgeborene mit Gestationsaltern bis zur 37. SSW und einem Geburtsgewicht bis zu 2500 g. Davon hatten nur 10 (= 4,4%) ein ANS. In Ghana, mit ähnlichen Ernährungsgewohnheiten, liegt die Häufigkeitsrate eines ANS um ca. 3% (ANTIA 1978). Im Vergleich dazu liegt die ANS-Rate in Deutschland (BRD) bei 8-12%, in Hawai bei 12,6%, in Südafrika bei 14-16%, in USA bei 12-14% bei Schwarzen und Weißen, im Libanon sogar bei 20,8%.

Aufgrund dieser Erhebungen faßten wir den Entschluß, einen möglichen Einfluß der speziellen Ernährungsgewohnheit mit hohem Anteil von Palmöl (Palmitinsäure) auf die Atemnotsyndromrate in Nigeria zu untersuchen (Tab. 1).

Tab. 1: Anteil der Fettsäuren bei verschiedenen Fetten

	Laur	Myrist.S.	Palm.S.	Stear.S.	Ölsäure	Linol.S.
Human-Depotfett		2,7	24,0	8,4	46,9	10,2
Walöl	0,2	9,3	15,6	2,8	35,2	
Kokosnußöl	45,4	18,0	10,5	2,3	7,5	
Palmöl		1,4	40,1	5,5	42,7	10,3
Palmkernöl	46,9	14,1	8,8	1,3	18,5	0,7

Tab. 2: Gaschromatographische Auftrennung verschiedener Nahrungsfette

	$< C_{14}$	C_{14}	C_{16}	$C_{16:1}$	$C_{18:0}$	$C_{18:1}$	$C_{18:2}$	$C_{18:3}$	$C_{20:0}$	$C_{20:1}$
Olivenöl		0,6	6			82	12			
Palmin		40-57	26		19-22	9-15				
Biskin	0,7	0,6	12			86				
		0,4	12			87			1,2	
Landkost-Margarine NK		2,5	25		63	9	Spuren		Spuren	
Halbfett-Margarine		2,0	17		37	27		8,6	4	5
Butella		4	21		65	9,6				
Butter	7	14	37	3	16	17				
Sanella	5	4	18		61	13				
Palmöl			47	1		43	6	1,7	1	

Prozentangaben bezogen auf gesamte Fettsäuren

Philips Gaschromatograph GCV; Säule: Silicon OV - 101 auf Chromosorb W - HP 100/120 mesh, Länge der Säule: 150 cm, Innendurchmesser 2 mm, Trägergasfluß: 25 ml/min, Säulentemp.: 158 °

Zweifellos nehmen nigerianische Frauen mehr Palmöl zu sich, als deutsche Frauen Butter oder andere Fette mit vergleichbarem Palmitinsäuregehalt. In Nigeria werden ca. 50 ml (40 g) Palmöl bei jeder Nahrungszubereitung verbraucht und in der Regel wird dreimal am Tag warm gegessen. Diese hohe Zufuhr von Palmitinsäure (PS) könnte das PS-Angebot verbessern und damit die Biosynthese des lungenoberflächenaktiven Lecithin, des Di-palmitoyl-phospho-cholin (DPPC), durch den

Einbau von PS in körpereigene Lecithine (LC) fördern. Diese Synthese beruht auf enzymatischen Zellveränderungen, die mit der organspezischen Zellentwicklung einhergehen. Es ist daher möglich, daß eine ungenügende Biosynthese von DPPC bei unreifen Föten nicht nur eine Ursache für die Entwicklung des ANS ist, sondern daß auch der adäquate Einbau von PS in das Lungenlecithin durch die Zufuhr von PS gebessert werden könnte.

Zur Unterstützung unserer Überlegungen wurden folgende Untersuchungen angeführt:

I. Eine Analyse verschiedener Nahrungsfette und des Palmöls wurden gaschromatographisch in einem Philipps-Gaschromatograph GCV durchgeführt: Säule: Silicon OV-101 auf Chromosorb. W-HP 100/120 mesh. Länge der Säule, 150 cm, Innendurchmesser 2mm, Trägergasfluß 25 ml/min. Säulentemperatur 158° C. Tabelle 2 zeigt eine Übersicht der Analysen-Ergebnisse. Bei dem in gleicher Weise analysierten Palmöl handelt es sich um ein Nahrungsfett, das direkt von der Zivilbevölkerung in Amaseri, Nigeria erhalten wurde.

II. Zur weiteren Abklärung der biochemischen Probleme wurden Tierversuche am Kaninchen durchgeführt, das in seinen Placentarverhältnissen (Placenta haemochorialis) dem Menschen ähnelt. Bei einer Tragzeit von 31 Tagen wurde am 26. Trächtigkeitstag je 1 µ Ci ^{3}H-Palmitinsäure in die Ohrvene der trächtigen Muttertiere injiziert. Die 1 µ Ci ^{3}H-PS wurden in Intralipid 10%ig in einem Mischungsverhältnis 1:9 aufgenommen. Nach 18 Stunden Verweildauer der Substanz im Muttertier wurden die unreifen Foeten durch Sectio caesarea entwikkelt, eine Viertelstunde post partum die Organe entnommen. Die weitere Aufarbeitung der Organhomogenate umfaßte Dünnschicht-Chromatographie und Autoradiographie. Abb. 2 zeigt das Radiogramm der Organhomogenate von Placenta (PL) und Lunge (LU). Rechts sind die beiden radioaktiven Standards PS (Palmitinsäure) und LC (Lecithin) aufgetragen.

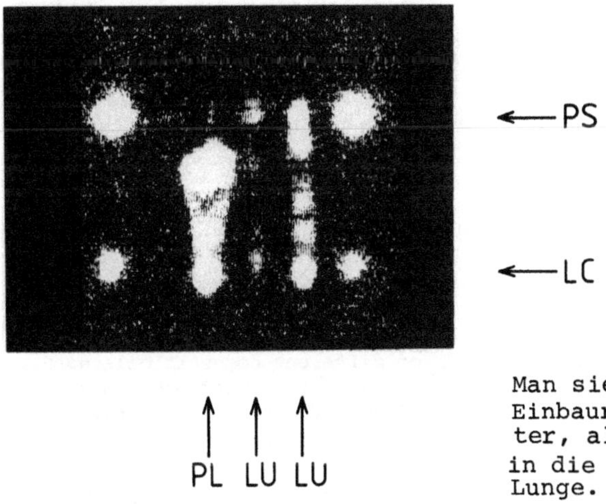

Abb. 2: Autoradiographie der dünnschichtchromatographisch aufgetrennten Organhomogenate von PL (Placenta) und LU (Lunge)
PS = Palmitinsäure standard
LC = Lecithin- standard

Man sieht sehr deutlich die hohe Einbaurate von radioaktiv markierter, also exogener Palmitinsäure in die Placenta und in die fetale Lunge.

Die übliche, industriell durchgeführte in-vitro Synthese von DPPC, das mit etwa 80% den Hauptbestandteil des oberflächenaktiven Materials darstellt, geschieht in der Weise, daß einem Lecithingemisch mit verschiedenem Fettsäurebesatz unter Zugabe der spezifischen Enzyme zur Abspaltung der Fettsäuren ein Überschuß von freier Palmitinsäure zugegeben wird. Damit wird das chemische Gleichgewicht zugunsten der Resynthese von DPPC verschoben.

Das gleich tut die afrikanische Frau in vivo mit dem hohen Anteil von Palmitinsäure in der täglichen Nahrung. Dieses hohe Angebot von PS in der Nahrung schafft die Basis für eine ausreichende Substratzufuhr, die für die Biosynthese des oberflächenaktiven Materials benötigt wird. Somit stehen größere Mengen von PS dem Organismus zur Bildung von DPPC auch im Depotfett der Mutter zur Verfügung.

Die niedrige ANS-Rate in Nigeria und anderen westafrikanischen Ländern kann somit hier ihre Ursache haben. Die Westafrikanerin, die sich von den ihr zur Verfügung stehenden Nahrungsmittelresourcen ernährt, betreibt somit vielleicht die wirksamste Prophylaxe eines Atemnotsyndroms bei Frühgeborenen. Die krankmachende Wirkung des Fetts, die in Europa und Amerika im letzten Jahrzehnt mit Nachdruck postuliert wurde, konnte bei der begrenzten Nahrungsauswahl in Westafrika sicher gar nicht berücksichtigt werden, selbst wenn sie in diesem Maße bekannt gewesen wäre.

In Europa beginnt man heute, das Urteil über die Rolle der Fette in der Ernährung zu revidieren.

ZUSAMMENFASSUNG: Anläßlich eines pädiatrischen Kongresses in Kaduna, Nigeria, 1978, wurde in einer Podumsdiskussion herausgestellt, daß das Atemnotsyndrom Frühgeborener in dieser Region sehr viel seltener zur Beobachtung kommt als etwa in Deutschland. Nach Ansicht der afrikanischen Diskutanten dürften weder klimatische noch rassische Unterschiede die entscheidende Rolle spielen. Dieser Standpunkt wurde mit der Tatsache begründet, daß in Äthiopien, Hawai oder Jamaica beispielsweise ähnliche klimatische Bedingungen bestehen wie in Westafrika, nach der Literatur jedoch das Atemnotsyndrom dort häufiger vorkommt. Amerikanische Publikationen, die sich mit vergleichenden Untersuchungen der ANS-Raten bei Schwarzen, Weissen, Hawaianern und Juden befassen, zeigen keine signifikanten Unterschiede der Atemnotsyndromraten der verschiedenen Rassen in Amerika auf. - Dies führte zu der Überlegung, die Rolle von Ernährungseinflüssen bei der Entstehung oder Prophylaxe eines Atemnotsyndroms zu untersuchen. Das Atemnotsyndrom tritt am häufigsten bei unreifen Neugeborenen auf, ist also im wesentlichen ein Problem der Frühgeburtlichkeit. Es ist sicher, daß eine enge Beziehung zwischen Lungenreife und Bildung von oberflächenaktivem DPPC besteht. Das landesübliche Hauptnahrungsmittel in Nigeria ist das Palmöl und enthält zum großen Teil (etwa 50%) Palmitinsäure, einem Hauptbestandteil des oberflächenaktiven DPPC. - Unsere These geht dahin, daß ein Substratmangel an Surfactant durch Substitution kompensiert werden kann. Eine adäquate Zufuhr von Palmitinsäure durch die Nahrung könnte das Palmitinsäure-Angebot verbessern und damit die Biosynthese des lungenoberflächenaktiven DPPC durch den Einbau von Palmitinsäure in die Körpereigenen Lezithine der fetalen Lungen fördern. Die in Deutschland heute üblichen Margarinefette haben einen erheblich niedrigeren Anteil an Palmitinsäure. Außerdem wird die Fettaufnahme auch ärztlicherseits limitiert.

SUMMARY: Comparative gaschromatographic essays of different domestic oils used in West Germany and the domestic pol (palm oil) used in Nigeria and other West African countries were performed. It was discovered that the palm oil contains extremely high amounts of palmitic acid and linoleic acid compared to the other oils used in Germany. In view of the fact that previous studies have shown that palmitic acid is required for the biosynthesis of lung lecithin, which is closely related to fetal maturation, we performed animal experiments with rabbits to determine the incorporation rate of ^{3}H-marked palmitic acid into various fetal organs: (fetal lung, placenta, fetal liver, fetal intestine etc.) after a previous intravenous injection of the ^{3}H-marked palmitic acid to the mother rabbit. The radiochromatogram showed high incorporation rates of palmitate into the lecithin by fetal lung and placenta. These results seem to document that the high content of palm oil in Nigerian meals can partly be related to the low incidence of respiratory distress syndrom in Nigerian premature infants.

LITERATUR

ADAMS F.H., FUJIWARA T. EMMANOUILIDES G., SCUDDER A. (1965): Surface properties and lipids from lung of infants with hyaline membrane disease. *J. Pediatr.* 66, 357.

ADAMS F.H., YANAGISAWA M., KUSELA D., MARTINEK H. (1971): The disappearance of fetal lung fluid folbwing birth. *J. Pediatr.* 78, 5, 837-843.

ANTIA A.U. (1978): Briefliche Mitteilung (Oktober).

AVERY M.E., MEAD J. (1959): Surface properties in relation to atelectasis and hyaline membrane disease. *Am. J. Dis. Child* 97, 517.

AVERY M.E., OPPENHEIMER E.H. (1960): Recent increase in mortality from hyaline membrane disease. *J. Pediatr.* 57, 553-556.

AZUBUIKE J.C., IZUORA G.I. (1977): Incidence of idiopathic respiratory distress syndrom (IRDS) among neonates in Enugu/Niger. *J. Pediatr.* 4, 24-26.

BAUER C.R., STERN L., COLLE E. (1973): Prolonged rupture of membranes associated with a decreased incidence of respiratory distress syndrom (Abstr.) *Pediatr. Res.* 7, 395/167.

BOUGHTON K., GANDY G., GAIRGNER D. (1970): Hyaline membrane disease, lung lecithin. *Arch. Dis. Child.* 45, 311.

BRUMLEY G.W., HUDSON W.A., AVERY M.E. (1867): Lung phospholipids and surface tension correlation in infants with and without hyaline membrane disease and adults. *Pediatrics* 40, 13.

BUCKUNGHAM S., SOMMERS S.C. (1960): Pulmonary hyaline membranes. *J.A.M.A.*99,216-227.

CHIDA N., ADAMS F.H. (1967): Incorporation of palmitate, glucose, and choline into lecithin by fetal and newborn lamb lung. *Pediatr. Res.* 1, 364-371.

DELAMOS R.A., McLAUGHIN G.W. (1973): Induction of the pulmonary surfactant in the fetal primate by intra uterine administration of corticosteroids (Abstr.). *Pediatr. Res.* 7, 425/197.

DRISCOLL S.G., YEN S.B. (1973):*Neonatal pulmonary hyaline membrane disease: Some pathologic and epidemiologic aspects.* In: Respiratory distress syndrom. VILLEE C. A., VILLEE D.B., ZUCKERMAN J. (eds.): New York: Academic Press, p. 161.

DRISCOLL C.G., SMITH C.A. (1962): Neonatal pulmonary disorders. *Pediatr. Clin. North Am.* 9, 325.

ELPHICK M.C., HULL D. (1977): Incorporation in vivo of 1-^{14}C palmitic acid into placenta and fetal liver lipids of rabbit. *Biol. Neonate* 32, 24-32.

ENDELL W., GROSSPIETZSCH R., KLINK F., HOLZ W., KLITZING L.v. (1978): Experimentelles Modell zur intraamnialen Applikation von Substanzen bei multiparen Versuchstieren. *Res. Exp. Med.* (Berl.) 172, 155-159.

ENDERS A.C. (1965): *Am. J. Anat.* 116, 29-68.

FARREL P.M., WOOD R.E. (1976): Epidemiology of hyaline membrane disease in the United States: Analysis of national mortality statistics. *Pediatrics* 58, 167.

GILDEN C., SEVANIAN A., TIERNEY D.F., KAPLAN S.A., BARRETT C.T. (1977): Regulation of fetal lung phosphatidylcholine synthesis by Cortisol: Role of glycogen and glucose. *Pediatr. Res.* 11, 845-848.

GROSSER O. (1927): *Dtsch. Frauenheilk.* 5, 1-45.

GROSSER O. (1936): *Anat. Anz.* 81, 15-33 Suppl.

HADLEY G.G., GAULT W.E., GRAHAM M.D. (1958): A study of pathology of stillbirths and neonatal deaths in South India. *J. Pediatr.* 52, 139-148.

HECKERS H., BRUCHHÄUSER U. SCHMAHL F.W., HUTH K. (1975): Gaschromatographische Analysen der Fettsäuren von 90 verschiedenen Margarinen. *Med.Welt* 26, 47,2115-2124.

HECKERS H., HENNEKING K., SCHMAHL F.W., HUTH K. (1976): Gaschromatographische Analysen der Fettsäuren von 80 verschiedenen Speiseölen und von 14 handelsüblichen Mayonnaisen. *Klin. Wochenschr.* 54, 683-693.

HEESE H. de V.(1969): The obstetrician and high risk infant. *S.A. Med. J.*,233-237.

LIEBERMAN J. (1969): Pulmonary plasminogen-activator activity in hyaline membrane disease. *Pediatr. Res.* 3, 11-18.

KEUTH U. (1970): *Membran Syndrom (Atemnot-Syndrom) - Referat aus der Sicht des Klinikers.* Perinat. Med. Bd. 2, SALING E., SCHULTE P.-J. (Hrsg.): Stuttgart: Thieme, 271-274.

MILLER H.C. (1962): Respiratory distress syndrom of new born infants. II. Clinical study and pathogenesis. *J. Pediatr.* 61, 1, 9-15.

MILLER H.C., FUTRAKUL P. (1968): Birth weight, gestational age and sex as determinant factors in the incidence of respiratory distress syndrom of prematurely born infants. *J. Pediatr.* 72, 5, 628-635.

National Centre for health statistics (1974): Vital statistics of the United States. PHS Publication. Nr. 1722-oo352, Sect. 6, 11-15.

OBERHEUSER F., ENDELL W., GROSSPIETZSCH R., KLINK F., KLITZING L.v. (1977): Intraamnial-Applikation von Lezithin bei hochträchtigen Kaninchen. *Z. Geburtshilfe Perinatol.* 181, 59-63.

OLOWE S.A., AKINKUGBE A. (1978): Amniotic fluid Lecithin/Sphyngomyelin ratio: Comparison between an african and a north american community. *Pediatrics* 62, 38.

OMENE J.A., DIEJOMACH F.E. (1978): Incidence of idiopathic respiratory distress syndrom among neonates in Benin City. *Niger J. Pediatr.* 2, 25-29.

SHANNON D.C., KAZEM H., MERRILL E.W. (1969): Restoration of surface tension in excised dog lungs with lecithin fog. *Pediatr. Res.* (Abstr.)3/347.

SCHWARZ M., BAUER C. (1965): Respiratory distress syndrom of the new born. A retrospective study of 100 cases. *Hawaii Med. J.* 24, 3, 195-199.

SCHWENZEL W., JUNG H. (1975): Prenatale Behandlungsmethoden zur Vermeidung eines Atemnotsyndroms bei frühgeborenen Kindern. *Gynäkologe* 8, 4, 198-205.

SILVERMAN W.A., SILVERMAN R.H. (1973): Incidence of hyaline membrane in premature infants. *Lancet II,* 588.

SPELLACY W.N., BUHI W.C., RIGATT F.C., HILSINGER R.N. (1973): Human amniotic fluid Lecithin/Sphyngomyelin ratio changes with estrogen or glucocorticoid treatment. *Am. J. Obstet. Gynecol.* 115, 216.

SILVESAN S. (1961): Neonatal pulmonary pathology in Singapore. *J. Pediatr.* 59, 600-608.

STOCKMANN H., TASCHE G.: Dissertationsarbeit (in Vorbereitung).

TSAO F.H.C., ZACHMAN R.D. (1977): Phosphatidylcholine-Lysophosphatidylcholine cycle pathway enzymes in rabbit lung, I and II: Subcellular localisation and properties. *Pediatr. Res.* 11, 849-857 and 858-861.

USHER R.H., McLEAN F., SCOTT K.E. (1960): *Pediatr. Clin. North Am.* 11, 845.

USHER R.H., McLEAN F., MAUGHAN G.B. (1964): *Am. J. Obstet. Gynecol.* 4, 13.

YOUNOZAI M.K. (1962): Hyaline membrane syndrom in Libanon. *Pediatr.* 29, 332-338.

WEBB J.K.S., JOHN T.J., JAHAR M., GRAHAM M.D., WALTER A. (1962): The incidence of hyaline membrane in South India. *J. India Pediatr. Soc.* 1, 193-198.

ZACHMAN R.D., OLSON E.B., FRANZ T.A., BESETH M.E., GRAVEN, S.N. (1972): Respiratory distress syndrome with amniotic fluid Lecithin/Sphingomyelin ratios greater than 2. (Abstr.) *Pediatr. Res.* 7, 395/167.

ZACHMAN R.D., KISSINGER E.E., GRAVEN S.N. (1969): Lecithin biosynthesis in fetal lung and new born rat lung. *Pediatr. Res.* (Abstr.) 3/367.

Vorstellungen und Konzepte türkischer Frauen für den Bereich der Gynäkologie und Geburtshilfe

Ilter Kayankaya

Ich betreibe seit 1973 in Frankfurt meine Praxis als Frauenärztin mit einer Sondererlaubnis des Sozialministeriums und der Kassenärztlichen Vereinigung. Der Grund für diese Sondergenehmigung ist die hohe Zahl türkischer Frauen in Frankfurt (zwischen 8-10 000). Meine Patientinnen stammen allerdings nicht nur aus Frankfurt, sondern auch aus der weiteren Umgebung. Sie scheuen selbst weite Entfernungen nicht, denn sie legen großen Wert darauf, sich von einer Frau untersuchen zu lassen. Hinzu kommt natürlich, daß sie mit mir in türkischer Sprache reden können. Daß der linguistische Vorteil nicht die größte Rolle spielt und warum, werde ich im folgenden zu erläutern versuchen. Es kommen im Durchschnitt täglich 40-50 Patientinnen in meine Praxis, von denen ca. 5% Akademikerinnen sind. Die restlichen 95% sind einfache Frauen, meist aus Anatolien. Ungefähr 60% aller türkischen Frauen sind Analphabetinnen. Meine Patientinnen stammen aus allen Teilen der Türkei, und ich habe daher einen ganz guten Überblick. Wie ich beobachten konnte, differieren die Vorstellungen der türkischen Frauen, was Gynäkologie und ihre Vorstellungen davon betrifft, nicht. Interessant ist auch die Tatsache, daß die Akademikerinnen hier keine Ausnahme bilden. Ich möchte im folgenden einige soziologische Informationen referieren, die für die Vorstellungen der türkischen Frauen von der Gynäkologie und für die spezifische Verhaltensweisen dieser Frauen von großem Einfluß sind.

Die Weltanschauung der türkischen Frauen wird weitgehend durch die islamische Religion bestimmt, in der die Sexualität natürlich tabuisiert ist. An dieser Stelle möchte ich ein Zitat aus einem Gedicht des türkischen Poeten Nazim Hikmet bringen, das meiner Meinung nach die Stellung der türkischen Frau in der türkischen Gesellschaft treffend darstellt. Das Gedicht heißt "Unsere Frauen". "Frauen, die sterben, ohne daß sie gelebt hätten, und deren Platz am Eßtisch erst nach unseren Ochsen kommt." Obwohl die rechtliche Stellung der türkischen Frau vor 50 Jahren gesetzlich - sogar früher als in einigen europäischen Ländern - sichergestellt wurde, ist ihre Funktion und Stellung immer noch traditionell und durch die Religion bestimmt und definiert als Arbeitstier, Gebärerin, eine Ware, die verkauft und gekauft wird. Man muß an dieser Stelle natürlich zwischen Stadt und Land und auch schichtenspezifisch differenzieren. Immer noch gibt es trotz gesetzlichem Verbot die Polygamie: auf dem Land werden nicht selten 2 - 4 Frauen nach islamischem Ritus geheiratet. Das Problem der - nach bürgerlichem Gesetz - unehelichen Kinder wird alle fünf Jahre durch einen Erlaß gelöst, indem die unehelichen Kinder innerhalb einer bestimmten Zeit auf die Namen von Vater und Mutter eingetragen werden, obwohl die Eltern standesamtlich nicht verheiratet sind. Diese Kinder sind dann erbrechtlich den ehelichen gleichgestellt.

Die Bedeutung von Uterus und Regelblutungen: Von den Genitalorganen hat der Uterus für die türkische Frau die größte Bedeutung.

Friedr. Vieweg & Sohn, Braunschweig/Wiesbaden

Für sie ist der Uterus das Organ, um Kinder zu zeugen. Sie glaubten, ohne Uterus keine vollwertige Frau mehr zu sein, und lehnten aus diesem Grund alle Uterusoperationen ab. Die türkischen Frauen glauben, daß mit dem Menstrualblut giftige Stoffe aus dem Körper ausgeschwemmt werden. Die türkische Frau wird deshalb sehr unruhig, wenn die Regelblutung aus irgendeinem Grund nicht eintritt. Unregelmäßige Regelblutungen sind für die Türkin besorgniserregender als irgendein anderes wichtiges Krankheitszeichen.

Jungfräulichkeit: Nach den Vorstellungen von Gesellschaft, Familie und Ehemann darf der erste geschlechtliche Verkehr der Frau ausschließlich in der Hochzeitsnacht vonstatten gehen. Beweis für den Vollzug ist das von der Defloration blutige Bettuch, das den neuen Familienangehörigen gezeigt werden muß. Die Tabuisierung von Geschlechtsverkehr, Sexualität und Nacktheit führt dazu, daß Gynäkologie und Geburt ebenso tabuisiert werden. Dies verhindert auch oft das geringste Wissen und Erkennen des eigenen Körpers, den des Mannes und sogar den der eigenen Kinder. Angst, Lebensbedrohung, Ehrverlust bestimmen Lebensweise und Gefühle bis zum ersten Geschlechtsverkehr. Die Tabuisierung der Sexualität programmiert sexuelle Probleme vor und verhindert gleichzeitig ihre Lösung. Es ist eine weitverbreitete Auffassung, daß die Defloration des Hymens mit Schmerzen verbunden ist. Liegt der Beweis eines blutigen Bettuches in der Hochzeitsnacht nicht vor, ist das künftige Leben der Frau zerstört, die Ehe ist hinfällig, ein Mord nicht ungewöhnlich, Blutrache die Folge. Hierbei spielt es keine Rolle, aus welchen Gründen auch immer die Frau nicht geblutet hat. Psychische Schäden in unglaublichem Ausmaß treten auf: Angst und Spannung vor dem Geschlechtsverkehr bei beiden Partnern. Verweigerung des Verkehrs durch die Frau, Versagen des Mannes durch den Leistungsdruck beim Nachweis seiner Männlichkeit, Orgasmusstörungen. Es ist nicht ungewöhnlich, daß sich Frauen Hymenplastiken operativ einsetzen lassen wollen, um durch eine solche Notlüge eine Ehe nicht schon bei der Hochzeitsnacht scheitern zu lassen. In meiner Praxis taucht dieses Problem oft bei Kindern von "Gastarbeitern" mit Heiratsplänen auf, bei denen sich die Moralvorstellungen und auch die Lebenspraxis geändert haben, die aber immer noch diesem Kodex unterliegen.

Familienplanung: Die türkische Frau führt selbst keine Familienplanung durch. Entweder ist die Planung abhängig vom Wunsch des Mannes, oder es wird einfach alles dem Zufall überlassen. Für die Männer ist es besonders wichtig, Söhne zu haben, die das Fortbestehen der Familie sichern. Die Zahl der Ehen, die wegen eines fehlenden Stammhalters gescheitert sind, liegt hoch. Es kommt aber auch vor, daß der Mann sich dann eine zusätzliche zweite Frau nimmt. In den Dörfern werden die Kinder schon von klein auf zur Mitarbeit herangezogen. Da die Kindersterblichkeit jedoch sehr hoch ist, die Kinder aber als Arbeitskräfte nicht entbehrt werden können, bringen die Frauen jedes Jahr ein Kind zur Welt. Der Zwang, möglichst männliche Nachkommen zu haben, führt auch dazu, daß die Frau, in der Hoffnung, einen Sohn zu gebären, jedes Jahr schwanger wird. Das Heiratsalter der türkischen Mädchen ist mit 14-15 Jahren erreicht. Mit 25 Jahren haben sie durchschnittlich mit Fehl- und Totgeburten 10-12 Schwangerschaften durchgemacht und sehen dadurch in diesem Alter bereits wie 40-45 Jahre aus.

Verhütung: Die türkische Frau ist auch in Verhütungsfragen von ihrem Mann abhängig. Ohne Erlaubnis des Mannes benutzt sie keine Verhütungsmittel. Die Frauen, die keine Kinder wollen, kennen häufig nur unsichere Verhütungsmethoden, wie z.B. die Vaginalspülung mit Seife und ein paar Tropfen Zitronensaft vor dem Geschlechtsverkehr. Sie sind fest davon überzeugt, daß den Ehemännern mit dem Coitus interruptus oder dem Kondom die sicherste Verhütung möglich sei. Da die Versagerquote bei diesen Methoden sehr hoch ist, kommen natürlich ungewollte Schwangerschaften zustande. Viele Frauen meinen dann jedoch, wenn es unter diesen Umständen zu einer Schwangerschaft kommt, daß das Kind vom Mann gewollt sei. Ovulationshemmern und Pessaren gegenüber verhalten sich die türkischen Frauen ablehnend, sie haben die Vorstellung, daß sie Krebs verursachen können. Wenn sie die Pille nehmen, so tun sie es meistens sehr unregelmäßig - sie nehmen beispielsweise die Pille direkt vor dem Geschlechtsverkehr. - Die türkische Frau hat große Angst vor Blut. Wenn z.B. nach dem Einsetzen einer Spirale Schmierblutungen auftreten, verlangt sie sofort die Entfernung des Pessars, ohne vorher eine Behandlung deswegen zu versuchen.

Abtreibung: Da die türkischen Frauen fast kein Verhütungsmittel benutzen, versuchen sie, unerwünschte Schwangerschaften durch ihre eigene Methode zu beseitigen. Auch heute noch liegen die Zahlen der Frauen, die bei einer Abtreibung sterben, sehr hoch. Für die Abtreibungen werden verschiedene primitive Methoden - ohne Angst vor Komplikationen - versucht. Obwohl sie sehr religiös, konservativ und unselbständig sind, ist die Art und Weise und der Mut, mit dem sie eine Abtreibung versuchen, bemerkenswert. Die Frauen, die wegen einer unerwünschten Schwangerschaft zum Arzt kommen, glauben, daß Abtreibung sehr einfach sei und mit einer Spritze erledigt werden könne. Sie meinen auch, je jünger die Schwangerschaft sei, umso leichter sei die Abtreibung. Die türkischen Frauen, die abtreiben wollen, haben oftmals keine moralischen Bedenken.

Abhängigkeit vom Ehemann: Wie ich bereits erwähnte, werden alle wichtigen Entscheidungen, auch über den Körper, vom Ehemann getroffen. Wenn z.B. durch eine Krankheit eine gynäkologische Operation erforderlich ist, läßt sie sich nicht ohne Einverständnis ihres Mannes durchführen, selbst im Fall von Lebensgefahr. Sie verlangt auch bei ambulanter Krankheitsbehandlung, daß der Arzt mit dem Ehemann über die Art der Erkrankung und die Therapie spricht.

Schwangerschaft und Geburt, Wochenbett: Die Schwangerschaft in den anatolischen Dörfern verläuft ohne jede ärztliche Kontrolle. Bei ernster Gefahr wird zuerst ein Hausmittel, das von einer erfahrenen alten Frau empfohlen wird, versucht. Dann erst wird der Arzt aufgesucht. Die Geburt findet zu Hause allein, mit Hilfe einer ungelernten Hebamme oder der Nachbarin oder Schwiegermutter statt. Im Sommer gebärt die türkische Frau nicht selten auf dem Feld. Die schwangeren anatolischen Frauen nehmen immer eine Rolle Nähseide, ein Stück Zitrone und ein Rasiermesser mit aufs Feld, um die Nabelschnur nach der Geburt des Kindes zu durchtrennen. Natürlich wissen die Dorffrauen wenig über die physiologischen Vorgänge von Schwangerschaft und Geburt. Sie vertrauen auf Gott und glauben, nur er sei in der Lage, ihnen zu helfen. Das ist auch der Grund, weshalb sie während der Wehen beten. Die primitiven Lebensbedingungen in den Dörfern Anatoliens ohne Licht, Kanalisation, Wasser und Hygiene machen es den Frauen auch nicht möglich, sich im Wochenbett von der Geburt zu erholen. Krankheiten wie Kindbettfieber und Mastitis kommen sehr häufig vor. Die türkischen Frauen nehmen in Deutschland allerdings Vorsorgeuntersuchungen während der Schwangerschaft sehr zuverlässig und regelmäßig wahr. Türkische Frauen entbinden immer in der Hocke. Während der Wehentätigkeit bleiben sie immer in

Bewegung. Bei der Entbindung in deutschen Kliniken klagen sie immer darüber, daß sie liegen sollen. Auf das Stillen legt die türkische Mutter großen Wert. Die Kinder werden sehr lange gestillt, manchmal bis zu fünf Jahren.

Sterilität: Die türkische Frau ist ökonomisch von ihrem Ehemann abhängig, und wenn eine Ehe einige Zeit kinderlos bleibt, hat die Frau große Angst, ihre Position in der Ehe zu verlieren. Sie glaubt fest daran, daß das Kinderkriegen alleinige Sache der Frau sei und sucht deshalb auch bei einer Sterilität die Schuld nur bei sich. Daß der Grund für die Kinderlosigkeit eventuell auch bei dem Mann liegen kann, kann sie sich nicht vorstellen. In Anatolien werden bei einer Sterilität zunächst alte Haus- und Heilmittel verwendet. Bleibt das ohne Erfolg, wird erst dann der Arzt aufgesucht.

Ich hoffe, daß meine Ausführungen etwas dazu beitragen, die besonders große Scheu türkischer Frauen vor der gynäkologischen Untersuchung zu erklären. Selbst mir gegenüber legen sie diese Scheu nicht ab. Wenn aus der Anamnese hervorgeht, daß eine gynäkologische Untersuchung erforderlich ist, kommt gleich die Frage, ob diese Untersuchung nicht vom Bauch gemacht werden könne. Der Weg zum Untersuchungsstuhl ist von ständigem Nachfragen begleitet, ob die Untersuchung denn wirklich notwendig sei. Das Ablegen der Kleidung geschieht dann sehr langsam, und auch hier muß immer wieder dazu aufgefordert werden. Nachdem dann nochmal um Allahs Beistand gebetet wird und die Patientin auf dem Untersuchungsstuhl liegt, ist sie immer bestrebt, den Schambereich irgendwie zu bedecken. Bei Jungfrauen - gleich welchen Alters - ist die größte Angst, daß das Hymen durch die Untersuchung verletzt werden könnte.

Zusammenfassend läßt sich sagen, daß das Verhalten der türkischen Patientinnen von Angst gekennzeichnet ist. Aus diesem Grund kommen die türkischen Frauen meist in Begleitung ihrer Ehemänner in die Praxis, an die ich dann auch verwiesen werde, wenn es darum geht, die Anwendung eines Medikaments ganz exakt zu erklären. Als ich 1973 meine Praxis eröffnete, nahmen nur wenige türkische Frauen die Krebsvorsorgeuntersuchungen wahr. Heute hat sich die Zahl (durch Mund-zu-Mund-Propaganda deutscher Arbeitskolleginnen vor allem) erheblich erhöht. Wenn ich anfangs meine Patientinnen auf diese Möglichkeit der Krebsvorsorge hinwies, erntete ich zunächst Mißtrauen - ob denn etwas nicht in Ordnung wäre? Die Möglichkeit der Sterilisation, die ich türkischen Frauen, die schon viele Kinder haben oder wegen einer Schwangerschaftsunterbrechung zu mir kommen, vorschlage, wird auch sehr skeptisch aufgenommen. Frauen, die sich sterilisieren ließen, kommen in regelmäßigen Abständen zu Kontrolluntersuchungen. Wenn ich zu erklären versuche, daß dies eigentlich nicht so oft nötig sei und frage, weshalb sie so oft kommen, stellt sich heraus, daß sie Angst vor Krebs haben. Sterilisation verursache Krebs - dieses Gerücht ist unter türkischen Frauen im Umlauf, und ich glaube, mit meiner Vermutung, daß dieses Gerücht von bestimmten islamischen Gruppierungen gezielt in die Welt gesetzt wurde, richtig zu liegen. Ich hoffe, daß mein Referat unter anderem dazu beiträgt, meinen Kollegen den Umgang mit türkischen Patientinnen etwas zu erleichtern.

ZUSAMMENFASSUNG: Bericht aus Erfahrungen einer frauenärztlichen Praxis in Frankfurt, die vorwiegend Türkinnen betreut. Die Autorin ist selber Türkin. Die Weltanschauung der türkischen Frau ist durch die islamische Religion bestimmt. Sie ist in allen wichtigen Entscheidungen vom Ehemann abhängig und gewöhnlich sehr konservativ. Auch Akademikerinnen unterscheiden sich in ihren Vorstellungen über Gynäkologie und im weiblichen Rollenverhalten von Analphabetinnen kaum. Der Uterus ist ein äußerst wichtiges Organ und Hysterektomien werden deshalb oft abgelehnt. Jungfräulichkeit bei der Heirat wird geschätzt, Familienplanung selten und in Abhängigkeit vom Wunsch des Ehemannes betrieben; Abtreibungen jedoch sind üblich und auch hohes Risiko wird in Kauf genommen. Während in der ländlichen Türkei Schwangerschaften ohne ärztliche Fürsorge ablaufen, nehmen Türkinnen in Deutschland die Schwangerenvorsorge gern an. Hockentbindung und Stillen werden bevorzugt. Sterilität einer Ehe wird der Frau angelastet. Gynäkologische Untersuchungen sind durch hohe Schamhaftigkeit und oft durch Angst vor Verletzung des Hymen erschwert.

SUMMARY: (The notions and beliefs of Turkish women concerning gynecology). I am a Turkish gynecologist working since 1973 in Frankfurt with a special permission. My patients are for the most part Turkish women coming from the various parts of Anatolia, now living and working in and around Frankfurt. They come to me in great numbers not only because of the advantage of being able to speak Turkish, but also because of the understanding they expect me to have for their religious and social problems. Since 50 years, Turkish women have equal rights according to the civil law, but their position in the society and in the family is still determined by the religious and traditional values. Although it is unlawful, polygamy still exists in practice. Sexuality is a taboo subject in an Islamic society. Therefore the knowledge Turkish women have about sexuality and gynecology is very limited and full of mistakes.

They believe the uterus to be the most important organ. They think that a hysterectomy would also deprive them of their womanhood. Therefore they have a tendency to avoid such operations. It is also believed that poisonous substances are discharged from the body during menstruation. Any menstrual irregularity is therefore for them a matter of great concern.

Family planning is usually not practiced and is left to coincidence. Because of the importance of a male child for the family, women who do not have a male child fear that their husbands will marry again for this reason. Thus, with the hope of giving birth to a male child they get pregnant every year. The importance of a large family as a labour source in the villages also forces the women to have as many children as they can. The average marriage age for a girl in the village is 14-15 years. Family Planning is not a matter a Turkish woman can decide upon by herself. She always has to act according to the wishes of her husband. The most wide-spread methods of contraception are: rinsing of the vagina, introducing drops of lemon juice into the vagina or coitus interruptus, which are not very dependable methods. Other more dependable contraceptive drugs or devices such as the pill or the IUD are believed to cause cancer and are therefore avoided. The result is many unwanted pregnancies. The number of deaths caused by the complications after an abortion is very high. The Anatolian villages often do not have electricity, water or canalisation. The lack of hygiene is the reason for many serious post-partum complications. Turkish women give birth in a crouching position and nurse their babies for a long period. In cases of sterility, Turkish women first try out traditional remedies. They come to the doctor as a last resort. It is believed that sterility can only be a result of a disfunction of a woman's organism, and not of that of a male.

Wiederabdruck vgl. curare 3 (81), 85-88

Friedr. Vieweg & Sohn, Braunschweig /Wiesbaden

Nachwort

Der ethnomedizinische Beitrag zur Diskussion um die optimale Geburtshilfe

Wulf Schiefenhövel

Gebären und geboren werden sind, wie Tod und Sterben, mehr als nur physiologische Vorgänge; sie sind Eckpunkte unserer Existenz. Es war daher eigentlich überfällig, daß sich auch die öffentliche Diskussion diesen beiden Lebensphasen zuwandte. Eine fachübergreifende Thanatologie hat sich noch nicht entwickelt, die Perinatologie, Lehre von dem, was mit Mutter und Kind im Zeitraum um die Geburt geschieht, hat sich dagegen als Tochter der Geburtshilfe und der Kinderheilkunde sehr schnell entwickelt.

Geboren werden ist wohl auch wichtiger als Sterben. Nicht nur deswegen, weil zwei Leben auf dem Spiel stehen. Die Geburt eines gesunden Kindes ist der mit viel Hoffnung bedachte Beginn eines individuellen Lebens, zugleich auch die Sicherung des Fortbestandes unserer Art und der jeweiligen Kultur. Dem Überleben des Kindes gilt die Sorge des Perinatologen um so mehr, je weniger Nachkommen die Familien in einigen Industrieländer haben. In der Bundesrepublik sind es ja schon weniger, als zumindest für ein Nullwachstum erforderlich wäre. Der Stellenwert des Kindes ist, verständlich in dieser Situation, so hoch wie vielleicht noch nie in der Geschichte. Sein Überleben, seine Gesundheit sind erforderlich, um bei unserer zum Pilz gewordenen Bevölkerungspyramide Wohlstand und soziale Sicherheit für alle zu garantieren.

Bei hohen Geburtenraten und hoher kindlicher Mortalität, wie man sie heute noch in vielen nicht-industrialisierten Ländern vorfindet, mißt man dem Wohl des einzelnen Kindes keinen so hohen Wert bei. In manchen Kulturen kommt das auch darin zum Ausdruck, daß Neugeborene und Säuglinge als noch seelenlos angesehen, noch nicht als menschliche Individuen betrachtet (oder zumindest benannt) werden. Bei den Mahafaly auf Madagaskar (s. den Beitrag von L. SCHOMERUS-GERNBÖCK) z.B. werden Säuglinge im Alter von etwa drei Monaten *kulu* = Junge bzw. *kisy* = Mädchen genannt. Die Eipo im Bergland von Neuguinea nennen auch mehrere Wochen alte Säuglinge *deito* oder *deiner* = Geborene bzw. *deinang* = Geborener; erst später erhalten sie den ersten einer Reihe von Individualnamen. Man kann diese weitverbreitete Sitte vermutlich als psychokulturelle Anpassung an die Neugeborenen- und Säuglingssterblichkeit auffassen: das neue Lebewesen wird noch nicht als Person betrachtet, so werden Eltern und Angehörige des Kindes gegen einige emotionale Folgen seines möglichen Todes geschützt. Die auf der kulturellen Ebene vollzogene, sozusagen förmliche parentale Investition - die unmittelbar persönliche Bindung ist ja trotzdem bereits erfolgt - tritt erst ein, wenn das Mortalitätsrisiko geringer geworden ist. Vor diesem Hintergrund ist auch wohl zu sehen, daß verstorbene Säuglinge in vielen Kulturen anders, d.h. weniger "aufwendig" als Kinder und Erwachsene bestattet werden.

Bei uns dagegen hat die Änderung des reproduktiven Verhaltens, mit später einsetzender erster Schwangerschaft und generell reduzierter Kinderzahl, verständlicherweise die Höherbewertung des kindlichen Lebens zur Folge gehabt. Die Geburtsmediziner erfüllen also eine zeitgeschichtliche Aufgabe, wenn sie sich um die Unversehrtheit des kindlichen Lebens bemühen.

Friedr. Vieweg & Sohn, Braunschweig /Wiesbaden

Diese erste perinatologisch bedeutsame Entwicklung zog eine zweite nach sich: Der Geburtsablauf wurde zunehmend techno-medizinisch überwacht und gesteuert. Dies geschah vor allem aus der Sorge um das Neugeborene. Es war zudem die Antwort auf die vieldiskutierte relativ schlechte Stellung der Bundesrepublik im internationalen Vergleich perinataler Kindersterblichkeit. Ich erinnere mich noch deutlich an die gynäkologisch-geburtshilfliche Vorlesung an der Universität Erlangen mit dem oft wiederholten Satz: "Jede Geburt gehört in die Klinik!" Seither ist das Arsenal der diagnostischen und geburtssteuernden Möglichkeiten immer größer geworden; das möglichst totale "fetal monitoring", die Überwachung aller wichtigen vitalen Funktionen des Kindes im Mutterleib, hat sich vielerorts ebenso durchgesetzt wie die programmierte, d.h. eingeleitete Geburt und eine großzügigere Indikationsstellung zum Kaiserschnitt.

Gegenläufig zu diesen beiden Entwicklungen hat sich im letzten Jahrzehnt die Einschätzung der Rolle der Frau geändert, auch in ihrer Rolle als Gebärende und Mutter. Den berechtigten Anspruch auf Glück und Erfüllung trugen die Schwangeren auch in die geburtshilflichen Abteilungen der Kliniken. Die Geburt ihres Kindes sollte ein Teil ihrer Selbstverwirklichung sein, intensiv erlebter Akt der Freisetzung neuen Lebens, einmaliger und animalischer als der der Zeugung.

Dem neu erwachten Selbstbewußtsein der Frauen verbindet sich als vierter Faktor des soziologischen Umfelds des Geburtsgeschehens die Suche nach und die Hinwendung zu alternativen Lebensformen. Man glaubt zu spüren, daß es einfachere, selbstverständlichere Formen des Gebärens geben müsse, als sie in vielen Kliniken praktiziert werden. Zu Beginn der alternativen Bewegung mögen derartige Vorstellungen vor allem naiv und schwärmerisch gewesen sein, inzwischen sind Informationsstand und geburtsmedizinisches Wissen jedoch auch bei den Laien gewachsen; zahlreiche für Schwangere, Gebärende und werdende Eltern geschriebene Bücher belegen das, die neben eher fachwissenschaftlichen Arbeiten in die Gesamtbibliographie dieses Bandes aufgenommen wurden.

Mancher Geburtshelfer wird sich fragen, welche Rolle die Ethnomedizin in der Diskussion um die Entwicklung einer möglichst optimalen Geburtshilfe und Perinatalmedizin spielen kann oder gar soll, wo es doch um Fragen aus etablierten medizinischen Fachgebieten geht, die von den entsprechenden Spezialisten behandelt und beantwortet werden.

Einige der im transkulturellen Vergleich des Geburtsgeschehens erarbeiteten Fakten können aber vermutlich doch in den wissenschaftlichen, ja nicht nur auf medizinischer, sondern auch auf philosophischer und politischer Ebene zu führenden Diskurs eingebracht werden. "Natürliche", d.h. von externen Einwirkungen, insbesondere pharmakologischer und chirurgischer Art freibleibende Geburtsverläufe sind ja in den weitaus meisten Kliniken äußerst selten - sie geschehen eher im sprichwörtlichen Taxi. Gute ethnomedizinische Dokumentationen perinatologischer Vorgänge bei medizinisch nicht akkulturierten Völkern und Gruppen können diesen Fehlbestand an geburtshilflicher Erfahrung verkleinern helfen. Filme derartiger weitgehend unbeeinflußter Geburtsvorgänge stoßen jedenfalls auf lebhaftes Interesse der Perinatologen und Geburtshelfer.

Am auffälligsten und für die Mehrheit der Fachleute wohl auch am akzeptabelsten geschieht die Informationsübermittlung seitens der Ethnomedizin für den Bereich der Geburtsmechanik, vor allem der vertikalen Gebärhaltung. Bisweilen werden Zweifel geäußert, ob Stehen,

Knien, Sitzen und Hocken wirklich so verbreitete Körperhaltungen bei Gebärenden sind. Es ist jedoch unbestreitbar, daß in den Ethnien, von denen man verläßliche Zeugnisse hat, aufrechte Gebärpositionen bevorzugt werden; so haben die sorgfältigen Studien von F.R. und F. NARROL (1961, s. Gesamtbibliographie) und J.E. ROBERTS (1980) ergeben, daß vertikale Gebärhaltungen in den verschiedensten Kulturen überwiegen. Auch die in diesem Band zusammengefaßten ethnographischen oder ethnomedizinischen Berichte (die keiner diesbezüglichen Vorauswahl unterworfen waren!) zeigen dasselbe Resultat: Nur die Frauen der Swahili-Küste Ostafrikas gebären in Rückenlage - allerdings war zum Berichtszeitpunkt vor dem 2. Weltkrieg die medizinische Akkulturation dort bereits fortgeschritten, was auch daran erkennbar ist, daß die Geburten von Hebammen gleitet wurden.

Die Bevorzugung der Vertikalen findet man dagegen in folgenden Kulturen, über die in diesem Band berichtet wird: frühes Ägypten (Knien, Hocken auf Ziegelsteinen; R. HARTGE), Türkei (Hocken, viel Bewegung; I. KAYANKAYA), ländliches Südkorea (Gehen, Stehen, Knien; D. SICH), Libyen (halb sitzend, halb liegend; W. FÖLLMER), Mahafaly-Madagaskar (auf Oberschenkeln der Geburtsbetreuerin Sitzen; L. SCHOMERUS-GERNBÖCK), Hausa (Knien; L. FLEISCHER), Ponape-Mikronesien (Sitzen; J.L. FISCHER), Neuguinea (Sitzen, Hocken; W. SCHIEFENHÖVEL, U. u. G. KONRAD, F. WEISS, H. JÜPTNER, W. SCHIEFENHÖVEL - für Melanesien ließe sich die Liste nahezu beliebig verlängern). Von den vier ecuadorianischen Gesellschaften, die B. BLESSIN u. A. KROEGER beschreiben, bevorzugen drei vertikale Gebärhaltungen, bei der vierten gebären etwa 60% der Frauen sitzend, kniend oder stehend. Aus weiteren Arbeiten, die in der Gesamtbibliographie besprochen werden (Seri-Indianer, BECK-MOSER 1982; Guatemala, COSMINSKY 1982; Indien, GAUPP 1907), wird der Befund erhärtet, daß in den nicht von der westlichen Medizin akkulturierten Ethnien und Völkern vertikale als die natürliche Gebärhaltungen angesehen werden. Bisher durchgeführte moderne geburtshilfliche Forschungsarbeiten sind zu demselben Ergebnis gekommen. Führend auf diesem Gebiet ist C. MENDEZ-BAUER, dessen umfangreiches Datenmaterial in der internationalen Diskussion eine gewichtige Rolle spielt. Von ihm stammt der seine Schlußfolgerungen untermauernde Satz: "The supine position is a very good way to start a pregnancy but a very bad one to end it". Andere perinatologisch bedeutsame Mechanismen und Verhaltensweisen klingen ebenfalls in vielen der Beiträge dieses Bandes an: Vertrautes Territorium des Geburtsortes, Betreuung der Gebärenden (gemessen an unseren geburtshilflichen Standards in Fällen pathologischer Geburtsverläufe oft unzureichend) in liebevoller Zuwendung mit viel Hautkontakt und archaischen Formen der Bekämpfung von Schmerz und Angst, Erleichterung oder Förderung der Regression zu vom Neocortex weniger kontrollierten Verhaltensweisen, die Mutter erlebt die Geburt, auch die Schmerzen, intensiv und kümmert sich selbst um die Versorgung ihres Neugeborenen, den sie stets nah bei sich hat und den sie nach Bedarf stillt. Aus der Sicht der Humanethologie (vgl. I. EIBL-EIBESFELDT 1980 und im Druck) erscheinen die meisten dieser Elemente des Geburtsverhaltens bedeutsam, weil sie Teil der endokrinologischen und zentralnervösen Feinsteuerung sind, die sich vor allem bei den Säugetieren zu staunenswerter Komplexität und Vollkommenheit entwickelt hat; über sie wird das notwendige "bonding" zwischen Mutter und Kind, seine ausreichende Versorgung mit Nahrung und Zuwendung gewährleistet.

Vergleichend geburtskundliche (vgl. die zoologischen Arbeiten von C. NAAKTGEBOREN), primatologische (das Gebärverhalten der Menschenaffen betreffende), humanethologische und ethnomedizinische Forschungesergebnisse können andererseits nur für Teilbereiche des Geburtsgeschens in unseren Kliniken relevant sein. Forderungen etwa nach einer "Neolithisierung" der Geburt werden daher auch in keinem der Beiträge erhoben. Dieser Band soll vielmehr der Übermittlung ansonsten nicht so leicht zugänglicher Fakten und Aspekte sowie der Annäherung der unterschiedlichen Sichtweisen dienen. Daher enthält er auch vor den Folgen ungünstiger perinataler Konstellationen und Gebärpraktiken warnende Arbeiten wie die von D. SICH, F. HUBER und W. FÖLLMER.

Bei der schnellen Entwicklung auch der Geburtshilfe und besonders der Perinatologie kann zudem heute obsolet sein, was gestern angeraten schien. Ein Beispiel dafür ist das Ziehen an der Nabelschnur, das etwa in der 11. Auflage der bewährten "Praktischen Geburtshilfe" von W. PSCHYREMBEL (1966, S. 166) zu den "streng verbotenen" Dingen gehörte; später hat sich der dosierte Zug, in den USA als "cord traction" propagiert, auch bei uns durchgesetzt - dieselbe vorsichtig ausgeführte Methode zur schnelleren Plazentalösung findet sich übrigens auch bei manchen "Natur"-Völkern.

Erfreulicherweise ist der Kreißsaal nur selten Schauplatz der Auseinandersetzungen um die Vor- und Nachteile verschiedener geburtsmedizinischer Anschauungen und Vorgehensweisen. Das liegt wohl vor allem daran, daß sich die Schwangeren aus dem "Angebot" an geburtsmedizinischen Richtungen diejenige heraussuchen, die ihnen besonders zusagt. - Hier zeigt sich ein unschätzbarer Vorteil der Pluralität auch auf diesem Sektor der gesundheitlichen Versorgung.

Trotzdem sind Geburtshelfer und Perinatologen weiterhin Adressaten und Teilnehmer der Diskussion um die optimale Geburtshilfe. Aus Gesprächen mit Kolleginnen und Kollegen weiß ich, daß die Sorge um Leben und körperliche sowie geistige Unversehrtheit der Neugeborenen im Vordergrund ihres Denkens und Handelns steht. Zudem wird immer wieder betont, daß schwere und schwerste Komplikationen sich innerhalb kürzester Zeit entwickeln können, so daß ein "fetal monitoring" zum rechtzeitigen Erkennen derartiger Störungen daher unverzichtbar sei. Wie ist das vereinbar mit Bestrebungen zur "natürlichen Geburt"? Trifft es möglicherweise zu, daß, wie Peter DUNN sagt, manche Pathologie möglicherweise erst durch die geburtsdiagnostischen und -steuernden Eingriffe zustande kommt? Könnte man durch eine gewisse Zurücknahme der technisch-apparativen Entbindungspraktiken und eine stärkere Berücksichtigung der biologischen Eigensteuerung der Geburt und der basalen Bedürfnisse der Gebärenden (neben der in sich bereits als Wert anzusehenden Humanisierung der Geburt) nicht auch gleich gute Erfolge, gemessen an der perinatalen Sterblichkeit der Kinder, und womöglich sogar bessere, bezogen auf die Harmonie der Mutter-Kind-Beziehung, erzielen?

In den Beiträgen zu diesem Band sind, so meine ich, einige wertvolle Anregungen enthalten, die es wert sind, bedacht und eventuell umgesetzt zu werden. Hoffnungen kann man in die Weiterentwicklung externer telemetrischer Geburtsüberwachung setzen, wie sie an manchen Kliniken vorangetrieben wird: Die Forderung nach Erhalt der Schwangeren-Mobilität, der Berücksichtigung der Individualität im Geburtsverhalten und nach Reduktion des typischen Krankenhaus-Ambiente wäre ebenso erfüllt, wie die aus der Sicht vieler Perinatologen unverzichtbare permanente Geburtsüberwachung. Für den Gebärvorgang selbst wird sich, davon bin ich überzeugt, die Bevorzugung der vertikalen Gebärhaltung mehr und mehr durchsetzen; ihre Vorteile gegenüber der horizontalen scheinen deutlich zu überwiegen. Für die Geburtsleitung und Berücksichtigung psychologischer und humanethologischer Mechanismen, so etwa des Zusammenhanges zwischen Territorium und Geburt, gibt es in der Praxis ebenfalls neue Ansätze, von der "Ein-Hebammen-Geburt", der Einrichtung von Geburtszimmern in Kliniken bis zur ambulanten Geburt. Ob das erfolgreiche holländische Modell der Hausgeburt an die Situation in anderen Ländern adaptiert werden kann, muß sich in Zukunft zeigen.

Die Diskussion um die natürliche Geburt, zu der wir mit unserer Tagung im Dezember 1978 weiteres, z.T. neues Material beisteuern wollten, das jetzt einem größeren Leserkreis zugängig gemacht wird, geht weiter. Vor kurzem veranstaltete die Evangelische Akademie Tutzing eine Fachtagung mit dem Titel "Geburtshilfe im Wandel - Zur Theorie und Praxis der natürlichen Geburt". Der Andrang war noch größer als erwartet: Fast 200 Hebammen, Krankenschwestern, Geburtsvorbereiterinnen, Ärztinnen und Ärzte aus dem Bundesgebiet und Österreich nahmen teil. Im Anschluß an die praxisorientierte Konferenz etablierte sich eine Arbeitsgemeinschaft "Natürliche Geburt", die von Frau Sigrid Schneider-Grube, Studienleiterin der Akademie, betreut wird. In vielen Orten gibt es zudem regionale Zentren und Kreise, die sich um eine Humanisierung der Geburt bemühen. Besonders erfreulich war in Tutzing, daß die Gefahren der Ideologisierung der Geburtshilfe-Diskussion erkannt und weitgehend vermieden wurden. Mehr noch als dem Verhältnis zwischen den verschiedene geburtshilfliche Modelle bevorzugenden Geburtsmedizinern untereinander schadet eine unnötige "Verweltanschaulichung" des Geburtsgeschehens den Schwangeren, die bisweilen sich selbst und die Geburtshelfer unter schädlichen Leistungsdruck setzen.

Alternative Formen der Geburtshilfe, die nicht notwendigerweise zu einer Zunahme perinataler kindlicher und mütterlicher Sterblichkeit und geburtsbedingter Schäden führen müssen, sind wegen des a priori nicht präzise abschätzbaren Risikos, das sie mit sich bringen können, vermutlich nur dann praktizierbar, wenn die Frauen bereit sind, Verantwortung auch für solche Fälle zu tragen, in denen ihr Neugeborenes oder sie selbst Schaden erleiden.

Mir scheint, daß wir uns im Verlauf der zunehmenden Verlagerung von Zuständigkeit und Verantwortung weg vom Individuum hin auf Institutionen einer Sackgasse nähern. Die Verhältnisse in den Vereinigten Staaten, wo Ansprüche auf perfekte medizinische Reparatur-Ergebnisse vermehrt juristisch durchgesetzt werden, sollten uns warnen - im Organischen gibt es keine Perfektion. Muß nicht der Einzelne wieder lernen, daß er Verantwortung für Krankheit und Tod seiner selbst oder eines nahen Angehörigen nicht gänzlich abwälzen kann? Zu einer Neuorientierung sollten wir meiner Ansicht nach nicht nur wegen der immer schwieriger werdenden Finanzierbarkeit von Sozial- und Gesundheitsleistungen kommen, sondern vor allem auch auf dem Wege einer Neubewertung der Rolle der Familie und kleiner Gruppen einander nahestehender Personen für die Bewältigung außergewöhnlicher Lebensumstände.

Wenn eine Frau sich für eine "natürliche", d.h. möglichst wenig pharmakologisch und durch den Einsatz technischer Mittel beeinflußte Geburt entscheidet, weil ihre Schwangerschaft ganz normal war, weil sie darauf vertraut, zu den 95% der Gebärenden zu gehören, die mit einem weitgehend komplikationslosen Verlauf der Geburt rechnen können, weil sie sich für stark genug hält, auch schwierigere Phasen des Geburtsgeschehens meistern zu können, und weil sie einen Teil des nie ausschaltbaren Risikos zu tragen bereit ist, sollte man ihr meiner Ansicht nach alle Entscheidungsmöglichkeiten dazu freistellen. Wie der angesprochene Anspruchsverzicht formalisiert und dokumentiert werden könnte, müßte man sicherlich diskutieren.

In das Kalkül unserer medizinischen Entscheidung fließen berechtigterweise häufig zu Statistiken aufbereitete Zahlen ein. So wird auch das Verhalten der Gebärenden und der Geburtshelfer von derartigen quantitativen Überlegungen bestimmt. Ich meine, daß man auch die zugegebenermaßen schwer meßbare Qualität des Geburtsgeschehens und der vermutlich davon mitbedingten Mutter-Kind-Beziehung im Blick behalten sollte.

Wie transponierbar ethnomedizinische Anleihen bei anderen Kulturen für die Gestaltung der optimalen Geburtshilfe hierzulande sind, und ob sich eine stärkere Berücksichtigung des "natürlichen" Geburtsgeschehens durchsetzen wird, muß die Zukunft zeigen. Dieser Band sollte vor allem den Blick öffnen für die Art und Weise, wie die Geburt in anderen Kulturen unterstützt und ausgestaltet wird. Die geburtshilflichen und säuglingsbetreuenden Lösungen, die Menschen der verschiedenen Kulturen verwirklicht haben, sind offenbar nicht ganz ohne Erfolg gewesen, denn bis zum Einzug der kosmopolitischen Medizin hat Homo sapiens ja selbst in unwirtlichen Habitaten überlebt.

Im Dezember 1982 Wulf Schiefenhövel, Seewiesen

Anhang

REDAKTIONELLE BEMERKUNG: Der Sonderband ist durch Ergänzungsbeiträge und durch Nachträge erweitert und aktualisiert worden. Die auf der Konferenz gezeigten Filme sind in der Filmographie (S. 255) aufzufinden. Der Tagungsbeitrag von MIRGHANI (vgl. Programm, 3. Umschlagseite) ist zur Straffung des Themas entfallen, aus dem gleichen Grunde sind die Beiträge von SICH und HOPPAL (vgl. Programm, 2. Umschlagseite) nicht enthalten, sondern in Heft 4/82 der Zeitschrift *curare* veröffentlicht worden.

Die Autoren dieses Sonderbandes

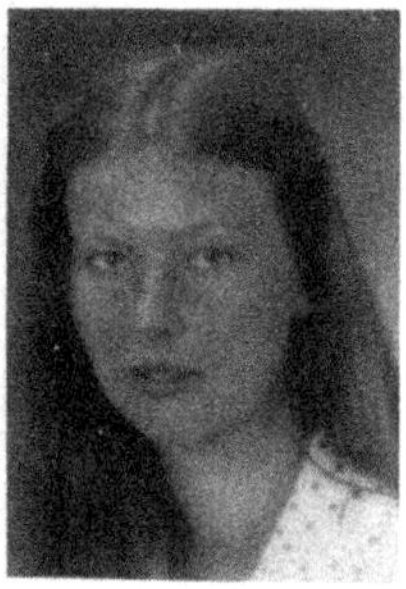

Barbara Blessin * 21.01.1954
Ärztin, Ophthalmologie, ethnomed. Feldforschungen bei ecuadorianischen Indianergesellschaften 1977 und 1978
Mittelstr. 7
D-2401 Warnsdorf
Seite 207–214

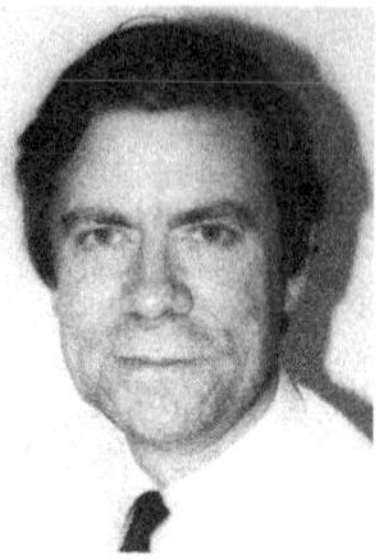

Peter McNaughton Dunn * 23.06.
MD, Pädiater und Perinatologe, WHO-Berater. Prof. am
University Department of Child Health
Southmead Hospital,
Westbury-on-Trym,
Bristol, BS10 5NB, England
Seite 71–75

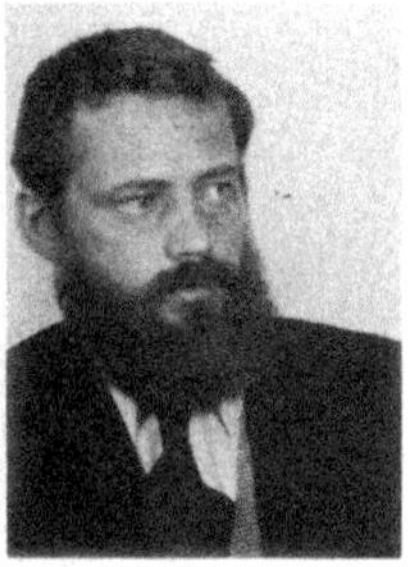

Werner F. Bonin * 1941
Dr. phil., Völkerkundler und Psychologe, freiberufl. Lektor. Sachbücher zur Religion und Literatur Schwarzafrikas
Schillerstraße 9
7022 Leinfelden-Echterdingen
Seite 121–126

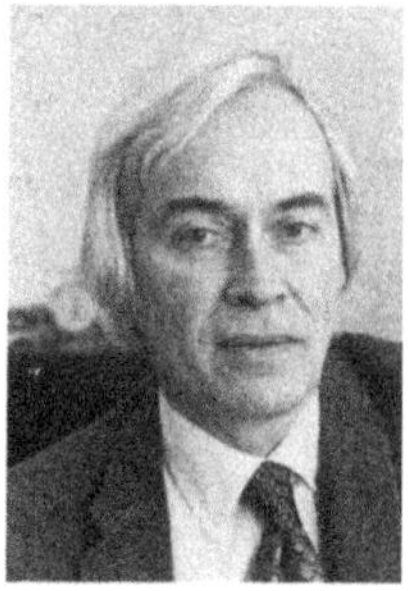

John L. Fischer * 9.7.1923
Ph. D. Social Anthroprology. Forsch. zur Mythologie, Persönlichkeit u. Erziehung, Sozialisation und Verwandtschaft, u.a. in Mikronesien. Prof. an der
Tulane University,
Dept. of Anthropology
New Orleans, La. 70118, USA
Seite 159–172

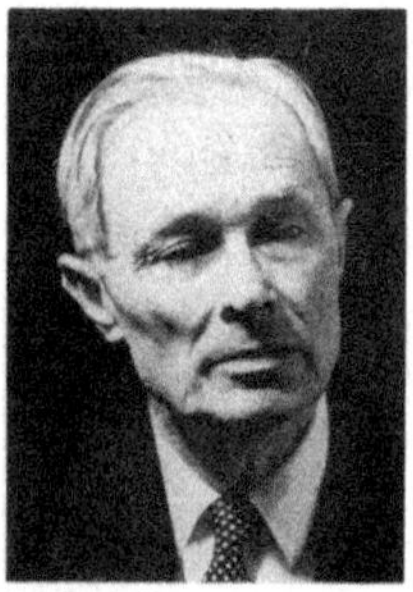

Georges Devereux * 13.9.1908
Prof. Dr. phil. em. (Ecole des Hautes Etudes en Sciences Sociales, Paris). Ethnologe und Psychoanalytiker. Feldforsch. u.a. bei den Mohave-Indianern und den Moi (Malaysia). Monographien und Essays zur Ethnopsychoanalyse, zu method. Fragen, Gräzistik u.a.
2 Square Gabriel Fauré
F-92160 Antony
Seite 117–120

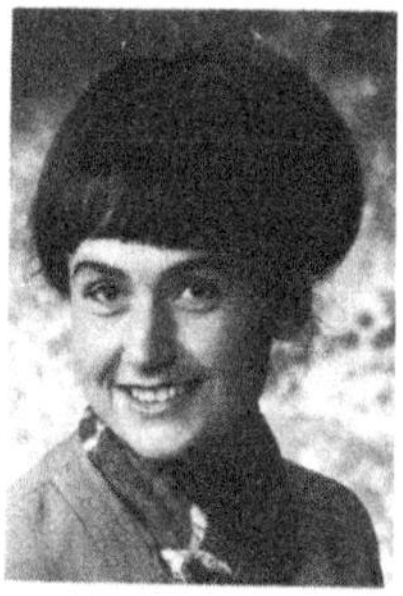

Luitgard Fleischer * 26.06.1941
M. Phil., Social Anthropology. Feldstudien, besonders zur Rolle der Frau in Nigeria 1964–1966, 1970–1972. Mitarbeit am missionsärztl. Institut Würzburg
Albert-Hoffa-Straße 16
D-8700 Würzburg
Seite 191–196

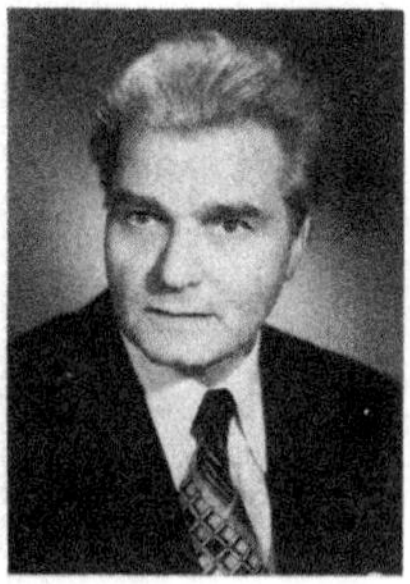

Nicolae Dunăre * 27.1.1916
Prof. Dr. phil., Ethnologe und Kulturgeschichtler, vor allem Volkskunst u. Volkskunde des Karpathenbogens, Volksheilkunde
Calea Giulesti 48A/20
77794 Bukarest 17 / Rumänien
Seite 109–112

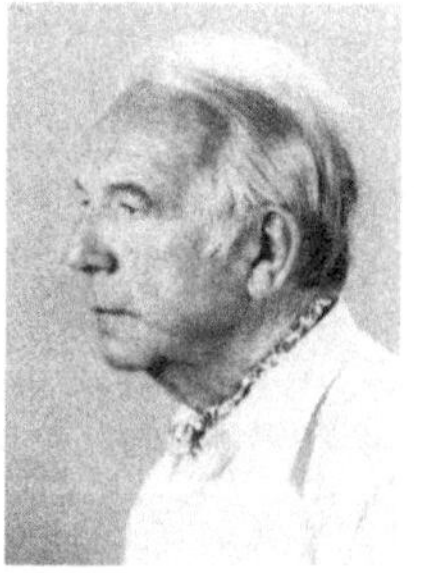

Wilhelm Föllmer
Prof. Dr. med., Gynäkologe, Geburtshilfe, Tropenmedizin med. Tätigkeit in Lybien
Gartenstr. 1
D-2408 Timmendorfer Strand
Seite 225–228

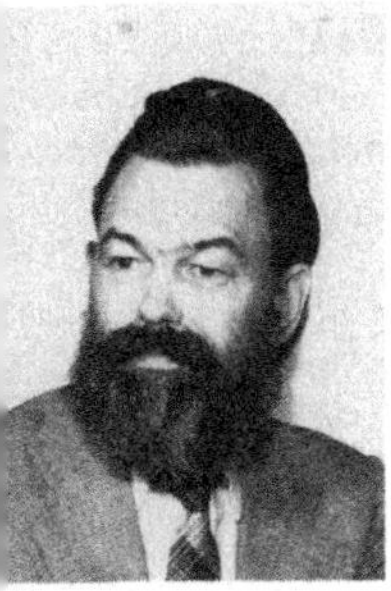

Balázs Gémes * 13.05.1939
Dr. phil., Volkskundler und Historiker. Forschungsgebiet: Volksmedizin, volkstümliche Tierheilkunde
Béri Balogh Ádám Museum
Mártirok tere 26
H-7100 Szekszárd / Ungarn
Seite 113–116

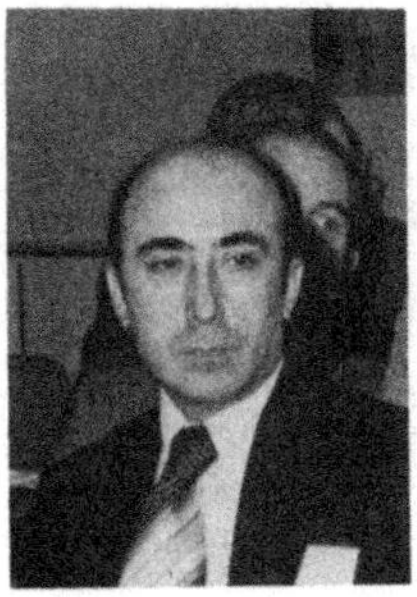

Tekil Sevil Hüseyin
Center for Medical Education Technology,
Ministry of Health,
Ankara / Türkei
Seite 207–214

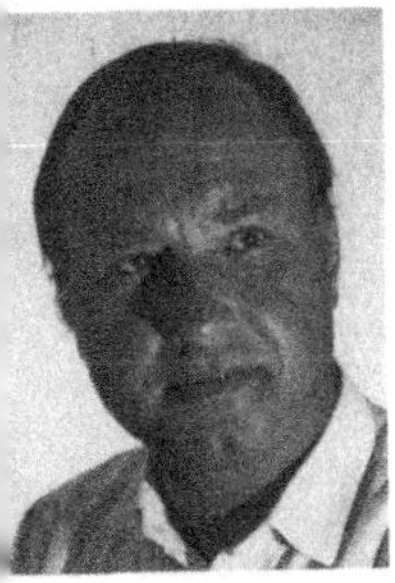

Rüdiger Großpietzsch
Dr. med., Gynäkologe, Perinatologe. Studien in Nigeria.
Norderstraße 30
D-2981 Westerholt
Seite 229–234

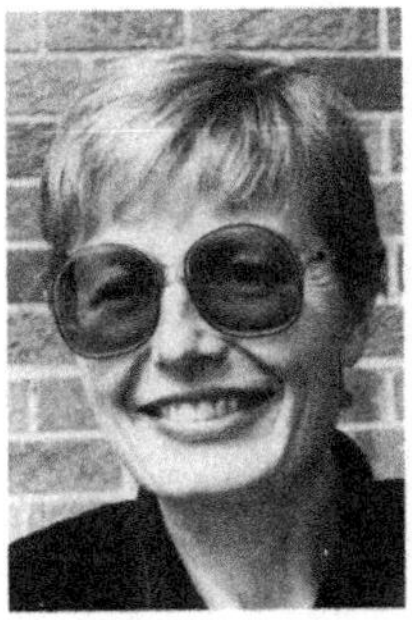

Brigitte Jordan
Ph. D., Social Anthropology. Ethnomedizinische Studien u.a. zur Geburt im Kulturvergleich. Prof. für Medical Anthropology an der
Michigan State University
Dept. of Community Medicine
East Lansing, Michigan 48824, USA
Seite 13–20

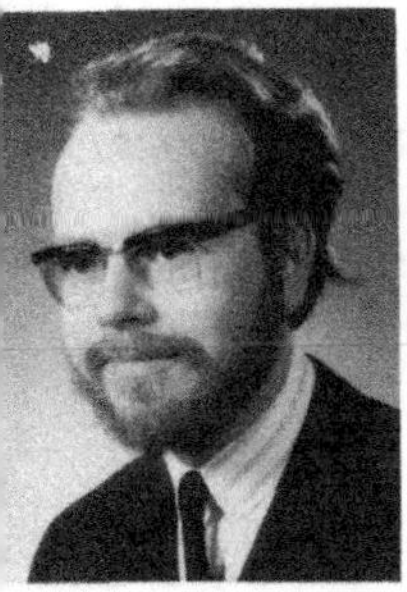

Reimar Hartge * 6.05.1944
Dr. med., Arzt für Frauenheilkunde; M. phil. (Leeds). Ärztl. Tätigkeit in der Elfenbeinküste und in Italien. Studien zur Geschichte der Geburtshilfe, zur Immunologie der Plazentation.
Am Steinernen Kreuz 10
D-6100 Darmstadt-Eberstadt
Seite 95–108

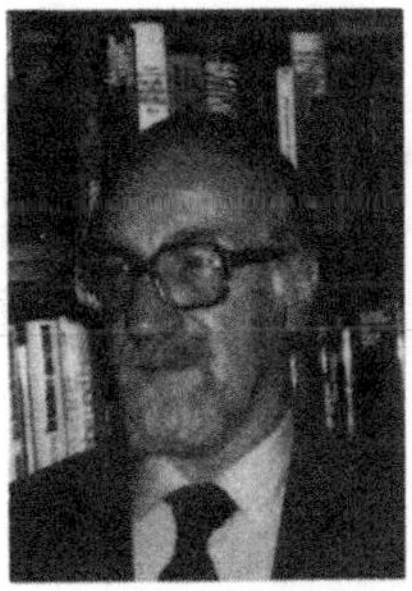

Horst Jüptner * 10.06.1920
Dr. med., Arzt für gynäk. Tropenmedizin (D.T.M. & H.), ärztlich tätig von 1953–65 auf Sumatra, Papua New Guinea, Trobriand, ethnomediz. Feldforschungen
Rathausstr. 37
D-565 Solingen
Seite 137–141

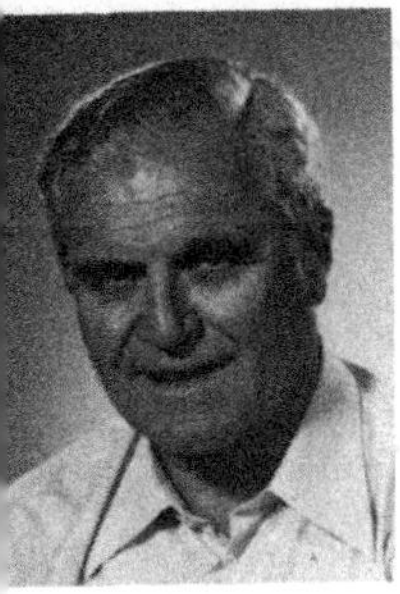

Alfons Huber
Prof. Dr. med., Gynäkologie, Geburtshilfe, Tropenmedizin; langjäh. ärztl. tätig in Äthiopien, gynäkologische Fachpublikation
Innsbrucker Straße 9
A-613 Schwaz / Tirol
Seite 221–224

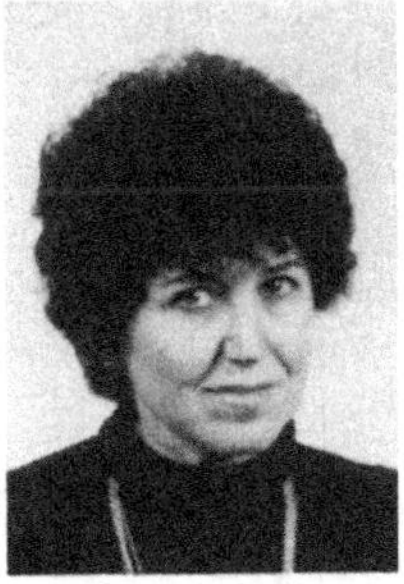

Ilter Kayankaya * 2.11.1937
Dr. med., Ärztin für Geburtshilfe und Gynäkologie
Schaumainkai 5a
D-6000 Frankfurt am Main 70
Seite 235–239

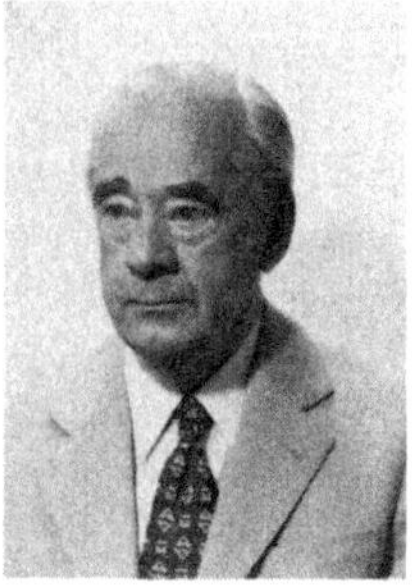

Heinz Kirchhoff * 4.06.1905
Prof. Dr. med., Ordinarius em. für Gynäkologie und Geburtshilfe, Arzt f. Radiologie. Neben Fachpubl. Forsch. zur Biorhythmik, Ethnologie (Muttergottheiten), Frau in der darstellenden Kunst (Aufbau einer Sammlung)
Seiten 3–4, 93–94

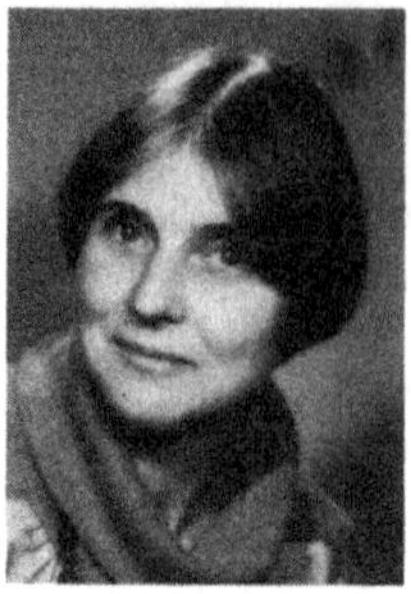

Liselotte Kuntner * 19.02:1935
Dipl. Physiotherapeutin, Arbeitsgebiete: Psycholog. u. psychoprophylakt. Geburtsvorbereitung, Lehrtätigkeit (Hebammenschule), Medizinhistor. u. ethnol. Studien zur Gebärhaltung der Frau
Kornweg 6
CH-5024 Küttigen
Seite 81–92

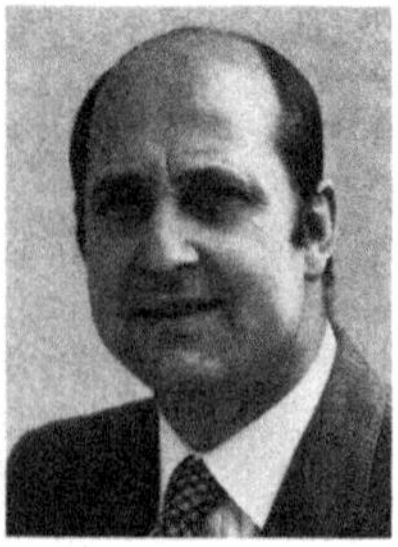

Günter Konrad * 1941
Prof. Dr. med., Arzt für Urologie und Zoologe. Ethnomed. und ornithologische Feldforschungen in Neu Guinea (Asmat u.a.). Zusammen mit

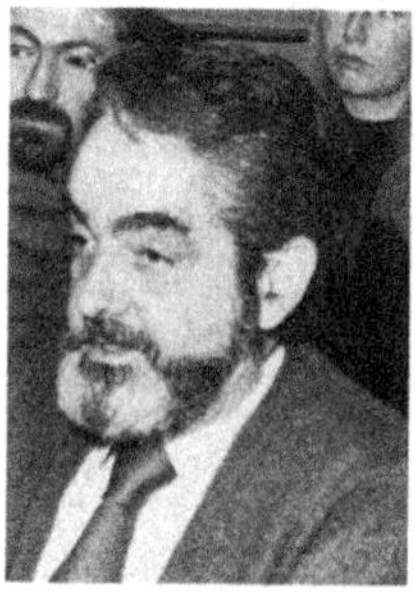

Carlos Mendez-Bauer
MD, Gynäkologie u. Geburtshilfe. Studien z. Gebärhaltung. Prof. am Dept. of Obstetrics and Gynecology
2020 West Ogden Ave
Chicago, Jll. 60612, USA
Seite 77–80

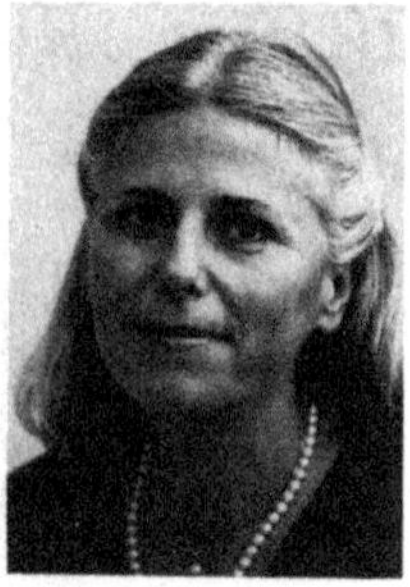

Ursula Konrad * 24.01.1943
Emilienstr. 36
D-665 Homburg/Saar
Seite 131–136

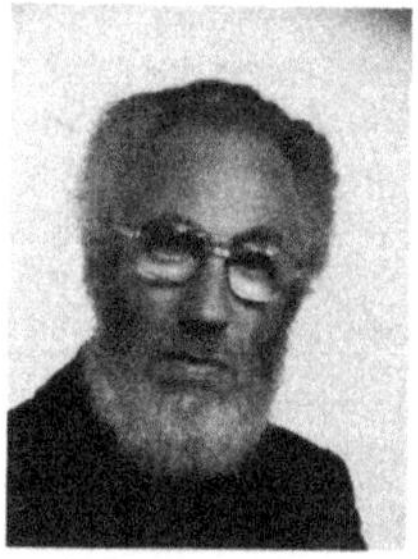

Cornelius Naaktgeboren * 7.11.34
Dr. rer. nat., Zoologe. Experimentelle Geburtskunde, Uterusphysiologie, wissenschaftl. Film
Akad. Ziekenhuis, Univ.
Eeste Helmerstraat 104
NL-Amsterdam (Niederlande)
Seite 65–70

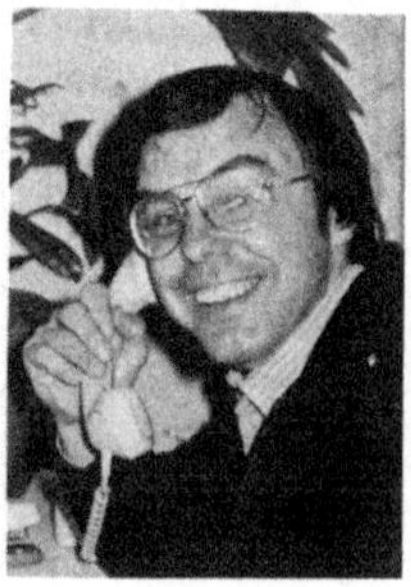

Axel Kroeger * 24.01.1943
Dr. med., Arzt für Innere- und Tropenmedizin; 1970–74 mit DED in Ecuador, Feldforsch.: Einfluß des kultur. Wandels auf Gesundheit u. Krankheitsverhalten bei der Indianerbev. Südam., Priv. Doz am Institut für Tropenhygiene u. öffentliches Gesundheitswesen
Im Neuenheimer Feld 324
D-6900 Heidelberg
Seite 201–206

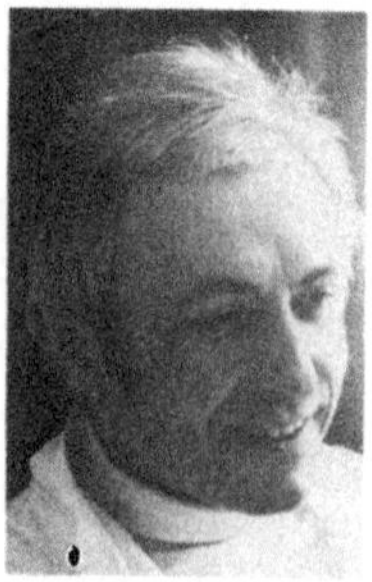

Michel Odent
Dr. med., Chirurg u. Geburtshelfer. Sachautor zu Alternativen in der Geburtshilfe. Chefarzt am
Centre Hospitalier
F-45300 Pithiviers / Frankreich
Seite 57–64

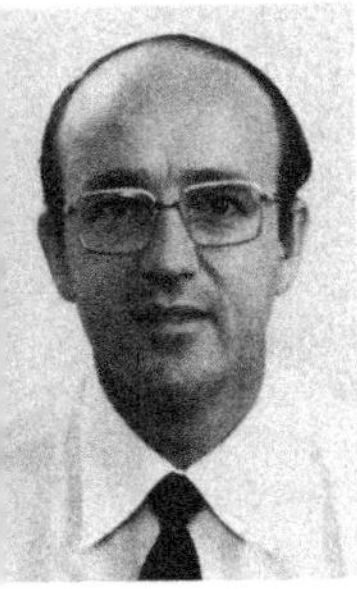

John Pearn
M.D., Ph. D., Pädiater,
Forschungen zur Genetik,
ethnomedizinische Studien
Prof. am

Dept. of Child Health
Royal Children's Hospital
Herston, Brisbane, Queensland 4029
Australien

Seite 173–180

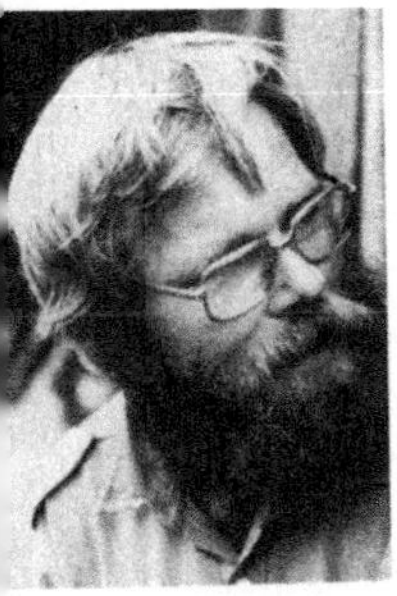

Wulf Schiefenhövel * 2.10.1943
Dr. med., Forschungen zur Ethnomedizin und Humanethologie vor allem Melanesiens, Lehrauftrag für Ethnomed. Univ. München, wiss. Film, Mitarbeiter der

Forschungsstelle für Humanethologie am Max-Planck-Institut für Verhaltensphysiologie
D-8131 Seewiesen

Seiten 41–56, 143–150, 241–246

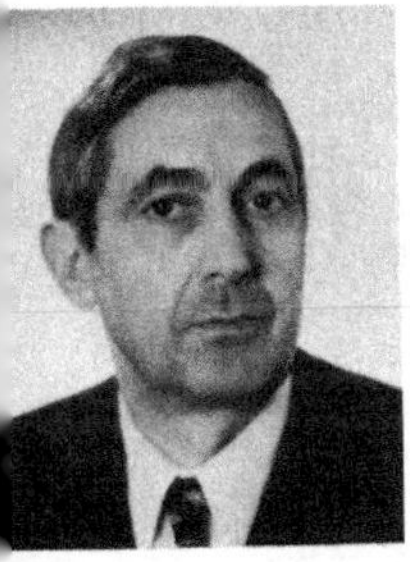

Erhard Schlesier * 1926
Dr. phil., Prof. für Völkerkunde an der Universität Göttingen.
Spezielles Arbeitsgebiet:
Südwestlicher Pazifik

Theaterplatz 15
D-3400 Göttingen

Seite 151–158

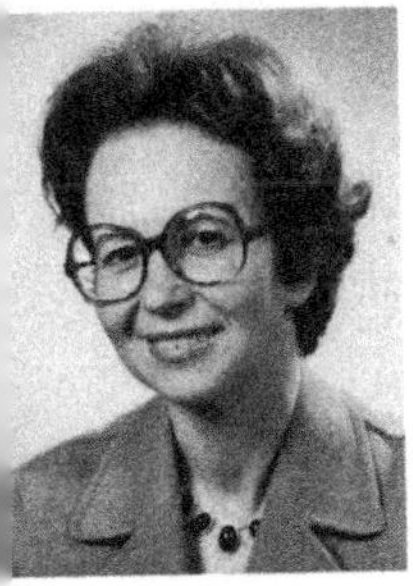

Lotte Schomerus-Gernböck
Dr. phil., Ethnologin. Langjähr. Aufenthalt in Madagaskar mit Feldstudien

Strohmeyerstr. 6
D-3000 Hannover

Seite 181–190

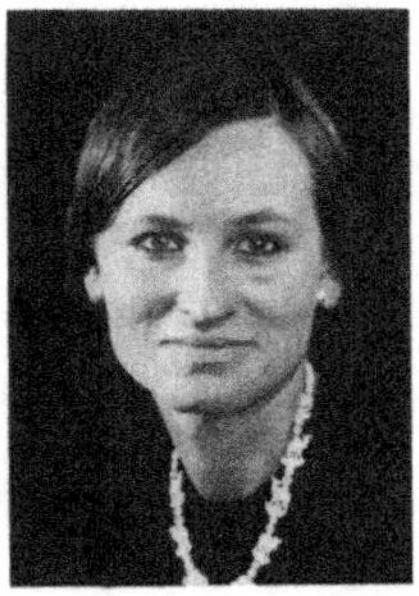

Helmtraut Sheikh-Dilthey * 15.4.44
Dr. phil., Ethnologin, Religionswissenschaft, Kunstgesch. Feldfor. vor allem in Kenya und Pakistan, Märchenforschungen.

Am Zapfenberg 4
D-6900 Heidelberg

Seite 197–200

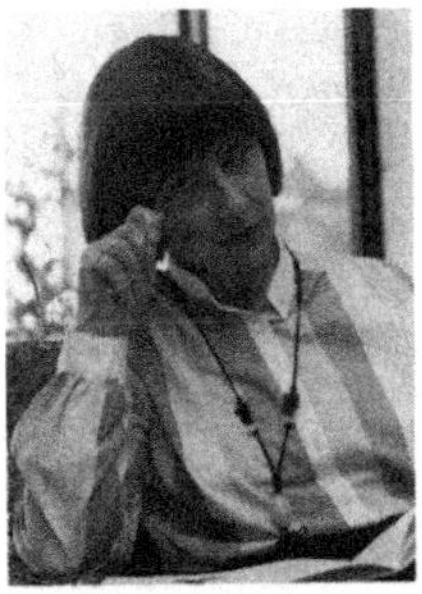

Dorothea Sich * 18.09.1934
Dr. med., Ärztin für Gynäkologie und Geburtshilfe, 12 Jahre ärztl. tätig in Korea, Gesundheitserz., Feldstudien und Lehre (Yonsei Univ., Seoul), jetzt Privatdoz. für Ethnomedizin, Tropenhygiene u. öff. Gesundheitswesen am

Institut für Tropenhygiene und öffentliches Gesundheitswesen
Im Neuenheimer Feld 324
D-6900 Heidelberg

Seiten 7–12, 21–40

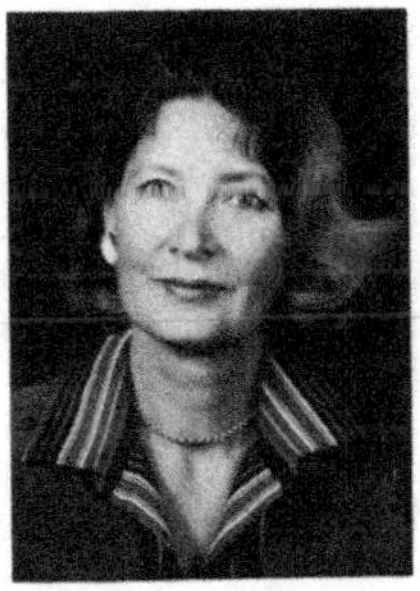

Helga Velimirovic * 9.11.1923
Dr. phil., Ethnologin (Nebenf.: Altamerikanistik). Ethnomedizin Forschungen auf den Philippinen (5 Jahre), in Zaire, Peru, Türkei, Nigeria u.a. und mehrere mediz. anthropol. Publikationen

Taarbaek Strandvej 65/b
2390 Copenhagen-Klampenborg
Dänemark

Seite 215–220

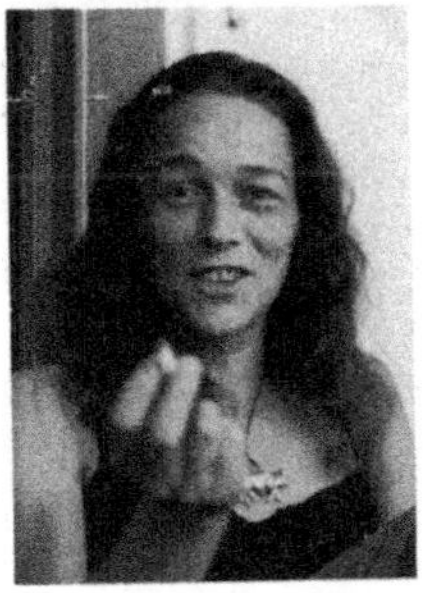

Florence Weiss * 25.03.1945
Dr. phil., Ethnologin. Forschungen 1972/74, 1979/80 in Papua, Lehrtätigkeit, Museologie

Ethnol. Seminar der Univ.
Münsterplatz 19
CH-4051 Basel

Seite 127–130

Es diskutierten mit:

Alle Autoren dieses Sonderbandes (S. 248 - 251) außer den Herren BALÁSC, KROEGER und VELIMIROVICs, des weiteren die Referenten

ASTOR Gerhard, Dr. med., Centre f. Med. Educ. Technology (CMET), Min. of Health and Soc. Ass., Ankara/Türkei,

AUSTEN Sigrid, Forschungsst.f. Humanethologie am MPI f. Verhaltensphysiologie, D-8131 Seewiesen,

BICHMANN Wolfgang, Dr. med., z.Zt. Benin,

FUCHS Peter, Prof. Dr. phil., Inst. f. Völkerkunde a.d. Univers., Theaterplatz 15, D-3400 Göttingen

HÖFLING K.-H., Dr. med., IWF, Nonnenstieg 72, D-3400 Göttingen,

HOPPÁL Mihály, Dr. med., Magyar Tudmányos Akad. Néprajzi Kutató Csoport, H - Budapest 1,

MIRGHANI El Sayed, Dr.med., Centre hosp., 40 Allée de la Source, F-94190 Villeneuve St. Georges,

OKOH, O., Dr. med., Norderstr, 30, D-2981 Westerholt,

SCHRÖDER Ekkehard, Arzt, Karl Marx-Str. 4, D-6600 Saarbrücken 3,

UHLIG Horst, Prof. Dr. med., Ostertorstr, 1, D-2262 Leck,

STÖCKLIN Werner, Dr. med., Rössligasse 32, Ch-4125 Riehen.

sowie

Dore KLEINDIENST-ANDREE, M.A., Dr. F. SIMON und Herr GROSSE (alle IWF, Göttingen), Dorothea ASCHENBACH (Hamburg), Barbara BACHMANN (Hamburg), die Ärzte H. und Tina BORNHÜTTER (Berglisch-Gladbach), die Ärzte Ruth BRETTSCHNEIDER (Hannover), R. DENZEL (Aachen), W. EFFELSBERG (Freiburg), H. GROSCH (Frankfurt), G. HELLER (Heidelberg), Paula HEZLER (Konstanz), die Sozialwissenschaftler Cornelia HILBERT (Hamburg), P. HINDERLING (Saarbrücken), die Psychologen Barbara BÖTTCHER (Berlin), Cornelia DAVIDS und Dorle DRACKLE (Hamburg), Prof. G. HOFER (MHH Hannover), die Ärzte H. RIQUELME u. J. JARKE mit Lida JARKE-PENKOVA (Arbeitsgruppe Basisgesundheitsdienste, Hamburg), Petra HUNDSDÖRFER (Köln), K. JOSEPH (Hannover), Christian KOCH (Marburg), Bettina KURFESS (Hamburg), Claudia LEGLEITNER (Hannover), die Ärzte M. KRAWINKEL (z.Zt. Sudan), Bruni Ludwig (Heidelberg), A. NABER (Salzhemmendorf), die Ärzte u. Ethnologen U. LIND (Neustadt/Wied) u. H. PFEIL (Achim), der Volkskundler Prof. R. SCHENDA (Zürich), die Ärzte M. STEINKOHL (Hamburg), A. WELLSTEIN und Margret MITZE (Main-Kastell), Gudrun ZENTAY (Budapest), sowie Irene REINISCH (Frankfurt), Elisabeth WHITE (Hamburg) und die Krankengymnastik Gerlinde VOIGT (Heidelberg).

Anm.: Die Daten wurden, soweit bekannt auf den heutigen Stand gebracht.

curare Sonderband 1/83 253–254

Resolution zum Gesetzesentwurf zur Neuregelung des Hebammenwesens,

verabschiedet auf der IV. Internationalen Fachkonferenz der Arbeitsgemeinschaft Ethnomedizin e.V. am 10.12.1978

Die Teilnehmer der 4. Internationalen Fachkonferenz Ethnomedizin mit dem Thema "Traditionelle Gynäkologie und Geburtshilfe", die mit Unterstützung der Deutschen Forschungsgemeinschaft und des Landes Niedersachsen vom 8.-10.12.1978 im Institut für den Wissenschaftlichen Film in Göttingen stattfand, begrüßen die Initiativen, die zu dem Gesetzesentwurf zur Neuregelung des Hebammengesetzes geführt haben. Insbesondere befürworten sie die administrative Erleichterung der Ausübung der freiberuflichen Tätigkeit der Hebammen.

Die Tendenz, die weniger im Text des Gesetzesentwurfs, als vielmehr in den dazu gegebenen Erläuterungen spürbar ist, erscheint nach neueren wissenschaftlichen Erkenntnissen allerdings eher bedenklich. Bei Berücksichtigung der beiden für den Geburtsverlauf entscheidenden Faktoren Geburtsmechanik und Geburtspsychologie, deren jeweils individuell abzuwägende Kombination eine Beschleunigung des Geburtsverlaufs um etwa 20% sowie eine Verminderung des Schmerzerlebnisses bedeuten kann, muß man zu dem Schluß kommen, daß die Frauen zunehmend solche Formen der Geburt wählen werden, die weniger vom Apparativen, Technischen als vielmehr von der Einsicht geprägt sind, daß die Geburt in der weitaus größten Zahl aller Fälle ein Vorgang ohne primären Krankheitswert ist.

Eine dieser Konsequenzen, die bei Frauen, die die bevorstehende Geburt bewußt gedanklich und emotional verarbeiten, bereits spürbar ist, wird mit großer Wahrscheinlichkeit eine gewisse Renaissance der Hausgeburt sein. - Wenn auch die organisatorischen, medizinischen und psycho-sozialen Verhältnisse nicht ohne weiteres auf unsere deutsche Situation übertragen werden können, so müssen die eindeutigen Erfolge des niederländischen Systems der Hausgeburt (bei immer noch ca. 40% aller Gebärenden - die Neugeborenenmortalität ist dabei eine der niedrigsten der Welt) dem zu denken geben, der mit gesundheitsplanerischen Aufgaben betraut ist.

Friedr. Vieweg & Sohn Verlag, Braunschweig/Wiesbaden

Die Teilnehmer der 4. Internationalen Fachkonferenz Ethnomedizin hielten es daher für eine sehr bedenkliche Entwicklung, wenn (über die Gesetzgebungskompetenz der Länder), wie im Gesetzesentwurf vorgesehen, die bisher praktizierte Mindestentlohnung der freiberuflichen Hebammen aufgehoben würde. Es steht nämlich zu befürchten, daß Hebammen das hohe finanzielle Risiko der ausschließlichen freiberuflichen Tätigkeit in der nächsten Zukunft (mit der erst in Entwicklung befindlichen Tendenz zur Hausgeburt) nicht auf sich nehmen können.

Wir sehen es als einen der wesentlichen geburtsfördernden Faktoren an, daß e i n e Hebamme die Gebärende von Beginn bis zum Ende der Geburt (nach Möglichkeit auch in der Zeit davor und danach) betreut, da nur so die psychologische Kontinuität gegeben ist, die die Geburt organisch ablaufen läßt. Eine Kombination zwischen Krankenhaus- und freier Tätigkeit ist aus diesem Grunde nicht sinnvoll. Die freiberuflichen Hebammen müssen also wirtschaftlich so abgesichert werden, daß sie ihre über den Geburtsakt hinaus in den Bereich der so eminent wichtigen Mutter-Kind-Beziehung reichende Aufgabe optimal erfüllen können.

Wir bitten alle zuständigen Stellen, diesen Zusammenhang im Auge zu behalten.

Schlußbemerkung der Herausgeber: Seit dieser Stellungnahme der Teilnehmer an der 4. Internationalen Fachkonferenz Ethnomedizin sind mehr als drei Jahre vergangen - das damals diskutierte Gesetz ist noch immer nicht verabschiedet. Es bleibt zu hoffen, daß der Gesetzgeber eine Lösung findet, die nicht die Verhältnisse von gestern zementiert, sondern auch für die 'natürliche' Geburt eine Perspektive bietet.

F I L M O G R A P H I E

Abkürzungen: SW = schwarz/weiß; st = stumm; F = Farbe; T = Ton

A) Filmpublikationen des Instituts für den Wissenschaftlichen Film, Nonnenstieg 72, D-3400 Göttingen

	Publ.Nr.	Titel/Autor(en), Jahr		(min.)
1.	C 9	Spontangeburt in erster Gesichtslage G.F.K. Schultze, 1936	SW, st	7 1/2
2.	C 49	Selbstentwicklung aus Querlage L. Fraenkel, M. Schössler, 1936	SW, st	3
3.	C 279	Geburt in Steißlage G.F.K. Schultze, 1938	SW, st	11 1/2
4.	C 588	Normale Geburt ohne Kunsthilfe H. Martius, H. Hosemann, 1950	SW, st	2 1/2
5.	C 384	Die Spontangeburt H. Kraatz, 1960	F, st	13 1/2
6.	C 810	Psychologische Geburtserleichterung - Wesen und Ziel der Readschen Methode H. Romer, H. Lukas, 1961	SW, T	22
7.	E 2061	Western Europe, The Netherlands - Home Birth Westeuropa, Niederlande - Hausgeburt C. Naaktgeboren, I. van Santen Kolff, 1974	F, T	32
8.	E 2146	Zulu (Südafrika, Natal) - Magisch-medizinisches Brauchtum bei der Geburt H. Uhlig, 1975	F, T	13
9.	E 2357	Western Europe, The Netherlands - Birth at Home Westeuropa, Niederlande - Geburt zu Hause C. Naaktgeboren, I. van Santen Kolff, 1976	F, T	35
10.	C 1296	Geburtsmechanismus - Verlauf und Leitung einer normalen Geburt A. u. R. Huch, H. Schneider, 1978	F, T	15 1/2
11.	E 2651	Bime (West-Neuguinea, Zentrales Hochland) Geburtsverlauf bei einer Erstgebärenden mit Klumpfußbildung des Neugeborenen G. u. U. Konrad, noch nicht im Verleih	F, T	11 1/2

B. Filmpublikationen des Humanethologischen Filmarchivs der Max-Planck-Gesellschaft, Hrsg.: I.Eibl-Eibesfeldt, H.Hass, W. Schiefenhövel; Max-Planck-Institut für Verhaltensphysiologie, D-8131 Seewiesen

	Publ.Nr.	Titel/Autor(en), Jahr		(min.)
12.	Hf 70	Eipo (Irian-Jaya, West-Neuguinea) Vorgänge bei der Geburt eines Mädchens und Änderung der Infantizidabsicht G. u. W. Schiefenhövel, 1976	F, st	7
13.	HF 90	Eipo (Irian-Jaya, West-Neuguinea) Geburt eines Mädchens einer Primapara W. Schiefenhövel, 1976	F, st	8
14.	HF 91	Eipo (Irian-Jaya, West-Neuguinea) Hochschwangere bei der Gartenarbeit und Vorgänge bei der Geburt W. Schiefenhövel, 1981	F, st	22
15.	HF 118	(Irian-Jaya, West-Neuguinea) Schwere Erstgeburt W. Schiefenhövel, 1982	F, st	9

Selektiert annotierte Bibliographie zum Thema „Geburt aus ethnomedizinischer Sicht“

Dorothea Sich
unter Mitarbeit von Petra Hunsdörfer und Irmgard Theilen

Diese Bibliographie stellt eine Ergänzung zum Thema 'Geburt aus ethnomedizinischer Sicht' dar. Die Ethnomedizin muß sich mit dem dualen Charakter der Geburt als biologischem Vorgang einerseits und als kulturellem Ereignis andererseits beschäftigen. Sie ermöglicht damit eine differenzierende wie auch integrierende Sicht der kulturellen und der medizinischen Aspekte der Geburt. Dadurch kann sie nicht nur zeigen, wie verschiedene Kulturen die janusköpfige Aufgabe zu bewältigen versuchten, die die Geburt einer Gesellschaft stellt: Aufnahme eines hilflosen neuen Menschenlebens und Abwehr der ihm und seiner Mutter drohenden tödlichen Gefahren. Sie kann auch zeigen, wie unsere moderne Kultur mit dieser Aufgabe fertig zu werden versucht, wie sie sich dabei zu anderen Kulturen verhält, und welche Rolle dabei einerseits der modernen Geburtshilfe und andererseits den gesellschaftlichen Strömungen zukommt.

Diese Bibliographie erhebt keinen Anspruch auf Vollständigkeit. Dazu sind die zum Thema in Beziehung stehenden Fachgebiete zu zahlreich, und die Literatur ist uferlos. Es gehört die vergleichend ethologische Betrachtung der Geburt bei den Mammalia ebenso dazu, wie die vergleichend ethnographische Betrachtung geburtshilflicher Systeme verschiedener Kulturen, einschließlich unseres eigenen; weiter die perinatal-psychologische Forschung, die geburtshilfliche Psychomatik, und die geschichtswissenschaftlich vermittelte Einsicht in das Wie und Warum der modernen geburtshilflichen Entwicklung. Es ist Aufgabe der Ethnomedizin in unterschiedliche Kulturen Einblick zu geben in die tatsächlichen Leistungen und Schwächen der modernen Geburtshilfe, bei der Bewältigung der mit der Geburt verbundenen physischen Morbidität und Mortalität und diesen Einblick transkulturell vergleichend auszuwerten. Es ist ebenfalls ihre Aufgabe, Einsicht zu vermitteln in die Relativität einer bisher fast rein biologisch orientierten Leistung, angesichts der kulturanthropologischen Aufgabe jeder Ethnie, beide Aspekte der Geburt in Familie und Gesellschaft zu integrieren. Zum Verständnis dieses letzten Punktes in unserer eigenen Kultur ist nicht zuletzt eine Vertrautheit mit den Problemen um die Geburt Voraussetzung, mit denen sich seit einiger Zeit die Öffentlichkeit unserer Gesellschaft mit einer geradezu explodierenden Literatur in der Laienpresse auseinandersetzt. Hier werden Themen aus der angrenzenden Fachliteratur übernommen und diskutiert, die in der geburtshilflichen Disziplin bisher kaum in ihrer wissenschaftlichen Relevanz zur Kenntnis genommen wurden. Die vorliegende Bibliographie will durch selektierte Annotierung einen Einblick nicht nur in die Substanz vermitteln, die verschiedene Fachgebiete zur Thematik beitragen sondern auch Einblick in die Laienliteratur geben. Durch weitere Quellenangaben soll dem interessierten Leser Zugang zu weiterer selbständiger Arbeit in das Gebiet der vielseitigen Betrachtung der Geburt aus ethnomedizinischer Sicht gegeben werden.

Friedr. Vieweg & Sohn, Braunschweig /Wiesbaden

AINSWORTH, M.D.S. (1977): Infant development and mother-infant interaction among Ganda and American families. In: LEIDERMAN, P.H.; TULKIN, S.R.; and ROSENFELD, A. (eds.): *Culture and Infancy*. New York: Academic Press.

AMATO-DUEX, S. (Hrsg.)(1980): *Bewußt fruchtbar sein*. Irisiana Verlag.

ARMS, S. (1975): *Immaculate Deception: A New Look at Women and Childbirth in America*. New York: Houghton Mifflin.

ARNOLD, D. (1927): *Frauenheilkunde bei den primitiven Völkern der Jetztzeit*. (Diss. Freiburg). Stettin.

ARTSCHWAGER KAY, M. (1982): *Anthropology of Human Birth*. Philadelphia: F.A. Tavis.
Eine Sammlung von 22 Aufsätzen über Aspekte des Gebärens, der Mutterschaft und der menschlichen Sexualität in verschiedenen Kulturen, insbesondere auch der modernen amerikanischen, sowie mit einer Synopse der ethnographischen Literatur zur Geburt.

ASHLEY-MONTAGU, M.G. (1937): *Coming into being among the Australian Aborigines*. A study of the procreation beliefs of the native tribes of Australia. London.

ATWOOD, R.J. (1976): Parturitional Posture and Related Birth Behavior. In: *Acta Obstet. Gynecol. Scand.* Suppl. 57, 1-25.
Bemerkungen zu interkulturellen Vergleichen, auch unter Berücksichtigung der Verhaltensforschung (Primaten); Definition von Gebärhaltungen und kritische Zusammenfassung der bisherigen Forschungsergebnisse; gute Bibliographie; im Vordergrund steht das menschliche Verhalten bei der Geburt als kulturelles und soziales Phänomen.

AUSTEN, L. (1934): Procreation among the Trobriand Islanders. In: *Oceania* 5, 102-113.

AYRES, B.C. (1956): *A Cross-Cultural Study of Factors relating to Pregnancy Taboos*. Ph.D. Dissertation (unpubliziert). Harvard Univ., Cambridge, Mass.

AYRES, B.C. (1967): Pregnancy Magic: A Study of Food Taboos and Sex Avoidances. In: FORD, C.S. (ed.): *Cross-Cultural Approaches*. New Haven, 111-125.
Erklärung von Schwangerschaftstabus im kulturellen Kontext mit dem Ergebnis, daß sie nicht ausschließlich in ihrer sozialen Funktion erklärt werden können, sondern hauptsächlich auf der psychologischen Ebene zu betrachten sind.

BACHOFEN, J.J. (1861): *Das Mutterrecht*. Benno Schwabe Verlag: 1948; Suhrkamp Taschenbuch - Wissenschaft 130: 1978.

BADINTER, E. (1980): *Die Mutterliebe*. Geschichte eines Gefühls vom 17. Jahrhundert bis heute. München: R. Piper & Co. Verlag.
Dieses scharfsinnige soziologische Werk einer französischen Autorin bietet zur Diskussion um neue Lebensformen und zur Neubestimmung der Mutter- und Vaterrolle einen wichtigen Beitrag. Die "Geschichte der Mutterliebe" belegt durch die historische Darstellung, daß die Mutterliebe ein soziales Verhalten ist, das sich mit der Zeit und den gesellschaftlichen Verhältnissen wandelt: Es behandelt die Stellung des Kindes vor 1760, die Gleichgültigkeit der Mütter und die Autoritätsposition der Väter bzw. Männer. Die Entwicklung zur "neuen" liebenden Mutter mit dem erkennbaren Willen, das Kind wieder zu stillen, das einschränkende Wickelkissen abzuschaffen, dadurch dem Kleinen mehr Freiheit zu lassen und sich für die Gesundheit des Kindes mehr verantwortlich zu fühlen. usw. - Die präzise geschilderte "Entwicklung der Mutter- (auch Vater-) Identität und des jeweiligen Verhaltens bis hin zur "emanzipatorisch" geäußerten Distanz gegenüber Mutterschaft Ende der 70er Jahre ist spannend zu lesen. - Ein sehr konstruktiver und hoffnungsvoller Ausblick in den Schlußkapiteln mit der Hypothese, daß durch den Schwund der klassischen Rollenteilung möglicherweise die innerfamilialen Beziehungen humaner gestaltet werden können.

BANTA, H.D., THACKER, S. (1979): Costs and Benefits of Electronic Fetal Heart Monitoring: A Review of the Literature. *NCHSR Research Report Series*. US Dept. of Health, Education & Welfare PH Service, Nat. Center for Health Services Research DHEW Publication No. 793245.

Die Autoren haben ca. 300 Quellen herangezogen, um der Frage nach Kosten und Nutzen der Kardiotokographie nachzugehen. Obgleich die geburtshilfiche Fachliteratur davon ausgeht, daß diese Methode zu besseren Ergebnissen führe, kritisieren die Verfasser in dieser Literatur die Blindheit gegenüber der Tatsache, daß mehr Information nicht notwendigerweise bessere Ergebnisse bringe. Sorfgältige Durchsicht der Literatur deute nur geringe Verbesserung geburtshilflicher Ergebnisse durch die Kardiotokographie gegenüber der Auskultation an. Der Grund kann in der Schwierigkeit zu suchen sein, normale fetale Beanspruchung durch die Geburt von pathologischen Bildern zu unterscheiden. Kardiotokographie hat anscheinend für untergewichtige Kinder gute Resultate. Das Risiko dieser Methode ist aber erheblich. Es liegt besonders (aber nicht nur) in der erhöhten Kaiserschnittrate, zu der sie führt. Würde sie bei 50% aller Geburten angewandt, würden sich die jährlichen Kosten für Geburtshilfe in den USA um 411 Millionen Dollar erhöhen. Der Medizinerstand wird aufgefordert, sich für die Tatsache zu interessieren, daß sich teure Technologien wie die Kardiotokographie ausbreiten, ohne daß der wissenschaftliche Beweis ihres Nutzens für die Allgemeinheit erbracht worden ist.

BARRON McBRIDE, A. (1982): The American Way of Birth. In: ARTSCHWAGER KAY (ed.): *Anthropology of Human Birth*, Ch. 22, 413-429. Philadelphia: Davis.

Scharfer, differenzierter Artikel, der moderne geburtshilfliche Technologie in den USA der Haltung von Alternativpraktiken befürwortender Konsumenten-Gruppen gegenüberstellt. Dies sind antithetische Kräfte, die die Geburtshilfe der Zukunft zu formen beginnen. 59 Literaturangaben.

BASERUP, E. (1970): *Women's Role in Economic Development*. New York: St. Martin's.

BAUWENS, E.E., ANDERSON, S. (1978): Home Births: A Reaction to Hospital Environmental Stressors. In: BAUWENS, E.E. (ed.): *The Anthropology of Health*. St. Louis: C.V. Mosby.

BECK MOSER, M. (1982): Seri: From Conception through Infancy. In: ARTSCHWAGER KAY, M. (ed.): *Anthropology of Human Birth*, Ch. 11. pp. 221-232. Philadelphia: Davis.

Die Seri-Indianer Mexikos waren 1934 ein Stamm, der nur 164 Individuen umfaßte. 1978 waren es 4850. Die Autorin hat die hier vorgelegten Daten bei Feldforschungsaufenthalten in Seridörfern in den Jahren zwischen 1952 und 1978 erhoben. Sie berichtet über Konzeptionsvorstellungen, sowie Schwangerschafts-, Geburts- und Postpartum-Vorstellungen und Bräuche. Die Gebärende pflegt im Schosse einer beistehenden Person, oft eine weibliche Verwandte, zu sitzen, die sie unterstützt und tröstet. Eine weitere beistehende Person sitzt vor ihr auf dem Boden und wartet darauf, das Kind mit ihren Händen zu empfangen. Wieder eine andere Person durchschneidet die Nabelschnur. Dann kniet die Mutter zur Geburt der Plazenta und ergreift die Nabelschnur. Die Plazenta pflegte unter einem Riesenkaktus begraben zu werden. Um Nachwehen zu erleichtern, werden heiße Steine aufgelegt. Rituelle Feuer nach der Geburt, Gebrauch des Wiegenbretts, nachdem der Nabelschnurrest abfiel.

BERGGREN, W.L., BERGGREN, G.M. (1971): Changing Incidence of Fetal Tetanus of the Newborn. *Am. J. Trop. Med. Hyg.* 20: 491.

BERGMANN, I. et. al. (1981): *Geburten*. Erfahrungsbericht. Druck & Verlag Bremen: Technocoop.

Erfahrungen von Frauen im Krankenhaus, im Krankenhaus und zu Hause, zu Hause, im Entbindungsheim, ambulant. - Geburtshelfer berichten.

BERNINGHAUSEN, J.: *Der Traum vom Kind. Geburt eines Klischees*. Ullstein TV.

Materialiensammlung (Tenor: Ein Kind zu haben ohne auf Persönlichkeitsentfaltung verzichten zu wollen bedeutet in unserer Gesellschaft einen Kampf).

BERNSTEIN, G.L., KIDD, y.A. (1982): Childbearing in Japan. In: ARTSCHWAGER KAY, (ed.): *op. cit.*, S. 101-117. Philadelphia: Davis.
Traditionelle Mutterschaftspraktiken in Japan und die Situation des Gebärens im Kulturwandel Japans. 42 Literaturangaben.

BIRDSELL, J.B. (1972): *Human Evolution*. Chicago: Rand McNally.

BLAANKART, S. (1727): *The Physical Dictionary*. London: ed. 7.

BLECHSCHMIDT, E. (1970): *Vom Ei zum Embryo*. (Die Gestaltungskraft des menschlichen Keims). rororo Sachbuch.

BLESSIN, B., KROEGER, A. (1983): Quantitative Daten zur Schwangerschaft und Geburt in vier Indianergesellschaften Ecuadors. In: SCHIEFENHÖVEL & SICH (Hrsg.: *Die Geburt aus ethnomedizinischer Sicht*. Wiesbaden: Vieweg Verlag.

BLUME, A. (1982): *Andere Umstände*. rororo Sachbuch.
Das Buch will eine Orientierungshilfe für Mutter und Familie sein, für Vorsorge, Geburtsvorbereitung und Geburt. Mit einem kompletten Vorbereitungskursus. - Das Buch erhebt den Anspruch, Eltern angesichts der Fülle der Möglichkeiten und Methoden in der Gestaltung der 'anderen Umstände' Orientierungshilfen zu geben, zum Abwägen der Vor- und Nachteile verschiedener Alternativen auf der Basis sachlicher Information.

BLURTON JONES, N.G. (ed. (1972): *Ethological Studies of Child Behavior*. Cambridge: Cambridge University Press.

BLURTON JONES, N.G. (ed.)(1972): Comparative Aspects of Mother-Child Contact. In: BLURTON JONES, N.G. (ed.): *Ethological Studies of Child Behaviour*. Cambridge. Cambridge University Press.

BOLOYA, V.L. (1957): Despre un presupus stravechi rit obstetrical: piatra de nastere. In: *IM, SC*, Bucuresti.

BONIN, W. (1983): Ethnologische und anthropologische Überlegungen zur Couvade. In: SCHIEFENHÖVEL & SICH (eds.): *Die Geburt aus ethnomedizinischer Sicht*. Wiesbaden: Vieweg Verlag.

BONTEKOE, E.H.M., BLAQUIÈRE, J.F., NAAKTGEBOREN, C. et.al. (1977): Influence of Environmental Disturbances on Uterine Motility during Pregnancy and Parturition in Rabbit and Sheep. *Behavioral Processes* 2, 41-73.

BOWLBY, J. (1973): *Mütterliche Zuwendung und geistige Gesundheit*. München: Kindler Verlag, Taschenbuch Geist + Psyche: 2106. Originalausgabe; Bulletin of WHO 1951.

BOWLBY, J. (1975): *Bindung*. Eine Analyse der Mutter-Kind-Beziehung. München: Kindler Verlag. Taschenbuch Geist und Psyche: 2210. Originalausgabe; London 1969.

BOWLBY, J. (1976): *Trennung*. Psychische Schäden als Folge der Trennung von Mutter und Kind. München: Kindler Verlag, Taschenbuch Geist + Psyche: 2171. Originalausgabe: 1973.

BOYD, J.D., HAMILTON, W.J. (1970): *The Human Placenta*. Cambridge: W. Heffer & Sons.

BRAUN, G. K. (1959): *Untersuchungen über das Brauchtum um Schwangerschaft und Geburt bei den Batakstämmen in Sumatra* (Diss.). Köln.
Aufarbeitung der bis dahin erschienen Angaben zu Schwangerschaft und Geburt bei den Batak; inhaltlich und regional so beschränkt, daß Schlußfolgerungen nur angedeutet werden; Autorin ist Völkerkundlerin und geht nicht auf die medizinische Problematik ein.

BRAZELTON, T.B. (1974): Does the Neonate Shape his Environment? In: BERGSMA, D. (ed.): *Birth Defects* 10 (2).

BRONNEN, B. (1977): *Wie mein Kind mich bekommen hat.* rororo.
Ein sehr autenthischer Bericht über den Entscheidungsprozeß einer Frau vor der Schwangerschaft. Er zeigt, von wie vielen Überlegungen und Ängsten, Erwartungen und Hoffnungen (all die widerstreitenden Gründe und Gefühle!) dieser Prozeß beeinflußt war. Er zeigt auch, daß diese Frau, die sich in einer ungewöhnlichen Situation befand (ohne Ehe bzw. Familie), sich schließlich doch für ein Kind entschied und wie sie sich auf dieses Kind einstellte.

BROWN, M.S. (1976): A Cross-Cultural Look at Pregnancy, Labor and Delivery. *J. Obstet. Gynecol. Nurs.* 5 (5), S. 35-38.
Versuch, durch das Aufzeigen von Praktiken in traditionellen Gesellschaften das Interesse von westlichen Geburtshelfern zu wecken und Denkanstöße zu geben; Grundeinstellung: Man kann aus anderen Kulturen für die eigene Geburtshilfe lernen.

BURKART, W. (1978): Spätantike Medizin, in Bildern sichtbar gemacht. *Deutsches Ärzteblatt* 34, pp. 1916-1919.
Besprechung der geburtshilflichen Dokumentation der Dissertation von Heide GROPE-ALPERS: *Spätantike Bilder aus der Welt des Arztes, Medizinische Bilderhandschriften der Spätantike und ihrer Mittelalterlichen Überlieferung.* Wiesbaden (1977): Guido Pressler Verlag. DM 420. Es wird im Zusammenhang mit wehenfördernden Kräutern über die Darstellung der Entbindung berichtet, die von Soranus von Ephesos bereits beschrieben wurde: Zwei Helferinnen sollen die Gebärende stützen. Das Kind muß von einer höheren auf eine niedere Ebene geboren werden. Deshalb muß die Hebamme mit gespreizten Beinen vor ihr sitzen, das linke etwas vorgebeugt, um die Arbeit mit der linken Hand zu erleichtern. Bereits aus der Zeit 500 v. Chr. gibt es eine griechische Reliefdarstellung aus Süditalien (Photo), die die von Soranus im 1. Jahrhundert n. Chr. geforderte Vorschrift bildlich darstellt. Andere antike Darstellungen sind ähnlich. Doch auch in einer arabischen Handschrift aus dem 16. Jahrhundert findet sich diese Darstellung fast genau kopiert. Zahlreiche weitere kunsthistorische Dokumente stellen die Geburtsszene in gleicher Weise dar. Man muß folgern, daß die Geburtshilfe im Mittelmeerraum sich über 2000 Jahre in unverändert gleicher Weise abgespielt hat.

BUSCHAN, G. (1935): In welcher Stellung kommen die Frauen auf der Erde nieder? Eine völkerkundliche Betrachtung. *Medizinische Welt* No. 16, 20.IV.1935.

BUSCHAN, G. (1941): *Über Medizinzauber und Heilkunst im Leben der Völker.* Geschichte der Urheilkunde, ihrer Entwicklung und Ausstrahlung in die Gegenwart. Berlin.
Neben verschiedenen medizinischen Praktiken auch umfangreiches Kapitel zu "Frauenheilkunde und Geburtshilfe" (95 Seiten); im Text wird ganz allgemein auf Einzelphänomene eingegangen; im Anhang sehr ausführliche Bibliographie zur älteren Literatur; einige interessante Textabbildungen.

CALDEYRO-BARCIA, R. (1979): The influence of maternal position on time of spontaneous rupture of the membranes, progress of labor, and fetal head compression. *Birth Fam. J.* 6(1): 7.

CHEN, P.C.Y. (1973): An analysis of customs related to childbirth in rural Malay culture. *Trop. Geogr. Med.* 25: 197.

CHEN, P.C.Y. (1976): The traditional birth attendant and neonatal tetanus: the Malaysian experience. *J. Trop. Pediatr.* 22: 263.

CHEN, P.C. (1977): Incorporating the traditional birth attendant into the health team: the Malaysian example. *Trop. Geogr. Med.* 29: 192.

CHESLER, Phyllis (1980): *'Mutter werden'.* Die Geschichte einer Verwandlung. Rowohlt TV.
Ein Tagebuch. Aufzeichnungen an ihren Sohn, von einer engagierten Feministin. Mutterschaft: Bedrohung durch Erschöpfung. 'Eine Frau, die allein ist, ist eine Mutter. Eine Mutter ist eine Frau, die allein ist'.

CLARK, A.L. (ed.) (1978): *Culture/Childbearing/Health professionals.* Philadelphia: F.A. Davis.

COGAN, R., ECHNUNDS, E.P. (1978): The unkindest Cut? In: *Jr. Nurse-Midwifery*, Vol. 23, 17-21.

CONTACT 35 (1976): *Breast feeding - A myth or a must?* Geneva/Swisse: Christian Medical Commission, World Council of Churches.

CONTACT 50 (1978): *The nutrition of mothers and children.* Geneva/Swiss: Christian Medical Commission, World Council of Churches.

COSMINSKY, S. (1974): The role of the midwife in Middle America. *Actas del XLI Congreso Internacional de Americanistas* 3: 279.

COSMINSKY, S. (1976): Cross-cultural perspectives on midwifery. In: GROLLIG, F. and HALEY, H. (eds.): *Medical Anthropology.* Mouton: The Hague, 229-248.

Darstellung der Aufgaben und Definition von Hebammen und Geburtshelfern in verschiedenen Kulturen und ihre Einbettung im sozialen Gefüge; Aufzeigen der Notwendigkeit, dieses Personal in moderne Gesundheitsprogramme einzubeziehen und fortzubilden; ausführliche und gute Bibliographie; die gleiche Autorin hat mehrere Artikel zur gleichen Problematik veröffentlicht, s. dazu Bibl. a.O. und Harrison/Cosminski.

COSMINSKY, S. (1982): Knowledge and body concepts of Guatemalan midwives. In: ARTSCHWAGER-KAY, M. (ed.): *Anthropology of Human Birth.* Ch. 12, 233-252. Philadelphia: F.A. Davis.

Ein Artikel über die Akkulturationssituation um Mutterschaft und Geburt und über die Konfrontation des traditionellen Systems der Mutterschaftsbetreuung mit der modernen Geburtshilfe in der Stadt Adja und den umliegenden Ländereien, in denen die Bevölkerung zu 96% aus Maya Indianern und zu 4% aus Ladinos besteht. Die Maya sind vorwiegend Bauern mit Subsistenzwirtschaft. Die Ladinos sind in Kontrolle der ökonomischen und politischen Macht. Die Autorin hat 1968/69 und 1974/1978 Feldstudien durchgeführt. 90% aller Geburten werden von ausgebildeten Hebammen mit 'Erfahrungswissen' begleitet. Die IMR kann aufgrund eines unzuverlässigen Meldesystems nicht korrekt erfaßt werden. Die Autorin kritisiert Programme, die zur Ausbildung solcher traditioneller Hebammen konzipiert werden und ebenso die Einführung moderner Hebammen. Beide Ansätze vernachlässigen kulturanthropologische Perspektiven und erweisen sich dadurch als nachteilig für Psychohygiene und kompetente Geburtsbetreuung im traditionellen Kontext, insbesondere beim Auftreten von Komplikationen. Die Gebärhaltung ist am häufigsten kniend. Moderne Hebammen weisen die Rückenlage an. Die nachgeburtliche Betreuung ist zwischen den Systemen konfliktgeladen. Die traditionelle Hebamme betreut den Haushalt und das Baby und wendet traditionelle Methoden zur Unterstützung der Milchproduktion an. Dies wird von den modernen Hebammen bekämpft. - Im traditionellen System ist die emotionale Beziehung zwischen Mutter und Hebamme von Bedeutung. Liste traditioneller Medikamente und Praktiken. 17 Literaturangaben.

COUGHLIN, R.G. (1965): Pregnancy and birth in Vietnam. In: HART, D.V., RAJADHON, P.A., and COUGHLIN, R.J. (eds.): *Southeast Asian Birth Customs.* New Haven: Human Relations Area Files Press.

DAN, V. (1972): Evolution de l'allaitement maternal en Afrique de l'Quest. Colloque sur l'Allaitement Maternal. *INSP*, Abidjan, Côte d'Ivoire, 14.-16.XI.72.

DEL VECCHIO GOOD, Mary-Jo (1980): Of blood and babies: the relationship of popular Islamic physiology to fertility. *Soc. Sci. and Med.* Vol. 14B, 147-156. Pergamon Press Ltd.

DEMOKRATISCHES GESUNDHEITSWESEN (1981): Die gesundheitliche Situation und medizinische Versorgung der ausländischen Frauen in der Bundesrepublik Deutschland. Referat zum Seminar: Mülheim 30./31.5.81. aus: *Demokrat. Gesundheitswesen* Sept/Okt. 81.(Zeitschrift f. Gesundheits- und Sozialberufe) 5/81.

DERISSEAU, L.G. (1939): Die Säuglingspflege in älteren medizinischen Schriften. *Ciba Zeitschrift*, Februar, 6. Jahrgang No. 66. 227o-2275.

DERISSEAU, L.G. (1939): Über die erste Pflege des Neugeborenen. *Ciba Zeitschrift*, Februar, 6. Jahrgang No. 66, 2277-2286.

DERISSEAU, L.G. (1939): Von der Ernährung des Säuglings. *Ciba Zeitschrift*, Februar, 6. Jahrgang, No. 66, 2288-2294.

DERISSEAU, L.G. (1939): Zur Säuglingstherapie in verschiedenen Zeitaltern. *Ciba Zeitschrift*, Februar, 6 Jahrgang, No. 66, 2296-2297.

DEVEREUX, G. (1983): Baubo - die personifizierte Vulva. In: SCHIEFENHÖVEL & SICH (Hrsg.): *Die Geburt aus ethnomedizinischer Sicht*. Wiesbaden: Vieweg Verlag.

DOUGHERTY, M.C. (1978): *Becoming a woman in rural black culture*. New York: Holt, Rinehart, and Winston.

DUNARE, N. (1983): Rumänische ethnomedizinische Tradtionen bei der Geburt. In: SCHIEFENHÖVEL & SICH (Hrsg.): *Die Geburt aus ethnomedizinischer Sicht*. Wiesbaden: Vieweg Verlag.

DUNN, P. (1976): Obstetric delivery today - for better or for worse? *Lancet* 10: 790.

DUNN, P. (1981): Birth from the pediatrician point of view. In: BALLABRIGA & GALLART (eds.): *Proceedings of the 7th European Congress of Perinatal Medicine*. Barcelona 1980.

DUNN, P. (1983): Die Geburt als physiologischer Prozeß - eine pädiatrische Sichtweise. In: SCHIEFENHÖVEL & SICH (Hrsg.): *Die Geburt aus ethnomedizinischer Sicht*. Wiesbaden: Vieweg Verlag.

EHLER Martha (1978): *Ich will mein Kind stillen*. ABC Team. Wuppertal: R. Brockhaus Verlag.

In der BRD werden nur 6% der Säuglinge durch die Säuglingszeit hindurch gestillt. Die "ungestillte Generation" gibt aber große Probleme auf - sie reichen von Sucht über Depressionen zum Selbstmord. Die Wichtigkeit des Stillens für einen optimalen Lebensstart, für glücklichere Eltern, fröhlichere Kinder, ist nicht aus der Welt zu leugnen. Zwar sollte keine Frau gezwungen werden zu stillen, aber viele Frauen die es wollen, scheinen unfähig zu sein zu stillen. Hauptursache dafür sind falsche Erziehung, verständnislose und stillfeindliche Umwelt, und mangelnde Unterstützung der jungen Mütter. Trennung von Mutter und Kind und Stillpraktiken in den Kliniken mit fixierten Stillzeiten, Nachfütterung mit der Flasche, Verunsicherung der Frauen durch Gewichtskontrolle etc. und Verteilung von Probepackungen für Flaschennahrung stören besonders. Muttermilch ist allen künstlichen Nahrungen überlegen. Noch größere Bedeutung hat das Stillen aber für die seelische Entwicklung eines Kindes. Der enge Körperkontakt vermittelt die für das spätere Leben so wichtige Grunderfahrung der Geborgenheit, der Sicherheit, des Geliebtwerdens. Bei der Flaschenfütterung fehlt die Beteiligung des Körpers, der Hormone, des Nervensystems der Mutter. Stillen kann gelernt werden. - Ein Briefwechsel zwischen zwei Müttern, einer ohne Erfahrung und einer, die ihr drittes Kind erwartet, veranschaulicht Probleme und Lösungen. Es ist das Hinführen einer jungen Frau zum Mutterwerden und Muttersein mit all seinen entnervenden, erschöpfenden und erfreulichen Erfahrungen und ihrer Bewältigung durch die ältere Ratgeberin.

EIBL-EIBESFELDT, I. (1980): *Grundriß der vergleichenden Verhaltensforschung*. 6. Auflage. München: Piper Verlag.

Das stets auf dem neuesten Stand gehaltene Standardwerk der Ethologie. Umfangreich (780 Seiten), verständlich geschrieben, Fundgrube für Fragen der faszinierenden Steuerung sozialer Verhaltensweisen. Mit humanethologischen Forschungsergebnissen.

EIBL-EIBESFELDT I. (im Druck): *Grundriß der Humanethologie*.

EIGER, M.S., WENDKOS-OLDS, S.: *Ich stille*. (The complete book of breastfeeding). 8133 Feldafing, Wielingerstr. 31: MIC Verlag.

ELOY, D. &. R. (1981): *Die Lamaze Methode.* Der Weg zu einem positiven Geburtserlebnis. Goldmann Ratgeber, W.Goldmann Verlag. (2. Aufl. überarbeitet von H. Lothrop) (Erstausgabe 1976).

ELWIN, V. (1943): *Conception, pregnancy and birth among the tribesmen of the Maihal Hills.* In: Jr. Royal Asiatic Society of Bengal, Vol. IX, 99ff.

ENGELMANN, G.J. (1884): *Geburt bei den Urvölkern.* Wien: Wilhelm Braumüller Verlag. (Erstausgabe St. Louis 1882).
Standardwerk für Studien zur Geburt bei primitiven Gesellschaften; oft zitiert, aber nie kritisch behandelt; zweifellos eine Fundgrube für bis dahin bekannte Geburtsgebräuche; Aufzählung unterschiedlicher Praktiken ohne erschöpfende Analyse, außerdem inzwischen veraltet; unersetzlich durch die vielen Abbildungen; keine Bibliographie, Literaturangaben (z.T. unvollständig und falsch zitiert) sind dem Text zu entnehmen.

ESCHLIEMANN, J.P. (1982): *Naître sur la terre africaine.* 149 pp., 10 Fotos. INADES Edition, 08 BP 8, Abidjan 8, Côte d'Ivoire.
Sozio-kultureller Kontext und detaillierte Dokumentation der Vorgänge um die Geburt eines Agni-Bona Kindes im Bezirk koun-Fao, Ost. Elfenbeinküste.

ETZEL, R.A. (1977): Liberian obstetrics, Part 1. The birth and development of midwifery. *J. Nurse-Midwifery* 21(4), 1976, 24-37 und 22(1), 1977, 18-30.
Betrachtung traditioneller Geburtshilfe in Liberia aus dem Blickwinkel westlicher Medizin; Würdigung der einheimischen Hebammen mit besonderem Hinweis auf deren Hilflosigkeit bei Geburtskomplikationen; gute statistische Daten; die Einschränkung der verwendeten Literatur ergibt sich aus der Limitierung der Arbeit.

EVANESHKO, V. (1982): Tonawanda Seneca childbearing culture. In: ARTSCHWAGER KAY, M. (ed.): *Anthropology of Human Birth.* Ch. 21, 395-412. Philadelphia: Davis.
Bericht über einen zwar in einem Reservat lebenden, aber bereits hochgradig akkulturierten Indianerstamm im Staate New York, der eine Reihe traditioneller Vorstellungen und Bräuche um die Geburt, trotz bevorzugter Klinikentbindung, beibehalten hat. Literaturangaben.

EVANGELISCHE AKADEMIE Bad Boll: Mutter-Hebamme-Kind. Materialdienst Bad Boll: No. 10/78. Tagung v. 23.-25.5.78 in Bad Boll.

FABE, M. WIKLER, N. (1979): *Up against the clock.* New York: Random Hause.

FAGERSTRÖM, G. HANSSON, G. (1981): *"Peter, Ida und Minimum, Familie Lindström bekommt ein Baby".* Ravensburg: Otto Meier Verlag. Ein Comic-Band aus Schweden.

FALLS, D.D. (1979): *Psychopathology and sub-fecundity.* New York: Acad. Press.

FASBENDER, H. (1906): *Geschichte der Geburtshilfe.* Jena: Fischer Verlag.

FELKIN, R.W. (1885): Über Lage und Stellung der Frau bei der Geburt aufgrund eigener Beobachtungen bei den Negervölkern der oberen Nilgegend. Marburg (Diss.).
Ein "Klassiker" unter den ethnologisch-geburtshilflichen Schriften; der wohl erste Versuch, eigene Beobachtungen bei einer traditionellen Gesellschaft mit den Erkenntnissen der westlichen Geburtshilfe in Verbindung zu bringen; besonders aufschlußreich die Beschreibung eines Kaiserschnitts. Die Einmaligkeit der Beobachtung, die allerdings nie wieder, auch nicht in indirekten Berichten wiederholt oder bestätigt wurde, weckt Zweifel an diesem Bericht.

FELKIN, R.W. (1885): Über Lage und Stellung der Frau bei der Geburt. reprod. in: *Die Anfänge der Geburtshilfe, Ciba-Zeitschrift,* 70, Wehr/Baden: H. Buess, 1954.

FISCHER, A. (1963): Reproduction in Truk. *Ethnology* 2: 526.

FISCHER, J. (1926): Geschichte der Gynäkologie, Wien. Sonderdruck aus *Biologie und Pathologie des Weibes.* Berlin.

FISCHER, J.L. (1983): Birth on Ponape: Myth and Reality. In: SCHIEFENHÖVEL & SICH, (Hrsg.): *Die Geburt aus ethnomedizinischer Sicht.* Wiesbaden: Vieweg Verlag.
Es werden traditionelle Bräuche um die Geburt auf Ponape (einer karolinischen

Insel) verglichen mit Verhaltensweisen, wie sie in der Myhtologie dieser Kultur dargestellt werden. In Ponape auffallende Bräuche um die Mutterschaft sind: reichliche Ernährung der Schwangeren, Befriedigung von Schwangerschaftsgelüsten, seltene Praxis von Abtreibung oder Infantizid, wenig Beachtung der Illegitimität von Schwangerschaften, Wunsch nach Privatatmosphäre unter der Geburt, hohe Bewertung von Tapferkeit mit Unterdrücken von Schmerzlauten unter der Geburt, reichliche Ernährung der Stillenden, frühe Zufütterung von festen Speisen zur Nahrung der Säuglinge und frühes Abstillen. Kurzdauerndes Sexualtabu nach der Geburt. Jeder Klan, der aus ca. 20 matrilinealen, exogamen Klanen bestehende Bevölkerung auf Ponape hat ein eigenes Totemtier, meistens einen Fisch und einen eigenen Entstehungsmythos. Beide dienen der Gruppenidentität und der Klantrennung, und die Mythen sind darüberhinaus Verhaltensmodelle für den Lebenszyklus und für Beziehungen in der Kernfamilie. Dies wird im einzelnen untersucht. Dabei wird Wert auf den Teil der Mythen gelegt, der mit Geburt und Stellung des Neugeborenen in der Familie befaßt ist. Das Totemtier ist häufig die nichtmenschliche Urmutter des Klans, während die Väter menschlich dargestellt werden. Dies könnte das kulturelle Verständnis der Schwangerschaft und Geburt und die Rolle der Geschlechter widerspiegeln. Darin sind Mütter impulsive Kreaturen, die gewaltigen Naturkräften ausgesetzt sind, die sie von den gewöhnlichen Erfordernissen des sozialen Lebens befreien und der speziellen Fürsorge der Männer anvertrauen.

FLANAGAN, G. Lux (1963): *Die ersten neun Monate des Lebens.* 115 Abbildungen. Rororo Sachbuch.

FLEGUN, D. (1977): Mobiler Tokograph erprobt. *Medical Tribune* 20. S.a. *Brit. med. J.* 6040 (1976).

FLEISCHER, Luitgard (1977): *Zur Rolle der Frau in Afrika-Heirat, Geburt und Krankheit im Leben der Hausa-Frauen in Nigeria.* Bensheim.

FLEISCHER, Luitgart (1983): Prävention in der traditionellen Frauenheilkunde der Hausa. In: SCHIEFENHÖVEL & SICH (Hrsg.): *Die Geburt aus ethnomedizinischer Sicht.* Wiesbaden: Vieweg Verlag.

FLINT, M. (1982): Lockmi: an Indian midwife. In: ARTSCHWAGER-KAY, E. (ed.): *Anthropology of Human Birth.* Ch. 10, 211-219. Philadelphia: Davis.

Die Autorin und vier ihrer Studenten führten 1969 an Frauen der Rajput-Kaste in Jaipur/Indien, Feldstudien durch. Deren Hebamme war von der Jogi-(einer niederen) Kaste. Diese Hebamme wohnte wöchentlich 3-10 Entbindungen bei und zeigte sich bereit, die Studie zu unterstützen. Sie führt intravaginale Untersuchungen durch und setzt sich während der Austreibungsperiode rittlings auf die Brust der Frau, um 'das Kind herauszukneten'. Das Baby 'springt' dann einfach auf den Boden aus festgetretener Erde. - Sollte der Lochienfluß übermäßig sein, nimmt sie saubere Lappen und preßt sie mit der nackten Ferse in die Genitalien der Wöchnerin. Im Fall einer starken Blutung wird die Rinde des Baumwollholzbaumes (Salmalia mata barica) in warmem Wasser eingeweicht und als Styptikum verwendet. - 19 Literaturangaben.

FOCK, N. (1967): South American birth customs in theory and practice. (Kopenhagen 1959). In: FORD, C.S., CLELLAN, S. (eds.) *Cross-cultural approaches.* New Haven, 126-144.

Nach SCHMIDT erneuter Versuch Couvade (= Männerkindbett) am Beispiel südamerikanischer Stämme zu erklären; Beschreibung der einzelnen Geburtsbräuche; es wird eine Abhängigkeit von Kindersterblichkeit, spezieller Wirtschaftsform und animistischen Ideen konstatiert.

FÖLLMER, W. (1971): Die Indikation zur Schnittentbindung in Entwicklungsländern. *Deutsches Ärzteblatt,* 5(1), 307-309.

FÖLLMER, W. (1972): Geburt- und Geburtskomplikationen bei jungen Müttern eines Entwicklungslandes. *Gebfra* 24, 1, 4o.

FÖLLMER, W. (1975): Besonderheiten der Geburtshilfe und Gynäkologie in Libyen. *Der Landarzt* 34, 5, 136-14o.

FÖLLMER, W. (1978): Besonderheiten der Geburtshilfe und Gynäkologie in den Entwicklungsländern und den Tropen. In: SCHWALM, DÖDERLEIN & WULF (Hrsg.): *Klinik der Frauenheilkunde und Geburtshilfe*. Urban und Schwarzenberg, Band I, 219-259.

Schwerpunkt Afrika. Häufige Komplikationen aus der Sicht des westlichen Geburtshelfers. Die Geburtshilfe in Entwicklungsländern wird oft durch die andere soziale Stellung der Frau, durch die zu der unsrigen unterschiedliche Familienstruktur und durch eine andersartige Einstellung zu Schwangerschaft und Schwangerschaftskomplikationen beeinflußt. Hinzu kommen traditionelle Haltungen und Praktiken bei der Geburt, die im Widerspruch zur modernen Geburtshilfe stehen. Oft belasten Anämien und Parasitenbefall die Gesundheit Schwangerer, ebenso wie zu früher Eintritt der Erstschwangerschaft und zu häufige Schwangerschaften. Die Häufigkeit von Spättoxikosen und von Beckenanomalien sind in unterschiedlichen Rassen und geographischen Bereichen verschieden. Geburtshilfliche Komplikationen führen durch zu spätes Erkennen und lange Transportwege oft in eine geburtshilfliche Katastrophe. Uterusrupturen sind keine Seltenheit. Ein vorangegangener Kaiserschnitt gefährdet die Frauen ganz besonders. - Unzureichende Ernährungslage gefährdet darüberhinaus die Gesundheit von Mutter und Kind. Unzureichende Hygiene erhöht die Neugeborenensterblichkeit. Puerperalfieber ist erstaunlich selten. Kinder werden nach Bedarf gestillt. Erstaunlich, wie gut die Brustwarzen die Belastung aushalten und wie selten eine Mastitis auftritt. Wo die Mutter nicht Stillen kann, ist in der Regel das Schicksal des Kindes besiegelt. Es kann dann eine Amme einspringen,und in diesem Zusammenhang sind Beobachtungen über Lactatio unabhängig von einer Schwangerschaft nicht ungewöhnlich. - Probleme entstehen auch durch endemische Malaria, die eine Eklampsie vortäuschen kann, sowie durch andere Tropenerkrankungen. Soziokulturelle Besonderheiten werden überwiegend negativ beurteilt.

FÖLLMER, W. (1983): Geburtshilfe in Libyen. In: SCHIEFENHÖVEL & SICH (Hrsg.): *Die Geburt aus ethnomedizinischer Sicht*. Wiesbaden: Vieweg Verlag.

FORD, C.S. (1964): *A comparative study of human reproduction*. New Haven: HRAF Press.

Weltweite Studie von 64 Gesellschaften, die mit Hilfe der HRAF zusammengestellt wurde; behandelt werden u.a. Menstruation, Schwangerschaft und Geburt; besonders umfangreiche Bibliographie; zeigt deutlich die Schwierigkeiten eines groß angelegten interkulturellen Vergleiches, da bei der Aufarbeitung des Materials und dem Fehlen eines vergleichbaren Rahmens für die jeweilige Studie der Kontext zumeist verloren geht.

FORD, C.S., CLELLAN, S. (eds.)(1967): *Croscultural approaches*. New Haven: HRAF Press.

FOSTER G.M., ANDERSON et al. (1978): *Medical Anthropology*. New York, Brisbane, Toronto.

Gegenüberstellung traditioneller und westlicher Medizin; Definition von medizinischer Anthropologie und Zielsetzung; besondere Behandlung der Stellung des medizinischen Personals; Aufzeigen der Möglichkeiten und Probleme in der Zusammenarbeit zwischen Anthropologen und Medizinern aus anthropologischer Sicht.

FRAKE, C.H., FRAKE, C.M. (1957): Post-natal care among the eastern Subanun. *The Silliman Journal* 4(3): 207.

FRANGER, G. (1980): Schwangerschaft und Geburt - Wie erleben Türkinnen sie in der Heimat und hier. *Informationen zur Ausländerarbeit* 4, 29-32.

FRANKFURTER RUNDSCHAU (1980): Familienraum für Geburten. In: *FR*, Dezember.

FRANKFURTER RUNDSCHAU (1980): Lob der Muttermilch. In: *FR*, 11. September.

FRANKFURTER RUNDSCHAU (1980): Aufklärung über Muttermilch. In: *FR*, 4.September

FRASER, J.G. (1951): *The Golden Bough*. Yew York: Mac Millan.

FREEDMAN, D.G. (1979): Ethnic differences in babies. *Human Nature*. Jan., 36-43.

FREEDMAN, L.Z., FERGUSON, M., V. (1950): The question of "painless childbirth" in primitive cultures. *Am. J. Orthopsychiatry* 2o, 2, 363-372.

Beispiele aus verschiedenen Kulturen zeigen, daß der Geburtsschmerz universell zu sein scheint; mit Hilfe von geeigneten Techniken ist es jedoch möglich, ihn in seiner Intensität zu beeinflussen; endgültige Aussagen, speziell auf psychologischem Gebiet sind nicht möglich, da entsprechende Studien ausstehen.

FRIEDMAN, D.D. (1974): Conflict behaviour in the parturient. In: HIRSCH, H.: *The Family Proceedings*. 4th Congr. Psychosom. Med. in Obst. and Gyn., Tel Aviv. Basel: Karger.

GALAHAD (Sir) (1975): *Mütter und Amazonen*. München-Berlin: Non-Stop Verlag. Langen: Müller Herbig, 1976).

GALDSTON, J. (1937): *Maternal Deaths - the pathways to prevention*. The Commonwealth Fund.

Dies 1937 erschienene Buch analysiert die großen Untersuchungen über Müttersterblichkeit in den USA, die um 1930 durchgeführt wurden. Der Autor führt die Ursachen auf eigenes Verschulden der Frau, auf Versagen der Hebamme und auf Versagen des Arztes zurück. Das 'eigene' Verschulden der Frau steht an erster Stelle und Hebammenversagen an zweiter. Von Ärzten betreute Geburten zeigten beste Resultate. Dies Buch wurde ein wirkungsvoller Motor für Krankenhausgeburtshilfe einerseits und Verschwinden der Hebamme in den USA andererseits. Bei der Anklage, die hier die Hebamme erfährt, wird übersehen, daß die Hebammen der damaligen Zeit aus Europa eingewanderte älterer Frauen waren, denen nicht, wie in ihrer Heimat, ein integriertes geburtshilfliches System und ein Hebammenwesen zur Verfügung stand, in dessen Rahmen sie ihrer Tätigkeit, als Teil des Ganzen, nachgehen konnten. - Die Entwicklung der Folgezeit in den USA führte zur Krankenhausgeburt mit ärztlicher Betreuung, ohne Notwendigkeit für den Beistand einer Hebamme.

GAUPP, K. (1907): Über die Geburtshilfe der Chinesen. *Zeitschr. f. Ethnologie*, 3o Jhg., Heft IV+ V; 729-145, Berlin: Behrend.

Es wird eine 1715 letztmalig bearbeitete chinesische Quelle (Ta shêng pien) ausgewertet. Die Hebamme habe die Kreißende zu beruhigen, sie auf Natürlichkeit und Nützlichkeit des Schmerzes hinzuweisen und sie rechtzeitig auf den Gebärstuhl zu setzen. (Anfang des 20. Jahrh. gibt es einen solchen in China nicht mehr, sondern die Kreißende sitzt mit dem Rücken an der Wand auf dem Ofenbett). Das Kind stehe im Uterus aufrecht und drehe sich unter der Geburt, was der Mutter Schmerzen verursache. Vor zu frühem Pressen wird gewarnt, Ruhe empfohlen. Die Geburt sei nach dieser Quelle ein willkürlicher Akt des Kindes im Gegensatz zur Defäkation. (Was der Autor als absurd abtut). Der Autor erwähnt die Seltenheit von Dammrissen bei Chinesinnen. Mütter- und Kindersterblichkeit sei niedrig, aber vielleicht seien solche Berichte nur Ausdruck der Indifferenz der Chinesen in physischer Hinsicht. Jedenfalls bestände keine Furcht davor. Auch seien die Chinesen ein kräftigeres Naturvolk als die verweichlichten Europäer. Das Wochenbettritual (Ruhe und Pflege) mache die Frauen auch gesünder. Der 'Ta shêng pien' empfehle sexuelle Abstinenz und viel Bewegung in der Schwangerschaft, Leibbandagen und maßvolle Diät. Totgeburt, Plazentaretention, Milchlosigkeit (Ursachen: Blutarmut, Krankheit, mangelnde Pflege der Mutter) und Blutungen werden besprochen, sowie eine Reihe weiterer Komplikationen. Ein weiteres Buch 'She shêng pi p'on tsung yaou' (wichtigste geheime Erklärungen der Geburtshilfe) verfaßt im Jahre 1638 wird ebenfalls besprochen; mit drei Theorien zur Geschlechtsentstehung, -bestimmung oder -beeinflussung des Kindes, Empfehlungen für Heiratsalter und Fruchtbarkeit, "Entwicklungsgeschichte" des Föten (mit Bildern aus diesem Text vom I-X Fetalmonat!). 4 Literaturangaben.

GEIGER, H. (1966): Über die vertikale Entbindungsmethode mittels Gebärstuhls. *Zbl. Gynäk.* 88, 229-230.

GÉLIS, J., LAJET, M. MOREL, M.F. (1980): *Der Weg ins Leben - Geburt und Kindheit in früherer Zeit*. München: Kösel.

GÉMES, B. (1983): Geburtenkontrolle durch Abtreibung in der Volksmedizin Ungarns. In: SCHIEFENHÖVEL & SICH (Hrsg.): *Die Geburt aus ethnomedizinischer Sicht*. Wiesbaden: Vieweg Verlag.

GHALIOUGLOU, P. (1973): *The House of Life*. Magic and medical science in ancient Egypt (mit Kapitel: Pregnancy). Amsterdam: B.M. Israel.

GHALIOUGLOU, P. (1977): The Persistance and spread of some obstetric concepts held in ancient Egypt. Reprint form: *Annales du Service des antiquitês de l'Egypte*, tome LXII, 141-145.

GIDEON, H. (1962): A baby is born in the Punjab. *Am. Anthropol.* 64(6): 1220.

GILLAM, B. (1973): Beliefs of the Wapei people about conception, childbirth, and early child care. *Trop. Doctor*, April 85.

GILLET, J. (1979): Childbirth in Pithiviers, France. *Lancet ii*, 894.

GOLEMAN W.D. (1982): Lesbian childbirth and artificial insemination: a Wave of the future. In: ARTSCHWAGER KAY, M. (ed.): *Chthropology of Human Birth*, Ch. 17, 321-339. Philadelphia: Davis.

Ein Aufsatz mit sehr gemischter Qualität und Betrachtungsweise. Guter Bericht über Laienhebammen in der California Bay Area. Idealisierte Betrachtung des Verhältnisses lesbische Mutter und Liebhaberin. Die Sperma-Spender sind über einen einzigen Arzt zugängig. Heterosexuelle Spender werden bezahlt, damit Vaterschaftsansprüchen vorgebeugt werden kann, homosexuelle nicht. Der Arzt "matched" Spender und Empfängerin. Potentielle juristische Probleme oder Probleme für die Kinder werden nicht weiter erwähnt. Falsche Vorstellungen von klinischer Geburtshilfe. 13 Literaturhinweise.

GONZALES, N.S. (1963): Some aspects of child-bearing and child-rearing in a Guatemalan Ladino community. *Southwestern J. Anthropol.* 19: 411.

GONZALES, N.S., BEHAR, M. (1966): Childbearing practices, nutrition and health status. *Milbank Mem. Fund. Q.* 44: 77.

GOODALE, J.C. (1971): *Tiwi Wives: a study of the women of Melville Island, North-Australia*. Seattle: University of Washington Press.

GOODMAN, L. (1951): Obstetrics in a primitive African community. *Am.J. Public Health* 41: 56.

GORDON, G.E., GIDEON, H., WYON, J.B. (1965): Midwifery practices in rural Punjab, India. *Am. J. Obstet. Gynecol.* 93(5): 734.

GRABER, J.H. (1966): *Die Not des Lebens und ihre Überwindung*. Tiefenpsychologie des Geburtstraumas und der nachgeburtlichen Lebensgestaltung. Bern.

GRABER, G.H., KRUSE, F. (1973): Vorgeburtliches Seelenleben. In: Goldmann Bd. 9038: *Medizin*.

Referat der I., 1978 in Freiburg i. Br. gehaltenen internationalen Tagung der von G.H. Graber gegründeten Internationalen Studiengemeinschaft für Pränatale Psychologie. Das Schicksal der psychoanalytischen Bewegung mit ihren Spaltungen hat dazu geführt, daß die Freudschen Ansätze zu einer Perinatalpsychologie bis zu diesem Zeitpunkt praktisch vergessen waren. 12 Beiträge über naturwissenschaftliche Grundlagen des vorgeburtlichen Seelenlebens, Grundtatsachen der pränatalen Psychologie und die Bedeutung des vorgeburtlichen Seelenlebens für die Neurosenätiologie.

GRABER, G.H. (Hrsg.)(1974): Pränatale Psychologie. Die Erforschung vorgeburtlicher Wahrnehmungen und Empfindungen. In: *Geist und Psyche*. München: Kindler Verlag.

Elf Beiträge zur pränatalen Psychologie mit Bemühung um kasuistische Vertiefung von Vorstellungen und Untersuchungen über Geburtstrauma, vorgeburtliches Seelenleben und deren Einfluß auf das nachgeburtliche Dasein. Aufzeigen der engen Verbindungen zwischen Sozialpsychologie und pränataler Psychologie.

GRABER G.H. (1982): Das pränatale Seelenleben und einige überbrückende Hinweise zum postnatalen und postmortalen Dasein. In: SCHINDLER, S. (Hrsg.): *Geburt - Eintritt in eine Neue Welt*, 11-16. Göttingen-Toronto-Zürich: Verlag für Psychologie, Dr. H.C. Hochgrefe.

GRAHAM, H. (1951): *Eternal Eve. The history of gynaecology and obstetrics*. Garden City, N.Y.: Doubleday & Comp., Inc.

GRANET, M. (1921): Le dépôt de l'enfant sur le sol. Rites anciens et ordalies mythiques. In: *Revue Archéologique*, Bd. XIV, 11-12, Paris.

GREINER, T., ESTERIK, Penny, LATHAM, M. (1981): The insufficient milk syndrome: an alternative explanation. *Med. Anth.*, vol. 5, No. 2.

GROSSPIETZSCH, R. et al. (1983): Einfluß des Nahrungsmittels Palmöl auf die niedrige Atemnotsyndromrate bei Frühgeborenen in Westafrika. In: SCHIEFENHÖVEL & SICH (Hrsg.): *Die Geburt aus ethnomedizinischer Sicht*. Wiesbaden: Vieweg Verlag.

GUBALKE, W. (1964): *Die Hebamme im Wandel der Zeiten*. Ein Beitrag zur Geschichte des Hebammenwesens. Hannover: Elwin Staude.

Der erste Teil des Buches gibt Einblick in das Verständnis der Bedeutung der Geburt, magisch rituelle und religiöse Vorstellungen und Praktiken, die Geburtshaltung sowie die Aktionen beistehender Frauen in antiken Kulturen vom alten Ägypten, Griechenland, Germanien bis hin zu Indien, China und Japan, und es informiert über die geburtshilflichen Kenntnisse jener Zeiten.

Der zweite, informativste Teil, bespricht die Entbindungskunst in Mittelalter und Neuzeit und das wechselnde Schicksal der Hebamme im Zusammenhang mit der geschichtlichen Entwicklung. Im 13. Jahrhundert wurden Hebammen ermächtigt, Nottaufen zu halten, aber auch, über illegitime Geburten Bericht zu erstatten und vor Gericht als Sachverständige über Jungfernschaft etc. auszusagen. Sie wurden zum Kaiserschnitt an der Toten zur Rettung der Seele des Kindes verpflichtet. Dies bedeutete Zuwachs an Macht und Wissen, aber auch Neid, der seinen schrecklichsten Ausdruck in der Hexenverfolgung fand. Mit Verschärfung der Inquisition wurden Hebammen ein ausgesuchtes Ziel der Hexenverfolgung. Der Hexen-Hammer bezeichnete sie als besonders gefährlich und in jedem Dörfchen gegenwärtig. Erst mit der Reformation wurde das Leben der Mutter wichtiger als die Rettung der Seele des Kindes.

Mit der Entwicklung der städtischen Ordnungen am Ausgang des Mittelalters bzw. an der Schwelle zur Neuzeit, werden die Hebammen zu einem anerkannten weltlichen Stand. Vornehme Damen der Stadt, sogenannte 'Obfrauen' vertraten den Stand vor dem Stadtrat und vor Gericht, vermittelten in Streitfragen zwischen Hebamme und Wöchnerin. Sie wählten den Nachwuchs aus und überwachten die Lehrgänge, die 3-4 Jahre dauerten und mit Prüfung abschlossen. Im 16. Jahrhundert begann sich ein Spannungsverhältnis zu den Ärzten zu entwickeln, die bis dahin keine Geburtshilfe betrieben hatten. Die Hebammen hatten keine Kenntnis der lateinischen medizinischen Schriften. Deshalb wurden ihnen die 'Buchärzte' übergeordnet, denen es ihrerseits an praktischer Erfahrung mangelte. Es entstanden stärkste Spannungen zwischen gebildeten Hebammen und 'Buchärzten', obgleich letztere reichlich vom Wissen der Hebammen profitierten. Sie übernahmen es z.T. in lateinisch geschriebene Lehrbücher, die den Hebammen nicht zugängig waren. Ärzte, insbesondere z.B. auch E. Rößlin, mit seinem 1513 erschienenen 'Rosengarten' und der Kritik an den Hebammen, haben dem Stand sehr geschadet. 'Buchärzte' stellten die Fragenkataloge für die Hebammenprüfungen auf, obgleich die Kenntnisse der Hebammen besser waren, als die der Ärzte, z.B. im Hinblick auf Dammschutz, Dammnaht, Plazentalösung, Querlagenbehandlung, Extraktion eines toten Kindes und Kaiserschnitt an der Lebenden und an der Toten. Im 17. Jahrhundert entwickelte sich der Ärztestand durch fundierte anatomische Kenntnisse, Entdeckung des Blutkreislaufs etc. Gleichzeitig nahm die Bedeutung des Hebammenstandes im Absolutismus weiteren Aufschwung, durch die Bedeutung bei Hofe und die sachkundige Entbindung von Stammhaltern. Jetzt, und im darauffolgenden Jahrhundert findet man die 'großen' Hebammen, die dann auch allmählich vom Wissen der Ärzte um Anatomie und Gynäkologie profitieren. Justine Sigismundin, Louise Bourgois, Marguérite Bourgier, Madame Lachapelle, Madam Gillam, Mutter und Tochter Seibold, die alle Erfahrungen mit tausenden von Geburten hatten und meist auch ihre Erfahrungen in Lehrbüchern zusammenfaßten. Es entstehen die großen, von Hebammen geleiteten Entbindungsanstalten. Anfang des 19. Jahrhunderts kämpft Charlotte v. Heidenreich-Seibold für die Geburtshilfe nicht nur als private, sondern als öffentliche Aufgabe. Die Geburtshilfe des 19. Jahrhunderts ist gekennzeichnet durch Ablösung der städtischen Hebammenordnungen durch landesgesetzliche Vorschriften, die den Hebammen nur noch den Umgang mit Normalgeburten zubilligt, der Erfindung und Verbreitung vieler geburtshilflicher Neuerungen, wie Narkose, Zange etc., aber auch durch die 'Seuche' des Wochenbettfiebers, dem zwischen 1816-1875 rd. 364.ooo Frauen zum Opfer fielen. Dem folgte die Erkenntnis der Ursache und damit die Einführung der Anti- bzw. Asepsis, die bis heute die moderne Geburtshilfe prägt. - Unterdessen verloren die Hebammen endgültig ihre beherrschende Stellung in der Geburtshilfe. Sie haben nur elementare Bildung, sind auf Lehrbücher vereidigt. Es entstehen zwar eine Hebammenfachpresse und standespolitische Bestrebungen, die das Anliegen der Hebammen auch in die Öffentlichkeit tragen. Der Beruf ist durch Rückgang der Geburten, durch Überfluß an Hebammen und durch die Bevölkerungspolitik im Dritten Reich starken Wechselfällen ausgesetzt. Hinzu kommt in den letzten Jahrzehnten durch die globale Bevölkerungsexplosion auch ein internationales Interesse des Standes an Problemen der Familienplanung. Doch in der europäischen und insbesondere der deutschen Geburtshilfe sind im 20. Jahrhundert die Ärzte als geburtshilfliche Spezialisten maßgeblich. Die Hausgeburtshilfe ist aus noch immer nicht eindeutig geklärten Gründen der Klinikgeburtshilfe gewichen. Freie Hebammen, wo es sie noch gibt, haben einen schweren Stand. Die Hebammen haben den Einfluß auf die Gestaltung des eigenen Berufsbildes verloren und der Stand wurde ein Opfer föderalistischer Zersplitterung, Uneinigkeit der Fachlehrer und der medizinischen Obrigkeit. In den Entwicklungsländern sind inzwischen neue Probleme entstanden. Da begegnet die moderne Hebamme Geburtshelfern wie sie im alten Ägypten und Babylon existierten. Hier ist wieder eine Neuformung des Berufsbildes erforderlich.

GUNTHER-ENRIQUES, M. (1982): Studying maternal infant attachment: A Mexican American example. In: ARTSCHWAGER KAY, M., *op. cit.*, 61-80. Philadelphia: Davis.
Eine 'Bonding' Studie mit Video-Technik unmittelbar nach der Geburt in sechs Fällen. 15 Literturangaben.

GUSSLER, Judith, BRIESEMEISTER, Linda (1980): The insufficient milk syndrome: A biocultural explanation. *Med. Anthr.* vol. 4, Nr. 2.

GUSSLER, Judith (1982): Poor mothers and modern medicine in St. Kitts. In: ARTSCHWAGER KAY, M. (ed.): *Anthropology of Human Birth*, Ch. 13, 253-266. Philadelphia: Davis.
St. Kitts ist eine Insel in der Karibik mit einer Bevölkerung aus meist ehemaligen Sklaven mit großen ökonomischen Problemen. Mütter sind meist unverheiratet, müssen arbeiten. In ihrer Situation bedeuten Krankenhausgeburt und moderne medizinische Betreuung eine Entlastung. 5 Literaturangaben.

HAAF, E., ZWERNEMANN, J. (1975): *Geburt - Krankheit - Tod in der afrikanischen Kunst*. Stuttgart-New York: K.F. Schattauer Verlag.

HAAF, E. (1977): Schwangerschaft und Geburt in der afrikanischen Kunst. In: RUDNITZKI, G., SCHIEFENHÖVEL, W. u. SCHRÖDER, E. (Hrsg.): *Ethnomedizin* - Beiträge zu einem Dialog zwischen Heilkunst und Völkerkunde, 53-58. Barmstedt: Kurth-Verlag.
Interessanter Versuch der Gegenüberstellung von Kunstdenkmälern und tatsächlichen Krankheitsbildern; bezüglich Schwangerschaft und Geburt wird der Versuch unternommen, Zugang zur afrikanischen Vorstellungswelt zu vermitteln, jedoch mehr deskriptiv als analytisch; keine ethnischen Besonderheiten herausgearbeitet, kulturelle und medizinische Rückschlüsse nur angedeutet; gute Fotos.

HAGOOD, M.J. (1977): *Mothers of the south: Portraiture of the white tenant farm worker*. New York: W.W. Norton.

HAIRE, D. (1970: Childbirth in the Netherlands: A contrast in care. *Int. Childbirth Education Ass. News*, 9, 8-11.

HAIRE, D. (1974): Childbirth in the Netherlands. *Contemporary Obst. and Gyn.*, 3, 121-122.

HAIRE, D. (1975): The Cultural Warping of Childbirth. *ICEA News, Int. Childbirth Education Ass.* Milwaukee/Wisconsin.

HANKS, J.R. (1963): *Maternity and its rituals in Bang Chan*. Department of Asian Studies, Cornell University; Ithaca/New York.

HARRIS, M. (1975): *Culture, people, nature.* New York: T.Y. Crowell.

HARRISON, I.E., COSMINSKY, C. (1976): *Traditional medicine, implications for ethnomedicine, ethnopharmacology, maternal and child health, mental health and public health - an annotated Bibliography of Afrika, Latin America, and the Carribbean.* New York-London.
Auflistung der in den Jahren 1950-75 erschienenen Literatur durch den ausführlichen allgemeinen Teil, auch nützlich für Publikationen außerhalb der vorgegebenen Region; der Kategorie Maternal and Child Health gehören u.a. Geburt, Schwangerschaft und Familienplanung an.

HART, D.V., RAJADHON, P.A., COUGHLIN, R.J. (1965): *Southeast Asian birth customs.* Three studies in human reproduction. New Haven: Human Relations Area Files Press.
Sammelband von drei Studien zu Geburtsbräuchen in SO-Asien: Philippinen (Hart), Thailand (Rajadhon), Vietnam (Coughlin); sehr unterschiedliche Qualität und außer dem gemeinsamen Thema keine Verbindung unter den Beiträgen; Beispiel, wie verschiedenartig die Problematik angesichts des Fehlens eines Vergleichsrahmens, der bereits der Studie zugrunde liegt, behandelt werden kann.

HARTGE, R. (1976): Zur Geschichte des Stillens. *Fortschritte der Medizin*, No. 27, 23. Sept., 94 Jahrg., 1435-1438.

HARTGE, R. (1976): Säuglingsernährung in Westafrika. *Fortschritte der Medizin,* 17, 983-988.

HARTGE, R. (1977): Geburt bei alten Völkern. *Die Waage,* 6, Bd. 16.

HARTGE, R. (1979): Die Vorstellungen von Fruchtbarkeit, Zeugung und Schwangerschaft, aus medizinhistorischer und völkerkundlicher Sicht. *Deutsche Hebammenzeitschrift,* Jahrg. 31, No. 3, 62-65.

HARTGE, R. (1983): Zur Geburtshilfe und Säuglingsfürsorge im Spiegel der Geschichte Afrikas und zur Geschichte der Geburtshilfe Indiens. In: SCHIEFENHÖVEL & SICH (Hrsg.): *Die Geburt aus ethnomedizinischer Sicht.* Wiesbaden: Vieweg Verlag.

HAYNAL, A. (1968): Le syndrome de Couvade (et contribution a la psychologie et psychopathologie de l'homme en face de la reproduction). In: *Am. Med. Psychol.* (Paris) 1(4), 539-571.
Betrachtungen zum Männerkindbett von einem Psychiater; Couvade wird als psychodynamisches Problem angesehen im Bereich der männlich-weiblichen Identitätsfindung; ausführliche Bibliographie zur anthropologischen und psychiatrischen Seite des Untersuchungsgegenstandes.

HAZELL, L. D. (1974): *Birth goes home.* Seattle: Catalyst Publishing & Co.

HAZELL, L. D. (1975): A study of 300 elective home births. *Birth Fam. J.* 2(1): 11.

HENDERSON, H.K., HENDERSON, R.N. (1982):Traditional Omtsha Ibo maternity beliefs and practices. In: ARTSCHWAGER KAY, M. (ed.): *Anthropology of Human Birth,* Ch. 8, 175-192. Philadelphia: F.A. Davis.

HERZ, E. (1971): *Schwangerschaft und Geburt als Reifungsweg der Frau - Übungen und Meditationen.* München: Pfeiffer.

HILLEMANS H.G., STEINER, H. (1978): *Die programmierte Geburt.* Thieme Verlag.
Es ist Ansicht der Autoren, daß in 20% aller Fälle die zeitliche Koordination der Vorgänge zwischen Fetus und Plazenta Unvollkommenheiten aufweisen. Wenn aufgrund mehrerer Bestimmungen verschiedene Parameter der Fetus als reif betrachtet wird, müsse die Geburt eingeleitet werden, unabhängig davon, ob die Zervix ebenfalls reif ist oder nicht.

HILLEMANS, H.G., STEINER, H. (Hrgs.) (1981):Die humane, familienorientierte und sichere Geburt (II. Freiburger geburtshilfliches Colloquium, Sept.) Stuttgart.
Erfahrungsaustausch über die Möglichkeiten heutiger Geburtshilfe, hauptsächlicher Geburtsarten und Geburtserleichterungen; zugleich Versuch, Einblick in die Methoden anderer Länder zu gewinnen, im wesentlichen auf westliche beschränkt; zusammenfassend aufschlußreich. Rundtischgespräch.

HOOKER, (1952): *The prenatal origin of behaviour.* Univ. of Kansas Press. Lawrenze/Kansas.

HORN, B. (1982): North west coast indians: the muckleshoot. In: ARTSCHWAGER KAY, M. (ed.): *Anthropology of Human Birth*, Ch. 19, 361-375. Philadelphia: Davis.
Beschreibung einer Akkulturationssituation unter Indianern. Traditionelle Werte sind bei Indianern generell: Respekt für kulturelle Verschiedenheit, Ablehnung von konkurrierendem Verhalten, Anerkennung der Interdependenz von Mensch und Umwelt, Verteilung der Güter im Stamm, Gebrauch von analytischem wie intuitivem Denken, Anerkennung einer geistigen Qualität aller Dinge, Sensitivität gegenüber anderen Menschen. Diese Werte werden weitgehend hochgehalten. Daten, die 300-400 Menschen betreffen, werden durch begleitende Beobachtung und Interviews erhoben und später mit den Informanten auf Richtigkeit überprüft. Traditionelle Vorstellungen und Bräuche in Schwangerschaft, Geburt und Wochenbett werden beschrieben. Mutterschaft wird als normaler Prozeß betrachtet. Moderne Fürsorge wird geschätzt, steht aber in Konflikt mit einigen traditionellen Haltungen. 21 Literaturangaben.

HOWELLS, J.G. (ed.)(1972): *Modern perspectives in psycho-obstetrics.* New York.
Einzelne Beiträge zur Psychologie in der Geburtshilfe; faßt neuere Forschungsergebnisse zusammen, der allgemeine Teil beinhaltet u.a. kulturelle und ethologische Aspekte von Geburt und Schwangerschaft und Geburt; im klinischen Teil hauptsächlich Schwangerschaftsbesonderheiten (Gestosen, psychische Veränderungen); im perinatalen Teil Geburtsvorbereitung, Klinik- bzw. Hausgeburt und postnatale Periode (auch Infantizid).

HUBBEL, K.M. (1982): The neo-oriental American: childbearing in the Ashram. In: ARTSCHWAGER KAY, M. (ed.): *Anthropology of Human Birth*, Ch. 16, 305-320.
Einfühlsame Beschreibung des Verhaltens bei Schwangerschaft und Geburt in einer alternativen Gemeinschaft mit indischem Hintergrund (Maha Deva Ashram). Behandelt werden: Lebensstil, Vorstellungen und Praktiken zur Gesunderhaltung. Schwangerschaft und Geburt werden glorifiziert. Die Regeln betonen und stärken geistig-seelische Stabilität und die Gesundheit der werdenden Mutter. Üblich ist die Hausgeburt, jedoch wird die Krankenhausgeburt, sollte sie erforderlich sein, nicht abgelehnt. In der Nachgeburtsperiode werden Bruststillen, die Ausbildung einer guten Mutter-Kind-Bindung und ein tägliches Gesundheitstraining als wichtig angesehen. Die Gruppe bejaht ein vollausgeschöpftes Leben unter Einschluß aller physischen, emotionalen und spirituellen Bedürfnisse von Geburt an und eine Elternschaft, die für ihre Kinder von der Empfängnis an in dieser Hinsicht verantwortlich sind. Die Angehörigen des modernen medizinischen Systems werden aufgefordert, sich den positiven Aspekten des Gebärverhaltens und der Sozialisation der Kinder in einer derartigen alternativen Kultur nicht zu verschließen und sich mehr "Konsumenten-orientiert" zu verhalten.

HUBER, A., BOLDT, H.W. (1968): *Probleme der Geburtshilfe und Gynäkologie in einem afrikanischen Entwicklungsland.* Basel/Schweiz: Karger.

HUBER, A., BOLDT, H.W. (1968): Probleme der Geburtshilfe und Gynäkologie in einem afrikanischen Entwicklungsland (Äthiopien). In: *Bibl. Gynäcol.* 47, 1-128.
Exemplarische Behandlung eines Landes; jahrelange Erfahrungen und Werte der eigenen Praxis aus Gynäkologie und Geburtshilfe; Berücksichtigung von kulturellem Hintergrund und regionalen Schwankungen; Abschnitt über volksmedizinische Praktiken; gute Bibliographie nicht nur zu Äthiopien.

HUBER, A. (1983): Entstehung und Problematik der geburtshilflichen Scheidenfistel in Äthiopien. In: SCHIEFENHÖVEL & SICH (Hrsg.): *Die Geburt aus ethnomedizinischer Sicht.* Wiesbaden: Vieweg Verlag.

HÜSEYIN Sevil T., ASTOR, G. (1983): Traditionelle Hebammen in der Republik Niger und Staatliche Hebammen in der Türkei. In: SCHIEFENHÖVEL & SICH (Hrsg.): *Die Geburt aus ethnomedizinischer Sicht.* Wiesbaden: Vieweg Verlag.

IMPERATO, P.J. (1977): *African folk medicine: practices and beliefs of the Bambera and other peoples.* Baltimore: York Press.

JAIN, A.K., BONGAARTS, J. (1981): Breastfeeding: Patterns, correlates and fertility effects. In: *Studies in Fam. Planning,* Vol. 12, No. 3.

JANOV, A. (1977): *Der Urschrei.* Ein neuer Weg der Psychotherapie. Originalausgabe: The Primal Scream 1970 (Patnam). Fischer Verlag.

JARCHO, J. (1934): *Postures and practices during labor among primitive people adaptations to modern obstetrics.* New York.

JELLIFFE, D.B., BENNET, F.J. (1962): World-wide care of the mother and newborn child. *Clin. Obstet. Gynecol.* 5:64.

JELLIFFE, D.B., JELLIFFE, E.F.P. (1975): Human milk, nutrition and the world resource crisis. *Science* 188: 557.

JELLIFFE, D.B., JELLIFFE, G.F.P. (1976): Obstetric delivery tomorrow: towards a curvilinear compromise? *J. Trop. Pediatr.* 22(5): 203.

JELLIFFE, D.B., JELLIFFE, E.F.P. (1978): *Human milk in the modern world.* New York: Oxford University Press.

JIMENEZ HOUDEK, M., NEWTON, N. (1979): Activity and work during pregnancy and the postpartum period: a cross cultural study of 202 societies. *Am. J. Obst. and Gynecol.,* 135, 171-176.

In most societies women continue full work until birth but they tend to limit their activities afterwards for some time.

JORDAN, B. (1977): The self-diagnosis of early pregnancy: an investigation of lay competence. *Med. Anthropol.* 1(2), 1.

JORDAN, B. (1978): *Birth in Four Cultures.* A cross-cultural investigation of childbirth in Yucatan, Holland, Sweden and the United States. Montreal-Quebec/Canada: Eden Press Women's Publications.

Die Geburt hat eine biologische und eine sozio-kulturelle Seite. Dies ist eine rein analytische Betrachtung. Sie erlaubt jedoch beide Aspekte und ihre Interaktion wahrzunehmen und zu untersuchen. Es gibt keine Gesellschaft, in der die Geburt nur als physiologische Funktion behandelt wird. Sie wird überall auf einer kulturspezifischen sozialen Matrix gezeichnet und geformt. Es ist eine spezifische Lebenskrise, die abhängig von lokaler Geschichte, Ökologie, sozialer Struktur, technischer Entwicklung etc. strukturiert wird. Man findet deshalb einen geringen Variationsgrad in einem bestimmten System, aber beachtliche Variationen zwischen Systemen. Das Gefühl der Überlegenheit und moralischen Rechtfertigung, das jedem funktionierenden gesellschaftlichen System innewohnt, führt dazu, daß die Praktiker dieses Systems über Alternativen uninformiert bleiben, da jedes Herumprobieren als unethisch, gefährlich, schlechte Medizin etc. angesehen werden kann. Experimente innerhalb eines intakten Systems sind deshalb oft unmöglich. Aus diesen Gründen kann transkultureller Vergleich ein besseres Verständnis für den Prozeß der Geburt vermitteln. Es ist notwendig, für diesen Vergleich einen bio-sozialen Rahmen, bzw. eine Matrix zu schaffen, auf der ein Vergleich vorgenommen werden kann. Die Mediziner haben Physiologie und Pathologie der Geburt in den Vordergrund gestellt. Anthropologen haben Praktiken und Rituale untersucht. Für eine Untersuchung darüber, wie die universale Biologie der Geburt durch kulturspezifische Praktiken interpretiert wird, gibt es noch keine Konzeption (S.7). Die Verfasserin schlägt deshalb für die transkulturell vergleichende Untersuchung geburtshilflicher Systeme vier signifikante Eigenschaften der holistisch betrachteten Geburt vor. 1) Die kulturspezifische Definition der Geburt (z.B. in USA = medizinisches Ereignis, in Yukatan streßvolles aber normales Familienereignis, in Holland ein natürlicher Prozeß, in Schweden intensive persönliche Erfüllung für die Frau). Sie wird in den Vorstellungen der Mitglieder der Gruppe darüber deutlich, was adequate Rechtfertigung ihrer Handlungen darstellt (S.34) und bestimmt machtvoll die Art und Weise des gemeinsamen 'doing of birth'. 2) Die Vorbereitung auf die Geburt. Sie betrifft sowohl die Art und Weise in der eine Frau in das 'birthing system' ihrer Kultur eingeführt wird, als auch deren Inhalt (S.39). 3) Geburtsbeistand und unterstützendes System. Hier ist eine analytische Unterteilung in Spezialisten und Laien erforderlich. Unter den vier verglichenen Systemen ist nur in

der amerikanischen Kultur, trotz der 'Vater in den Kreissaal'-Bewegung, der Laie von der Interaktion um die Geburt ausgeschlossen. Ungewißheit, Streß, Schmerz und physiologische Schwierigkeiten werden rein medizinisch behandelt. Da normale und abnormale Geburten zwangsläufig der gleichen Routine unterliegen, ist die Verfügbarkeit moderner Technologie ein allgegenwärtiges 'Bias' zum Eingreifen in den Prozeß, obgleich was einerseits lebensrettend wirken kann, für den normalen Prozeß ungeeignet sein könnte (S.44). In Schweden schließt das Geburtsteam,die Mutter, ihre Hebamme, deren Assistentin und eine von der Mutter gewünschte Laienperson ein, während Ehemann, Freund, Vater, Schwester, Arzt etc. verfügbar sind. Charakteristisch ist, daß die Frau nicht als Patientin, sondern als kompetente Person angesehen und behandelt wird, der man Dienste leistet. In Holland folgt die Hebammengeburt diesem Schema. In Yukatan sind alle Anwesenden involviert, und die Helfer bleiben auch in Zukunft dem Haus verbunden. 4) Das Territorium der Geburt. Man kann es grob unterteilen in spezialisierte Umgebung (Krankenhaus) und nicht spezialisierte Umgebung (eigenes Haus). Das Territorium entscheidet darüber, wem die Geburt 'gehört', wer Gast ist, und wer Gastgeber ist. Dies hat einen Einfluß auf die Perzeption der Teilnehmer und ihrer Interaktionen um den Vorgang der Geburt. Im Krankenhaus dankt man typischerweise dem Arzt, zu Hause dankt der Beistand der Frau. Im Krankenhaus wird sie entbunden, zu Hause gebiert sei. Im Krankenhaus herrscht emotionale Distanz, verschärft durch räumliche Trennung und Drogen. Zu Hause wird die Mutter-Kind-Dyade erhalten (S.51). Es gibt noch keine zuverlässige Untersuchung über den Einfluß des Territoriums auf den Ausgang der Geburt. Zu Hause jedoch bleibt die Initiative in vieler Hinsicht bei der Familie und bei der Frau. Die Geburt ist ihre Wahl, ihr Problem, ihre Aufgabe, ihre Leistung. Wichtige weitere Aspekte für den Kulturvergleich sind die Technologie der Geburt,einschließlich der Geburtshaltung und Entscheidungslokalisation für Eingriffe. Sie sind eng mit der kulturspezifischen Definition der Geburt verbunden. Diese Charakteristika ermöglichen die Darstellung eines kulturspezifischen 'birthing systems' und den Vergleich verschiedener Systeme. Dabei darf nicht vergessen werden, daß ein 'birthing system', bestehend aus Vorstellungen und Handlungsweisen, die in sich konsistent sind und sich aus der kulturspezifischen Definition der Geburt rechtfertigen, eingebettet ist in die Gesamtheit einer Kultur. Unter stabilen Bedingungen sind 'birthing systems' konservativ. Wenn ein geburtshilfliches System sich ändert (wie es jetzt in Entwicklungsländern durch Modernisierung der Fall ist, oder in den USA durch die Frauenbewegung) geschieht dies nicht aufgrund wissenschaftlicher Beweisführung, sondern es geschieht aufgrund von Störungen und Adaptationen in der sozialen, intellektuellen und politischen Struktur, in denen sich 'birthing systems' artikulieren (S.66). Angesichts des überwältigenden Einflusses, den das westlich medizinische Modell eines 'birthing systems' für Entwicklungsländer gewinnt, ist es wünschenswert, daß Strategien für 'planned change' entwickelt werden, die es verhindern, daß Fehler des westlichen Systems unkritisch übernommen werden (S.74). Hier liegt eine zentrale Aufgabe für den transkulturellen Vergleich geburtshilflicher Systeme. Jordan schlägt vor, daß dies so getan werden kann, daß ein System jeweils neben seinen eigenen, auch nach den Kriterien des Vergleichssystems klassifiziert und evaluiert wird, und daß aus diesem Vergleich Empfehlungen für Gesundheitspolitik und Strategien für den Wandel abgeleitet werden (S.82). - Der hohe Wert, den in unserer Gesellschaft die medizinische Sicherheit der Geburt einnimmt, hat wenig mit der Geburt zu tun, sondern ist Resultat des hohen Wertes, den unsere Gesellschaft dem Leben beimißt, ein Standard, der von anderen Gesellschaften nicht geteilt wird, und der auch bei uns (Kriege, Exekutionen) nicht abolut ist.
Das Paradoxon des amerikanischen Systems ist, daß es seinem Hauptkriterium, adäquate medizinische Betreuung der Geburt, nicht genügt. Viele Länder liegen in der Säuglingssterblichkeit besser als die USA, u.a. Holland und Schweden. Gute und ausführliche Bibliographie. Interessante Fotos.

JORDAN, B. (1983): Geburt aus der Sicht der Ethnologie. In: SCHIEFENHÖVEL & SICH (Hrsg.): *Die Geburt aus ethnomedizinischer Sicht*. Wiesbaden: Vieweg Verlag.
Die Geburtshilfe wird als kulturelles System betrachtet und dieser Gedanke wird anhand des Gebärsystems der Mayo Indianer in Yukatan/Mexico im Verhältnis zu den USA und der BRD exemplifiziert. Literaturangaben.

JÜPTNER, H. (1983): Geburtshilflich gynäkologische Beobachtungen bei den Trobriandern In: SCHIEFENHÖVEL & SICH (Hrsg.): *Die Geburt aus ethnomedizinischer Sicht*. Wiesbaden: Vieweg Verlag.

KABERRY, P.M. (1939): *Function of food taboos in aboriginal women sacred and profane*. London: Routledge and Sons Lts.

KABERRY, P.M. (1939): *Aboriginal women: sacred and profane*. Philadelphia: The Blakiston Co.

KAPLAN, B.A. (ed.)(1976): *Anthropological studies of human fertility*. Wayne State University Press,

KAWENA PUKUI, M. (1942): Hawaiian beliefs and customs during birth, infancy, and childhood. Occasional papers of the Bernice P. Bishop Museum XVI, No. 17.

KAY, M. (1980): Mexican, Mexican American and Chicana birth. In: MELVILLE, M. (ed.): *Twice a minority: Mexican American women*. St. Louis: C.V. Mosby Company.

KAYANKAYA, I. (1983): Vorstellungen und Konzepte Türkischer Frauen für den Bereich der Gynäkologie und Geburtshilfe. In: SCHIEFENHÖVEL & SICH (Hrsg.): *Die Geburt aus ethnomedizinischer Sicht*. Wiesbaden: Vieweg Verlag.

KEESING, R.M. (1974): Theories of culture. In: SIEGEL, B.J., BEALS, A.R., and TYLER, S.O. (eds.): *Annual Review of Anthropology*, Vol. 3, Palo Alto: Annual Revies, Inc.

KELLER, H., SPIEGEL, H. (1981): *Stillen - Ja oder Nein?* Informationen, Entscheidungshilfen, Diskussionen. Darmstadt: Steinkopf Verlag.

Das Buch behandelt psychologischeund medizische Aspekte der Stillsituation, und es hat einen sehr umfangreichen Interviewteil und Erfolgsberichte von Müttern und Vätern. Es sollen keine Rezepte gegeben werden, sondern die verschiedenen Aspekte des Stillens für Mütter, Väter und Kinder beleuchtet werden, positive wie negative. Das Buch will dazu verhelfen, daß Laien, die sich mit der Frage des Stillens beschäftigen, einen eigenen Standpunkt entwickeln können.

KELLY, L. (1956): An anthropological approach to midwifery training in Mexico. *J. Trop. Pediatr.* 1:200.

KELLY, J.V. (1967): The influences of native customs on obstetrics in Nigeria. *Obstet. Gynecol.* 30(4): 608.

KESSNER, D.V., SINGER, J. et al.(1973): Infant death: an analysis by maternal risk ans health care. In: *Contrasts in Healthy Status*, Vol., I. Institute of Medicine, National Academy of Sciences, Washington DC.

KIRCHHOFF, H. (1976): Muttergottheiten, weibliche Fruchtbarkeitsidole und Mutterschaft. Sonderdruck aus: *Monatskurse für die Ärztliche Fortbildung*, Heft 12, Deutscher Ärzteverlag.

KIRCHHOFF, H. (1977): The women's posture during childbirth from prehistoric times to the present. *Organorama*, Vol. 14, Organon/Nederlands.

Kurzer aber aufschlußreicher Artikel zur Gebärhaltung der Frau in verschiedenen Kulturen unter Berücksichtigung der Auswirkung auf den Geburtsverlauf; geeignet als Einführung in die Problematik; mit vielen Abbildungen.

KIRCHHOFF, H. (1977): Birgt die berechtigte Intensivierung der prospektiven Geburtsleitung zum Nutzen des Kindes für die Mutter eine erhöhte Gefahr? Zur Erinnerung an den 225. Geburtstag der Universitätsfrauenklinik Göttingen. *GEBFRA*, 37, 103-109. Stuttgart: Thieme Verlag.

Der Anstieg der Sektiofrequenz in den letzten Jahren ist durch verbesserte Technik, höhere Bewertung des kindlichen Lebens und veränderte Indikationsstellung von der Notfallindikation zur präventiv-prospektiven Indikation begründet. Dennoch ist der Kaiserschnitt nach Rüttgers noch immer die gefährlichste Entbindungsmethode, nach Hüter mit gegenüber vaginalen Entbindungen dreifacher Mortalitätsbelastung (1,5/1000). Wichtig ist es aber auch, die Morbiditätsbelastung für Mütter in Betracht zu ziehen, die nach Literaturangaben, je nach Definition, zwischen 10 und 45% schwankt. In einer eigenen Untersuchung, wurden aus dem Zeitraum 1956-1965 und 1968-1974 aus der gleichen Klinik zwei Kollektive miteinander verglichen. Die Zäsur 1967/68 fällt zusammen mit dem plötzlichen Anstieg der Sektio von ca. 3 auf 8-12% und der Einführung der obligaten Antikoagulantientherapie. Im Gesamtkollektiv betrug die Komplikationsrate 61%. Im Vergleich der Kollektive war die Komplikationsrate im jüngsten Zeitraum um 12% gestiegen, möglicherweise ausgelöst durch Zunahme vaginaler uteriner Manipulationen und Tendenz zu Wundheilungsstörungen durch Hämatombildung bei Antikoagulantientherapie. Spätkomplikationen wie sekundäre Sterilität durch aufsteigende Tubeninfektion und Rupturgefahr bei späteren Schwangerschaften sind nicht berücksichtigt.

KIRCHHOFF, H. (1982): Die vorgeburtliche Interaktion zwischen Mutter und Kind: Pränatale Psychologie; ihre Stellung in der heutigen Geburtshilfe. *GEBFRA,* 1,42, 1-78. Stuttgart: Thieme Verlag.

G.H. GRABER hat Denkanstöße gegeben, die für den Geburtshelfer die Erfordernis bedeuten, sich trotz plausibler Gegenargumente mit dem Gegenstand der vorgeburtlichen Wahrnehmungen und Empfindungen zu beschäftigen. Bisher wurde die Bedeutung des ersten Lebensabschnitts von der Zeugung bis zur Geburt im Hinblick auf Persönlichkeitsprägung unterbewertet. Im Rahmen prophylaktischer Maßnahmen scheint es deshalb notwendig, den psychosozialen Status der werdenden Mutter zu berücksichtigen. Anhand einschlägiger Literatur werden die Einflußmöglichkeiten der psychosozialen Umwelt der Mutter auf den Feten und das Neugeborene besprochen. Obgleich diese Literatur viele Fragen offen läßt, muß auch der Geburtshelfer mit dem Schluß vertraut sein: Zwar sind zahlreiche Entwicklungsstörungen genetisch erklärbar, doch scheinen Entwicklungsstörungen elementarer Lebensvorgänge, die ätio-pathogenetische durch genetische Effekte allein nicht erklärt werden können, bedeutender und häufiger zu sein. 15 Literaturangaben.

KIRCHHOFF, H. (1983): Die Geburt in senkrechter Körperhaltung - kulturhistorische Anmerkungen und mögliche geburtshilfliche Vorteile. In: SCHIEFENHÖVEL & SICH (Hrsg.): *Die Geburt aus ethnomedizinischer Sicht.* Wiesbaden: Vieweg Verlag.

KISCHKE, M.I. (1982): Wir lassen die Sonnenblumen am Grab. Wir weinen. (Wie eine "sanfte Geburt" nicht ablaufen sollte: ein junges Paar berichtet vom Tod seines Kindes). In: *Die Zeit,* Anfg. 82.

Elternbericht über eine geplante "sanfte Hausgeburt", die als Totgeburt in der Klinik endete.

KITZINGER, S. (1977): Immigrant women in childbirth - an anthropologist's view. *Nurs. Mirror,* 19, June 3o.

KITZINGER, S. (1980): *Geburtsvorbereitung.* Ein Buch für Kurse, Gruppen und Beratung. München: Kösel Verlag.

KITZINGER, S. (1980): *Natürliche Geburt.* Ein Buch für Mütter und Väter. München: Kösel Verlag.

KITZINGER, S. (1980): *Frauen als Mütter.* Mutterschaft in verschiedenen Kulturen. München: Kösel Verlag. (Orig. Women as mothers, London: William Collins Sons Co. 1978).

Die Betrachtung der Mutterschaft erfolgt in verschiedenen traditionellen und modernen Kulturen, z.T. etwas weitschweifig, auch über marginale Erscheinungen. Wichtig für die vorliegende Bibliographie sind die Gedanken zum Muttersein im Kulturwandel, die mit Beispielen belegt werden und die verwirrende Situation verdeutlichen, in die das Muttersein in der gegenwärtigen Zeit in unserer Kultur geraten ist. Wichtig sind besonders auch die Kapitel über Schwangerschaft und Geburt, die gute transkulturelle Vergleiche der Vorgänge um die Geburt, zur Rolle der Gebärenden, der Beistehenden, der Väter und der Umwelt, also zur Bedeutung der Geburt im kulturellen Kontext überhaupt vermitteln. Es fehlt ein Eingehen auf die tatsächliche Morbiditätsbelastung durch Schwangerschaft und Geburt, und wie man ihr ohne Verängstigung der Mutter oder Gefährdung intakter traditioneller geburtshilflicher Systeme wirksam begegnen könnte. Die Frage der Wertorientierung wird zwar angeschnitten, aber nicht der Brisanz des Themas entsprechend vertieft. Es wird eine Betrachtung darüber angestellt, wie unser rasanter gesellschaftlicher Wandel wechselnde Moden für Gebären und Kindererziehung und Wechsel in der Beziehung zwischen Mann und Frau bringt. In noch funktionierenden Agrargesellschaften gibt es stabile Normen, entsprechende Beispiele werden gegeben, die aber keine Lösung für unser Dilemma bedeuten. Wichtig sei das Selbstvertrauen der Frauen als Mütter, das nicht durch Expertenratschläge und vorgegebene Normen vermittelt werden könne, sondern durch die Fähigkeit, spontane emotionale Beziehungen wahrzunehmen, durch Fähigkeit zur Liebe, aber auch zur bewußten Aggressionsverarbeitung. - In vorindustriellen Gesellschaften verbesserte das Kind die Stellung der Frau, Geburt und Kindererziehung waren nicht Stadien ihres Lebens, sondern sein Inhalt. Das hat sich für die moderne Frau grundlegend geändert. Für sie ist Muttersein nur ein Stadium in einem Leben, das 70 Jahre dauert, und es kann die Mutterschaft mit der damit verbundenen Rollenfixierung und Isolation von anderen möglichen gesellschaftlichen Rollen eine ähnliche Krise bedeuten, wie es oft die Pensionierung für Männer ist. Die Geburt eines Kindes eröffnet aber den Partnern die Möglichkeit, neue Wege zu suchen und sich selbst neu zu erfahren. Die wechselnden 'Moden' für das Gebären und Kindererziehen dürften ein Ausdruck der Suche nach gesellschaftlich praktikablen, gesunden Alternativen zu der traditionellen Rollenfixierung sein. In den meisten traditionellen Gesellschaften ist die Schwangerschaft ein ritueller Zustand, die Geburt ein ritueller Vorgang, der die Frau in eine neue Beziehung zu Ehemann, Verwandtschaft, Gesellschaft, Vorfahren und Kosmos stellt. Es ist ein Grenzzustand ihrer Existenz, eine Übergangsphase ihrer eigenen Identität. Sie ist selbst gefährdet, aber auch andere gefährdend. Viele Riten und Tabus begleiten sie in dieser Zeit. Das betrifft in abgewandelter Form auch die Situation der Frau in der modernen Gesellschaft. Hier entsprechen der traditionellen Ritualisierung ihres Zustandes, daß sie zur 'Patientin' (Leidenden) ernannt, und ihr Verhalten von Laborwerten wie Gewicht, Blutdruck, Urinbefund und Blutbild etc. abhängig gemacht wird. Die Folge der Technologisierung unserer Geburtshilfe ist, daß im Gegensatz zu traditionellen Gesellschaften, in denen Morbiditäts- und Mortalitätsbelastung unvergleichlich viel höher ist, viele moderne Frauen kein Vertrauen in ihre Fähigkeit haben, ihr Kind ohne medizinische Hilfe gebären zu können. Sie selbst werden nicht Handelnde bei der Geburt, sondern Objekt geburtshilflicher Fachkenntnisse. Die Väter haben eine dem Klinikpersonal völlig untergeordnete Rolle. Die emotionale Beziehungsaufnahme von Mutter und Vater und Kind in den entscheidenden ersten Stunden und Tagen nach der Geburt wird durch die Klinikroutine und Autoritätsanspruch des Klinikpersonals oft verhindert, nicht zuletzt durch dessen Unkenntnis der Bedeutung dieser emotionalen Arbeit für die Festigung der Familie, während in traditionellen Gesellschaften das durch die Kultur vermittelte Verhalten darauf gerichtet ist, diese Beziehungen zu fördern.

KITZINGER, S. (1982): *Geburtsbuch* - ein Begleiter für Schwangerschaft und die ersten Monate nach der Geburt. Mit 55 ganzseitigen Photos. München: Kösel-Verlag.

KLAUS, H.M., KENNEL, J.H. (1970): Human maternal behaviour of first contact with her young. *Pediatrics* 46, 2: 187-192.

KLAUS, H.M., (1971): Maternal attachement. Importance of the first post partum days. *New England J. Med.* 286, 460-463.

KLAUS, M.H., KENNEL, J.H., (1976): *Maternal-infant bonding: the impact of early separation or loss on family development.* St. Louis: C.V. Mosby.

KLEINMAN, A., MENDELSOHN, E. (1978): Systems of medical knowledge: a comparative approach. *J. Med. Philosphy* 3(4): 314.

KLOOSTERMAN, G.J. (1982): The universal aspects of childbirth as a socio-psychosomatic paradigm. *J. Psychosom. Obst. & Gyn.*, 1(1): 35-41.
Der Autor verweist auf die verschiedenen Gesichtswinkel, aus denen die menschliche Geburt erfaßt werden kann: Die mit ihr in Zusammenhang stehenden Probleme sind zu zahlreich, um nur von der geburtshilflichen Disziplin bearbeitet werden zu können. Diese Disziplin arbeitet rein analytisch und steht in Gefahr, dem Gesamtproblem gegenüber zu einseitig zu argumentieren und auf Kri-

tik von anderen Wissenschaftszweigen anstatt mit wissenschaftlichen Argumenten, emotional zu reagieren. Das Beispiel der Reaktion des Standes auf die Entdeckung Semmelweiß wird zur Illustration herangezogen. Heute gibt es wissenschaftlich begründete Hinweise darauf, daß die westliche Geburtshilfe die Physiologie der menschlichen Geburt pervertiert. - Die Verteidigung geschieht wieder vorwiegend emotional oder mit manipulierten Statistiken. Gereinigte Statistiken zeigen, daß Hausgeburten und Hebammengeburten ebensogute und bessere Ergebnisse zeitigen, wie Klinikgeburten. Dennoch erschweren die Geburtshelfer oft den Weg zur Haus- und Hebammengeburt. Es liegt eine große Gefahr darin, die Eltern zu verängstigen und ihnen nur in der Klinik eine Chance für ein gutes Ergebnis zuzugestehen. Die Geburt ist das Anliegen der ganzen Gesellschaft. Die normale Geburt kann in keiner Weise durch moderne Geburtshilfe verbessert werden. Diese kann höchstens im Falle eines abnormalen Verlaufs helfen, ein gutes Ergebnis zu erreichen. 20 Literaturangaben.

KONGRESSBERICHTE: European Congress of Perinatal Medicine. 5. = 1976 Uppsala (ROOTH/BRATTEBY) (Proceedings + Abstracts). 6. = 1978 Wien (THALHAMMER et al.) 7. = 1980 Barcelona (BALLABRIGA) (Proceedings + Abstracts).
Wie bei den deutschen Perinatalkongressen zeigt sich auch hier, daß die Mediziner sensibler werden für Probleme, die nicht auf dem rein technischen Sektor liegen; ganz deutlich beim letzten Treffen mit einem Block zur physiologischen Geburt.

KONGRESSBERICHT (1980): International Congress of Psychosomatic, Obstetrics, and Gynecology, 6. Berlin. Women in a changing society.
Versuch, die Stellung von Frau und Mutter in der Gesellschaft zu erfassen; Behandlung psychischer Aspekte in Gynäkologie und Geburtshilfe und der damit verbundenen Problematik; wenn auch zum größten Teil an westlichen Gesellschaften orientiert, gute Zusammenstellung allgemein weiblicher Aspekte; fast alle Beiträge mit ausführlichem Literaturverzeichnis.

KONGRESSBERICHT (1981): Deutscher Kongreß für Perinatale Medizin, Berlin. Einschließlich Bericht über 2nd Internat. Berlin Meeting of Perinatal Medicine.
Es werden fast ausschließlich Themen behandelt, die sich mit technischen Fortschritten und Problemen der westlichen Perinatalmedizin beschäftigen; einige Beiträge zeigen jedoch den Umbruch auf diesem Gebiet und weisen auf neue Wege hin.

KONNER, M.J. (1972): Aspects of the developmental ethology of a foraging people. In: BLURTON JONES, N.G. (ed.): *Ethological studies of child behaviour*. Cambridge: Cambridge Univ. Press.

KONNER, M.J. (1976): Maternal care, infant behaviour and development among the !Kung. In: LEE, R.B., and DeVORE, I (eds.): *Kalahari hunter-gatherers: studies of the !Kung San and their neighbours*. Cambridge: Cambridge Univers. Press.

KONNER, M.G. (1977): Infancy among the Kalahari Desert Sun. In: LEIDERMAN, P.H., TULKIN, S.R. and ROSENFELD, A. (eds.): *Culture and infancy*. New York: Academic Press.

KONRAD G. u. U. (1983): Perinatalzeit einer Erstgebärenden in Bime/Irian Jaya. In: SCHIEFENHÖVEL & SICH (Hrsg.): *Die Geburt aus ethnomedizinischer Sicht*. Wiesbaden: Steiner Verlag.

KOTTOWICZ, G., REDDEMANN, R., RICHTER, E. (1981): *Broschüre für Schwangere*. Informationen über: Geburt, Stillen, Medizin, Ämter und andere Tips. Verlag Marbach.

KRUSE, Fr. (1969): *Anfänge des menschlichen Seelenlebens*. Stuttgart.

KUNIKE, H. (1912): Die Couvade oder das sogenannte Männerkindbett. Dissertation Halle.

KUNTNER, L. (1981): Die Gebärhaltung der Frau. *Ärztin*, Heft 9.
Medizinhistorische und ethnologische Studien, Skulpturen aus der Prähistorie sowie frühe bildliche Darstellungen der Geburt aus verschiedenen Ländern beweisen, daß durch tausende von Jahren die vertikale Körperhaltung bei der Ge-

burt üblich war. Noch heute wird bei Naturvölkern in kniender und sitzender Haltung geboren. Neuere Untersuchungen zeigen, daß Veränderung der Körperhaltung zur Erleichterung der Geburt beitragen können. Neben bekannten medizinischen Vorteilen der vertikalen Haltung ist auf die physiologische Wirkung auf die Atmung und auf die Motorik und auf den gesamten senso-motorischen Prozeß bei der Geburt hinzuweisen. Es wird für die Wiedereinführung des Gebärstuhls plädiert. 20 Literaturangaben.

KUNTNER, L. (1982): Die unnatürliche Geburt. Völkerkundliche und medizinhistorische Betrachtungen über die Geburt. In: *UNIPRESS* 33. Berichte über Forschung und Wissenschaft an der Universität Bern, herausgegeben von der Pressestelle Febr./ März: 43-47.

Die junge Arbeitsrichtung Ethnomedizin macht auf sinnvolle Praktiken traditioneller Medizin aufmerksam, bewahrt so kulturelles Erbe und hat die Aufgabe, medizinische Konzepte zu formulieren, die die Vorteile moderner Medizin mit denen anderer Heilsysteme vereint. Dies trifft auch auf das Bestreben der modernen Geburtshilfe zu. Schwangerschaft und Geburt erfahren in allen Kulturen besondere Aufmerksamkeit. Überall findet man Vorsorgemaßnahmen, physische und emotionale Betreuung der Gebärenden, sowie religiöse Rituale. Die europäische Geburtshilfe des 15.-19. Jahrhunderts verzichtete auf emotionale Geburtsvorbereitung und wendete sich geburtshilflichen Problemen mechanischer Art zu. In jeder Kultur kommt dem Ort der Geburt besondere Bedeutung zu. Hebammen waren schon in der Antike bekannt. - Die volkstümliche Geburtshilfe Europas gehört seit dem 2. Weltkrief der Vergangenheit an. Damit gingen viele sinnvolle Praktiken verloren, insbesondere die aufrechte Körperhaltung bei der Geburt. Ein Gebärstuhl war bereits vor 2500 Jahren in Ägypten bekannt, er fand in Indien, China, Japan Verwendung. Im 16. Jahrhundert wurde er in Europa wiederentdeckt. - Zur Änderung der Gebärhaltung in die Rückenlage in Europa trug der Übergang von der Hebammengeburtshilfe zur ärztlichen Geburtshilfe bei. Trotz stichhaltiger Gründe gegen die Rückenlage hält die wissenschaftliche Geburtshilfe des 19. und 20. Jahrhunderts noch immer daran fest. In vielen Kliniken wird heute die Wiederverwendung des Gebärstuhls angestrebt. Zwei Modelle werden besprochen. - Beispiel über traditionelle Geburt auf Ceylon. - Förderung der Klinikgeburtshilfe in der Dritten Welt bedeutet Verlust traditioneller Praktiken und der familienorientierten Geburt. Die Möglichkeit der Gebärenden zu instinktivem wehengerechtem Verhalten steht im krassen Gegensatz zu dem gezwungenermaßen passivem Verhalten bei der CTG überwachten oder programmierten Geburt. Die moderne Geburtshilfe muß sich noch intensiver mit der Frage der Geburtshaltung auseinandersetzen. 6 Literaturangaben, 8 Bilder.

LADERMAN, C. (1982): Giving birth in a Malay village. In: ARTSCHWAGER KAY, M. (ed.): *Anthropology of Human Birth*. 81-100. Philadelphia: Davis.

Die Autorin arbeitete als "Lehrling" einer traditionellen malaysischen Hebamme und berichtet über ihre Erfahrungen. 8 Literaturangaben.

LA LECHE LEAGUE (1977): *The womanly art of breastfeeding*. Foreword by Herbert Ratner, M.D., 23th edition, Interstate Primers + Publishers USA, La Leche League Internationak, Franklin Park, Illinois.

Ein von La Leche League International herausgegebenes Buch für Schwangere, junge Mütter und ihre Betreuer, das über die Sinnhaftigkeit und Wichtigkeit des Bruststillens und wie es erfolgreich durchgeführt werden kann, informiert. Dies erfolgt auf dem Hintergrund einer Diskussion der ganzen Schwangerschaft, Geburt und Stillperiode in ihrer Beziehung zur eigenen Psyche, zur Umwelt und zum Krankenhaus. Der liebevolle und sichere Umgang mit dem Baby findet ebenso Beachtung wie besondere Umstände, z.B. Kaiserschnitt, Frühgeburt, Zurückgehen der Milchproduktion, wunde Brustwarzen und krankes Kind etc. Auch die Rolle des Vaters, und schließlich das Abstillen, werden besprochen. Dem Buch ist eine kleine annotierte Bibliographie mit der Warnung angefügt, daß sich die Mutter nicht so sehr von Ratschlägen anderer als von ihrem eigenen mütterlichen Instinkt leiten lassen solle. Schließlich stellt sich die La Leche League selber vor, als eine 'non-profit making' Gesellschaft, die das Stillen fördert.

LANDES, R. (1938): *The Ojibwa woman*. New York: Columbia Univ. Press.

LAWSON, J.B., STEWART, D.B. (eds.) (1967): *Obstetrics and gynaecology in the tropics and developing countries*. London.
Behandelt ausschließlich die aktuellen gynäkologischen und geburtshilflichen Verhältnisse in den Tropen aus westlicher Sicht; geht besonders auf die speziellen Komplikationen und Erkrankungen dieser Regionen ein; keine Diskussion von traditionellen Medikalsystemen.

LEBOYER, F. (1974): *Der sanfte Weg ins Leben*. Desch-Verlag.
Einer der ersten und wichtigsten Anstöße für die Diskussion um die optimale Geburtshilfe.

LEBOYER, F. (1980): *Weg des Lichts*. Yoga für Schwangere. München: Kösel Verlag.
ein photographisch wie sprachlich als schön zu beurteilendes Buch, das Schwangeren helfen will, sich durch Yoga auf eine gesunde und natürliche Geburt vorzubereiten. Es ist im Gegensatz zu den oft sehr technisch orientierten Schwangerschaftsgymnastik-Büchern eine äußerst sensible Hinführung zur Einstellung zur Geburt und zu verschiedenen Körperhaltungen während des Gebärens.

LEHMANN, V. (1978): *Die Geburt in der Kunst*. Braunschweiger Verlagsanstalt.

LEIDERMAN, P.H., TULKIN, S.R., ROSENFELD, A. (eds.) (1977): *Culture and infancy*. New York: Academic Press.

LEIGHTON, D., KLUCKHOHN, C. (1969): *Children of the people: the Navaho individual and his development*. New York: Octagon Books.

LEVY BRUHL, L. (1926): *Das Denken der Naturvölker*. Wien-Leipzig.

LILEY, A.W. (1967): *The Fetus as a personality*. Univ. of Auckland.

LOMAS, P. (1966): Ritualistic elements in the management of childbirth. *Br. J. Med. Psychol.* 39: 207-213.
Geburtspraktiken werden zum einen geprägt durch die physiologischen Umstände, zum anderen durch die jeweilige Gesellschaft; letztere sind so ausgeprägt, daß man von einem 'Geburtsritual' sprechen kann, in traditionellen Gruppen ebenso wie in unserer Gesellschaft; eine neue Idee, die sich fast ausschließlich auf alte Literatur stützt.

LOTHROP, H. (1981): *Das Stillbuch*. München Kösel-Verlag.
Zurückgreifend auf La Leche League. U.a. Erfahrungsberichte von Müttern.

LOZOFF, B., BRITTENHAM, G.M., TRAUSE, M.A. et al. (1977): The mother-newborn relationship: Limits of adaptability. *J. Pediatr.* 91(1): 1.

LUCEY, J.F. (1974): How Dutch obstetrics, culture and economics influence their newborn. *Contemporary obst. and gyn.* 3, 118-121.

LUKESCH, M. (1976): Das Auftreten von Couvade Symptomen. *Waver Med. Wochenschr.*, 127, No. 6.

MacCORMACK, Carol (ed.) (1981): *Ethnography of fertility and birth*. London: Academic Press.

MacCORMACK, L. (ed.) (1982): *Biological, cultural and social adaptation in human fertility and birth: a synthesis*. London: Academic Press.

MAIER, R.O., STOICA, L. (1972): Une pratique ancestrale - la naissance à terre. In: DUNARE, N. (Hrgs.): *Probleme de ethnologie medicala*. 126-136, Cluj-Napoca.

MALINOWSKI, B. (1929): *Das Geschlechtsleben der Wilden in Nordwest-Melanesien*. Leipzig.

MALINOWSKI, B. (1929): *The sexual life of savages*. New York: Harvest Books Company.

MALINOWSKI, B. (1979): *Geschlecht und Verdrängung in primitiven Gesellschaften*. Frankfurt: Fachbuchhandlung für Psychologie, Verlagsabteilung.

MANDY, A.J. & T. et al. (1952): Is natural childbirth natural? *Psychosom. Med.*, 14, 431-438.
Kritische Auseinandersetzung mit der natürlichen Geburt und der Verwendung von Analgetika; keine ethnologischen Betrachtungen.

MARSHALL, G.F., POLGAR, S. (1976): *Culture, natality and family Planning*. North Caroline: Carolina Population Center, Chapel Hill.

MARTIN, K. (1980): Geburtshilfe zwischen Technik und Humanität. *Dt. Ärzteblatt*, Heft 42, 16.1o.

McCLAIN, Carol (1975): Ethno-obstetrics in Ajijic. *Anthropol. Q.*, 48(1): 38.

McCLAIN, Carol (1981): Women's perceptions of medical risk and choice of childbirth service. Med. Anthropol. Program, University of California, San Francisco. Paper prepared for the Symposium of Anthropological Approaches to Reproductive Issues, Edinburgh/Scottland, 13. April.

McCLAIN, Carol (1982): Toward a comparative framework for the study of childbirth: a review of the literature. In: ARTSCHWAGER KAY, M. (ed.): *Anthropology of Human Birth*. 25-60. Philadelphia: Davis.
Interessante, gut ausgewerteter Literaturüberblick über die Ethnographie menschlicher Geburt. 171 Literaturangaben.

McKINLAY, J.B. (1972): The sick role-illness and pregnancy. *Soc. Sci. Med.*6:561.

McKINLAY, J.B., McKINLAY, S.M. (1973): Some social characteristics of lower working class utilizer and underutilizer of maternity care services. *J. Health Soc. Behav.*, 13: 369.

McSWAIN, D. (1978): Social networks and choice of childbirth method. Presented at the annual meeting of the Southwestern Anthropological Association. San Francisco, Spring.

MEAD, M. (1928): *Coming of age in Samoa*. New York: William Morrow.

MEAD, M. (1935): *Sex and temperament in three primitive societies*. New York: William Morrow.

MEAD, M. (1949): *Male and female*. New York: William Morrow.
Grundlage ist deskriptives Material, das während langjähriger Feldforschungen in der Südsee gesammelt wurde; durch Aktualisierung und Aufarbeiten wird versucht, das Verhältnis der Geschlechter in einen zeitgenössischen Kontext zu stellen unter besonderem Hinweis auf die Änderung der letzten Zeit; Vergleiche mit amerikanischen Verhältnissen; nicht speziell zu Geburt und Schwangerschaft; ausführliche Bibliographie zu jedem Kapitel.

MEAD, M. (1965): *Leben in der Südsee, Jugend und Sexualität in primitiven Gesellschaften*. München.
Sammelband; ethnographische Daten zu verschiedenen Gesellschaften der Südsee in Form von Monographien; reichhaltiges Material zur Reproduktion und Gebräuchen bei Schwangerschaft und Geburt; im Vordergrund steht die Sozialisationsforschung. Auf diesem Gebiet zum Zeitpunkt der Erstpublikation grundlegende Arbeiten.

MEAD, M., NEWTON, N. (1965): Conception, pregnancy, labor and the puerperium in cultural perspective. In: *First International Congress of Psychosomatic Medicine and Childbirth*. 51-54. Paris: Gauthier-Villars.

MEAD, M., NEWTON, N. (1967): Cultural pattering of perinatal behaviour. In: RICHARDSON, S.A. (ed.): *Childbearing: its social and psychological aspects*. 142-244. Baltimore: Williams and Williams.
Bis heute die wohl vollständigsten Studien zum Perinatalverhalten in traditionellen Gesellschaften; Versuch durch eine systematische Untersuchung von "Geburtsmustern" Rückschlüsse auf die Auswirkungen für Mutter und Kind zu ziehen; These: der Geburtsverlauf ist abhängig von der Einstellung der jeweiligen Kultur zur Geburt; Vergleich westlicher und traditioneller Gesellschaften unter Berücksichtigung der verschiedenen Vor- und Nachteile; Aufarbeitung aller zu-

gänglichen Quellen, dokumentiert durch eine ausführliche Bibliographie (280 Titel); wegweisende Arbeiten auf dem Gebiet der Ethnomedizin und des interkulturellen Vergleichs.

MEILLASSOUX, C. (1981): *Die wilden Früchte der Frau.* Über häusliche Produktion und kapitalistische Wirtschaft. Frankfurt: Syndikat.

MENDEZ-BAUER, C. et al. (1975): Effects of standing position on spontaneous uterine contractility and other aspects of labor. *J. of Perinatal Medicine* 3: 85-100.

MENDEZ-BAUER, C. et al. (1981): The Dynamics of labour in different positions. In: BALLABRIGA and GALLART (eds.): *Proceedings of the 7th European Congress of Perinatal Medicine*, Barcelona, Sept. 2nd-5th 1980.

MENDEZ-BAUER, C. et al. (1983): Vorteile und Nachteile verschiedener mütterlicher Stellungen während der Geburt. In: SCHIEFENHÖVEL & SICH (Hrsg.): *Die Geburt aus ethnomedizinischer Sicht.* Wiesbaden: Vieweg Verlag.

MICHELS, R., KIPPE, R. (1980): *Gute Hoffnung.* Wie wir die Angst vorm Kinderkriegen überwanden. Kiepenheuer & Witsch.

MILAKOVICZ, I. (1982): Das basimetrische Wesen der Geburtssituation. In: SCHINDLER, S. (Hrsg.): *Geburt - Eintritt in eine neue Welt.* 52-57. Göttingen: V.f. Psychologie, Dr. H.C. Hochgrefe.

Basimetrie als Teil der Rhythmustheorie (WILDER 1962, SALLBERGER 1965) und Systemtheorie kann ein präziseres Bild der biologischen Basis der Geburt schaffen und Kenntnisse über die Geburtssituation des Kindes und den Lebensprozeß überhaupt vermitteln. In einem intrauterinen, physischen und psychischen Entwicklungsvorgang, der biologische,metabolische und vegetative Korrelate beinhaltet, bereitet sich das Kind, in Abhängigkeit von und schließlich reagierend auf Informationen von der Mutter, auf die Geburt vor. Die Entwicklung durchläuft dabei verschiedene Stadien, zu deren Anfang das Kind ein reiner Entwicklungsautomat ist, in deren Prozeß es lernt, auf Signale zu achten, und schließlich, als eine Persönlichkeit im kleinen unabhängig zu reagieren. Der Entwicklungsprozeß wird durch die Geburt und die einschneidenden Umstellungen von Ernährung und Oxydation etc. tiefgehend beeinflußt. Das basimetrische Wesen der Geburtssituation birgt viele Gefahren für das spätere Leben, u. a. auch weil auch die vorgeburtlichen Dilemmen der Existenz weiterbestehen.

MILLER, W.B., NEWMAN, L.F. (eds.)(1978): *The first child and family formation.* North Carolina: Carolina Population Center, Chapel Hill.

MINKOWSKI, M. (1947/48): Zum Problem der ersten Anfänge einer seelischen Entwicklung beim Foetus. *Z. Kinderpsychiatrie*, 87-94.

MITCHELL, I. (1971): *Wir bekommen ein Baby.* Ein praktisches Kursprogramm für Übungen zuhause während der Schwangerschaft. Rororo Sachbuch.

Dieses Buch wendet sich in erster Linie an Paare. Die im medizinischen und psychologischen Sinne prophylaktisch gedachte Geburtsvorbereitung fordert von den Eltern Anstrengungen und Einsatz. Diese Technik will möglichst alle Medikamente vermeiden; die Frau beteiligt sich aktiv an der Geburt ihres Kindes und der Vater steht ihr bei. - Die Autorin empfiehlt, mit dem Unterricht nach der psychoprophylaktischen Methode ca. 8 Wochen vor dem errechneten Geburtstermin zu beginnen und zwar einmal wöchentlich an Abendseminaren zusammen mit dem Ehemann. Das Buch ist methodisch differenziert, mit einem geglückten Fototeil, einigen interessanten Tabellen und einem Interviewteil mit Erfahrungsberichten der Kurs-Teilnehmer. - Dem im Untertitel verkündeten Anspruch, 'die modernste Methode zur Vorbereitung beider Eltern auf ein harmonisches Geburts-Erlebnis', wird das Buch gerecht. Aber es klammert all jene Themen aus, die gerade in der jüngsten Literatur (80er Jahre) aufgegriffen werden: die die Mutter hemmenden und sie bedrohenden Fakten, die Umweltbelastungen und -reaktionen und die Ansätze,bei Mutterschaft und Geburt individuelle Lösungen zu finden, etc. Dieses Buch ist eben nur ein Methodenbuch, ein sehr gutes allerdings!

MITCHELL, T. (1975): *Stillen.* Rowohlt T.V.

Natürlich ist Stillen möglich. Die Mutter bedarf der Bemutterung.

MITTELSTEN-SCHEID, D. (1979): Integrative Primärtherapie: Geburtshilfe für Erwachsene. In: *Psychologie Heute* (Hrsg.), 63-67.
Kritische Auseinandersetzungen mit Janovs 'Urschrei - Primärtherapie'. Darstellung eines eigenen, erweiterten Basistherapiekonzepts. Dramatische Darstellung des eigenen Nacherlebens der Geburt. - Der Autor konstatiert eine andere Art der Erlebnisspeicherung als bisher angenommen wurde. Die Umsetzung in die Gefühls- und Begriffssprache erfolgt erst beim Wiedererleben als Erwachsener. Nach Rank habe das Geburtserlebnis fundamentale Bedeutung für die Entwicklung der Persönlichkeitsstruktur. Beispiele aus dem Erwachsenenleben folgen und sollen typische prägende Grunderfahrungen interpretieren (Narkose unter der Geburt, Saugglocke, Kaiserschnitt, Sturzgeburt).

MOHRER, J. (1979): Breast and bottle feeding in an inner-city community: an assessment of perceptions and practices. *Med. Anthropol.* 3(1): 125.

MONTAGU, A. (1949): Early history of embryology. *Ciba Symposia* 10(4): 994.

MORCH, D.T. (1981): *Winterkinder*. Stuttgart: Huber Fraunfild.
Erlebnisse und Empfindungen einer Gruppe von Müttern in einer Kopenhagener Geburtsklinik.

MORSY, S.A. (1982):Childbirth in an Egyptian Village. In: ARTSCHWAGER KAY, M.: *Anthropology of Human Birth*, Ch. 7, 147-174. Philadelphia: Davis.
In einem ägyptischen Dorf mit 3200 Einwohnern werden das System um Mutterschaft und Geburt, Elternschaft und Erwachsenenrollen analysiert und interpretiert. Traditionelle Bräuche, Vorstellungen und Verhaltensweisen werden dokumentiert und besprochen. Vier Geburten, die unter der Leitung traditioneller Hebammen ablaufen, werden beobachtet.- Die Stärke des Artikels liegt in seinem theoretischen Rahmen und in den Beobachtungen über Elternschaft und Rollenerwartungen an Erwachsene. Gute Beschreibung der Interaktionen von Frauen und in der Familie während des Gebäraktes. - (Offenbar war die Anthropologin ein nicht immer willkommener Gast während der Geburt). Leider weder direkte noch indirekte Interaktionsbeobachtung in Schwangerschaft und Wochenbett.

MUECKE, M.A. (1976): Health care systems as socializing agents:childbearing the North Thai and Western ways. *Soc. Sci. Med.* 10: 377.

MÜLLER, C. (1952): Die Schnittentbindung seit der Einführung der Porroschen Operation (1876). *Ciba-Zeitschrift*(Hrsg.):Der Kaiserschnitt, Bd. 11,No. 128, 4727-4735, Basel.

MÜLLER, C. (1968): Volksmedizinisch - geburtshilfliche Aufzeichnungen aus dem Löschental. Berner Beiträge zur Geschichte der Medizin und Naturwissenschaften. Neue Folge 3.
Im Löschental finden sich in Aufzeichnungen der Volksmedizin die gleichen Verordnungen für die Geburt, wie in der Antike.

MÜNCHNER PERINATALSTUDIE 1975 (1977): Schriftenreihe des Zentralinstituts für die kassenärztliche Versorgung in der BRD. Köln.
Sehr gutes statistisches Material zu fast allen perinatalen Situationen; allgemein als Nachschlagewerk geeignet; besonders interessant die Gegenüberstellung der Daten von Deutschen und Ausländerinnen; Aufschlüsselung nach Nationalitäten leider nicht ersichtlich; die daraus resultierenden Ergebnisse nur deskriptiv erfaßt, nicht ursächlich - lag auch nicht in der Aufgabe der Studie.

MUNROE, R.L., MUNROE, R.H. (1971): Male pregnancy symptoms and cross-sex identity in three societies. *J. Soc. Psychol.* 84: 11.

MUNROE, R.L., MUNROE, R.H., WHITING, J.W. (1973): The couvade: a psychological analysis. *Ethos* 1: 30.

MURDOCK, G.P. (1967): Post-partum sex taboos. *PALDEUMA* 13: 143-147.
Interkultureller Vergleich von 166 Gesellschaften; neben dem biologischen Aspekt des PP-Sextabus entscheiden auch andere Faktoren über sein Vorkommen; Überprüfung zweier Thesen: Einfluß von wirtschaftlichen Besonderheiten und Abhängigkeit von Heiratsordnung; in beiden Fällen scheint ein Zusammenhang zu bestehen.

MURPHREE, A.H. (1968): A functional analysis of southern folk beliefs concerning birth. *Am. J. obstet. gynecol.* 102(1): 125.

NAAKTGEBOREN, C. SLIJPER, E. (1970): *Biologie der Geburt.* Einführung in die vergleichende Geburtskunde. Hamburg/Berlin: Verlag Paul Parey.

Die Holländer sind die Väter der vergleichenden Geburtskunde. Die "Ahnenreihe" reicht von De Suvo über Slijper zu Naaktgeboren. Die rein wissenschaftliche Geburtsforschung wird auch heute noch fast nur von Human- und Veterinärmedizinern durchgeführt. Da es hier nicht um Eingreifen sondern um Verständnis geht, ist die vergleichende Geburtskunde aber ein Gebiet der Zoologie. Geschichte, Methoden und Ergebnisse der vergleichenden Geburtsforschung werden dargelegt. Die Vergleiche zum Geburtsablauf bei höheren Primaten sind für die Betrachtung der menschlichen Geburt dabei von besonderem Interesse. Naaktgeborens ethologische Betrachtungsweise weist zudem auf so wichtige Fragen wie die Einwirkung des Territoriums oder der emotionalen Betreuung bei der Geburt auf den Geburtsverlauf auch beim Menschen.

NAAKTGEBOREN, C. (1972): Human delivery in the light of biological views of parturiton. In: MORRIS, N. (ed.): *Proceedings of the 3rd Congress for Psychosomatic Medicine in Obstetrics and Gynaecology.* Basel: Karger.

NAAKTGEBOREN, C., BONTEKOE, E.H.M. (1975): The uterus, a mirror of the soul. *The Family.* Basel: Karger.

NAAKTGEBOREN, C., BONTEKOE, E.H.M. (1976): Vergleichend geburtskundliche Betrachtungen und experimentelle Untersuchungen über psychosomatische Störungen der Schwangerschaft und des Geburtsablaufs. (Arbeitsgruppe f. vergleichende Geburtskunde, Amsterdam). *Zeitschrift für Tierzüchtung und Züchtungsbiologie,* Bd. 93, 3-4: 264-320.

Verfasser besprechen Effekte von Angst und Streß auslösenden Umweltfaktoren auf Schwangerschaft und Geburt bei verschiedenen Säutetierarten. Kaninchen, Goldhamster und viele Primaten verwerfen. Bei Primaten entstehen als Folge von Streß Anomalien der Plazenta. Alle untersuchten Säuger, einschließlich Mensch, sind imstande Wehen zu unterdrücken, wenn Gefahr droht, d.h. eine psychogene Wehenschwäche entsteht, die zu verzögerter bzw. verlängerter Geburt führt. Hormonale Zusammenhänge werden diskutiert. Eine Arbeitshypothese über funktionelle Zusammenhänge einzelner Streßeffekte auf die Fortpflanzungsleistung des weiblichen Säugetiert wird besprochen: Reaktionen auf Streß sind als physiologische Adaptation und nicht als pathologische Erscheinung zu deuten.

NAAKTGEBOREN, C., Ä.P.-Gespräch (1978): Hebammen-Kultur senkt perinatale Mortalität; Hausgeburten in Holland mit optimaler Geburtssicherheit.*Ärztliche Praxis,* XXX Jahrg. No. 76, Sept., 2204. München-Gräfelfing: Werk-Verlag Dr. E. Banaschewski.

NAAKTGEBOREN, C. (1979): Psychische Einflüsse auf den Schwangerschafts- und Geburtsablauf. *Zeitschr. Allgemeinmedizin* 55: 1305-1310.

NAAKTGEBOREN, C. (1979: Die Geburt bleibt immer ein Wunder. *Bild der Wissenschaft,* 10: 98-112.

Viele Gefahren drohen Säugetieren bei der Geburt. Doch das Muttertier ist dem Naturereignis nicht ganz schutzlos ausgeliefert. Typische Verhaltensweisen sind allen Säugern gemeinsam: Suche nach einem Ort der Geborgenheit, oft Hilfe von Artgenossen, vor allem aber die Fähigkeit, bei Gefahr die Wehentätigkeit oder das Einsetzen der Geburt überhaupt, zu unterdrücken. Es gibt eindrucksvolle Beispiele der Wehenhemmung auch beim Menschen. Tierexperimente an Schafen, Rindern, Kaninchen, Schweinen, Hunden und Pferden wurden zur weiteren Klärung dieser Fragestellung wie folgt durchgeführt: Zur Aufzeichnung der Gebärmutteraktivität wurden vor der Geburt in einer Operation vier Silberelektroden in den Uterus eingepflanzt, die die Aktionspotentiale der Wehen auf einen Wehenschreiber übertragen. Die Tiere sind danach frei beweglich. Es können aber die Aktivitäten des Uterus vor und unter der Geburt aufgezeichnet werden beim ungestörten Tier sowie unter Streß. Um zu zeigen, daß es sich tatsächlich bei der beobachteten Geburtshemmung um Streßreaktionen handelt, wurde über die Blutbahn beim ungestörten Tier Adrenalin zugeführt, mit gleichem Ergebnis wie durch Streß. Die so hervorgerufene Wehenhemmung dürfte zur Unterstützung der Fluchtmöglichkeit und damit der Arterhaltung dienen. Dies veranlaßt zu Überlegungen über emotional verursachte Wehenschwäche beim Menschen unter Bedingungen, die als Streß empfunden werden. Weitere Anmerkungen über Streß und Fehlgeburt.

NAAKTGEBOREN, C. (1979): Behavioural aspects of parturition. *Anim. Reprod. Sciene* 2: 155-166.

NAAKTGEBOREN, C. (1979): Psychische Einflüsse auf Schwangerschafts- und Geburtsverlauf. *Z. Allg. Med.* 55: 1305-1306. Stuttgart: Hippokrates Verlag GmbH.
Dem hochkomplizierten Geburtsvorgang liegen unterschiedliche Phänomene ethologischer, physiologischer, anatomischer und endokrinologischer Art zugrunde. Emotionale Faktoren wirken über Adrenalinausschüttung auf Schwangerschaft und Geburt. Wehenschwäche aus Angst ist beim Menschen eine biologische Adaptation, die in unserer Gesellschaft, die soweit von der Natur entfernt ist, nicht mehr als solche empfunden wird. 4 Literaturangaben.

NAAKTGEBOREN, C. 1982): Die menschliche Geburt im Lichte der Biologie. In: SCHINDLER, S. (Hrsg.): *Geburt - Eintritt in eine neue Welt.* 39-51. Göttingen: V.f. Psychologie, Dr.H.C. Hochgrefe.
Die Geburt des Menschen, oft als einmaliges Sonderereignis betrachtet, steht insofern mit dem biologischen Phänomen Geburt bei Säugern in Zusammenhang, als der biologische Ablauf analog ist. Beachtet werden muß, daß manche Säuger unter der Geburt von Artgenossen Hilfe und Schutz erhalten, und auch, daß beim Menschen eine Art 'Nestbauverhalten' (Hyperaktivität kurz vor Weheneintritt) oft beobachtet werden kann, das möglicherweise auf Ansteigen des Prolaktinspiegels beruht. Artspezifisch ist die menschliche Geburt durch Spindeldrehung charakterisiert, die bei keiner anderen Art vorkommt und mit dem aufrechten Gang zusammenhängt. Doch psychologisch, morphologisch, endokrinologisch und ethologisch paßt die menschliche Geburt in den Rahmen vergleichender geburtskundlicher Betrachtungen der Mammalia; bei denen wird die Geburt durch emotionalen Streß und Adrenalingabe verzögert (Beispiele - Laborexperimente). Ältere geburtshilfliche Literatur beschreibt emotionsbedingte Störungen beim Menschen und Wehenhemmung durch Streß. Die psychogene Wehenschwäche sei besser mit Verständis und Aufmerksamkeit als mit Oxytozin zu behandeln. Krankenhausgeburt und moderne Geburtstechnologie sollten auch von diesem Gesichtspunkt her durchdacht werden. Langzeitwirkung von unter der Geburt verabreichten Medikamenten auf das Kind, sind noch zu wenig bekannt, um als harmlos gelten zu können. Die Ansicht mancher Geburtshelfer (genannt wird Hillmans und Steiner (Hrsg.) 1978: "Die programmierte Geburt"), daß der Geburtshelfer die Geburt besser planen könne als die Natur, weil z.B. bei 20% aller Fälle die zeitliche Koordination der Vorgänge zwischen Fetus und Plazenta unvollkommen sei und gewisse entsprechende Beobachtungen die Geburtseinleitung indizierten, kann der Autor als Zoologe nicht verstehen, weil die Natur so unwahrscheinlich viele Adaptationen kenne, die das Leben schützen.

NAAKTGEBOREN, C. (1983): Über die Hausgeburt in den Niederlanden. In: SCHIEFENHÖVEL & SICH (Hrsg.): *Die Geburt aus ethnomedizinischer Sicht.* Wiesbaden: Vieweg Verlag

NAG, M. (ed.) (1975): *Population and social organization.* Paris→The Hague.
Sammlung von Beiträgen zu Familie, Stellung des Kindes, Verhütungsmaßnahmen und Fruchtbarkeit; nicht speziell zu Schwangerschaft und Geburt, gibt aber guten Überblick zu den damit verbundenen sozialen und kulturellen Implikationen in verschiedenen Gesellschaften.

NAPSAC (1978): Compulsory hospitalization or freedom of choice in childbirth. Ann-Gray-Coordinator. A Major International Conference, May 19-21; Mariott Hotel, Downtown Atlanta Ga. - Proceedings available from Nov. 1978: NAPSAC, POBox 267, Marble Hill, Mo. 63 764.

NARROLL, F.R., NARROLL, F. (1961): Position of women in childbirth. In: *AM. J. Obst.* 64 N, 82: 943-954.
Erste systematische interkulturelle Studie zur Gebärhaltung mit Hilfe der HRAF; Untersuchungsgegenstand 76 nicht-europäische Gesellschaften; Ergebnis: In den meisten Kulturen wird nicht im Liegen geboren.

NEEDHAM, J.A. (1934): *A history of embryology.* Cambridge: Cambridge Univ. Press.

NEUMANN, A.K., AMPOFO, D.A., NICHOLAS, D.D., et al. (1974): Traditional birth attendants: a key to rural maternal and child health and family planning services. *J. Trop. Pediatr.* 29(1): 37.

NEWMAN, L.F. (1972): The anthropology of birth. *Sociological Symposium*, No. 8.

NEWMAN, L.F., KENNEL, G.H., KLAUS, M.H. et al. (1976): Early human interaction: mother and child. *Primary Care* 3(3): 491.

NEWTON, N. (1972): Childbearing in broad perspective. In: *Pregnancy, Birth and the Newborn Baby.* Boston: Delacorte Press, Boston Children's Medical Center.

NEWTON, N., NEWTON, M., (1972): Childbirth in cross-cultural perspective. 156-172. In: HOWELLS, J.G. (ed.): *Modern Perspectives in Psycho-Obstetrics.* Edinburgh: Oliver and Boyd.
Untersuchung zu äußerem Rahmen bei der Geburt und geburtshilflichen Techniken in westlichen und traditionellen Gesellschaften unter Abwägen von Vor- und Nachteilen; Anregung die eigenen Geburtspraktiken zu überdenken.

NEWTON, N. (1975): Birth rituals in cross-cultural perspective: some practical applications. In: RAPHAEL, D. (ed.): *Being Female: Reproduction, Power and Change.* The Hague: Monton.

NICOLAS, D.B. et al. (1976): Attitudes and practices of traditional birth attendants in rural Ghana: implications for training in Afrika. *Bull. WHO* 54: 346.

NIEHOFF, A., MEISTER, N. (1972): The cultural characteristics of breastfeeding: a survey. *J. Trop. Pediatr.* 18: 16.

NORR, K.L., BLOCK, C.R., CHARLES, A. et al. (1977): Explaining pain and enjoyment in childbirth. *J. Health Soc. Behav.* 18: 260.

NUCKOLLS, K.B., CASSEL, J., KAPALAN, B.A. (1972): Psychosocial assets, life crises and the prognosis of pregnancy. *Am. J. Epidemiol.* 95: 431.

OBEYESEKERE, G. (1975): Pregnancy cravings (dola-doka) in relation to social structure and personality in a Sinhalese village. *American anthropologist* 65: 323-342.

ODENT, M. (1976): *Bien naitre.* Le Seuil.

ODENT, M. (1978): *Die sanfte Geburt.* Die Leboyer Methode in der Praxis. München: Kösel Verlag (französische Ausgabe 1976).
Absicht des Buches ist es 'das Werk Illichs mit einer Studie über die Bedingungen des Geborenwerdens in den industrialisierten Ländern fortzusetzen' und 'das Werk Leboyers für jene zu übersetzen', die an seiner poetischen Ausdrucksweise Anstoß nehmen'. Jede Frau erlebt die Geburt anders. In Industriegesellschaften sind wenige so vorbereitet, daß die Geburt positiv durchlebt wird. Die elektronisch überwachte Geburt gilt als die sicherste Weise des Gebärens, und in der Tat kann man von einer normalen Geburt erst im Nachhinein reden. Die moderne Klinikgeburt ist aber durch gleichförmige Routine charakterisiert, die m.E. auch den Einfluß der Technik auf das Neugeborene außer acht läßt. Z. B. seinen außerordentlich empfindlichen Geruchssinn - wahrscheinlich ein Mittel zum frühen Erkennen der Mutter. Der Schock, der Umstellung von Sauerstoffversorgung, Kreislauf, Wärmeregulierung, Nahrungsaufnahme, wird durch überflüssige technische Manipulationen verstärkt. Archaische Reflexe, die zum Erkennen der Mutter und erfolgreicher Brustillung führen, erhalten keine Gelegenheit zur Entfaltung. Eine totale erotische Neutralisierung des Körpers hat stattgefunden, während 'normale' Geburten immer seltener werden. Unterstützung positiver Affekthaltung bei Mutter, Kind und Vater ist ebenso eine geburtshelferi-

sche Aufgabe, wie die Sorge für die physische Sicherheit bei der Geburt, wie Leboyer gezeigt hat. - Die mit diesen Problemen zusammen hängenden gesellschaftlichen, geburtshelferischen und erzieherischen Fragen werden diskutiert, und eigene Erfahrungen mit der 'sanften Geburt' werden vorgelegt.

ODENT, M. (1979): Genese de l'homme ècologique. *Epi*.

ODENT, M. (1980): *Die Geburt des Menschen*. Für eine ökologische Wende in der Geburtshilfe. München: Kösel Verlag.
Im Leboyer-Gefolge Vertreter der 'sanften' und 'natürlichen' Geburt; Aufarbeitung philosophischer und psychologischer Ansätze; widerspricht der technisch orientierten Geburtshilfe und zeigt in manchmal ausgefallenen Beispielen Möglichkeiten auf, wie der Geburtsakt humaner gestaltet werden kann; Hinweise auf die Durchführung in der Praxis; reiches Bildmaterial zu verschiedenen Geburten (auch außer-europäisch).

ODENT, M. (1983): Stellungen bei der Geburt und Gegenkultur. In: SCHIEFENHÖVEL & SICH (Hrsg.): *Die Geburt aus ethnomedizinischer Sicht*. Wiesbaden: Vieweg Verlag.

O.N. (1979): *Mutterfrust - Mutterlust*. Handbuch für Schwangere und Mütter. Frankfurt: Frauenliteraturvertrieb (Haberlinstr. 4).
Ein für Frauen gedachtes Buch, das aus der Frankfurter Frauenbewegungsgruppe entstand. Neben Erfahrungsberichten leistet es vor allem eine inhaltliche Auseinandersetzung zu den Themen: Schwangerschaft, Geburt, Stillen, Leben mit dem Kind. Mit Fotos und Zeichnungen versehen und mit alten Abbildungen aus früherer Zeit. Besonders hervorgehoben werden mögliche Schwangerschaftsbeschwerden mit kurzen Hinweisen auf aktive Gegenmaßnahmen; außerdem eine kritische Arzneimittelinformation, Anregungen zur Entscheidung Klinik- oder Hausgeburt? Ausführliche Behandlung der Risikofaktoren als Kontraindikation für eine Hausgeburt und eine ausführliche Diskussion der Körperstellungen und -lagen während der Geburt. Der emotionale Bereich der Mutter mit all den erlebten oder erdachten Widernissen während der Schwangerschaft, das Hineinhören in sich selbst, das Durcharbeiten der Umweltreaktionen, auch die erste Auseinandersetzung mit dem Mutter-Sein kommt durch authentische Berichte sehr gut zum Tragen. Dasselbe gilt für die Erfolgsberichte zur Geburt, zum Stillen und zur Mutter-Kind-Symbiose. In diesem Buch ist der emotionale und der sachliche Bereich gut ausbalanciert; die praktischen Hinweise und wichtigen Adressen sind regional, d.h. auf den Raum Frankfurt begrenzt.

OSGOOD, K., HOCHSTRASSER, D.L., DEUSCHLE, K.W. (1966): Lay midwifery in Southern Appalachia the case of a mountain county in Eastern Kentucky. *Archives of Environmental Health* 12: 759-770.

PAIGE, K.E., PAIGE, J.M. (1973): The politics of birth practices: a strategic analysis. *Am. Soc. Rev.* 38: 663-677.
Rechtliche Vaterschaftsansprüche ergeben sich nicht aus der biologischen Vaterschaft, sondern sie werden durch die Gesellschaft geregelt; Tabus für beide Elternteile während Schwangerschaft, Geburt und danach regeln die Stellung des Mannes als Vater; Studie über entsprechende Tabus in 114 Gesellschaften unter verschiedenen Gesichtspunkten; Ergebnis: Geburtspraktiken repräsentieren einen sozialen Regelmechanismus ohne Eingriff einer zentralen Autorität; exakte statistische Ausführung eines interkulturellen Vergleichs.

PARKER, R.L., MOINSHAH, S., ALEXANDER, C.A. et al. (1979): Self-care in rural areas of India and Nepal. *Culture, Medicine and Psychiatry* 3: 3.

PAUL, L., PAUL, D.B. (1975): The Maya midwife as sacred specialist a Guatemalan case. *American Ethnologist*, Vol. 2, 4: 707-726.

PAUL, L. (1978): Careers of midwives in a Mayan community. In: HOCH-SMITH, J. & SPRING, A. (eds.): *Women in Ritual and Symbolic Roles*. Plenum Publishing Co.

PAUL, S. (1982): Schwangerschaft, Geburt und Stillzeit in ethnologischer Sicht. In: SCHINDLER, S. (Hrsg.): *Geburt - Eintritt in eine neue Welt*, 27-38. Göttingen: V.f. Psychologie, Dr. Hochgrefe.

PAUL, S. (1982): Bibliographie zum Thema 'Schwangerschaft, Geburt und Stillzeit in ethnologischer Sicht'. In: SCHINDLER, S. (Hrsg.): *Geburt - Eintritt in eine neue Welt*, 244-249. Göttingen-Toronto-Zürich: V.f.Psychologie, Dr. C.J. Hochgrefe.

ca. 100 Quellen zu diesem Thema, aufgegliedert in allgemeine Literatur (11 Beiträge) und regionsspezifische Beiträge: Afrika (43 Beiträge), Ozeanien (9 Beiträge), Amerika mit Grönland (18 Beiträge), Ost- und Südostasien (10 Beiträge), Naher und Mittlerer Osten (4 Beiträge).

PAULME, D. (1960): *Women of tropical Africa*. Berkeley: University of California Press.

PEARN, J. (1983): Research studies of pregnancy superstitions to explain human congenital malformations in two contemporary societies. In: SCHIEFENHÖVEL & SICH (Hrsg.): Die Geburt aus ethnomedizinischer Sicht. Wiesbaden: Vieweg Verlag.

PEIPE, W. (1925): Sinnesempfindungen des Kindes vor seiner Geburt. *Monatsschr. f. Kinderheilkunde* 29.

PETERS, J.: *Ich werde Mutter*. Lübbe Ratgeber. Bergisch Gladbach: G. Lübbe Verlag.

Kritische Hinterfragung der Klinikgeburt. Vorschlag der ambulanten Klinikgeburt mit Nachbetreuung bzw. Familienklinik. Probleme des Wochenbetts. Stillen. Die totale Veränderung der Lebenssituation.

PILLSBURY, B. (1982): 'Doing the Month': Confinement and convalescence of Chinese women after childbirth. In: ARTSCHWAGER KAY, M. (ed.): *Anthropology of Human Birth*. 119-146. Philadelphia: Davis.

Traditionelle Regeln für die chinesische Wöchnerin, und deren Persistenz und Integration in die moderne Gesellschaft und in das moderne geburtshilfliche System. Feldforschungsbericht. 44 Literaturangaben.

PLOSS, H. (1872): *Lage und Stellung der Frau während der Geburt*. Leipzig: Veit & Com.

Frage nach der 'natürlichen' Gebärhaltung; erstmaliger Versuch, diese bei den Naturvölkern zu finden mit dem Ergebnis, daß die Stellung während der Geburt unter den einzelnen Gesellschaften sehr unterschiedlich sein kann; Gesetzmäßigkeiten konnte dieser Autor nicht feststellen; er versteht die Arbeit als Sichtung des zugänglichen Materials, das einer weiteren Bearbeitung bedarf.

PLOSS, H.M. & BARTELS, P. (1927): *Das Weib in der Natur und Völkerkunde*. 11. Aufl. Berlin: v. Reizenstein.

Zweibändiges Werk zu Leben und Funktion der Frau in verschiedenen Kulturen; zeitlich und geographisch nicht eingegrenzt; seit der 1. Ausgabe 1884 mehrfach aufgelegt und überarbeitet; wohl umfangreichste Arbeit auf diesem Gebiet, wobei Schwangerschaft und Geburt einen ganz erheblichen Teil einnehmen. Es bietet sich nicht zuletzt durch die vielen Abbildungen an (je nach Aufl. bis zu 1000), noch reiches Material für weitere Auswertungen.

PRESTON, S.H.(ed.)(1977): *The effects of infant and child mortality on fertility*. New York: Academic Press.

PRÖSTLER, E. (1981): *Stillen trotz verseuchter Umwelt?* Hrsg.: Öko Institut Freiburg. Freiburg: Dreisam Verlag.

Die chemische Belastung der Muttermilch, Ursachen, Hintergründe und politische Forderungen . Eine Studie im Auftrag des Öko-Instituts Freiburg.

QUECKE, K. (1952): Über die Anfänge des Kaiserschnitts. In: Ciba-Zeitschrift *Der Kaiserschnitt*, Band 11, No. 128, 4706-4710. Basel.

Mythologie und Sage sprechen dafür, daß der Kaiserschnitt zu den ältesten Notoperationen gehört, die die Menschheit kennt. Nach Ansicht des Gynäkologen und Medizinhistoriker R. Hofschlaeger (1871-1951) war der Kaiserschnitt an der Toten schon in der Altsteinzeit bekannt. Der Arzt E. Schnitzer (1840-1882) berichtete von Ostafrika, daß jeder toten Schwangeren das Kind aus dem Leibe geschnitten werde, um Unglück vorzubeugen. In Indien heißt es in einem alten Text (Pretakalpa des Garudapurâna X, 91):'Wenn eine Frau mit ausgebildeter

Leibesfrucht stirbt, soll man ihr den Leib aufschneiden, das Kind herausziehen und in der Erde vergraben. Die Frau aber soll man verbrennen'. Ein solcher Brauch sei im Distrikt Bhandara noch bis in die neueste Zeit hinein üblich gewesen. Robert William Felkin (geb. 1853) berichtete im Edinburg Med. J. 29,4,1884 von einem in Uganda beobachteten Kaiserschnitt an einer 20jährigen lebenden Erstgebärenden. Mutter und Kind überstanden den Eingriff gut. Walter Chichle Plowden (1820-1860) berichtete in seinen 'Travels in Abyssinia and the Galla Country' von einer erfolgreichen Schnittentbindung bei den Galla. Weitere, nicht durch Augenzeugen berichtete Sektios werden von den Chippeway Indianern und von Truk berichtet. Alte indische Texte enthalten Angaben über das Vorgehen beim Kaiserschnitt an der Toten (Grhyasûtras, Susruta, Vâgbhata). In China war solches Vorgehen tabuisiert. Von Japan wird von einem undatierten Holzschnitt berichtet, der einen Kaiserschnitt darstelle. Doch japanische Fachhistoriker (Yu Fujikawa, geb. 1865) geben keinen Hinweis auf solche Praxis. Eine Stelle im Talmud (Traktat Arachin 7a) beweist, daß die alten Hebräer den Kaiserschnitt an der Toten ausgeübt haben. (Über den einfachen Dammriß, heute mit die häufigste Geburtskomplikation, wird in der antiken Literatur sogut wie nichts erwähnt).

QUECKE, K. (1952): Der Kaiserschnitt an der Toten. In: Ciba-Zeitschrschrift: *Der Kaiserschnitt*, Bd. 11, No. 128, 4711-4716. Basel.

In den Digesten des Kaisers Justinian (527-565) wird verboten, daß eine schwangere Tote beerdigt werde, bevor man die Frucht herausgeschnitten hat, in der Hoffnung, ein lebendes Wesen zu erhalten. Das Gesetz steht im Gegensatz zur Haltung im alten Rom, die das Ungeborene noch nicht als Mensch ansah. Einfluß der Kirche und der Gnosis auf diese Lex Regia ist anzunehmen. - Die mittelalterliche Kirche hatte eine wechselhafte Einstellung zum Kaiserschnitt an der Toten, weil sie einerseits Blut verabscheute, andererseits das Kind bzw. seine Seele erretten wollte. Die Synode in Trier 1310 forderte sofortige Eröffnung des Leibes nach dem Tode einer Mutter und Taufe eines noch lebenden Kindes. War das Kind tot, durfte es nicht auf dem Gottesacker begraben werden. Wahrscheinlich waren die meisten solcher Eingriffe, weil die spät unternommen, in 99% der Fälle erfolglos. Ab dem 14. Jahrhundert erfährt die Sectio größere Beachtung. Technisches Vorgehen beim Kaiserschnitt wird schriftlich fixiert. Im 18. u. 19. Jahrhundert erfuhr die Frage der Taufe des Ungeborenen in der Gesetzgebung und den Hebammenverordnungen Beachtung und damit die Notwendigkeit zum Kaiserschnitt. Jedoch scheinen die Angehörigen sich oft gegen die Durchführung gewehrt zu haben. Nur wenige Fälle sind belegt, in denen das Kind überlebte.

QUECKE, K. (1952): Der Kaiserschnitt an der Lebenden. In: Ciba-Zeitschrift: *Der Kaiserschnitt*, Bd. 11, No. 128: 4717-4725.

Die Entwicklung des Kaiserschnitts an der Lebenden gehört zu den dramatischsten der Entwicklungen in der Medizin. Bis in das 19. Jahrhundert hinein gingen Frauen qualvoll im Kindbett zugrunde, weil niemand die Anwendung wagte und der Erfolg gering war. Obgleich Sagen aus der Antike bekannt sind, ist diese Notoperation ein Kind der Renaissance. Im 16. Jahrhundert erscheint die erste Monographie über den Kaiserschnitt. Dramatische Berichte erscheinen in der Literatur. Indikationen (große Kinder, Zwillinge, Monstren, abnorme Lagen, enger Geburtsweg etc.) werden gegeben. Leerung der Harnblase empfohlen. Seitlicher oder Paramedianschnitt wurden empfohlen. Der Uterus sollte nicht vernäht werden, nur die Haut darüber. Blutungs- und Infektionsgefahr wurden für gering erachtet. In Deutschland wurde ein erfolgreicher Kaiserschnitt erstmalig 1610 von einem Wundarzt durchgeführt. - Gegen Ende des 16. Jahrhunderts wird der Kaiserschnitt an der Sterbenden diskutiert, aber auch als Grausamkeit infrage gestellt. - Im 17. Jahrhundert gibt es ein großes Für und Wider um die Sektio bei den führenden Geburtshelfern. Das 18. Jahrhundert ist eine Zeit mutigen Probierens, in deren Verlauf wichtige Erfahrungen gemacht und dokumentiert werden.

RANK, O. (1924): *Das Trauma der Geburt und seine Bedeutung für die Psychoanalyse.* Leipzig.

RAPHAEL, D. (1966): The Lactation suckling process within a matrix of supportive behaviour. Columbia University, Ph.D. - Anthropology.

Auf dem Hintergrund evolutionärer, physiologischer, ethologischer und ethnologischer Daten wird die Bedeutung des 'Laktations- und Saugprozesses', also des Stillens, für die Mutter-Kind-Bindung untersucht. Bruststillen erscheint im Resultat als wertvoller, jedoch nicht unabdingbarer Teil dieser Bindung. Wichtig für den Prozeß ist physische, emotionale und soziale Unterstützung zu Beginn des Stillens. Aus der Literatur wird von einigen Formen solcher Unterstützung bei Tieren berichtet. Ein transkultureller Vergleich in menschlichen Gesellschaften zeigt das Bestehen solcher Unterstützung für Mütter in den meisten Kulturen. Am häufigsten wird diese unterstützende Funktion durch die Mutter der Mutter wahrgenommen. - In westlichen Kulturen fehlt im großen und ganzen eine solche Unterstützung für die junge Mutter ebenso, wie die Fähigkeit zum Bruststillen. Eine Befragung amerikanischer Mütter sollte zeigen, ob beide Charakteristika miteinander in Beziehung stehen. Es zeigte sich, daß Mütter, die Unterstützung hatten, auch stillen konnten und umgekehrt, daß, wo Unterstützung fehlte, häufig Ängstlichkeit gefolgt von unzureichender Milchproduktion resultierte. Der Ersatz eines biologischen Vorgangs durch ein kulturelles Phänomen, die Flasche, in Kulturen, d.h. Entwicklungsländer, die darauf nicht vorbereitet sind, wird diskutiert, ebenso wie die Frage, ob nicht der biologische Vorgang wegen vieler Vorteile grundsätzlich unterstützt werden sollte.

RAPHAEL, D. (1973): *The tender gift: Breastfeeding*. New York: Schoeken.

Der Schritt vom Frau- zum Muttersein ist eine Lebenskrise mit dramatischen Veränderungen im physischen wie im emotionellen Sein, in der Beziehung zu anderen und in der Identität mit dem Selbst. Diese Wandlung und diese Krise werden verdeckt durch die Betonung, die Schwangerschaft, Geburt und dann das Baby erfahren. Das ist ein Fehler. Denn auch die Entfaltung des Kindes hängt davon ab, wie eine Frau mit diesem Rollenwandel zurecht kommt. In vielen Kulturen wird gerade dieser Rollenwandel betont und erleichtert. Ganz wichtig ist dabei, daß jemand bei und für die Mutter da ist, und daß dies selbstverständlich ist. Mutter werden 'matrescence' und nicht nur die Geburt eines Kindes, ist eine 'rite de passage', die in vielen Kulturen parallel zur Entwicklung des Neugeborenen gesellschaftlich betont wird. - Erst wenn das Kind seine Neugeboreneneigenschaften verliert, läßt auch die Beachtung der Mutter, die sich inzwischen in ihre neue Rolle gefunden hat, nach. In den USA wird dieser Prozeß abrupt in dem Moment unterbrochen, in denen die Frauen das Krankenhaus verlassen, lange bevor die meisten Mütter zur Selbständigkeit in dieser neuen Rolle bereit sind. Mütter haben Anspruch auf eine 'Doula', eine mütterliche Person, die sie liebevoll verwöhnt und sie von Sorgen und Pflichten befreit. Das ist das ideale 'set up' für die Initiation in die Mutterschaft. Mit dieser Atmosphäre um Geburt und Wochenbett ist der 'let down reflex' nicht inhibiert und ist Bruststillen kein Problem.

RAPHAEL, D. (1975): Matrescence, becoming a mother, a 'newfold' rite de passage. In: RAPHAEL, D. (ed.): *Being female: reproduction, power and change*. Monton, The Hague.

RAPHAEL, D. (ed) (1975): *Being female. Reproduction, power, and change*. The Hague, Paris.

Neben der biologischen wird auch die politische und soziale Sphäre der Frau beleuchtet; Beispiele aus verschiedenen Kulturen behandeln im Abschnitt "Fortpflanzung" u.a. Schwangerschaft, Geburt und postnatale Phase; nützlicher Überblick zur Stellung der Frau in der heutigen Zeit.

RASCOVSKY, A. (Hrsg.): *Die vorgeburtliche Entwicklung*. Kindler Taschenbuch.

Psychoanalytische Untersuchung zur Pränatalen Psychologie.

READ, G.D. (1969): *Der Weg zur natürlichen Geburt*. Hoffmann und Campe.

REIK, Th. (1914): Die Couvade und die Psychogenese der Vergeltungsfurcht. *Imago* III, 5: 409-455.

RENGGLI, F. (1977): *Angst und Geborgenheit*. Soziokulturelle Folgen der Mutter-Kind-Beziehung im ersten Lebensjahr. Ergebnisse aus Verhaltensforschung, Psychoanalyse und Ethnologie. Zürich: Ex Libris.

RICH, A. (1976): *Of woman born.* Motherhood as experience and institution. New York: W.W.Norton.

RICH, A. (1979): *Von Frauen geboren.* Mutterschaft als Erfahrung und Institution. Verlag Frauenoffenssive.

RICHARDSON, S.A., GUTTMACHER, F. (eds.) (1967): *Childbearing, its social and psychological aspects.* Baltimore: Williams and Wilkins.
Zusammenstellung von fünf umfangreichen Arbeiten unter dem Aspekt, welche Auswirkung soziale und psychologische Faktoren auf biologische Vorgänge und das Wohlbefinden von Mutter und Kind haben. Drei Artikel (Grimm, Gruenberg, Illsley) allgemein abgefaßt. Mead/Newton mit ethnologischem Schwerpunkt; Rosenblatt behandelt Verhaltensforschung.

RICHTER, D. (1978): Die Rolle der Hebamme in Schwangerschaft, Entbindung und Wochenbett muß neu entdeckt werden. In: *Tagungsberichte* Ev. Akademie Bad Boll. Materialdienst Bad Boll 10.

ROBERTS, J.E. (1979): the effect of maternal position on labor (unpubl. doctoral thesis), Chicago.

ROBERTS, J.E. (1980): A perspective of maternal position during labor (dtsch + franz. Res.). *J. Perinat. Med.* 8: 255-264.
Vollständigste Aufarbeitung der bisherigen und aktuellen Forschung zur Gebärhaltung; neben einem historischen Überblick und den Vorteilen verschiedener Stellungen (bevorzugt die vertikale) werden auch Zukunftsperspektiven aufgezeigt; die Literaturzusammenstellung kann abgesehen von deutschen Publikationen als komplett angesehen werden.

ROSALDO, M.Z., LAMPHERE, S. (1974): *Woman culture and society.* Palo Alto/California: Stanford Univ. Press.

ROSENBLATT, J.S., (1967): Reproduction in infrahuman mammals. In: RICHARDSON, S.A., GUTTMACHER, A.G. (eds.): *Childbearing: its social and psychological aspects.* Baltimore: Williams & Wilking.

ROSENGREN, W.R. (1962): Social instability and attitudes toward pregnancy as a social role. *Soc. Problems* 9: 371.

ROTTMANN, G. (1974): Die vorgeburtliche Mutter-Kind-Beziehung. Dissertation, Salzburg.

ROTTMANN, G. (1974): Untersuchungen über die Einstellungen zur Schwangerschaft und zur fötalen Entwicklung. In: GRABER, G.: Pränatale Psychologie: *Geist und Psyche.* München: Kindler Verlag.
Erforschung vorgeburtlicher Wahrnehmungen und Empfindungen.

RUDNITZKI, G., SCHIEFENHÖVEL, W. u. SCHRÖDER, E. (Hrsg.)(1977): *Ethnomedizin* - Beiträge zu einem Dialog zwischen Heilkunst und Völkerkunde, 53-58.- Barmstdet: Kurth-Verlag.

RUTSTEIN, S.O. (1974): The influence of child mortality on fertility in Taiwan. *Stud. Fam. Plann.* 5: 182.

SALK, L. (1960): The effect of the normal heart beat sound on the behaviour of the newly born infant. *World Mental Health.*

SAMMERMATTER, J. (1980): *Handbuch für werdende Mütter und Väter.* Haldenwang: Irisinia Verlag.

SARGENT, C. (1982): Solitary confirnement: Birth practices among the Bariba of the People's Republic of Benin. In: ARTSCHWAGER KAY, M. (ed.): *Anthropology of Human Birth,* Ch. 9: 193-210. Philadelphia: Davis.
Bariba Frauen suchen allein zu gebären. Die Autorin vermutet den Grund dazu in der Definition der Geburt bei den Bariba und ihrem Bezug zu ihrer Kosmologie. Ein aus Steißlage geborenes Kind ist eine Hexe, bzw. ein Zauberer und damit eine Bedrohung für die Gesellschaft und muß getötet werden. - Gute Beschrei-

bung einer Geburtsbeobachtung. Informationen über Reproduktion, Schwangerschaft und Geburt, die auf Interviews mit 120 Frauen beruhen. 14% der Primiparae entbanden allein und 96% aller Multiparae hatten ihr letztes Kind allein entbunden.

SAUCIER, J.F. (1972): Correlates of the long postpartum taboo: A cross-cultural study. *Current Anthrop.* 13: 238-258.
Versuch Kriterien aufzustellen, von denen die Länge des post partum Tabus abhängig ist; Daten von 172 Gesellschaften führen zur Aufstellung von insgesamt 15 Punkten u.a. Klima, Ernährung, Wirtschaftsform, soziales System; Erstellen eines Abhängigkeitsmodells; zeigt besonders in den weiterführenden Betrachtungen, welche Gefahren ein solches System in sich birgt.

SCARPA, A, etliche Publikationen zum Thema in italienisch und englisch, besonders (1980): *Etnomedicina.* Milano, Viale Romagna 37: Franco Lucisano, Editore. Hier Kap.: L'ostetrica (s. 407-446). Il puerperio del marito. - Mestruazione. - I contraccettivi. - Aborto. - L'igiene della gestante. - Il parto e degli annessi. - Manovre manuali. - Procedimenti magico-religiosi. - Il parto senza Dolore. - Il 'puerperio del marito' et la 'Lactatio masculino'. - Bibliographia.

SCHEPER-HUGHES, N. (1982): Virgin mothers: the impact of Irish Jancanism on childbearing and infant tending in Western Ireland. In: ARTSCHWAGER KAY, M. (ed.): *Anthropology of Human Birth,* Ch. 14, 267-288. Philadelphia: Davis.
Berichtet wird von einer Gesellschaft, die Sünde, Schuld und sexuelle Unterdrückung betonen und das Zölibat idealisieren. Die Familien sind groß, aber nur einer von drei Erwachsenen ist verheiratet. Die Schwangerschaft wird ignoriert, oder in einer Konspiration des Schweigens, geheimgehalten. Bei der Geburt verhalten sich die Mütter stoisch. Die Geburt eines Kindes wird nicht freudig begrüßt, die Fürsorge für Kinder wird heruntergespielt. Mit dem Verschwinden der älteren Generation und dem Anwachsen der Zahl von Kernfamilien ergeben sich Änderungen bezüglich der Sozialisation der Kinder. 26 Literaturstellen.

SCHIEFENHÖVEL, W. (1969): Die Anwendung von Heilpflanzen und die traditionelle Geburtenkontrolle bei Eingeborenen Neuguineas. Sitzungsber. d. Physikalisch-medizinischen Sozietät zu Erlangen, Bd. 83/84, 1964-69:114-133 u. 179-182.
Ergebnisse ethnomedizinischer und ethnobotanischer Feldforschung in verschiedenen Ethnien Papua Neuguineas, die u.a. anhand von screening tests für Alkaloide die pharmakologische Wirksamkeit etlicher einheimischer Heilpflanzen belegen. Berichtet wird ferner über verbreitete Praktiken der Geburtenkontrolle, v.a. mittels Anwendung oraler pflanzlicher Kontrazeptiva. Später vor allem durch australische Pharmakologen durchgeführte, z.T. recht aufwendige Analysen und Tierversuche konnten bisher keine Effektivität der Mittel nachweisen, von der die Einheimischen aber überzeugt sind.

SCHIEFENHÖVEL, W. (1970): Ergebnisse ethnomedizinischer Untersuchungen bei den Kaluli und Waragu in Neuguinea. Dissertation, Medizinische Fakultät der Universität Erlangen.
Das dargelegte Material zu medizinischen Vorstellungen und Praktiken, zu Krankheitsentstehung und Krankenbehandlung, im Leben der Bergpapua ebenso häufig und intensiv diskutiert wie in unserer eigenen Kultur, stammt aus der Region um den Vulkan Mt. Bosavi, die damals erst gerade kontaktiert worden war. Diese Untersuchung markiert den Beginn der eigentlichen ethnomedizinischen Feldforschung durch einen deutschen ethnologisch geschulten Mediziner, nachdem bisweilen Ärzte und Ethnologen aus der Sicht ihrer Disziplinen gewonnene Aspekte der traditionellen medizinischen Systeme in Melanesien oder aus der ethnographischen Literatur synthetisierte Darstellungen publiziert hatten.

SCHIEFENHÖVEL, W. (1976): Die Eipo-Leute des Berglands von Indonesisch-Neuguinea. - Kurzer Überblick über den Lebensraum und seine Menschen. *Homo* 26/4:263-275.
Erste Darstellung der Kultur eines bis dahin nahezu unbekannten und unter neolithischen Bedingungen lebenden Bergvolkes in West-Neuguinea mit Hinweisen auf epidemiologische Besonderheiten, Sozialstruktur, Geburtsverhalten und präferentiellen Mädcheninfantizid. Die Untersuchungen fanden im Rahmen des DFG-Schwerpunktprogramms "Mensch, Kultur und Umwelt im zentralen Hochland von Irian Jaya" statt, dessen Felddirektor der Autor war. Die Besonderheit und

der wissenschaftliche Wert des ethnomedizinischen und anderen Untersuchungen bei den Eipo liegen darin, daß es sich um eine in geistig-religiöser Hinsicht nichtakkulturierte Ethnie handelte, die ihre traditionellen Verhaltensweisen und Praktiken (wie Krieg, Kannibalismus und Infantizid) im Beisein der Wissenschaftler ausführten, weil sie bei fehlender Missionierung von der Rechtmäßigkeit ihres Tuns überzeugt waren. Aus diesem Projekt stammen daher ungewöhnlich authentische Berichte, nachdem der Autor und sein linguistischer Kollege V. HEESCHEN die Sprache der Eipo in monolingualen Zugang erlernt und damit auch Denken und Vorstellungswelt der Eipo unmittelbar erfaßt hatten (vgl. auch SCHIEFENHÖVEL, W. 1979, 1980 a u. b, 1982 a u. b, im Druck, sowie SCHIEfenhövel G. u. W. 1978).

SCHIEFENHÖVEL, W. (1977): Methoden ethnomedizinischer Feldforschung. In: G. RUDNITZKI, W. SCHIEFENHÖVEL u. E. SCHRÖDER (Hrsg.): *Ethnomedizin, Beiträge zu einem Dialog zwischen Heilkunst und Völkerkunde*. Barmstedt: Kurth Verlag.

Auf die Praxis der Feldforschung zugeschnittene Darstellung des ethnomedizinischen Zugangs, der Methoden und Forschungsstrategien mit Hinweisen zu Dokumentationstechnik, ethnobotanischer Arbeit etc.

SCHIEFENHÖVEL, W. (1978): Aus der Werkstatt - Einige Gedanken zu curare. *Curare* I, 1:10-13.

Programmatische Definition der Ethnomedizin und einiger ihrer Aufgaben zum ersten Erscheinen von "curare", Zeitschrift für Ethnomedizin und transkulturelle Psychiatrie der Arbeitsgemeinschaft Ethnomedizin.

SCHIEFENHÖVEL, W. (1979): Das Kind bei Naturvölkern und bei uns. *Curare* II, 2:79-86.

Ins Auge fallende Unterschiede der Betreuung und Sozialisation von Neugeborenen, Säuglingen und Kindern zwischen nichtindustrialisierten Ethnien wie denen in Neuguinea und unserer urbanen Gesellschaft des ausgehenden 20. Jahrhunderts werden pointiert aufgezeigt. Die Etablierung eigener Kinderwelten abseits derjenigen der Erwachsenen sowie andere vom Autor als Fehlentwicklungen angesehene Praktiken in westlichen Ländern werden kritisiert.

SCHIEFENHÖVEL, W. (1980a): Verarbeitung von Schmerz und Krankheit bei den Eipo, Hochland von West-Neuguinea - Ethnomedizinische und humanethologische Aspekte. *Medizinische Psychologie* 6:219-234.

Ein Beitrag zur transkulturellen Erforschung des Verhaltens bei Schmerz und Krankheit auf der Basis ausführlicher ethnomedizinischer Feldforschung. Die Folgerungen von MERSKEY & SPEAR werden bestätigt dadurch, daß die Effekte eines früh in der Kindheit einsetzenden Schmerztrainings aufgezeigt werden.

SCHIEFENHÖVEL, W. (1980b): "Primitive" childbirth - anachronism or challenge to "modern" obstetrics? In: A. BALLABRIGA and A. GALLART (eds.): Proceedings of the 7th European Congress of Perinatal Medicine, Barcelona.

Gegenüberstellung traditionellen Geburtsverhaltens in Neuguinea und einiger Tendenzen in Geburtshilfe und Perinatologie mit Vorschlägen zur Berücksichtigung der Geburtsphysiologie, der Vorteile der vertikalen Gebärhaltungen sowie psychologischer und humanethologischer Gesichtspunkte.

SCHIEFENHÖVEL, W. (1982a): Die natürliche Geburt - Wie Eipo-Kinder auf die Welt kommen. *Neue Zürcher Zeitung* vom 19.5.:33.

SCHIEFENHÖVEL, W. (1982b): Kindliche Sexualität, Tabu und Schamgefühl bei "primitiven" Völkern. In: Th. HELLBRÜGGE (Hrsg.): *Die Entwicklung der kindlichen Sexualität*. München-Wien-Baltimore: Urban & Schwarzenberg:145-163.

Angesichts offenbar sehr "normaler" Einstellungen zur kindlichen Sexualität bei einigen nicht-industrialisierten Ethnien ist die oft martialische Bemühtheit, mit der hierzulande bestimmte Gruppen die Eindämmung bzw. das Wecken kindlicher Sexualität fordern und betreiben, nicht zu verstehen. Das nahezu universelle Vorkommen sexueller Scham, ein erstaunlicher und dabei wenig beachteter Befund, wird anhand eines erweiterten Modells des Biologen D. MORRIS erklärt, das von einer Hypersexualisierung der höchsten Primaten ausgeht, die andererseits der biologischen und kulturellen Zügelung bedurfte.

SCHIEFENHÖVEL, W. (1983): Geburten bei den Eipo. In: SCHIEFENHÖVEL & SICH (Hrsg.): *Die Geburt aus ethnomedizinischer Sicht.* Wiesbaden: Vieweg Verlag.

SCHIEFENHÖVEL, W. (1983): Weitere Informationen zur Geburt auf den Trobriandinseln. In: SCHIEFENHÖVEL & SICH (Hrsg.): *Die Geburt aus ethnomedizinischer Sicht.* Wiesbaden: Vieweg Verlag.

SCHIEFENHÖVEL, W. (1983): Nachwort - Der ethnomedizinische Beitrag zur Diskussion um die optimale Geburtshilfe. In: SCHIEFENHÖVEL & SICH (Hrsg.): *Die Geburt aus ethnomedizinischer Sicht.* Wiesbaden: Vieweg Verlag.

SCHIEFENHÖVEL, W. (im Druck): Preferential female infanticide and other mechanisms regulating population size among the Eipo. Vortrag bei Seminar "Population and Biology", Harvard 1981.

Vorzugsweise weibliche Kindstötung ist von vielen Ethnologen und Demographen vermutet, jedoch nie wirklich nachgewiesen worden. Aufgrund mehrjähriger Feldforschung konnten eindeutige Belege für diese Praxis bei einer unkontaktierten Ethnie in Neuguinea erstellt werden. Ähnliche Praktiken haben vermutlich in der Geschichte des Menschen eine wichtige Rolle gespielt.

SCHIEFENHÖVEL, G. u. W. (1978): Vorgänge bei der Geburt eines Mädchens und Änderung der Infantizid-Absicht. *Homo* 29, 2:121-138.

Dokumentation des Geburtsverhaltens bei einer Frau, die ursprünglich ein weibliches Kind hatte aussetzen (und damit töten) wollen, das lebenskräftige Mädchen jedoch nach zweistündiger Bedenkzeit annahm. Enthält Transkription und Übersetzung von Äußerungen der Gebärenden, die belegen, daß die Geburt auch für die körperlich trainierten und geistig-emotional gut vorbereiteten Frauen eines "Natur"volkes schmerzhaft und Angst-erzeugend ist. Die Belastung wird durch Einnehmen günstiger vertikaler Gebärhaltungen und nahezu ideale Betreuung durch verwandte und befreundete Frauen (bei Fehlen jeglicher Eingriffe im eigentlich geburtshilflichen Sinn) so gehalten, daß günstige Ergebnisse bezüglich der kindlichen Mortalität erreicht werden (vgl. SCHIEFENHÖVEL im Druck).

SCHINDLER, S. (1982): *Geburt - Eintritt in eine neue Welt.* Göttingen-Toronto-Zurich: Verlag für Psychologie, Dr.C.J. Hochgrefe.

Der Band bringt 29 Beiträge zur 5. Tagung der Internationalen Studiengemeinschaft für pränatale Psychologie (ISPP), die vom 28.3-1.4.78 unter diesem Thema in Salzburg mit interdisziplinärer Teilnehmerschaft stattfand. Behandelt werden das pränatale Seelenleben, ethnologische und biologische Aspekte der Geburt, psychische Einwirkungen auf Schwangerschaft und Geburtsverlauf, Berichte über Geburtserfahrungen - auch die der eigenen -, über Geburtstrauma und Phantasien, Psychoprophylaxe sowie kulturanthropologische Aspekte. Es folgen zusammenfassende Berichte der Arbeitsgemeinschaften auf der Tagung über 'Die Familie als ökologische Nische', 'Pränatale Mutter-Kind-Beziehung in ihrer Bedeutung für die Geburt', 'Kind und Mutter bei der Geburt', und 'Aspekte der Psychotherapie'. Abschließend folgen 'Erfahrungsberichte' verschiedenen Charakters: - 2000 Geburten nach Leboyer, - Resultate der Psychoprophylaxe bei 232 vorbereiteten Frauen und einer Vergleichsgruppe hinsichtlich Frequenz von Frühgeburten, perinataler Mortalität, Sektio und Vakuumextraktion und Verhaltensaspekten von Mutter und Ehemann, - Elternberichte. Der letzte Beitrag ist eine etwa 100 Quellen umfassende Bibliographie zum Thema 'Schwangerschaft Geburt und Stillzeit in ethnologischer Sicht' von Sigrid Paul. Das Literaturverzeichnis des Bandes umfaßt ca. 420 Quellen.

SCHINDLER, S. (1982): Wo bin ich? - Zur Situation des Geborenwerdens. In: SCHINDLER, S. (Hrsg.): *Geburt - Eintritt in eine neue Welt*, 17-26. Göttingen-Toronto-Zürich: V.f. Psychologie, Dr. H.C. Hochgrefe.

SCHLESIER, E. (1983): Me'udana (Südost-Neuguinea). Die Empfängnis-Theorie und ihre Auswirkungen. In: SCHIEFENHÖVEL & SICH (Hrsg.): *Die Geburt aus ethnomedizinischer Sicht.* Wiesbaden: Vieweg Verlag.

SCHMALENBERG, U. (o.J.): *Fünf nach Zwölf - eine ganz natürliche Geburt.* Berlin: Eigenverlag U. Schmalenberg.

SC MIDT, E. (1979): Neuere Aspekte der Ernährung mit Muttermilch. *Deutsches Ärzteblatt* No. 10, März.

SCHMIDT, W. (1954): Gebräuche des Ehemannes bei Schwangerschaft und Geburt. *Wiener Beiträge zur Kulturgeschichte und Linguistik.* Bd. X. Wien-München.

SCHMIDT, W.M. (1973): The development of health services for mothers and children in the United States. *AJPH,* Vol. 63, No. 5, May.

SCHNEIDER-AFFELD, F., MARTIN, K. (1981): Delivery from sitting position. In: 2nd Intern. Meeting of Perinat. Med. Dec. 1o.-11., Berlin.

SCHOMERUS-GERNBÖCK, L. (1983): Die traditionelle Geburt bei den Madegassen. In: SCHIEFENHÖVEL & SICH (Hrsg.): *Die Geburt aus ethnomedizinischer Sicht.* Wiesbaden: Vieweg Verlag.

SCHREIBER, G.M. (1977): Birth, the family and the community: a South Italian example. *Birth Fam. J.* 4(4): 153.

SCHREIBER, G.M., PHILPOTT, L. (1979): Who is a legitimate health care professional? Changes in the practice of midwifery in the Lower Rio Grande Valley. In: VELIMIROVIC, B. (ed.): *Modern Medicine and Medical Anthropology in the United States-Mexico Border Population.* Pan American Health Organization, Scientific Publication No. 359.

SCHREIBER, M. (1980): Unendliches Vergnügen - Unendlicher Schmerz. *Spiegel* 31: 126-139.

SCHREIBER, M. (Hrsg.) (1981): *Die schöne Geburt.* Protest gegen die Technik im Kreissaal mit Anschriften von Ärzten, Hebammen, Kliniken und Gruppen. Spiegel-Buch, Rowohlt.

Das Buch richtet sich an medizinische Laien und bringt Pro- und Kontrabeiträge zur technologisierten Geburt. Es ist nicht idealtypisch festgelegt. Die Auseinandersetzung mit den konträren Beiträgen muß der Leser selbst leisten. Ein Interview mit dem Psychoanalytiker L.D. Lang, der die zunehmende Technologisierung im Kreissaal anprangert, steht z.B. einem Beitrag von H.H. Bräutigam gegenüber, der eindringlich vor den Risiken der 'sanften' Geburt warnt und fragt, ob dieser 'Fortschritt nach Rückwärts' vielleicht eine höhere Säuglings- und Wöchnerinnensterblichkeit mit sich bringen könnte. Zwei spannend geschriebene Berichte aus Holland und Schweden: Schweden, mit der geringsten perinatalen Mortalität der Welt verzeichnet eine radikale Hinwendung zur Klinikgeburt. In Holland werden 34% aller Kinder zu Hause entbunden. Dies ist die höchste Hausgeburtsrate in Industrienationen. Holland hat aber nach Schweden die niedrigste Säuglingssterblichkeit der Welt. In beiden Ländern spielt die Hebamme eine zentralere und kompetentere Rolle als in der BRD; Vor- und Nachsorge sind dichter. Ein weiterer interessanter Beitrag stammt von I. Nelles, 'Auf dem Weg zu einer schönen Geburt in Deutschland', der unter Benennung von Kliniken und Namen, die Schwierigkeiten schildert, denen Familien und Ärzte begegnen, die eine familienorientiertere Geburt durchführen wollen. Die meisten Beiträge sind fundiert und informativ.

SCHULTZE-NAUMBURG, R. et al. (1976): Entbindungen bei Ausländerinnen. *Med. Klin.* 71: 63-67.

SCULLY, D. (1980): *Men who control women's health.* The miseducation of obstetrician-gynaecologists. Boston: Houghton Mifflin Co.

Eine zweijährige soziologische Studie in zwei Lehrkrankenhäusern galt der Ausbildung der Gynäkologen und Geburtshelfer. Diese Fachärzte werden zwar von ihren Patientinnen als Experten für das Rollenverhalten, die Psychologie und Sexualität der Frauen angesehen, haben aber in diesen Bereichen kaum Ausbildung erfahren.

SECK-AGHTE, M., MAIWURM, B. (1981): *Neun Monate.* München: Frauenbuchverlag.

Ein Buch, das als praktischer Ratgeber für werdende Mütter gedacht ist, mit vielen Photos, Raum für Notizen und kritischer Auseinandersetzung mit dem Themenbereich Schwangerschaft, Geburt, Mutterschaft, Elternschaft, Partnerschaft

... z.B. Kinderkriegen und Gesellschaft, die rechtliche Situation der ledigen Mutter und des ledigen Vaters, kritische Arzneimittelinformationen, Vorsorgeinformation, Situation der Kinder in der Dritten Welt, Geschichte der Geburtshilfe, allgemeine rechtliche Informationen (BGB, Sozialhilfe), Geburtsvorbereitung. Entbindung im Sitzen. Verschiedene Geburtsberichte. Besonders ein Bericht über eine Hausgeburt. 'Entscheidungshilfen' für Krankenhausgeburt, Hausgeburt, ambulante Geburt. Das Problem des Stillens, Behinderung, Werbung. Viele praktische Ratschläge. Im Anhang ein thematisch gegliedertes Literaturverzeichnis und viele Adressen von einschlägigen Organisationen, Gruppen etc. - Ein liebevoll und intelligent zusammengestelltes Buch.

SHAW, N.S. (1974): *Forced labor: maternity care in the United States.* New York: Pergamon Press.

SHEIKH-DILTHEY, H. (1982): Schwangerschaft und Geburt bei den Indo-arabischen Gruppen der Swahili-Küste. In: SCHIEFENHÖVEL & SICH (Hrsg.): *Die Geburt aus ethnomedizinischer Sicht.* Wiesbaden: Vieweg Verlag.

SICH, D. (1977): Observations on the integration of MCH and FP care in Korea. *Korean J. of Ob. + Gyn.*, vol. 20, No. 2, February.

SICH, D. (1977): Problems and prospects of maternity care in Korea as related to obstetrical care. *Korean J. of Ob. + Gyn.*, vol. 20, No. 11, November.

SICH, D. (1980): *Medizinische Betreuung von Geburt und Mutterschaft im Kulturwandel.* Ein Beitrag zur transkulturell vergleichenden Medizin aus Korea. Habilitationsschrift auf dem Gebiet der Tropenhygiene des Öffentlichen Gesundheitswesens und der Ethnomedizin, Fakultät für Theoretische Medizin, Institut für Tropenhygiene und Öffentliches Gesundheitswesen, SAI, Ruprecht Karl Universität Heidelberg.

SICH, D. (1981): Traditional concepts and customs on pregnancy, birth and post partum period in rural Korea. *Soc. Sci. & Med.*, vol. 15 B: 65-69. Pergamon Press G.B.

Vorläufiger Bericht über eine ethnographische Untersuchung über 'childbearing behaviour' im ländlichen Korea, die durch eine interdisziplinäre Gruppe von Fachleuten: Frauenarzt, Medizinsoziologe, Anthropologe und Spezialist des öffentlichen Gesundheitswesens, unterstützt wurde. Die Untersuchung war durch die Beobachtung angeregt worden, daß trotz oekonomischem Aufschwung und grösserer Verfügbarkeit von modernen Mutterschafts- und Geburtsbetreuungseinrichtungen diese nur in unzureichendem Maße von den Müttern in Anspruch genommen werden. Es bestand die Vermutung, daß in die Kultur integriertes Verhalten um die Geburt ein traditionelles 'birthing system' darstelle, das modernen Medizinern nicht bekannt sei. Es gelang in der Tat, dieses traditionelle geburtshilfliche System aus der ethnographischen Untersuchung abzuleiten und zu zeigen, daß und wo es mit dem modernen medizinischen Fürsorgeangebot in Konflikt steht.

SICH, D. (1982): Modern obstetrics in confrontation with a traditional birthing system. *J. of Psychosomatic Ob. and Gyn.* 1/2. Utrecht: Bohn, Scheltema & Holkema.

SICH, D. (1982): *Mutterschaft und Geburt unter Akkulturation.* Eine Fallstudie zur transkulturell vergleichenden Mediczin aus Korea. Frankfurt: Verlag Peter D. Lang.

Ausführliche Darstellung der modernen und des traditionellen Hintergrundes des medizinischen, des geburtshilflichen und des Familiensystems sowie der Rolle der Frau in Korea. Auf diesem Hintergrund wird in einer sorgfältig konzipierten und durchgeführten prospektiven Untersuchung an 30 schwangeren Frauen und ihren Familien ein Inventar der gegenwärtigen Akkulturationssituation um die Mutterschaft und Geburt aufgenommen und analysiert. Im Ergebnis lassen sich in jedem Einzelfall die Einwirkungen des modernen und des traditionellen geburtshilflichen Systems auf die Mutter nachweisen. Beide Systeme haben positive und negative gesundheitliche Einwirkungen auf die Frau. In der augenblicklichen ungesteuerten Akkulturationssituation scheinen jedoch die negativen Aspekte beider Systeme zum Nachteil der Frau in den Vordergrund zu treten. Das Ausmaß der dokumentierten, z.T. durch die Akkulturationssituation aggravierten

Pathologie ist erschreckend. Es wird die Notwendigkeit hervorgehoben, daß sich die moderne Geburtshilfe vom kulturanthropologischen Gesichtspunkt her mit der Mutterschaft auch wissenschaftlich befaßt, da sie für diese Situation, die für Entwicklungsländer überhaupt typisch sein dürfte, beiträgt, und eine Verantwortung zu ihrer Bewältigung hat.

SICH, D. (1983): Geburtshilfliche Pathologie im Schnittpunkt eines traditionellen und eines modernen geburtshilflichen Systems. In: SCHIEFENHÖVEL & SICH (Hrsg.): *Die Geburt aus ethnomedizinischer Sicht*. Wiesbaden: Vieweg Verlag.

SICHTERMANN, B. (1981): *Leben mit einem Neugeborenen*. Ein Buch über das erste halbe Jahr. Fischer Taschenbuch.

SIDEL, R. (1972): *Women and child care in China*. New York: Hill and Wang.

SLOCUM, S. (1975): Woman the gatherer: male bias in anthropology. In: REITER, R. (ed.): *Toward an Anthropology of Women*. New York: Monthly Rev. Press.

SMITH, C.A. (1972): Neonatology yesterday, perinatology tomorrow. In: BORSARD and CRUZ (eds.): *Perinatal Medicine*, 29-35. 3rd European Congress, Lausanne. Bern: Huber.

SOCIOLOGICAL SYMPOSIUM (1972): Bd. 8: Sociology of childbirth and infancy. Western Kentucky University, Dept. of Sociology and Anthropology, Bowling Green.
Zusammenstellung von Problemen, die die Geburt im weitesten Sinne auf der sozialen Ebene berühren. Behandelt werden u.a. Geburtenkontrolle und Kirche, Schwangerschaft/Geburt und Gesellschaft, Familienplanung, Schwangerschaftsabbruch und Stillverhalten; kaum ethnologische Daten, aber aufschlußreich für die allgemeine Problemstellung.

SOSA, R., NENNELL, J. et al. (1980): The effect of a supportive companion on perinatal problems; length of labor, and mother-infant interaction. *The New England J. of Med.*, vol. 303, No. 11. 11. Sept.
Die Verfasser untersuchen den Einfluß der Anwesenheit einer unausgebildeten, der Mutter vorher nicht bekannten Frau, die mit physischem Kontakt (Hände halten, Rücken reiben etc.) Gesprächen u.a., ihr als freundliche Begleiterin zur Verfügung stand, auf den Ablauf der Geburt. Nur Primiparae ohne medizinische Komplikationen mit Wehen und einer Muttermundweite von 1-2 cm bei der Aufnahme werden in den Versuch aufgenommen. Sie werden durch Zufallsauswahl der Testgruppe und der Kontrollgruppe zugeteilt. Jede Frau, bei der im Geburtsverlauf eine Komplikation auftrat, oder die ein krankes oder asphyktische Kind gebar, wurde wieder aus der Untersuchungs- oder Testgruppe entfernt. Die Diagnosestellung erfolgte dabei von einem Arzt, der den Zweck der Untersuchung nicht kannte. Um in beiden Gruppen die Zahl von 20 unkomplizierten Geburten zu erreichen, mußten in die 'betreute' Testgruppe 33 Frauen aufgenommen werden, in die 'unbetreute' Gruppe dagegen 103. Die Entbindungszeit betrug in der Testgruppe durchschnittlich 8.8 Stunden, in der Kontrollgruppe 19,3 Stunden. Die Mütter der Testgruppe zeigten ihren Kindern gegenüber unmittelbar nach der Geburt mehr Zuwendung.

SPENCER, R. (1949-50): Primitive obstetrics. *Ciba Symposia* 11(3): 1158-1188.

SPENCER, R.F. (1976): Embryology and obstetrics in preindustrial societies. In: LANDY, D. (ed.): *Culture, Disease and Healing*. New York-London: MacMillan.

SPRING, A. (1976): An indigenous therapeutic style and its consequences for natality: the Luvale of Zambia. In: MARSHALL, J.F. anf POLGAR, S. (eds.): *Culture, Natality and Family planning*. Chapel Hill: Carolina Population Center, University of North Carolina.

STANTON, M.E. (1979): The myth of "natural" childbirth. *J. Nurse-Midwifery* 24(2): 25-29.

STARK, S. (1982): Mormon childbearing. In: ARTSCHWAGER KAY, M. (ed.): *The Anthropology of Human Birth*, Ch. 18: 341-360. Philadelphia: Davis.
Bericht über Geschichte, Organisation, theologischen Hintergrund und Familienbezüge in der Mormonenkirche. Es ist Pflicht, Kinder zu haben. Die Fruchtbarkeit der Mormonen ist hoch. Dennoch sind Familienplanungspraktiken nichts Aus-

sergewöhnliches. Früher fanden die Geburten als Hausgeburten unter Beistand von Hebammen statt, deren Tagebücher wertvolle Informationsquellen sind. Heute sind ärztliche Betreuung in der Schwangerschaft und Klinikgeburt akzeptiert. 17 Literaturangaben.

STEIN, Z., SUSSER, M. (1958/59): Study of obstetric results in undeveloped community. *J. of Obst. & Gyn. of the British Empire*. Part I: 65: 763-773; Part II: 66: 62-74.

STEWART, D., STEWART, L. (eds.): *21st Century obstetrics now!* vols. 1.a.2. Chapel Hill: National Association of Parents and Professionals for Safe Alternatives in Childbirth.
28 Aufsätze zum Verhältnis Mutterschaft und Geburtshilfe, eingeleitet mit einem Beitrag von Doris Haire zu den Rechten der Schwangeren gegenüber der Geburtshilfe. Es wird besonders auf die von Fachleuten diskriminierte und verdrängte Hausgeburtshilfe eingegangen. Ein Beitrag der amerikanischen Gesellschaft für Geburtshilfe und Gynäkologie zum Thema'sichere Mutterschaft' wird analysiert und mit sachlichen Argumenten in vielen Punkten widerlegt. Weitere Aufsätze befassen sich mit der Physiologie, Psychologie und Ernährung in der Schwangerschaft und danach, mit dem Problem der Laienhebammen, mit dem der Familien und des Bonding sowie mit den ethischen Aspekten der Geburt und der damit verbundenen Verantwortung. Die beiden Bände sind ein erster Versuch, die verschiedenen Aspekte der Geburt in einer westlichen Gesellschaft zusammenzustellen.

STIRNIMANN, F. (1973): *Psychologie des Neugeborenen*. München: Kindler Taschenbuch, No. 2034.
Grundlegende Beobachtungen über fundamentale Lebensäußerungen des Neugeborenen, über Sinnesreaktionen und erste Phasen des Trieblebens.

STÖSSINGER, V., LEUTHOLD, B., MATTMANN, F. : *Muttertage, Leben mit Mann Kindern und Beruf*. München: Kösel.

STOICA, L., MAIER, R.O. (1972): L'analgésie à l'accouchement dans la médicine populaire. In: DUNARE, N. (Hrsg.): *Probleme de etnologie medicala*, 132-136. Cluj-Napoca.

SUSSAMAN, R.W. (1972): Child transport, family size, and increase in human population during the Neolithic. *Curr. Anthropol.* 13(2): 258.

TEMKIN, O. (1956): *Soranus' Gynaecology*. Baltimore: The John Hopkins Press.

THE NATIONAL FOUNDATION (1978): Interprofessional task force on health care of women and children. Joint position statement on family-centered maternity/ Newborn care in hospitals. The National Foundation/ March of Dimes Interprofessional Task Force Secretariat.

THOMSON, B. (1967): Some Impressions of childbearing in tropical areas. Part I: *J. of Ob. & Gyn. of the British Commonwealth*, 74: 329-338; Part II: Pre-eclampsia and low birth weight. *J. of Ob. & Gyn. of the British Commonwealth*, 74: 499-509; Part III: Outcome of labor. *J. of Ob. & Gyn. of the British Commonwealth*, 24: 510-522.

THOMPSON, B. (1972): The first 14 days of some West African babies.

TRETHOWAN, W.H. (1972): The couvade syndrome. In: HOWELLS, J.G. (ed.): *Modern Perspectives in Psycho-Obstetrics*. Edinburgh: Oliver and Boyd.

UNICEF (1981): Breast-feeding and health. *Assignment children*, 55/56. Genf: P.-E. Mandl (Hrsg.).

VANDAM, S., ANDERSON, M.S., BAUWENS, E.C. (1982): An ethnography of home birth. In: ARTSCHWAGER KAY, M. (ed.): *Anthropology of Human Birth*. Ch. 15: 289-303. Philadelphia: Davis.
Die Geburt wird als universeller biologischer Prozeß betrachtet, der durch den sozio-kulturellen Kontext strukturiert wird. In den USA ist die vorherrschende

Praxis die der Krankenhausgeburt. Doch während zwischen 1972 und 1975 die Zahl der Geburten insgesamt sank, stieg die der Hausgeburten um 60%. Statistiken aus einem städtischen Bereich zeigen das Absinken der Hausgeburt zwischen 1940 und 1971 von 43% auf 0,5% und danach bis 1978 ein Ansteigen auf 2%. Dies wird nicht nur als ein Resultat der Alternativbewegung gesehen, sondern als ein Durchsetzen der Vorstellung von der Geburt als einem normalen Prozeß. Die Hausgeburt steht allerdings im Konflikt mit ideologischen und juristischen Gesichtspunkten in der 'wissenschaftlichen' Geburtshilfe. Viele Ärzte lehnen den Beistand bei Hausgeburten aus Furcht vor Kunstfehlerprozessen ab. In Pima County z.B. entwickelte sich daher wieder ein Laienhebammensystem. Ein äußerst kompliziertes System von ökonomischen, professionellen und kulturellen Faktoren verhindert den Brückenschlag zwischen der familienbetreuten Hausgeburt zur, durch einen Geburtshelfer betreuten Geburt. Frauen, die unter einer Hausgeburt medizinischer Hilfe bedürfen, werden als Versager betrachtet. Doch immer mehr Frauen versuchen, den Routineinterventionen unter der Geburt zu entgehen, die in Krankenhäusern üblich sind. Es muß ein Inventor kulturellen Verhaltens aufgenommen werden, um das System in seiner Gesamtheit zu verstehen.

VAN DER ERDEN, SISTER, M.L. (1948): Maternity care in a Spanish-American community in New Mexico. The Catholic University of America Anthropological Series, No. 13.

VELIMIROVIC, H. u. B. (1983): Die Rolle traditioneller Geburtshelfer im öffentlichen Gesundheitswesen von Entwicklungsländern. In: SCHIEFENHÖVEL & SICH (Hrsg.): *Die Geburt aus ethnomedizinischer Sicht.* Wiesbaden: Vieweg Verlag.

VERDERESE, M.L., TURNBULL, L.M. (1975): The traditional birth attendent in maternal and child health and family planning: A guide to her training and utilization. World Health Organization, Geneva.

WEIGHT, V. (1982): *Erfahrung Geburt.* Biederstedt Verlag.

WEINDLARS, F. (1915): *Geburts- und Wochenbettdarstellungen auf altägyptischen Tempelreliefs.* München.

WEISS, F. (1983): Schwangerschaft, Geburt und die Zeit danach. Die Iatmul in Papua Neuguinea. In: SCHIEFENHÖVEL & SICH (Hrsg.): *Die Geburt aus ethnomedizinischer Sicht.* Wiesbaden: Vieweg Verlag.

WELBORN, V. (1980): *Die Krise nach der Geburt* (postnatal depression). Bastei-Lübbe-Taschenbuch.

WELLIN, E. (1955): Maternal and infant feeding practices in a Peruvian village. *J. Am. Diet. Assoc.*, 31: 889.

WERTZ, R., WERTZ, D.C. (1977): *Lying-In. A history of childbirth in America.* New York: The Free Press.

WESTHOFF, J. (1979): *Das Risiko, geboren zu werden.* Kiepenheuer & Witsch.

WESTHOFF, J. (1980): Wieso sind eigentlich Schwangere "selbst schuld"? Zu hohe Säuglingssterblichkeit ist auf gesundheitspolitische Mängel zurückzuführen. *Frankf. Rundschau*, 22.XI.

WHITING, B.B. (ed.)(1963): *Six cultures: studies of child rearing.* New York: Wiley.

WHO 1978: The promotion and development of traditional medicine. *Technical Report Series*, No. 622, Genf.

WHO 1979: Traditional birth attendants. A field guide to their training, evaluation, and articulation with health services. ISBN 92 4 17 oo44. Genf.

WHO 1980: Health and the status of women. FHEI 80.1. Genf.
Man schätzt, daß die Hälfte der nicht schwangeren und 2/3 der schwangeren Frauen in Entwicklungsländern anämisch sind; erschwert durch große Arbeitslast führt das zu physischer und psychischer Erschöpfung und Vulnerabilität für an-

dere Erkrankungen. Die Anforderungen durch die Mutterschaft erhöhen das Gesundheitsrisiko beachtlich, insbesondere angesichts von Mangelernährung und zu vielen und zu dicht aufeinanderfolgenden Schwangerschaften. Im Gegensatz zu Industrienationen, wo die Mortalität von Frauen vorwiegend von Erkrankungen wie Brustkrebs verursacht wird, wird sie in Entwicklungsländern hauptsächlich durch Schwangerschafts-und Geburtskomplikationen, im Zusammenhang mit Unterernährung und Tropenerkrankungen, verursacht. Die biologische und soziale Realität erlegt den Frauen die Fortpflanzungsaufgaben auf, die in die jeweilige Gesellschaft eingebettet ist und in ihr ihren Wert erhält. In den meisten Gesellschaften tragen Frauen die Hauptlast der Aufzucht der Kinder. Traditionelle Gemeinwesenaktionen zu ihrer Unterstützung bedürfen der Erhaltung und Pflege. Neue unterstützende Maßnahmen für Mütter müssen entwickelt werden.

WHO 1980): Women, health and development. Background paper to the World Conference of the UN Decade for women held in Copenhagen, July.

WILDEN, L. (1982): Der sozialhygienische Aspekt sogenannter Schwangerschaftsriten. Inauguraldissertation, Ruprecht Karl Universität, Heidelberg.
Diese Arbeit zeigt Aspekte über einige Schwangerschaftsriten bei Naturvölkern auf. Vergleiche zu Erkenntnissen der heutigen Schwangerschaftsvorsorge.

WISKOWSKI, G.J. (1887): *Histoire des accouchements chez tous les peuples*. Paris: G. Steinheil, Ed.

WOLF, V. (Hrsg.) (1980): *Hausgeburten*. Erfahrungsberichte von Eltern, Hebammen und Ärzten, Ratschläge für Hausgeburt und Stillen. Köln, Weyertal 13: Discordia.
Berichte über Hausgeburten. Ermutigung zur Hausgeburt. Mangel: Ungenügende Untermauerung der pros und contras.

WRIGHT, J. (1921): Collective review - the views of primitive peoples concerning the process of labor. *Amer. J. Obstet. Gynec.*, 2: 206-210.

WRIGHT, A. (1982): Attitudes toward childbearing and menstruation among the Navajo. In: ARTSCHWAGER KAY, M. (ed.): *Anthropology of Human Birth*. Ch. 20: 377-394. Philadelphia: Davis.
Das Verständnis der Beziehung zwischen Menstruation und Schwangerschaft bei den Navajo Indianern wird untersucht. Der Rückgang des Wissens um traditionelle Taboos deutet die Änderung von Vorstellungen über die Prokreationen. Die Menarche ist ein durch eine Zeremonie gefeiertes gesellschaftliches Ereignis. Dies betont die positive Seite der Fruchtbarkeit, des im übrigen negativ bewerteten Status der menstruierenden Frau. - 26 Literaturangaben.

WUCHERER-HULDENFELD, A.K. (1982): Geburtszustand und weltoffene Daseinsweise Adolf Portmanns Deutung der "normalisierten Frühgeburt" beim Menschen. In: SCHINDLER, S.: *Geburt - Eintritt in eine neue Welt*. 173-191. Göttingen: Verlag für Psychologie, Dr. H.C. Hochgrefe.
Philosophische Analyse des Lebenswerkes (einer 'basalen' Anthropologie des Menschen im Gegensatz zu denen üblicherweise abschließender Art) des Biologen A. Portmann, besonders im Hinblick auf die Deutung des Menschen als "normalisierte Frühgeburt" und der Implikationen dieser Sicht für die perinatale Psychologie. Dabei ist ein Vorverständnis vom menschlichen Wesen als auf weltoffene Daseinsweise angelegt (dauernde Erfassung unseres ganzen Daseins als stete Aufgabe), der hermeneutische Leitgedanke.

ZEIDLER, H. (1977): Alter, Parität und sozio-ökonomischer Status als geburtshilfliche Risikofaktoren bei Deutschen und Gastarbeiterinnen (Diss.). München.

ZELMAN, E.C. (1976): Reproduction, ritual and power. Occasional papers, No. 4, University of California, Irvine.

ZIMDARS, K., SAUER, K. et al. (1955): *Hebammengesetz und Gesetz zur Regelung von Fragen des Hebammenwesens*. 3. Auflage. Hannover: Elwin Staude Verlag.

Dorothea Sich

MUTTERSCHAFT UND GEBURT IM KULTURWANDEL

Ein Beitrag zur transkulturellen Gesundheitsforschung aus Korea

Frankfurt/M., Bern, 1982. XII, 317 S.
Medizin in Entwicklungsländern. Bd. 13
ISBN 3-8204-7192-8 br. sFr. 39.-

Auf prospektiver, ethnographischer Feldforschung in 30 Familien (mit Inventur von Mutterschaftsverhalten und -pathologie) basierende Analyse positiver und negativer Einflüsse moderner und traditioneller Geburtshilfe, auf dem Hintergrund der Darstellung medizingeschichtlicher, gesundheitspolitischer und sozio-kultureller Besonderheiten Koreas. Dokumentation geburtshilflicher Pathologie und ihre Beurteilung nach Massstäben moderner Geburtshilfe, aber auch im Verhältnis zu kulturanthropologischen und ethnographischen Begleitumständen. Im Ergebnis zeigte sich, dass sich vorwiegend die negativen Einflüsse moderner und traditioneller Geburtshilfe zum Nachteil von Mutter und Neugeborenem addieren. Dies könnte für ungesteuerten Kulturwandel überhaupt typisch sein und stellt moderne Medizin, Geburtshilfe und Gesundheitsplanung vor neue Aufgaben.
Aus dem Inhalt: Analyse des Koreanischen Geburtshilfesystems - 30 prospektiv-ethnographische Fallstudien - Inventur des Mutterschaftsverhaltens - Rolle der Frau und Technonymie - Modell der interagierenden Geburtshilflichen Systeme - Zur Geschichte der Medizin und Geburtshilfe Koreas - Geburtshilfliche Pathologie im Verhältnis zu kulturanthropologischen und ethnographischen Besonderheiten.

Jupiterstrasse 15 PETER LANG CH-3000 Bern 15

Samstag, den 9. 12. 1978

09.00 h *Sheikh-Dilthey:* Schwangerschaft und Geburt bei den indo-arabischen Gruppen der Swahili-Küste

09.30 h *Devereux:* Baubo — die personifizierte Vulva

10.00 h *Fuchs:* Omar-Araber (Zentral Sudan) Excision (Film)

Diskonsleitung: *Schröder*

Die folgenden Veranstaltungen am Vormittag und am Nachmittag wurden in zwei parallelen Gruppen durchgeführt:

11.00 h bis 13.00 h Diskussionsleitung in Gruppe I: *Schiefenhövel*

Schlesier: Me'udana (Südost-Neuguinea) — Die Empfängnistheorie und ihre Auswirkungen

Weiss: Geburt bei den Iatmul — soziologische und mythologische Aspekte

Föllmer: Geburtshilfe in Libyen

11.00 h bis 13.00 h Diskussionsleitung in Gruppe II: *Sich*

Hartge: Schwangerschaft, Geburt und Stillperiode in Westafrika und Indien

Fleischer: Prävention in der traditionellen Frauenheilkunde der Haussa

Dunăre: Traditions éthnomédicales roumaines dans le domaine de la naissance

15.00 h bis 17.30 h Diskussionsleitung in Gruppe I: *Huber*

Jüptner: Geburtshilflich-gynäkologische Beobachtungen bei den Trobriandern

Schomerus-Gernböck: Die traditionelle Geburtshilfe bei den Madegassen

Uhlig: Magisch-medizinisches Brauchtum bei der Geburt, Zulu-Natal (Film)

Mirghani: Raisons et buts de la circoncision féminine et leurs dissecutions

Dunn: Maternal posture during labour — past and present

15.00 h bis 17.30 h Diskussionsleitung in Gruppe II: *Naaktgeboren*

Bonin: Ethnologische und anthropologische Überlegungen zur Couvade

Grosspietsch/Okoh: Einfluß des Nahrungsmittels Palmöl auf die niedrige Atemnotsyndromrate bei Frühgeborenen in Westafrika

Mendez-Bauer: Advantages and disadvantages of different positions during labour

Konrad: Perinatalzeit einer Erstgebärenden, Bime Irian Jaya (Film)

18.00 h Besuch der Kirchhoffschen Sammlung „Muttergottheiten, weibliche Fruchtbarkeitsidole und Mutterschaft" im Städt. Museum, Ritterplan

GPSR Compliance

The European Union's (EU) General Product Safety Regulation (GPSR) is a set of rules that requires consumer products to be safe and our obligations to ensure this.

If you have any concerns about our products, you can contact us on ProductSafety@springernature.com

In case Publisher is established outside the EU, the EU authorized representative is:

Springer Nature Customer Service Center GmbH
Europaplatz 3
69115 Heidelberg, Germany

Batch number: 10816188

Printed by Printforce, the Netherlands